Hör-Pioniere

W0279942

Professor Ernst Lehnhardt (li.) mit einigen der ersten deutschen CI-Träger, die 1984/1985 ein Cochlea-Implantat erhielten: Hanna Stuhr (später Hanna Hermann, 2. v. li.), Hans-Peter Berghaus (2. v. re.) und Inge Krenz (re.). Das Foto entstand auf einer Presseveranstaltung der Medizinischen Hochschule Hannover (MHH) Anfang 1985, auf der die Medien über die ersten erfolgreichen CI-Versorgungen in Deutschland informiert wurden.

Foto: picture-alliance/dpa/Wolfgang Weihs

Martin Schaarschmidt

HÖR-PIONIERE

Wie das **Cochlea-Implantat (CI)** nach Deutschland kam

GESPRÄCHE MIT ZEITZEUGEN

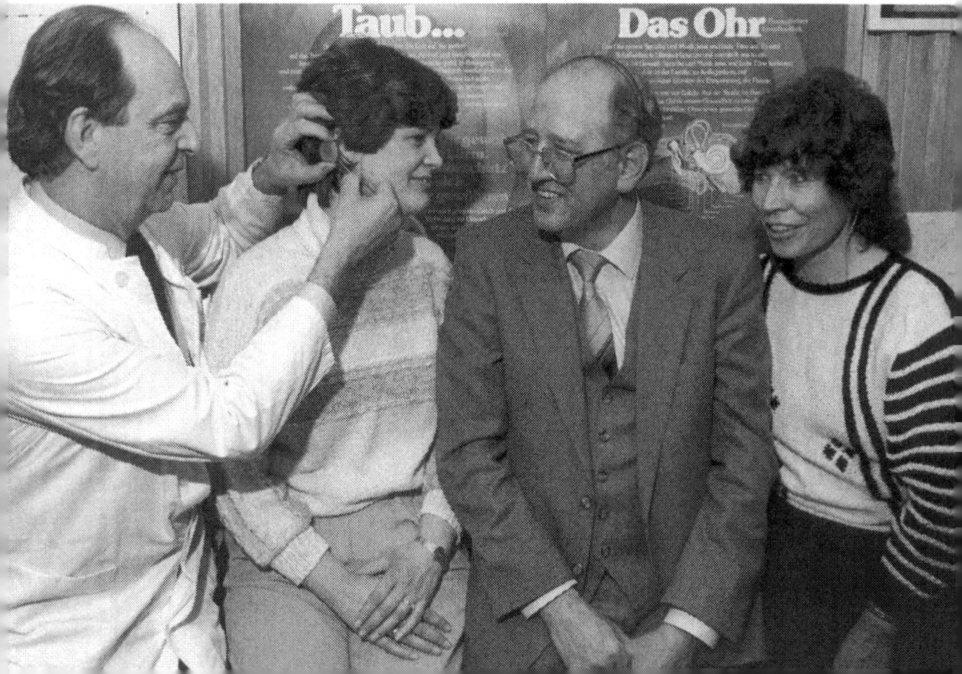

Bibliografische Information der Deutschen Bibliothek
Die Deutsche Bibliothek verzeichnet diese Publikation in der Deutschen Nationalbibliografie; detaillierte bibliografische Daten sind im Internet über http://dnb.d-nb.de abrufbar.

Hör-Pioniere – Wie das Cochlea-Implantat (CI) nach Deutschland kam. Gespräche mit Zeitzeugen

Copyright @ 2023 by Martin Schaarschmidt
ISBN der E-Book-Ausgabe: 978-3-9820996-2-0
ISBN der Print-Ausgabe: 978-3-9820996-3-7

Korrektorat: Clemens Bernhard
Umschlaggestaltung: Katharina Netolitzky, www.katharina-netolitzky.com, unter Verwendung eines Fotos von Picture Alliance/dpa/Wolfgang Weihs

Layout: Johann-Christian Hanke, www.jchanke.de

Martin Schaarschmidt c/o M. Schaarschmidt, Anemonenstraße 47, 12559 Berlin
Martin.schaarschmidt@berlin.de
www.martin-schaarschmidt.de

Das vorliegende Werk ist in allen seinen Teilen urheberrechtlich geschützt. Alle Rechte vorbehalten, insbesondere das Recht der Übersetzung, des Vortrags, der Reproduktion und der Vervielfältigung.

Inhaltsverzeichnis

Hören und fliegen, ein Vorwort 11
Natürliches Hören und Hören mit dem
Cochlea-Implantat (CI) 23

»Wir waren damals alle Pioniere«
Im Gespräch mit Hanna Hermann 27

»Ein Arzt mit Leib und Seele – und ein Sturkopf«
Im Gespräch mit Monika Pitschmann 43

»Zuerst war es Learning by Doing«
Im Gespräch mit Professor Dr. Rolf-Dieter Battmer 61

»Ein enormer Pioniergeist, der von Hannover aus wehte«
Im Gespräch mit Dr. Ernst von Wallenberg 87

»Ich habe damals nicht erwartet, dass es zwangsläufig funktionieren würde«
Im Gespräch mit Professor Graeme Clark 107

»Damals sagte ich mir, ich mach da mal mit ...«
Im Gespräch mit Professor Dr. Dr. Roland Laszig 119

»Es ist super, dabei zu sein«
Im Gespräch mit Tobias Fischer 139

»Zweifel hatte ich im Nachhinein nie«
Im Gespräch mit Ute Fischer 159

»Anfangs gab es große Skepsis«
Im Gespräch mit Dr. Bodo Bertram 177

»Ich war immer nur glücklich darüber, dass Alex hört«
Im Gespräch mit Kerstin Eisold und Alexander Bley 207

»Es motiviert mich mitzuerleben, wie die Kinder von damals heute ihr Leben meistern«
Im Gespräch mit Ingeborg Maneke 231

»Das Entscheidende war das Zusammenspiel«
Im Gespräch mit Volker Meyer 239

»Wir sagten uns, wir machen so eine Art Mondlandung«
Im Gespräch mit Professor Dr. Norbert Dillier 249

»Ich wollte raus aus dieser absoluten Stille«
Im Gespräch mit Heidi und Egbert Rothe 279

»In gewisser Weise muss man dafür brennen«
Im Gespräch mit Professor Dr. Klaus Begall 309

»Das CI stellte mich wieder in den Mittelpunkt des Raumes«
Im Gespräch mit Dr. Norbert Schmiedl 329

»Damals wurden Benchmarks gesetzt, die wir dann weiterentwickelt haben«
Im Gespräch mit Professor Professor h. c. Dr. Thomas Lenarz und Professorin Dr. Anke Lesinski-Schiedat 343

»Wir wollten nicht mehr an den Punkt kommen, an dem wir nicht mehr helfen können«
Im Gespräch mit Eva Keil-Becker und Stefan Saul 369

Doktor Steinickes Weg zum neuen Hören
Reportage über eine Versorgung mit einem
Cochlea-Implantat 387

Anhang
Wie das Cochlea-Implantat (CI) nach Deutschland kam –
ein Überblick 437
Presseinformationen aus den Anfangsjahren des CI 442
Über den Autor 462

»Wir waren damals alle Pioniere.«

Hanna Hermann

»Wir sagten uns, wir machen so eine Art Mondlandung.«

Professor Norbert Dillier

Hören und fliegen, ein Vorwort

»Der Mensch ist kein Vogel, es wird nie ein Mensch fliegen«, sagte der Bischof, ehe der Schneider von Ulm vom Dach sprang und dann »zerschellet« auf dem harten Kirchenplatz lag. – Der große Traum, die Natur nachzubauen, sie aus leblosem Material selbst zu schaffen, einem künstlichen Menschen Leben einzuhauchen, mit Technik menschliche Sinne, Denken, Fühlen und Bewegung nachzubilden oder gar wie ein Vogel zu fliegen – all das ist so alt wie die Menschheit selbst.

In der Antike formt Prometheus aus Lehm und Regenwasser Menschen, die wie die Götter aufrecht stehen können; und Ikarus baut sich Flügel aus einem Gestänge, Federn und Wachs. In der Bibel verschafft der Glaube Jesus die Fähigkeit, Blinde sehen und Taube hören zu lassen. Im Mittelalter erzählt man sich von mechanischen Vögeln, die Ingenieure im fernen Byzanz konstruieren, von Automatenmenschen, die gegen Ritter kämpfen, oder von mechanischen Köpfen, die die Zukunft vorhersagen.

Neugier, Forscherdrang, Erfindergeist, Glaube und Besessenheit brachten Menschen dazu, die Natur verstehen und – wie ein Gott – konstruieren bzw. nachbauen zu wollen. (Daneben gab es zu jeder Zeit Scharlatane und Geschäftemacher, die solche hehren Ziele nur vorgaben.) »Lebendige« Automaten, deren Bau schon in der Antike eine Blütezeit hatte, und Legenden, Mythen, Märchen, die sich um deren Schöpfer und ihre Schöpfungen ranken, kann man heute kaum voneinander trennen. Wer in diesen Berichten die Grenzen des menschlich Möglichen übertritt, wird oft für seinen Übermut bestraft. So einer ist ein Betrüger oder ein Narr, den man nicht ernst nehmen darf. Oder er hat einen Pakt mit dem Teufel geschlossen, betreibt Magie und Hexerei. Sehr oft nimmt er ein schlimmes Ende.

Mit dem Beginn der Neuzeit, der zunehmenden Trennung von Verstehen und Glauben und der einsetzenden Industrialisierung erhält der alte Traum vom Nachbau der Natur neuen Auftrieb: Ob künstlicher Mensch oder Flugapparat – der technische Fortschritt wird es nun richten. Die Automaten von E. T. A. Hoffmann und Goethes Homunculus, Mary Shelleys Frankenstein, Jules Verne, Karel Čapeks Roboter, Metropolis, Cyberpunk, Star Wars – ab dem 18. Jahrhundert sind Bücher und später auch Filme voll von künstlichen Menschen mit oft übermenschlichen Fähigkeiten; es sind Geschichten, die gut oder nicht so gut enden ...

Auch die Idee, den menschlichen Hörsinn mithilfe von elektrischem Strom nachzubilden, reicht bis ins 18. Jahrhundert zurück. Damals wusste man wenig von Elektrizität. Gelehrte experimentierten mit ihr und Ärzte schrieben ihr Heilkräfte zu. Man glaubte, der elektrische Funke könne die Liebe entfachen und das »elektrische Fluidum« den Weltschmerz heilen. Man lernte aus der Beobachtung der Natur und diskutierte zum Beispiel, ob Tiere auch eine Seele haben oder nur Automaten sind, ob sie es sind, die Elektrizität erzeugen, und welche Beziehung zwischen Leben und Elektrizität besteht. (Später wird man die Elektrizität auch die »Seele der Roboter« nennen.)

Der italienische Physiker Alessandro Volta (1745–1827) begründete die Elektrizitätslehre. Für seine wichtigste Erfindung, die Batterie, nutzte er gleichfalls das Vorbild der Natur: Aus Kupfer- und Zinkscheiben sowie aus Filzstückchen, die mit Salzlösung getränkt waren, baute er das elektrische Organ der Zitterrochen nach. Er selbst nannte seine Erfindung nicht Volta'sche Säule, sondern »künstliches Organ«. Und er unternahm mit diesem Experimente – auch am eigenen Körper. Er kam auf die Idee, sich die Ohren mit Kochsalzlösung zu füllen und mit zwei Elektroden Spannung anzulegen. Als Ergebnis notierte er »ein knisterndes Geräusch«[1].

---

[1] Volta A. Asimov's Biographical Encyclopedia of Science and Technology. Doubleday & Company; Garden City, New York: 1982. Historical records documenting the first galvanic battery, »The Volta Column.« Circa 1800.

Voltas Ohrexperiment gilt als der Anfang der Geschichte des Cochlea-Implantats (CI), jener Innenohrprothese bzw. jenes bionischen Ohres, mit dem seit den 1980er-Jahren auch in Deutschland taub geborene Kinder in der Welt des Hörens und der Lautsprache aufwachsen und ertaubte Menschen jeden Alters in diese Welt zurückkehren können. Wenn selbst stärkste Hörgeräte den Schall nicht mehr so verstärken, dass ihn die Haarsinneszellen im Innenohr aufnehmen und an den Hörnerv weiterleiten können, weil die Haarsinneszellen nicht mehr funktionstüchtig sind oder weil sie fehlen, dann kann das CI eine Lösung sein. Ein Soundprozessor fängt den Schall auf. Das Implantat, das unter der Kopfhaut sitzt, verwandelt ihn in Stromimpulse. Elektroden geben diese an den Hörnerv ab. Und dem Gehirn gelingt es, daraus einen Höreindruck zu formen.

Taub zu sein und trotzdem hören zu können, das ist ein Teil des großen Traums vom Nachbau der eigenen Natur. Doch von der Idee, elektrisch zu hören, bis zur Etablierung der CI-Therapie war es ein langer Weg voller Widerstände und Irrtümer. Zwar versuchte man schon bald, Voltas Entdeckung zur »Heilung« gehörloser Menschen zu nutzen. Die Vorstellung war jedoch nicht, ihnen »elektrisches Hören« zu ermöglichen. Vielmehr leiteten Gehörlosenlehrer ihren Schülern Strom in die Ohren, weil sie hofften, so das Gehör aktivieren zu können.

Auch wenn die moderne Welt im Laufe des 19. Jahrhunderts elektrifiziert wurde, die Idee, tauben Menschen »elektrisches Hören« zu ermöglichen, führte nach diesen erfolglosen Anfängen lange Zeit ein Schattendasein. In den 50er-Jahren des letzten Jahrhunderts unternahmen dann zwei französische Forscher, André Djourno und Charles Eyriès, an ihren Patienten erste direkte elektrische Stimulationen des Gehörs. Die Medien jubelten schon über das »Radio im

Gehirn«. Doch weil es den Forschern nicht gelang, das Verstehen von Sprache zu ermöglichen, stellten sie ihre Arbeiten ein[2].

Ab 1960 begann William F. House in den USA, einkanalige Cochlea-Implantate zu erforschen[3]. Seine Patienten konnten mit diesen Lösungen verschiedene Tonhöhen erkennen; die Fähigkeit, Sprache zu verstehen, erreichten jedoch auch sie nicht[4]. Andernorts entdeckte man das Thema ebenfalls. In Deutschland publizierten Fritz Zöllner und Wolf-Dieter Keidel 1963 Vorschläge zur Verwirklichung eines sprachvermittelnden mehrkanaligen Implantats[5]. Forschergruppen in den USA, in Frankreich, Österreich und weiteren Ländern begannen wie House mit der Entwicklung einkanaliger Implantatlösungen[6]. Von den Forschungsarbeiten dieser Gruppen[7] wird auch im vorliegenden Buch berichtet – etwa in den Interviews mit Professor Graeme Clark, Professor Norbert Dillier und Ernst von Wallenberg.

In den 1980er-Jahren erhält die Firma 3M von der US-amerikanischen Food and Drug Administration (FDA) die Zulassung für zwei

---

[2] Djourno A., Eyries C. Auditory prosthesis by means of a distant electrical stimulation of the sensory nerve with the use of an indwelt coiling. Presse Med. 31. 1957; 65(63):1417.

[3] House W. F., Urban J. Long term results of electrode implantation and electronic stimulation of the cochlea of man. Ann Otol Rhinol Laryngol. 1973; 85:504 sowie House W. F. Cochlear Implants. Ann Otol Rhino Laryngol. 1976; 85 (Suppl. 27):1–93.

[4] Eshraghi A. A., Nazarian R., Telischi F. F. et al. The cochlear implant: historical aspects and future prospects. Anat Rec (Hoboken). 2012 Nov; 295(11):1967–80. doi: 10.1002/ar.22580.

[5] Zöllner F. und Keidel W.-D., Gehörvermittlung durch elektrische Erregung des Nervus acusticus, vorläufige Mitteilung aus der Universitäts-Hals-Nasen-Ohrenklinik Freiburg/Br. und dem Physiologischen Institut der Universität Erlangen, eingegangen am 7. Juni 1962.

[6] siehe Eshraghi et al., 2012

[7] Mudry A., MD, PhD; Mara Mills, PhD, The early history of the cochlear implant. A retrospective, JAMA Otolaryngol Head Neck Surg / Vol 139 (NO. 5), 2013 May, 446.

einkanalige kommerzielle Implantatlösungen – für das 3M-House- und das 3M-Vienna[8]-Implantat.

Bereits in den 70ern versuchen mehrere Gruppen, ein mehrkanaliges Cochlea-Implantat zu entwickeln, das es ermöglichen würde, akustische Sprache deutlich besser zu verstehen und auch mehr Umgebungsgeräusche zu erkennen. Bei der Entwicklung einer solchen mehrkanaligen Lösung gilt es, eine wichtige Entscheidung zu treffen: Wo lassen sich die Implantatelektroden optimal platzieren? Sollten sie außerhalb der erbsengroßen Hörschnecke – also extracochleär – sitzen? Oder sollte man riskieren, sie in die Hörschnecke (intracochleär) einzuführen? Das Vordringen in die Cochlea galt in der HNO-Medizin bis dahin als Tabu.

1978 erhält der durch einen Unfall ertaubte Australier Rod Saunders als weltweit erster Patient ein intracochleäres Mehrkanal-Cochlea-Implantat, das ihm tatsächlich Sprachverstehen ermöglicht. Der hierbei verwendete, von Professor Graeme Clark und seinem Team geschaffene Cochlea-Implantat-Prototyp wird von der damaligen Firma Nucleus weiterentwickelt. Das Nucleus-22-Implantat war die erste mehrkanalige Cochlea-Implantat-Lösung, die von der FDA zugelassen und serienmäßig eingeführt wurde[9]. Ab 1985 kann sie somit auch außerhalb von experimentellen Versuchen eingesetzt werden[10] – ein entscheidender Schritt zur weltweiten Etablierung der neuartigen Hörtherapie.

---

[8] siehe Eshraghi et al., 2012

[9] Siehe Eshraghi et al., 2012 sowie Dowell R. C., Mecklenburg D. J., Clark G. M. Speech Recognition for 40 patients receiving multichannel cochlear implants. Arch Otolaryngol Head Neck Surg. 1986 Oct; 112:1054-1059; Gantz B. J., Tyler R. S., Mc Cabe B. F., et al. Iowa cochlear implant clinical project: results with two single-channel cochlear implants and one multichannel cochlear implant. Laryngoscope. 1984 Apr; 95:443–449 und Gantz B. J., Tyler R. S., Knutson J. F., et al. Evaluation of five different cochlear implant designs: Audiologic assessment and predictors of performance. Laryngoscope. 1988 Oct; 98(10):1100–1106.

[10] siehe Dowell et al., 1986

Deutsche CI-Pioniere haben an dieser Etablierung entscheidenden Anteil. Bereits 1984 versorgt das Team um Professor Ernst Lehnhardt in der HNO-Klinik der Medizinischen Hochschule Hannover (MHH) erste ertaubte Erwachsene mit dem neuen Hörimplantat, ab 1988 beginnt man hier auch mit der Versorgung von Kindern sowie mit der Umsetzung einer eigens für sie geschaffenen CI-Rehabilitation – der Start für das erste Cochlea-Implantat-Zentrum.

Zum damaligen Zeitpunkt ist dieses Therapieangebot europaweit einmalig: »Was uns in Hannover von den Konzepten in den anderen europäischen Ländern unterschied, war die Einführung einer alltagstauglichen Prothese in dieses klinische Setting – also nicht allein Operation, sondern auch Technik und Nachsorge«, so Professor Roland Laszig.

Auch wenn es bis heute fantastisch anmutet: Durch die Therapie mit dem Cochlea-Implantat ist es seit vier Jahrzehnten möglich, taub zu sein und trotzdem hören zu können. Wie das Cochlea-Implantat nach Deutschland kam, davon berichten in diesem Buch Zeitzeugen, die die Anfangsjahre der CI-Versorgung sowie auch spätere Weichenstellungen miterlebten und mitgestalteten: insbesondere Ärzte, Audiologen und Pädagogen sowie Patienten und deren Angehörige.

Sie alle waren damals Pioniere – wie Hanna Hermann, CI-Patientin der ersten Stunde, sagt. Wagemutig wie der Schneider von Ulm mussten nicht nur Ärzte und Ingenieure sein, die sich auf neues Terrain vorwagten und dafür anfangs neben Skepsis und Spott auch harsche Kritik erfuhren. Wagemutig mussten vor allem diejenigen sein, die sich selbst oder ihre Kinder der neuartigen Behandlung anvertrauten. Auch wenn sie heute vielleicht sagen, dass sie nichts zu verlieren gehabt und ihre Entscheidung niemals bereut hätten – dass das Cochlea-Implantat die Erfolgsgeschichte wird, als die es heute gilt, war damals keineswegs klar. Für die CI-Pioniere war die Möglichkeit völligen Scheiterns real.

Die hier versammelten Interviews folgen einer gewissen Chronologie. Zeitzeugen berichten von der Suche nach einer geeigneten Implantatlösung, von der Entstehung der Gruppe um den Spiritus Rector Ernst Lehnhardt, von den ersten CI-Versorgungen ertaubter Erwachsener und vom Aufbau der CI-Therapie für Kinder. Es wird davon berichtet, wie der Erfolg des Cochlea-Implantats in Deutschland von einer Reihe kluger und mutiger Entscheidungen Lehnhardts sowie vom interdisziplinären Zusammenspiel getragen wurde: Von Anfang an zählten nicht nur medizintechnische Innovationen und neue Wege in der Ohrchirurgie; Konzepte zur Anpassung der neuen Technik sowie zu Rehabilitation und Nachsorge waren ebenso entscheidend. Ärzte, Audiologen und Pädagogen arbeiteten Hand in Hand für die erfolgreiche Umsetzung der Therapie, für deren Akzeptanz sowie für deren Etablierung an weiteren Standorten Deutschlands. Und sie gaben entscheidende Hilfestellung, um die Versorgung mit dem CI in vielen anderen Ländern Europas und der ganzen Welt zu ermöglichen.

Ebenso wird berichtet, welche wichtige Rolle die CI-Selbsthilfe bei der Etablierung der Therapie in Deutschland von Beginn an spielte, wie gerade engagierte CI-Träger und ihre Familien halfen, Zweifel und Skepsis aus dem Weg zu räumen, wie sich diese Menschen gegenseitig beistanden und eine Gemeinschaft bildeten, wie sie sich eigene Strukturen schufen und sich Gehör verschafften.

Vielfältig berichtet wird nicht nur, wie sich Hörtechnik und Operationsmethoden weiterentwickelten, wie ab den 90er-Jahren neben dem Nucleus-Implantat der Firma Cochlear auch serienmäßig hergestellte Mehrkanal-Cochlea-Implantate weiterer Hersteller zum Einsatz kamen oder wie Standards zur Überprüfung der Zuverlässigkeit dieser Produkte definiert und umgesetzt wurden. Der Leser erfährt ebenso, wie sich die Indikation für die CI-Versorgung im Laufe der Jahre erweiterte und immer mehr Menschen vom bionischen Ohr profitieren konnten und können.

Sind es zu Beginn nur spät ertaubte Erwachsene, folgen bald immer jüngere Kinder – auch gehörlos geborene Kinder, für die anfangs noch niemand vorhersagen konnte, ob sie tatsächlich Lautsprache entwickeln würden. Wie man ab Mitte der 90er-Jahre auch Kindern mit Mehrfachbehinderung die CI-Versorgung ermöglichte, erzählt Dr. Bodo Bertram. Um die Jahrtausendwende beginnt die Etablierung der beidseitigen CI-Versorgung, von deren Vorteilen etwa Hanna Hermann und Tobias Fischer berichten. Ungefähr zur gleichen Zeit setzt sich die Erkenntnis durch, dass sich CI und Hörgerät oft hervorragend ergänzen können – Professorin Anke Lesinski-Schiedat erzählt von ersten bimodalen Versorgungen. Keine zehn Jahre später zählt Dr. Norbert Schmiedl zu den weltweit ersten einseitig tauben Menschen, die ein Cochlea-Implantat erhalten.

Wiederholt berichtet wird auch über das Verhältnis von CI und lautsprachlich ausgerichteter Hörrehabilitation einerseits, Gehörlosenkultur und Gebärdensprache andererseits. Alte Vorbehalte der Gehörlosen-Community gegenüber dem Cochlea-Implantat kommen dabei ebenso zur Sprache wie deren Ursachen und die Notwendigkeit zum weiteren Austausch zwischen hörender und gehörloser Welt, zu gegenseitigem Verständnis, Respekt und Toleranz, die sich in vier Jahrzehnten CI-Geschichte vielfältig entwickelt haben.

Mit wie viel Selbstverständnis und Routine eine CI-Versorgung heute vonstattengeht, zeigt die abschließende Reportage von »Doktor Steinickes Weg zum neuen Hören«: Nicht nur, dass es dem Lübecker Arzt Dr. Dietmar Steinicke gelingt, die Betreuung seiner Patienten pünktlich vier Wochen nach der CI-OP wieder aufzunehmen; seine Operateurin Dr. Veronika Wolter ist selbst beidseitige CI-Trägerin.

Führende Mediziner gehen heute davon aus, dass allein in Deutschland mehr als eine Million Menschen vom Cochlea-Implantat profitieren könnten; eine Einschätzung, die von Selbsthilfeverbänden geteilt wird. Eine Million bedeutet auch, dass nur fünf Prozent derjenigen, die vom CI profitieren könnten, tatsächlich schon mit ihm leben. Die Herausforderungen, die mit dieser Unterversorgung einhergehen, sind vielfältig und groß: Auch nach 40 Jahren sind das CI und die Chancen der CI-Therapie nicht ausreichend bekannt. Andererseits darf mit wachsenden Kapazitäten und mit Implantationen in mittlerweile mehr als 100 deutschen Kliniken die Qualität der Versorgung nicht leiden. Das schließt die Notwendigkeit guter Rehabilitation und lebenslanger Nachsorge unbedingt ein. Im Interview mit Professor Thomas Lenarz und Professorin Anke Lesinski-Schiedat erfährt man nicht nur, wie sich die Klinik in Hannover – als der Ausgangspunkt für die erfolgreiche CI-Therapie – seit den 90er-Jahren zu einem führenden Forschungsstandort entwickelte. Thema ist auch, welchen Stellenwert Hörakustiker für die Qualitätssicherung in der zukünftigen Nachsorge einnehmen werden. Wie sich einzelne, spezialisierte Hörakustikbetriebe bereits seit Jahrzehnten auch für das Cochlea-Implantat engagieren, erzählen Eva Keil-Becker und Stefan Saul.

Nebenbei sind die Berichte von den Anfängen der Cochlea-Implantat-Therapie auch ein Stück deutsch-deutscher Zeitgeschichte zwischen dem Beginn des Kalten Krieges und den Jahren nach der Wiedervereinigung: Am 13. August 1961, dem Tag des Mauerbaus, gelingt dem jungen Arzt Ernst Lehnhardt die Flucht durch das Brandenburger Tor; Tage später folgt ihm Monika Pitschmann, seine langjährige Sekretärin, auf abenteuerliche Weise von Ost- nach West-Berlin. Dem CI-Pionier Roland Laszig glückt als Student die riskante Flucht durch den Eisernen Vorhang – ein Erlebnis, an das er sich viele Jahre später am »Tag des Sieges« auf dem Roten Platz in Moskau erinnern wird. Bodo Bertram entwickelt das erste Reha-Konzept für CI-Kinder, nachdem er Ende der 80er-Jahre aus der DDR ausgereist war. Und wer weiß schon noch, dass in den 80ern auch an der Ostberliner Charité ein Cochlea-Implantat entwickelt wurde? Heidi Rothe erzählt davon, wie sie ihr »DDR-Implantat« beim heimlichen Treffen am Grenzübergang Friedrichstraße mit dem »West-Implantat« ihrer späteren Freundin Christel Pothmann aus Berlin-West verglich. Und Professor Klaus Begall erinnert sich, wie er bald nach dem Mauerfall gemeinsam mit seinem Team die CI-Versorgung in

Magdeburg und Halberstadt etablierte – mit tatkräftiger Unterstützung der CI-Pioniere aus Hannover.

Zum großen Traum, tauben Menschen mit dem Cochlea-Implantat Gehör zu verschaffen, trugen viele bei. Es gibt wissenschaftshistorische Abhandlungen, die die Aktivitäten der einzelnen Forschergruppen und die Publikationen ihrer Forschungsergebnisse beleuchten[11]. Anliegen beim Schreiben des vorliegenden Buches war es nicht, diesen Abhandlungen eine weitere folgen zu lassen. Vielmehr ging es darum, subjektive Erlebnisse und unterschiedliche Perspektiven derjenigen festzuhalten, die die frühen Jahre der CI-Versorgung geprägt und somit selbst ein Stück Medizin- und Technikgeschichte geschrieben haben.

Den Anspruch auf Vollständigkeit kann ein solcher Ansatz nie haben. Schon die Auswahl der Gesprächspartner war subjektiv. Für manches Gespräch, das ich ebenfalls gern geführt hätte, war schon deshalb kein Platz, weil so ein Projekt immer Grenzen hat. Andere CI-Pioniere, die ich sehr gern gesprochen hätte, leben leider nicht mehr. Ich bin froh und dankbar für alle, die dieses Projekt ermöglicht und von ihren Erinnerungen berichtet haben. Wer kann besser Aufschluss geben als diejenigen, die tatsächlich dabei waren? Beim Führen der Gespräche stellte ich oft fest, wie sich verschiedene Schilderungen und Sichtweisen zu einem Gesamtbild ergänzen – wie Teile eines Puzzlespiels.

Gelegentlich kam es jedoch auch vor, dass Details eines Berichtes denen in einem anderen widersprachen. Zeitzeugenberichte sind nie deckungsgleich und nicht jede Unstimmigkeit lässt sich nach langer Zeit noch ausräumen. Daher habe ich gelegentliche Widersprüche zwischen einzelnen Berichten ganz bewusst stehen lassen, wenn sie sich nicht klären ließen.

---

[11] siehe Mudry et al., 2013

Zum Schluss die Hoffnung, dass die hier versammelten Interviews viele interessierte Leserinnen und Leser finden – solche, die sich in irgendeiner Form beruflich mit dem Cochlea-Implantat befassen, und solche, die sich allgemein für das CI, für Medizingeschichte oder für das Zusammenspiel von Mensch und Technik begeistern. Ganz besonders richtet sich das Buch an Leserinnen und Leser, die selbst mit dem Cochlea-Implantat leben. Die Anfänge der CI-Versorgung, von denen hier aus erster Hand berichtet wird, sind ja irgendwie auch ein Stück ihrer eigenen Geschichte.

Ein herzlicher Dank an alle, die dieses Buch unterstützt und ermöglicht haben. Danke an Jenny Adebahr, Prof. Dr. Susan Arndt, Prof. Dr. Rolf-Dieter Battmer, Prof. Dr. Klaus Begall, Clemens Bernhard, Dr. Bodo Bertram, Daniela Beyer, Dr. Sascha Bischoff, Alexander Bley und Kerstin Eisold, Prof. Dr. Graeme Clark, Prof. Dr. Norbert Dillier, Dr. Barbara Eßer-Leyding, Tobias und Ute Fischer, Andreas Grüne, Johann-Christian Hanke, Hanna Hermann, Susanne Herms, Dr. Horst Hessel, Marion und Peter Hölterhoff, Eva Keil-Becker, Susanne Keppner, Dennis Kraus und das Team von OMNIdirekt, Prof. Dr. Dr. Roland Laszig, Frederec Lau, Prof. Prof. h. c. Dr. Thomas Lenarz, Prof. Dr. Anke Lesinski-Schiedat, Ralph Löhner, Daniela Lüdecke, Ingeborg Maneke, Volker Meyer, Katharina Netolitzky, Achim Neumann, David Nguyen-Dalinger, Jochen Nicolai, Sophie Osteroth, Robert Pera, Monika Pitschmann, Heidi und Egbert Rothe, Stefan Saul, Vera Schankath, Dr. Norbert Schmiedl, Dr. Dietmar Steinicke, Anica Thelen, Dr. Ernst von Wallenberg und Dr. Veronika Wolter. Danke auch an alle, die gleichfalls zum Projekt beitrugen, hier jedoch nicht genannt wurden. Ein ganz besonderer Dank an die Firma Cochlear, ohne deren Unterstützung das vorliegende Buch nicht entstanden wäre.

Martin Schaarschmidt

Natürliches Hören und Hören mit dem Cochlea-Implantat (CI)

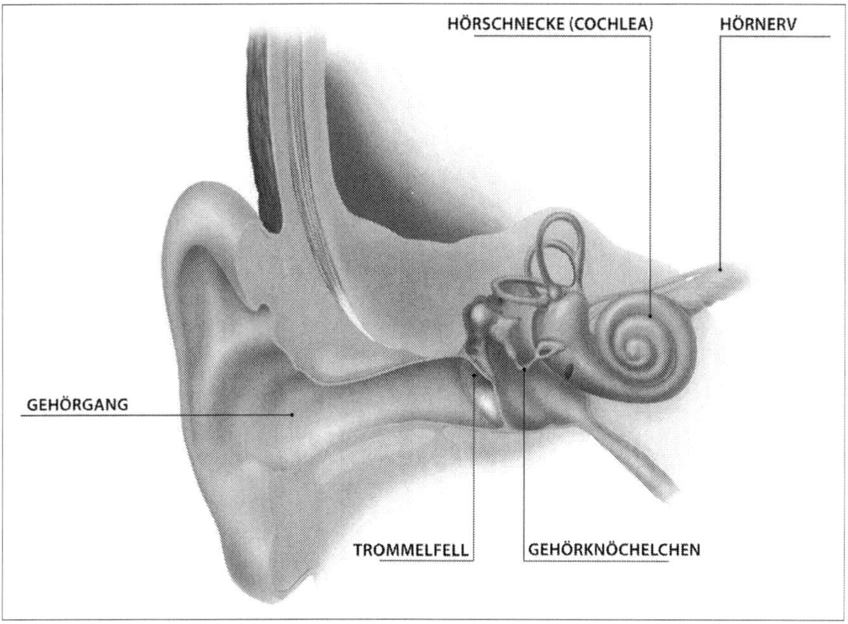

Natürliches Hören: Worte, Musik und andere Schallwellen gelangen durch den Gehörgang bis zum Trommelfell und bringen dieses zum Schwingen. Die Schwingungen werden im Mittelohr von drei Gehörknöchelchen – dem Hammer, dem Amboss und dem Steigbügel – Richtung Innenohr weitergeleitet; aus akustischem Schall wird also mechanische Bewegung. Das Innenohr (Cochlea) hat die Form einer Schnecke; ihre Windungen sind mit Flüssigkeit gefüllt und auf ihren Innenwänden sitzen winzige Haarzellen. Die mechanischen Impulse werden von der Flüssigkeit aufgenommen – wiederum als Wellen. Die Haarzellen bewegen sich und regen den Hörnerv an. Das Gehirn formt aus den Impulsen eine Hörwahrnehmung. Abbildung: Cochlear Ltd.

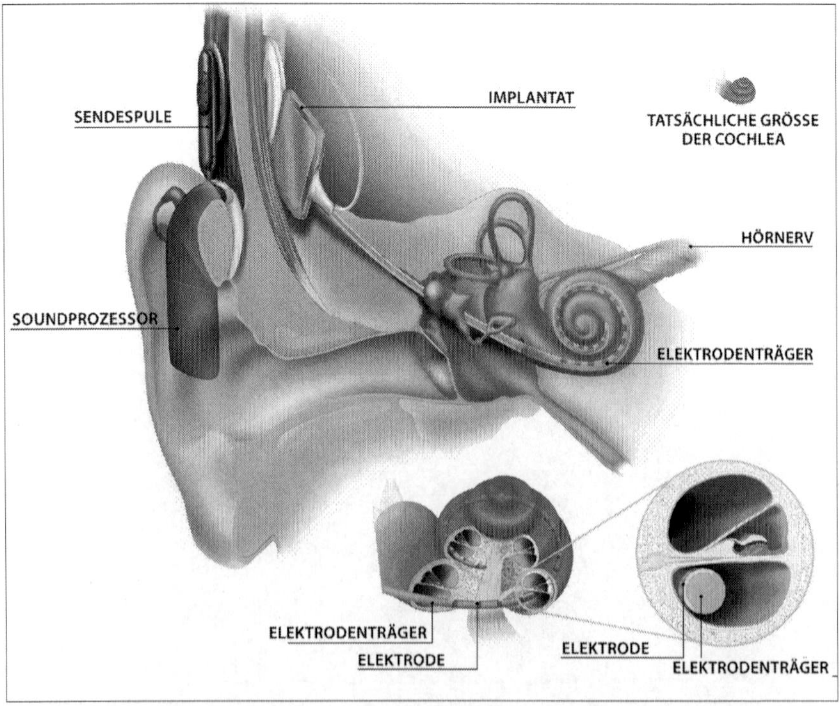

Wie das CI hört: Die Mikrofone am Soundprozessor nehmen Schallwellen auf, die dann in digital codierte Signale umgewandelt und an die Sendespule übertragen werden. Über die Sendespule werden die Signale an das unter der Haut liegende Implantat übertragen. Das Implantat wandelt die codierten Signale in elektrische Impulse um und leitet sie an den Elektrodenträger weiter. Die Elektroden stimulieren die Hörnervenfasern in der Cochlea – im Gehirn entsteht ein Höreindruck. Abbildung: Cochlear Ltd.

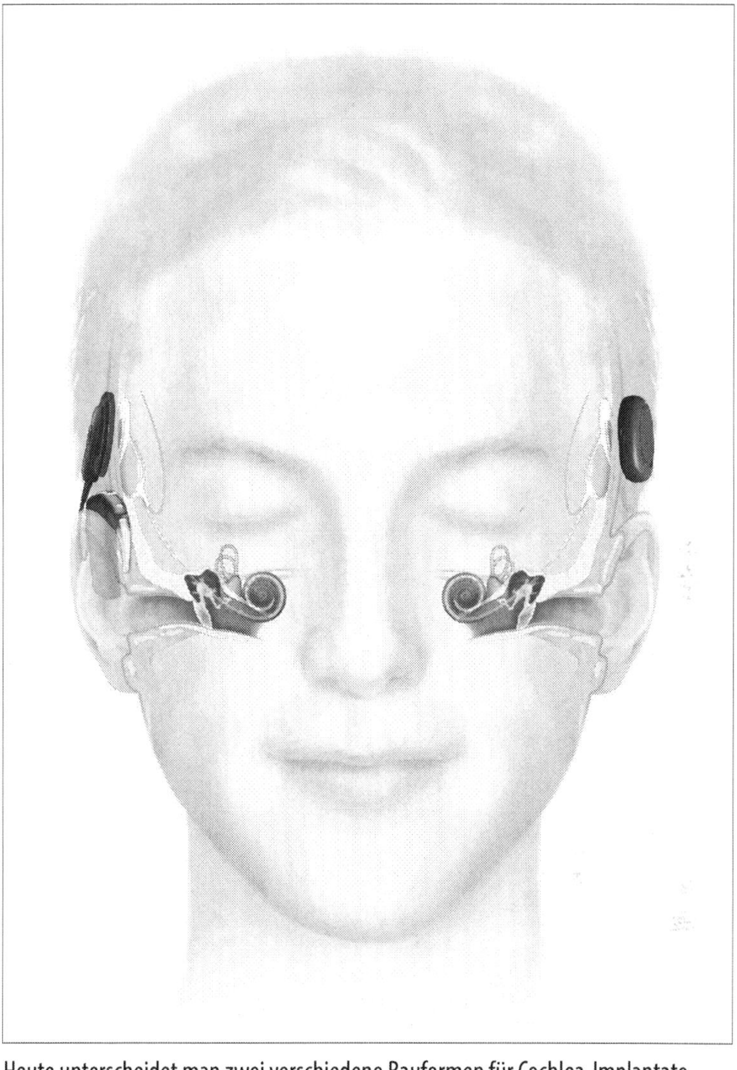

Heute unterscheidet man zwei verschiedene Bauformen für Cochlea-Implantate, einerseits die klassische Bauform mit Soundprozessor hinter dem Ohr (hier am linken Ohr), andererseits eine Bauform, bei der der Soundprozessor frei vom Ohr getragen wird (hier am rechten Ohr). Abbildung: Cochlear Ltd.

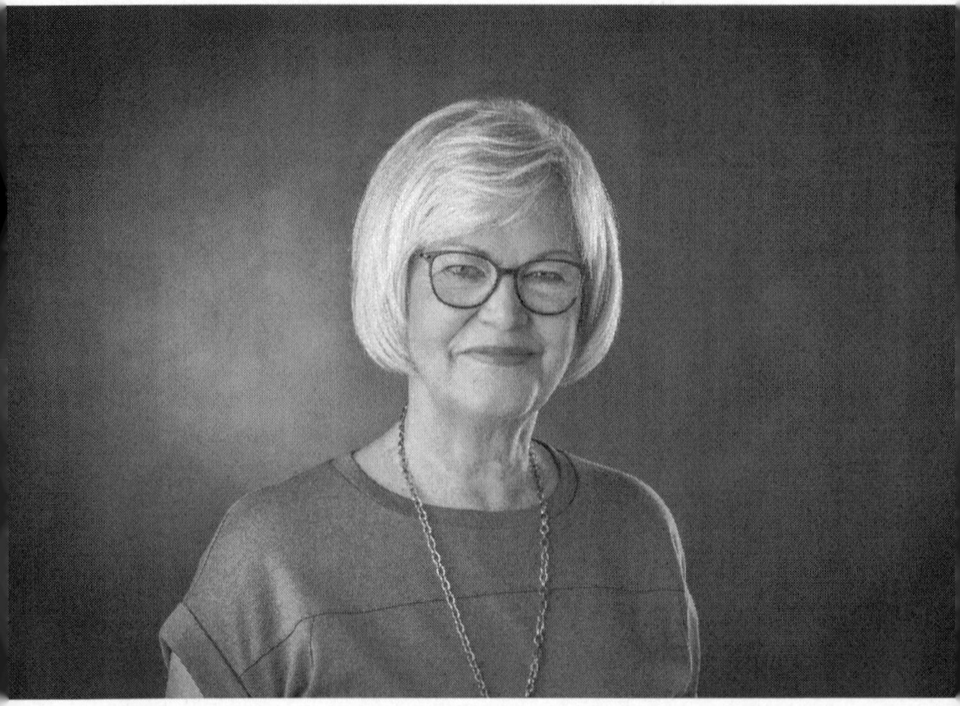

Foto: Martin Ebert

»Wir waren damals alle Pioniere«

Im Gespräch mit Hanna Hermann

1974 war Hanna Hermann 24 Jahre alt. Sie war verheiratet, hatte zwei kleine Töchter, hatte Buchhalterin gelernt. Und bei ihrem Ohrenarzt erfuhr sie, dass sie taub ist. Zehn Jahre lebte Hanna Hermann dann ohne Gehör, bis sie Professor Ernst Lehnhardt und Dr. Rolf-Dieter Battmer 1984 in der Medizinischen Hochschule Hannover (MHH) mit einem Nucleus-Cochlea-Implantat (CI) versorgten. Hanna Hermann gehörte zu den ersten Patientinnen und Patienten, die in Deutschland – und damit auch in Europa – dank des CI zurück in die Welt des Hörens fanden.

Frau Hermann, waren Sie eigentlich von klein auf schwerhörig?
Ja. Aber als Kind konnte ich noch, wenn auch eingeschränkt, hören. Aufgefallen ist meine Schwerhörigkeit erstmals, als ich fünf war. Wenn ich als kleines Mädchen um eine Hausecke lief und meine Mutter rief nach mir, dann lief ich einfach weiter. Ich hörte sie nicht mehr.

Also gingen wir zum Ohrenarzt, der den Hörverlust bestätigte. Vor allem hohe Töne konnte ich nicht hören und S-Laute hörte ich nicht. Das beeinträchtigte meine Aussprache. Ein Hörgerät, wie es sie damals gab, brachte da keinerlei Nutzen. Der Arzt empfahl meiner Mutter, mich auf die Schwerhörigenschule zu schicken. Aber das bedeutete, 200 Kilometer von zu Hause entfernt im Internat zu leben. Dazu konnten sich meine Eltern nicht entschließen. Ansonsten war das Thema Schwerhörigkeit in meiner Kindheit kaum von Interesse.

Wie muss man sich das vorstellen?

Ich wuchs auf einem kleinen Dorf auf. Es gab keine Informationen. Die gab es auch sonst nirgendwo. Man konnte sich nur selbst helfen, indem man sich in bestimmten Situationen auf eine bestimmte Art und Weise verhielt. Darum kümmerten sich anfangs noch meine Eltern. Und später, in der Schule, musste ich mich allein kümmern. Meine Mutter sagte meinen Lehrern zwar, dass ich schwerhörig bin. Aber sie waren dennoch fest davon überzeugt, dass ich genauso gut hören kann wie alle anderen in der Klasse. Ich saß immer in der ersten Reihe neben meiner Freundin. Sie zeigte mir, welche Buchseite wir aufblättern sollten. Und sie ließ mich abschreiben, wenn es sein musste. Vor allem bei den Englischdiktaten musste es sein. Hören und schreiben zugleich war sowieso schon schwierig genug. Aber beim Englischdiktat war es hoffnungslos.

Wie ging es nach der Schulzeit weiter?

Ich machte eine Lehre in wirtschafts- und steuerberatenden Berufen. Hier kam ich sogar relativ gut klar. Ich beendete die Lehre, um zu heiraten, und bekam erst eine und vier Jahre später die zweite Tochter. Als meine ältere Tochter Anke ein Baby war, habe ich sie nachts noch gehört. Birte, meine zweite Tochter, hörte ich nicht mehr …

Dann kam der Sommer 1974. Ich ging zu einem Hörtest, und ich erinnere mich noch gut daran, dass die Audiologin nach dem Test völlig verzweifelt war und sagte: »Wir haben uns doch vorhin noch unterhalten. Und jetzt stelle ich fest, dass sie taub sind.«

Wie haben Sie darauf reagiert?

Zuerst habe ich die verzweifelte Audiologin getröstet. Und dann musste ich das alles für mich selbst begreifen: Ich hätte nie gedacht, dass alles, was ich noch hörte, nur Einbildung war. Offensichtlich hatte ich sehr gute Strategien entwickelt, um ohne Gehör zurechtzukommen. Es war mir nicht einmal selbst aufgefallen, dass ich gar nichts mehr hörte. Was die Ursache meiner Schwerhörigkeit und meiner späteren Ertaubung war, weiß ich bis heute nicht. Mein Ohrenarzt damals war nur ratlos, und mein Hausarzt überwies mich zum Neurologen. Der verschrieb mir Tabletten, damit ich schlafen kann. Sonst fiel ihm auch nichts ein. Mein Leben ging trotzdem weiter.

Wie sah dieses Leben aus?
Es war nicht so, dass eine Welt zusammenbrach. Aber ich lebte unter hörenden Menschen – als einzige Gehörlose. Es war eine Herausforderung. Ich war an sich eine kommunikative und trotz allem sehr aufgeschlossene, optimistische Frau. Und ich lebte mein Leben wie gewohnt weiter. Ich konnte sehr gut von den Lippen absehen und außerdem gut kombinieren. Es war mir immer wichtig, gute Kontakte zu haben und zu pflegen. Mich aufgrund der Taubheit zurückzuziehen war nie eine Option. Die Phase meiner zehnjährigen Taubheit war für mich trotz allem eine sehr schöne Familienzeit.

Wir gingen aus, obwohl das Fröhlichsein für mich oft schwierig war. Dennoch wollte ich ausgehen, denn ich hatte immer Angst, dass das Leben sonst an mir vorbeigeht. So lachte ich eben, wenn die anderen lachten, wusste jedoch im ersten Moment meist nicht, warum. Die Gesichtsmuskeln taten oft weh. Besonders schwierig wurde es immer mit vielen Menschen, bei Feiern, beim Sport …

Man sieht einem Menschen nicht an, dass er schwerhörig ist. Wussten die anderen überhaupt, dass Sie taub sind?
Wie ich hörte und wann ich tatsächlich verstand, das war fast niemandem zu vermitteln. Es fragte auch selten jemand danach. Ich hatte das Gefühl, dass es allein mein Part ist, jede Situation zu meistern. Ich musste auf andere zugehen, musste Gesprächsthemen haben, stark und mutig sein. Wenn ich nicht verstand, konnte ich nachfragen. Aber ich war seit meiner Kindheit auf mich gestellt. Hilf dir selbst, dann hilft dir Gott!

Natürlich stieß ich dabei an Grenzen. Es ist sehr anstrengend, jeden Tag so durchs Leben zu gehen. Nur meine Töchter konnte ich ohne jede Schwierigkeit verstehen, denn sie lernten, sehr deutlich zu sprechen. Und als ich meinen Schwerbehindertenausweis bekam – ohne Probleme mit 100 GdB (Grad der Behinderung – Anm. d. Red.) –, hatte ich zumindest einmal das Gefühl, dass meine täglichen Schwierigkeiten überhaupt als solche anerkannt wurden. Ich empfand tatsächlich Genugtuung.

Sie haben dann zehn Jahre ohne Gehör gelebt – bis zum Jahr 1984. Wie war das damals?
Die zehn Jahre waren nicht spurlos an mir vorbeigegangen. Mein Selbstbewusstsein und meine Persönlichkeit hatten schon sehr gelitten. Ich begann deshalb, stundenweise wieder als Buchhalterin zu arbeiten. Dann war Sommer. Ich fuhr mit der Familie in den Urlaub und eines Tages stand in der Zeitung ein bemerkenswerter Artikel: »Professor Ernst Lehnhardt operiert an der MHH taube Frau. Die Frau hört mit einem Cochlea-Implantat.« Mir erschien dieser Artikel wie ein Wink des Schicksals. Professor Lehnhardt kannte ich nämlich schon.

Sie waren ihm schon vorher begegnet?
Ja, in der Universitätsklinik Hamburg-Eppendorf, wo er 1966 tätig war. Er hatte mein Gehör gründlich untersucht und mir anschließend erklärt, dass er mir nicht helfen kann. Aber jetzt sah es so aus, als könnte er es doch. Also schrieb ich ihm einen Brief und er lud mich zu sich nach Hannover ein. Dort wurde ich drei Tage lang untersucht und dann saßen wir mit Professor Lehnhardt und Dr. Rolf-Dieter Battmer zusammen und es hieß, eine CI-Operation wäre möglich. Ich wunderte mich, warum man mir nicht einfach sagte, dass ich nun operiert werde. Aber Dr. Battmer erklärte mir: »Professor Lehnhardt erwartet, dass Sie die letzte Entscheidung für das CI treffen.« Ich hatte keine Zweifel. Am 27. November 1984 wurde mir links ein CI eingesetzt.

Hatten Sie keine Angst? Welche Erinnerungen haben Sie an die Versorgung?

Vor der OP wurden meine Haare bis zur Kopfmitte abgeschnitten und mein Kopf kahl geschoren. Das war damals anders als heute, und es war nicht wirklich angenehm. Aber Angst hatte ich nicht. Ich dachte, ich habe nichts zu verlieren! Die Operation dauerte etwa vier Stunden, und die Schmerzen danach waren heftig.

Bereits eine Woche nach der OP bekam ich dann meinen Sprachprozessor, der von Dr. Battmer programmiert wurde. Er schaltete den Sprachprozessor ein und ich konnte nach zehn Jahren zum ersten Mal wieder meine eigene Stimme hören. Auch wenn man weiß, was man sagt, ist es ein Unterschied, es akustisch zu verstehen. Aber meine Stimme nicht zu hören hieß eben auch, sie nicht kontrollieren zu können. Dass sie plötzlich wieder da war, beeindruckte mich schwer, denn sie war mir sehr fremd geworden. Ihr Klang war inzwischen sehr metallisch. Aber ich zeigte nicht, wie es mir ging. Während der Taubheit hatte ich mir angewöhnt, meine Gefühle nicht zu zeigen – das war auch in diesem Moment noch so.

Was konnten Sie außer Ihrer Stimme noch hören?

Ich erinnere mich, dass ich durch die Halle der Medizinischen Hochschule lief, verfolgt vom Geräusch meiner eigenen Schritte. Danach ging ich in den Garten hinter dem Klinikbau, und ich hörte und hörte. Nur wusste ich erst gar nicht, was ich hörte. Ich schaute mich nach allen Seiten um: Ich war allein, weder ein Auto noch sonst was war zu sehen … Schließlich bemerkte ich die Bäume. Sie bewegten sich. Also musste das, was ich hörte, der Wind sein.

Ganz besonders viele Geräusche gab es in der Cafeteria. Dort war der Geräuschpegel kaum auszuhalten. Aber das nahm ich in Kauf. Ebenso wie die OP-Narbe, die im großen Bogen weit über das Ohr hinausführte, und die Beule am Kopf, unter der das Implantat nicht sehr tief lag. Damals hießen diese Beulen irgendwann »Lehnhardt-Beule«.

Vieles, was bei einer CI-Operation seit Jahrzehnten Standard ist, mussten die CI-Pioniere wohl erst noch herausfinden und entwickeln.
Diese Beulen gab es später nicht mehr. Und auch der Sprachprozessor wurde nicht mehr gleich nach der OP ans Ohr gesetzt; sondern es wurde so lange gewartet, bis die OP-Wunde vollständig verheilt war. Ich hingegen musste zwei Monate nach meiner OP noch einmal operiert werden, weil die Wunde nicht heilen wollte. Im Januar nähte Professor Lehnhardt die Wunde dann noch einmal nach. Vorher zog er mir sozusagen das Fell über die Ohren, was danach noch lange in der Mitte des Kopfes zu spüren war. Als diese erneute OP-Wunde verheilt war, durfte ich meinen Sprachprozessor inklusive des Kopfbügels mit der Spule wieder tragen. Dr. Battmer passte ihn erneut an, was von uns beiden höchste Konzentration verlangte. Ich war eben eine Versuchspatientin. Ob Arzt, Ingenieur oder Patient – wir waren damals alle Pioniere.

Wie ging es mit Ihrem Gehör weiter?
Das neue Hören wollte gelernt werden. Sprache zu verstehen war mir anfangs noch nicht möglich. Vieles hatte ich vergessen, und alles klang – selbstverständlich – anders, als ich es in Erinnerung hatte. Die Sprachmelodie zu hören erleichterte das Absehen enorm. Alles, was ich tat, war mit Geräuschen verbunden, auch das hatte ich total vergessen! Wenn ich beim Metzger einkaufte und dort die Ware in Papier gewickelt bekam, wurde ich fast wahnsinnig wegen des so unangenehmen Geräusches des Papiers! Insgesamt war das Einkaufen jetzt aber um vieles leichter. Ich hörte, ob es im Laden ruhig war oder laut, und passte meine eigene Lautstärke der Situation an.

Ein Hörtraining, wie man es heute kennt, gab es damals noch nicht?
Nein. Ich wusste nur, dass es wichtig ist, den Sprachprozessor den ganzen Tag zu tragen, auch wenn es mir hin und wieder zu laut war. Ich musste den ganzen Tag hören, damit sich das neue Hören ent-

wickeln konnte. Dann folgte eine Zeit, in der die Gespräche viel einfacher wurden, weil ich die Sprachmelodie hörte. Darüber hinaus wurde mir sehr bewusst, wie viele Geräusche es gibt. Es kamen die Adventszeit und Weihnachten. Ich hörte die Lieder, erkannte sie aber nicht. Vieles blieb anfangs unerträglich laut.

Wie unterschied sich die CI-Technik, mit der Sie damals hörten, von dem, was man heute kennt?
Die Unterschiede sind erheblich. Meinen ersten Sprachprozessor musste man am Körper tragen. Er war noch größer als eine Zigarettenschachtel – und deutlich schwerer. Ein langes Kabel verband den Prozessor mit der Spule am Kopf. Das Kabel lag über der Kleidung und ich musste aufpassen, dass ich nirgends damit hängen blieb. Die Spule wiederum wurde von einem Kopfbügel gehalten, der mit zwei Streben quer über dem Kopf lag, quasi von einem Ohr zum anderen. Damit die Töne exakt zum Implantat übertragen werden konnten, musste die Spule sehr genau auf dem Implantat liegen. Das Kabel steckte ich nach einiger Zeit immer am Hinterkopf mit einer Haarklammer fest, was auch der Spule Halt gab. Und für den Soundprozessor ließ ich mir eine kleine Tasche mit Tragegurt nähen, sodass ich ihn unter Bluse oder Pullover tragen konnte.

Den Kopfbügel brauchte man, weil Spule und Implantat noch nicht von Magneten übereinander gehalten wurden?
Das war nur in den allerersten Jahren so. In Kooperation mit Cochlear entwickelten Professor Lehnhardt und Dr. Battmer das CI ja kontinuierlich weiter, und davon profitierten auch die erstversorgten CI-Träger wie ich. Im Sommer 1987 setzte mir Professor Lehnhardt in einer kleinen Operation einen Magneten unter die Kopfhaut auf das Implantat. Fortan hielt dieser Magnet die Spule meines Sprachprozessors, und den Bügel brauchte ich nicht mehr. Das war eine wesentliche Erleichterung und verbesserte auch das Hören. Bis dahin musste der Kopfbügel immer korrekt sitzen, damit der Ton optimal übertragen wurde.

Reparaturanfällig blieb diese frühe Technik aber trotzdem. Häufig waren Kabel defekt oder es gab einen Wackelkontakt. Dann musste ich wieder zur MHH nach Hannover – von meinem Wohnort waren das jedes Mal fast 200 Kilometer. Eine Fahrt dauerte etwa zwei Stunden. Aber ich bin immer gern zur MHH gefahren. Mir wurde immer geholfen, ich bekam die nötige Unterstützung und fühlte mich wohl in der »CI-Familie«. Es entwickelte sich ein guter Kontakt zu Professor Lehnhardt und Dr. Battmer. Später, als ich Redakteurin der Zeitschrift »Schnecke« wurde und mich in der DCIG engagierte[12], verbanden wir diese Besuche oft mit Gesprächen über aktuelle Themen. Und entscheidend war, dass mir die Technik ermöglichte, was sie ermöglichen sollte – das Hören. Das wurde bei diesen Terminen ebenfalls regelmäßig überprüft.

Mit welchen Ergebnissen?

Beim Messen wurden damals immer das Hören von Vokalen und das Hören von Konsonanten unterschieden. Außerdem wurde getestet, wie gut ich mit und ohne Absehen von den Lippen verstehe. Kurz nach der OP verstand ich ohne Lippenabsehen 40 Prozent der Vokale richtig und gar keine Konsonanten. Mit Lippenabsehen verstand ich 95 Prozent der Vokale und 79 Prozent der Konsonanten. Anderthalb Jahre später waren die Messwerte dann deutlich besser: ohne Lippenabsehen 78 Prozent der Vokale und 71 Prozent der Konsonanten. Und als ich zusätzlich von den Lippen absah, verstand ich bei diesem Test alles.

Wie haben Sie diese Fortschritte damals erlebt?

Als ich nach zehnjähriger Taubheit wieder hören konnte – das Verstehenkönnen dauerte sehr lange –, war ich vor allem eines: dankbar! Allen involvierten Personen sehr dankbar. Die Technik war

---

[12] Die Zeitschrift »Schnecke«, heute »Schnecke – Leben mit Cochlea-Implantat & Hörgerät« erschien erstmals 1989. Sie wird von der Deutschen Cochlea Implantat Gesellschaft e. V. (DCIG) herausgegeben.

dafür notwendig – so, wie sie war. Und die Nachsorge war sehr fürsorglich. Sie hätte damals nicht besser sein können. Die Entwicklung meines Hörens und Verstehens war in den Jahren nach 1984 nicht im Ansatz vorhersehbar! Von Kindheit an schwerhörig, konnte ich Sprache niemals rein akustisch verstehen, konnte nie telefonieren. Heute ist telefonieren mit bekannten und unbekannten Personen für mich selbstverständlich, auch wenn es manchmal Einschränkungen gibt.

Wie ging es Ihnen mit Musik?
In der Anfangszeit mit dem CI hörte sich Musik für mich nicht gut an. Bis heute verstehe ich manche Liedertexte nicht. Doch die aktuelle CI-Technik führte dazu, dass ich Musik in vielen Variationen jetzt sehr gern höre und daran viel Freude habe.

1989 erschien die erste Ausgabe der Zeitschrift »Schnecke«, die Sie dann über 25 Jahre als Chefredakteurin begleitet und weiterentwickelt haben. Stimmt es, dass die »Schnecke« auf eine Idee von Professor Lehnhardt zurückgeht?
Tatsächlich war das damals seine Idee, ebenso wie die Gründung der Deutschen Cochlea Implantat Gesellschaft (DCIG) 1987. Professor Lehnhardt war ja bis 1999 Geschäftsführer, Dr. Battmer bis 1994 der zweite Vorsitzende, und bei der Generalversammlung im April 1989 schlug Professor Lehnhardt vor, wir sollten fortan mit einer Vereinszeitung über das CI informieren. Er bat fünf CI-Träger, unter denen auch ich war, die Zeitung zu entwickeln. Noch am gleichen Abend verkündete die soeben gebildete Redaktion den Titel: »Schnecke – Leben mit Cochlear-Implant«. Die erste Ausgabe erschien im November 1989. Für uns Redakteure war das von Anfang an eine wunderbare und erfüllende Aufgabe.

Die CI-Selbsthilfe bildete sich zur gleichen Zeit heraus?
1989 gab es elf CI-Selbsthilfegruppen. Die haben wir kurzerhand gebildet und dann in der ersten »Schnecke« vorgestellt. Die MHH gab mir damals die Adressen aller bis zum Sommer 89 versorgten CI-Träger. Ich hängte mir eine Deutschlandkarte an die Wand. Und an jeden Wohnort steckte ich ein Fähnchen mit dem jeweiligen Namen. Orte mit mehreren Fähnchen bekamen einen roten Faden um die Fähnchen – und das war dann eine Selbsthilfegruppe. Die meisten CI-Träger kannte ich ja persönlich. Also wählte ich für jede Gruppe einen Leiter aus und schrieb ihn an. Schließlich haben wir die Karte in der »Schnecke« veröffentlicht.

In den Folgejahren entstanden dann weitere Gruppen. Anfangs schrieb ich die Leute an und animierte sie, die Leitung einer Gruppe zu übernehmen. Ab 1992 übernahm dann Marlis Herzogenrath die Koordination der Selbsthilfegruppen. Ich selbst wohnte ursprünglich im Norden und später im Süden, doch eine Gruppe kam an keinem meiner Heimatorte zusammen. Aber als Redakteurin habe ich die Bildung der Gruppen weiter unterstützt. Und seit 1991 lädt die DCIG alle zwei Jahre zu einem Treffen der Selbsthilfe-Gruppenleiter ein.

Mehr als 25 Jahre nach ihrer ersten CI-Implantation zählten Sie auch zu den ersten deutschen Patientinnen und Patienten, die auf dem zweiten Ohr ein CI bekamen. Wie kam es dazu?
Im Jahr 2000 besuchte ich einen Kongress, auf dem ein CI-Träger begeistert erzählte, wie es ist, auf beiden Ohren mit dem Cochlea-Implantat zu hören: Er sagte, es wäre fantastisch.

Die große Frage war jedoch: Wer sollte von nun an zwei CI bekommen dürfen? Es gab ohnehin nur eine limitierte Anzahl von Versorgungen, die in den CI-Kliniken vorgenommen werden durften. Sollten nun Patienten, die das erste CI benötigten, zurückstehen, damit ein anderer das zweite bekam? Durfte ich so egoistisch sein und ein zweites CI haben wollen? Schon für mich allein eine solche

Entscheidung zu treffen war nicht einfach. Und es gab generell große Widerstände. Da ging es vor allem um die Kostenübernahme durch die Krankenkassen.

Dennoch erhielten Sie 2003 auch auf dem anderen Ohr ein Nucleus-Cochlea-Implantat.
Meine Operation fand erneut in Hannover statt, diesmal bei Professor Lenarz. Und das Ergebnis war nicht allein, dass ich plötzlich auf beiden Ohren hören konnte. Von Anfang an spürte ich eine Erleichterung beim Hören und Verstehen und ich verstand sehr bald sehr viel besser. Besonders fiel mir das bei Kongressen auf. Früher musste ich mich auf das Verstehen konzentrieren, das erforderte alle Energien – wobei ich mich allerdings nicht schonte. Ich gab alles. Mit zwei CI konnte ich nach einem Referat Fragen dazu stellen. Die Steigerung des Hörvermögens durch das zweite CI war eine fantastische Bereicherung.

Hatten Sie auch später noch Kontakt zu Professor Lehnhardt?
Ja. Mein Mann Franz, der langjährige Präsident der DCIG, und ich, wir besuchten ihn auch in seinen letzten Lebensjahren häufiger. Und er blieb der »Schnecke« und der DCIG immer sehr verbunden. Er erhielt ja erst das Große Verdienstkreuz und 2005 auf Antrag der DCIG das Bundesverdienstkreuz am Bande. Für Professor Battmer hatten wir es gleichfalls beantragt, aber dem wurde zu unserem Bedauern nicht stattgegeben. Er hat ebenso wie Professor Lehnhardt ganz entscheidende Verdienste bei der Einführung der CI-Versorgung.

Noch eine ganz besondere Begegnung hatten mein Mann Franz und ich 2014 in München. Wir hatten dort ein Treffen mit Professor Graeme Clark aus Australien. Er hatte ja das CI, das später auch von Lehnhardt in der MHH eingesetzt wurde, gemeinsam mit seinem Team entwickelt und auch erstmals erfolgreich eingesetzt. Ich spreche kein Englisch und mein Mann Franz konnte es auch nicht.

Aber ich denke, wir verstanden uns bei dieser ersten und einzigen Begegnung auch so – durch wertschätzende und sehr dankbare Blicke.

Noch eine abschließende Frage: Sie leben jetzt mehr als 35 Jahre mit dem Cochlea-Implantat. Welche Bedeutung hat es für Sie in all dieser Zeit gehabt?
Bereits als kleines Kind hatte ich mit progredienter Schwerhörigkeit gelebt, war dann mit 24 Jahren ertaubt und blieb anschließend zehn Jahre ohne Gehör. Nach dieser ganzen Zeit war das CI zunächst vor allem eine gute Unterstützung in jeder kommunikativen Situation. Ich brauchte mehr als sieben Jahre, bis ich mit mir bekannten Personen telefonieren konnte. Als ich mit dem CI-Ohr auch Sprache verstehen konnte, wuchs mein Selbstvertrauen. Und heute denke ich: Ohne das Hören und Verstehen mit Cochlea-Implantaten hätte ich nicht die Person werden können, die ich heute bin. Ich hätte ein ganz anderes Leben führen müssen. Mein sehr großer Dank gebührt allen Personen, die für das Hören mit Cochlea-Implantaten geforscht und gearbeitet haben[13].

[13] Der Vollständigkeit halber sei angemerkt, dass sich Hanna Hermann 31 Jahre nach der Versorgung mit ihrem ersten Cochlea-Implantat 2015 sowie 2018 einer CI-Neuversorgung mit Lösungen eines anderen Herstellers unterzogen hat. Dies war jedoch nicht Gegenstand unseres Gesprächs über die Anfänge der CI-Versorgung in Deutschland.

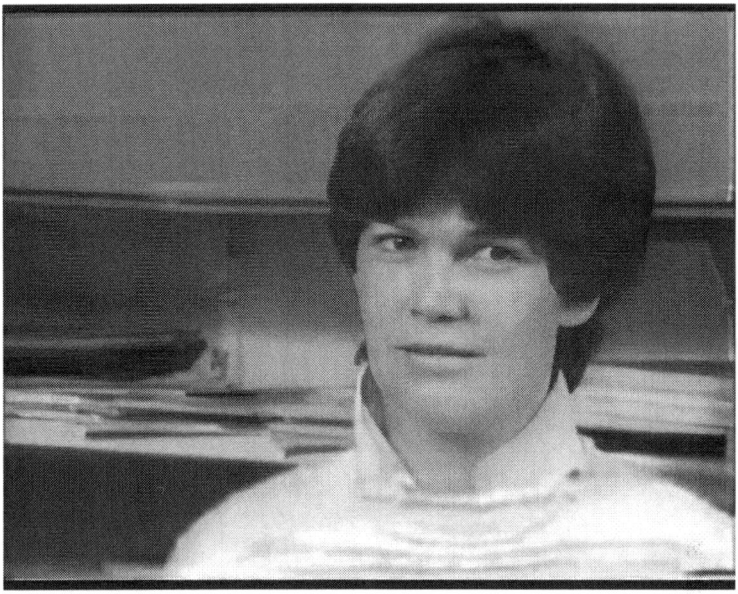

Hanna Hermann, hier in einem Filmbeitrag von 1986, in dem sie über ihr neues Hören berichtet. Foto: privat

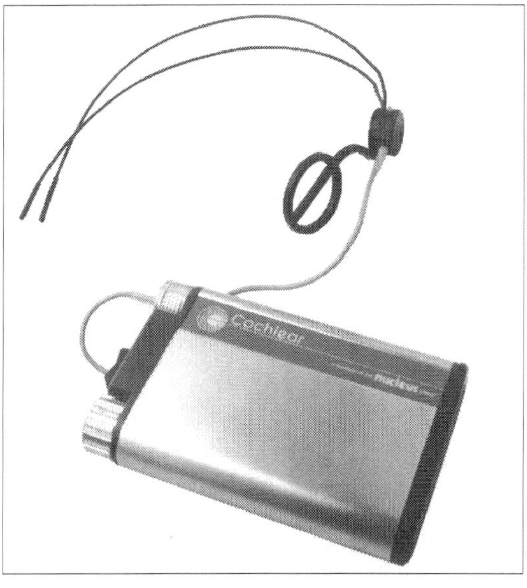

Der Nucleus-WSP-Sprachprozessor mit Kopfbügel von 1982, den auch Hanna Hermann nach ihrer ersten Implantation trug. Foto: Cochlear Ltd.

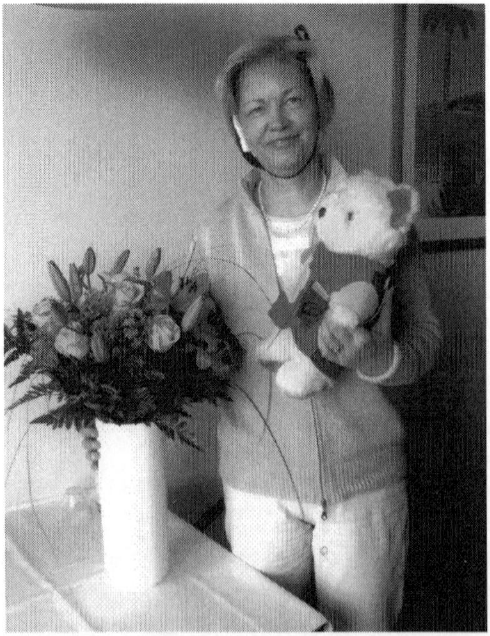

Hanna Hermann nach ihrer zweiten CI-Implantation 2003 in der Klinik der Medizinischen Hochschule Hannover (MHH). Foto: privat

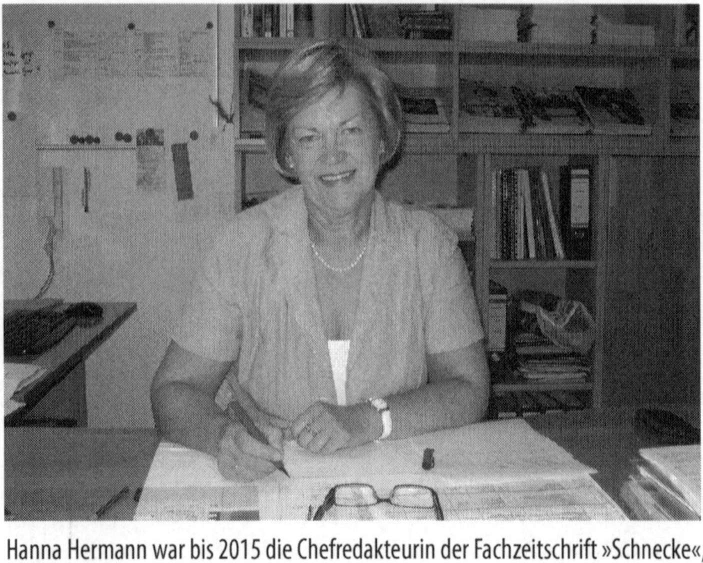

Hanna Hermann war bis 2015 die Chefredakteurin der Fachzeitschrift »Schnecke«, die sie ab 1989 mit aufbaute. Foto: Schnecke

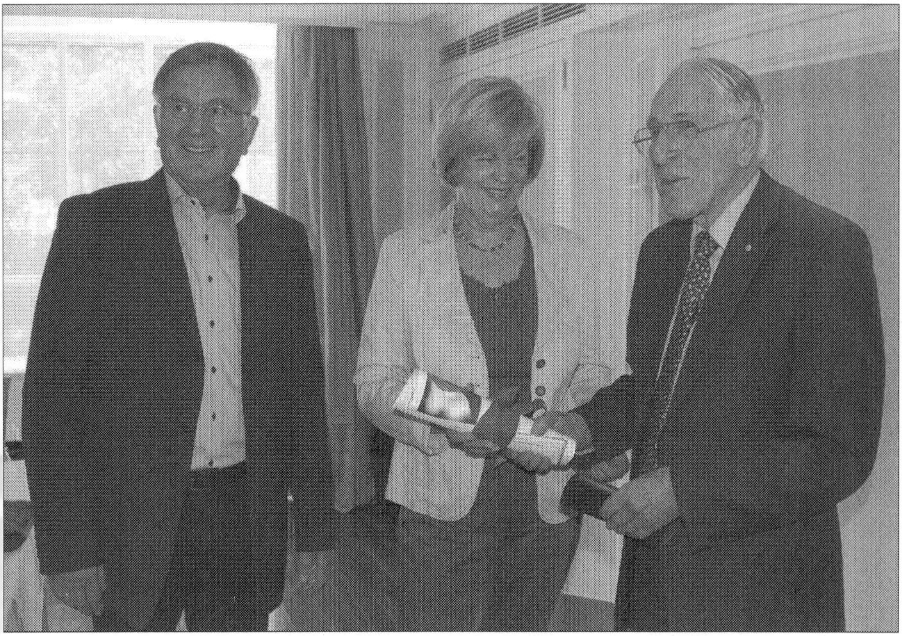

Hanna Hermann (Mitte) mit ihrem Mann Franz Hermann (1938–2015), dem langjährigen Präsidenten der Deutschen Cochlea Implantat Gesellschaft e. V., kurz DCIG (li.), beim Treffen mit Professor Graeme Clark (re.) 2014 in München. Foto: Schaarschmidt

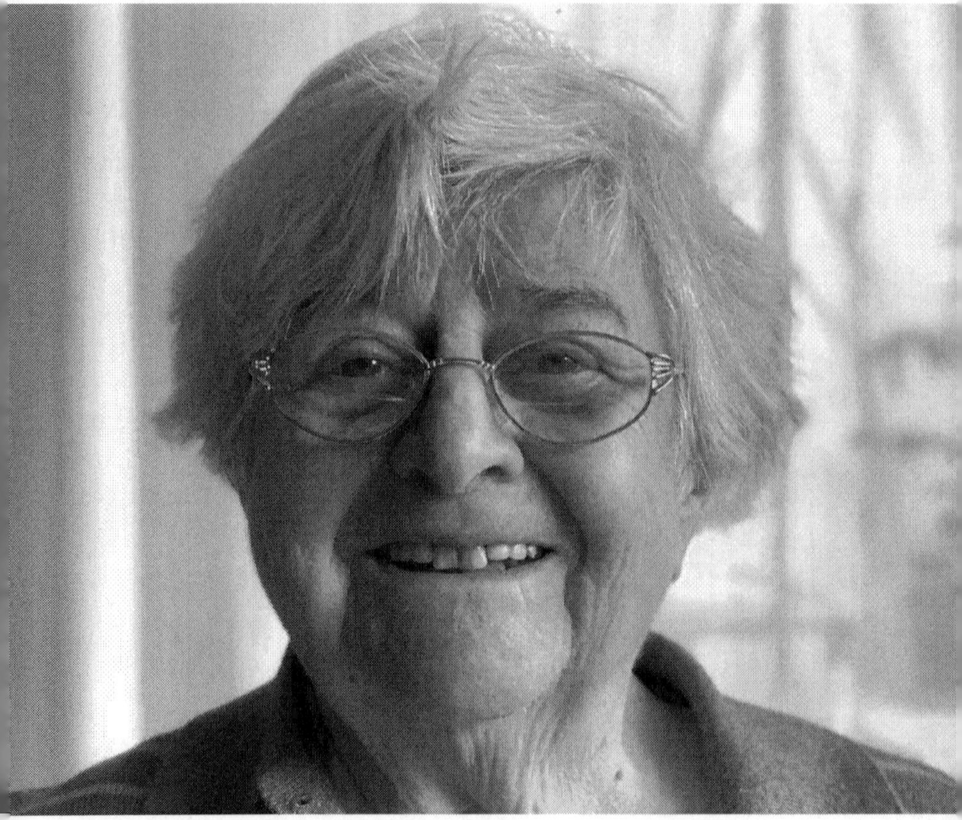

Foto: Schaarschmidt

»Ein Arzt mit Leib und Seele – und ein Sturkopf«

Im Gespräch mit Monika Pitschmann

Wenn Monika Pitschmann von Professor Dr. Dr. Ernst Lehnhardt (1924–2011) erzählt, dann nennt sie ihn meist nur »den Chef«. Vermutlich kennt niemand den CI-Pionier besser und vor allem länger als sie. 50 Jahre war Monika Pitschmann als Sekretärin an seiner Seite, korrigierte Manuskripte, schrieb Rechnungen, schirmte den Professor vor zu vielen Anfragen ab, beherbergte seinen Hund … Eine intensive, belastbare und keinesfalls nur harmonische Arbeitsbeziehung. – »Wenn jemand Professor Lehnhardt widersprechen durfte, dann sie«, heißt es über das besondere Verhältnis zwischen dem Klinikchef und »seiner Sekretärin«.

Frau Pitschmann, wann sind Sie Professor Lehnhardt zum ersten Mal begegnet?
Das war 1959. Er wechselte von der HNO-Klinik in Rostock zur Charité in Ost-Berlin zu Professor Fleischer. Bei ihm hatte auch ich eine Stelle bekommen und war froh, wieder in der HNO zu sein.

Sie kamen also schon aus dem HNO-Bereich?
Ich bin gebürtige Dresdnerin. Bis 1961 habe ich in der DDR gelebt, und zur HNO kam ich ursprünglich an die Uni-Klinik in Jena. Ich wurde Sekretärin von Professor Zange, damals in ganz Deutschland eine Instanz. Er galt als der Krebsarzt, war »Verdienter Arzt des Volkes« und hatte auch viele Patienten aus dem Westen. Mein Vater war begeistert. Er erzählte bei jeder Gelegenheit: »Meine Tochter ist die Sekretärin von Professor Zange.«

Als ich bei ihm anfing, war er schon 70 und stand unmittelbar vor der Pensionierung. Aber er hörte nicht auf. Jahr für Jahr hielt er eine Abschiedsvorlesung und bekam einen Blumenstrauß; und als das nächste Studienjahr anfing, stand er doch wieder da. Erst mit 76 ging er wirklich. Und ich wechselte dank seiner Vermittlung an die Charité, wo Dr. Lehnhardt etwa zur gleichen Zeit eine Stelle als Oberarzt bekam.

Da war er 35, und er hatte schon viel erlebt.

Von seiner Zeit im Krieg und von seinem Vater hat er mir oft erzählt. Sein Vater war Propst in Crivitz, einer kleinen Stadt in Mecklenburg. Dort ist er aufgewachsen, als das jüngste von fünf Kindern. Er war knapp 17, als er sich ohne Wissen der Eltern zum Notabitur anmeldete und es auch gleich bestand. Der Vater hatte gehofft, dass er als Gymnasiast sicher vor dem Krieg ist. Der Sohn jedoch meldete sich freiwillig. Sein Vater soll furchtbar böse darüber gewesen sein. Mit 18 war er dann Leutnant und Kommandeur einer Kompanie. Er kam bis vor Moskau und wäre beinahe nach Stalingrad gekommen. Kurz vor Kriegsende war er noch an der Westfront und im April 45 ist er durch die Elbe geschwommen, um der Gefangenschaft zu entgehen und zurück nach Crivitz zu kommen. Der Vater ist ein Jahr nach dem Krieg gestorben.

Und er ging zum Studium nach Kiel?

Ja. Aber er musste sich das selbst finanzieren, mit Arbeit und mit etwas Schwarzhandel. Er ging über Wochen in die Schweiz auf Baustellen oder in die Landwirtschaft; dann hatte er wieder Geld. Das Studium hat er 1950 ohne Verzögerung abgeschlossen. Aber im Westen gab es nirgendwo eine Stelle. Also ging er zurück in den Osten, an das Krankenhaus von Crivitz und dann an die HNO-Klinik der Rostocker Universität, wo er bei Professor Hesse die Facharztausbildung machte. Nebenbei hat er noch ein Studium der Zahnheilkunde absolviert. Eine Zeit lang war das sein Schwerpunkt. Doch dann ging es ihm mehr um das Ohr, vor allem um das Innenohr. Thema seiner Habilitation, die er bei unserer ersten Begegnung gerade abgeschlossen hatte, war die Lärmschwerhörigkeit. Dafür hatte er das Hörvermögen von 2.200 Metallarbeitern in verschiedenen Werften und in einem Dieselmotorenwerk untersucht.

Die Zeit in Berlin habe ich noch in guter Erinnerung. Ich war nur knappe zwei Jahre dort. Aber es war eine tolle Stadt. Was ich da alles erlebt habe! Die Charité war ja direkt an der Grenze zu West-Berlin. Nur ein paar Schritte und man war in einer anderen Welt. Konzerte, Theater, Kino … Und man konnte auch mit Ost-Mark bezahlen.

Das war unmittelbar vor dem Mauerbau.
Ja. Von einem Tag auf den anderen war Schluss. In der Nacht war mit dem Bau begonnen worden und am Morgen des 13. August [1961] war der Weg nach West-Berlin zu. Aber Dr. Lehnhardt packte und stieg mit Frau, Sohn und Rauhaardackel in sein Auto. Er hatte einen roten VW-Käfer. Und er hatte wie die meisten Ärzte eine Sondergenehmigung zum Passieren, die nun aber eigentlich nicht mehr galt. Er fuhr zum Brandenburger Tor und redete mit der Grenzkontrolle. Sie wollten ihn tatsächlich passieren lassen, aber Familie und Hund sollten dableiben. Also schwang er sich in seinen Käfer und gab Gas. Er hat damit gerechnet, dass sie schießen. Aber sie schossen nicht. Er hat viel riskiert. Das war so sein Element.

Wie sind Sie ihm dann gefolgt?
Er hat mich rausgeholt. In West-Berlin saß eine Firma für Operationsinstrumente. Sie belieferten auch die Charité. Zu denen ist er noch am gleichen Tag. Um Leute rauszuholen, hat er dort Ausweise eingesammelt – mit Passfotos, die diesen Leuten ähnlich sahen. Gleich am nächsten Tag kam eine Mitarbeiterin. Sie hatte einen Personalausweis von einer Frau mit blauen Augen, die 20 Jahre älter war als ich. Sie meinte nur: »Der ist für Sie. Wenn Sie das riskieren wollen.« Da habe ich mir eingeprägt, was in dem Pass stand. Und als es dämmerte, bin ich mit falschem Pass Richtung West-Berlin. Ich

wurde fünfmal kontrolliert – dreimal von den VoPos (Volkspolizei – Anm. d. Red.) und zweimal von den russischen Sicherheitskräften. Sie haben nichts gemerkt. Als ich drüben war, saß ich erschöpft auf der Straße und habe nur noch gedacht: Das war's! Ich hatte nichts als meine Handtasche mitgenommen. Der bequemste Umzug meines Lebens.

Ihre nächste gemeinsame Station war Hamburg?

Professor Link, Chef der HNO-Klinik Westend, war gerade nach Hamburg-Eppendorf berufen worden. Und er bot meinem Chef eine Stelle als Oberarzt an. Er ging dorthin und hat mich nachgeholt. Der Chef blieb zehn Jahre in Hamburg. Er konnte dort eine moderne Audiometrie aufbauen. Und er bekam Anerkennung; vor allem für sein Hauptreferat bei der Jahrestagung der Deutschen Gesellschaft für HNO-Heilkunde. Er sprach damals über beruflich bedingte Hörschäden und bekam viel Lob; sogar eine Karte von meinem ersten Chef Professor Zange. Noch im selben Jahr erhielt er seine Professur. Er übernahm nach dem Tod von Professor Langenbeck das Lehrbuch »Praxis der Audiometrie« und wurde schließlich 1968 nach Hannover berufen, wo die Medizinische Hochschule entstand.

Sie sind ihm erneut gefolgt?

Ja. Aber als er mich dorthin nachholte, war mein Vater böse. Er war ja in Dresden geblieben und er liebte Hamburg. Zu mir meinte er: »In Hamburg bist du immer noch an der Elbe, aber in Hannover liegst du an der Leine ...«

In Hannover übernahm der Chef eine Klinik, die noch längst nicht bezugsfertig war. Die ganze Hochschule wurde neu gebaut. Die Praxis war anfangs irgendwo im Keller. Er hat die ganze HNO mit geplant; zusammen mit der Architektengemeinschaft Gutschow-Nissen, die die Hochschule konzipierte. Operationssäle, die Telefonanlage ... Er hat alles geplant, jede Steckdose. Und natürlich auch seinen späteren Arbeitsbereich, das sogenannte »Uniroyal«. Das war so sein Hobby, Dinge durchzuorganisieren. Aber es war auch viel Arbeit. Sein Team bestand anfangs nur aus ihm und vier Mitarbeitern.

War Professor Rolf-Dieter Battmer da auch schon dabei?
Herr Battmer kam auf jeden Fall sehr früh dazu. Er ist ja Ingenieur. Und mit Ingenieuren hatte der Chef schon immer zusammengearbeitet. Bereits in Rostock war er mit einem Team mit Nachrichtentechnikern der Universität zusammen; sie haben das Schwingungs- und Impulsverhalten des Mittelohres untersucht. Als Oberarzt an der Charité tüftelte er ständig zusammen mit den Feinmechanikern an Instrumenten und Vorrichtungen. Und in Hamburg gab es ebenfalls Feinmechaniker, die fast ausschließlich von ihm in Beschlag genommen wurden. Sie bauten dann zum Beispiel einen Spezialtisch zur Prüfung des Richtungshörvermögens.

Mein Verhältnis zu Dr. Battmer war immer etwas schwierig. Es hieß sogar, ich könnte ihn nicht leiden. Aber das stimmte nicht. Das Problem war nur Folgendes: Mein Chef war im OP und ich bekam laufend Anrufe. Jeder wollte dies und das und ich konnte nur sagen: »Wir rufen zurück«, alles auf die Liste schreiben und auf den Chef warten. Wenn er dann jedoch aus dem OP kam und Herr Battmer da war, hatte ich natürlich keine Chance, meine Sachen abzuarbeiten. Der Chef hat sich viel lieber mit ihm über Cochlea-Implantate unterhalten als sich mein Gejammere wegen der Anrufe anzuhören. Deshalb wurde ich manchmal etwas knorrig, wenn Herr Battmer schon wieder kam.

Und Professor Roland Laszig?
Er fing damals als junger Arzt an, als das gerade mit Cochlear begann. Und er war ein ausgezeichneter Operateur, er hat wirklich goldene Hände. Später hat er ja auch das erste Hirnstammimplantat operiert. Und er war ein Macher. Kurz bevor der Chef aufhörte, ist er ja dann nach Freiburg berufen worden. Er war zur Probevor-

lesung eingeladen, kam zurück und meinte: »Ich habe die beste Vorlesung meines Lebens gehalten.« Es muss eine tolle Vorlesung gewesen sein!

Was genau waren Ihre Aufgaben an der Seite von Professor Lehnhardt?

Viele Dinge. Ich habe die ganzen Abrechnungen gemacht. Ich habe mich um seine Manuskripte gekümmert. Das war immer eine Art Gemeinschaftsarbeit, und ich war sehr kritisch. Wenn zu viele »-ungs« im Text waren, habe ich ihm das gesagt. Ich habe auch gesagt: »Das schreibe ich nicht, das gefällt mir nicht.« Er hat das akzeptiert.

Oft kam er auch ins Sekretariat und hat mir Dinge aus seiner Arbeit erklärt. Ich habe mir das dann angehört und irgendwann gesagt: »Jetzt müssen Sie aufhören, ich kann nicht mehr folgen.« Es war eben sehr fachlich. Doch er musste das für sich selbst repetieren, damit er wusste, wie er es anbringen kann. Er hat es bei mir geübt. Das hat schon mein erster Chef Professor Zange immer so gemacht. Wenn ich es verstanden habe, meinte er: »So muss das sein. Es muss sich jemand etwas darunter vorstellen können, der von der Materie an sich keine Ahnung hat.« Und der Chef war genau so. »Ist das logisch?«, hat er mich immer gefragt. Er wollte wissen, ob ich es verstehe – damit es jeder versteht.

Ein Thema, das ihn sehr beschäftigt haben muss, war die Idee von einer Innenohrprothese, mit der taube Menschen hören können.

Ja, damit hatte er sich auch schon lange vor den ersten Implantationen befasst. In Düren gab es damals einen Arzt, der Patienten implantierte. Aber das funktionierte nicht. Der Chef hatte erst selbst versucht, etwas zu entwickeln, was tatsächlich funktioniert, zusammen mit der Technischen Hochschule in Hannover. Aber das war nicht sehr weit gediehen. Und dann erfuhr er, dass es bei Professor Clark in Australien bereits eine Lösung gibt.

1983 tauchte ein australischer Arzt mit einem kleinen Koffer bei uns auf. Er wollte das Modell einer Innenohrprothese vorstellen. Der Chef war sehr interessiert und befasste sich intensiv damit. In Australien waren sie viel weiter als er. Und er wollte unbedingt hin. Die Deutsche Forschungsgemeinschaft hat es abgelehnt, so etwas zu finanzieren. Und die Hochschule hatte damals sowieso kein Geld; da konnte man sich einen Antrag sparen. Also flogen Herr Battmer und er auf eigene Kosten, um sich dort zu informieren. Er traf Graeme Clark in Melbourne und war bei Cochlear in Sydney. Er kam begeistert zurück und meinte: »Das mache ich!« Die Entwicklungsarbeit, die sie selbst in Hannover betrieben hatten, wurde eingestellt.

Die erste OP für ein Cochlea-Implantat hat er am 9. August 1984 durchgeführt?
Ja. Wobei wir damals noch Cochlear Implant sagten – nach der Firma.

Von den anderen Ärzten hat anfangs niemand geglaubt, dass man mit dem Implantat hören kann. Aber die Erfolge kamen ziemlich rasch. Es gab eine einzige Patientin, die sich ihr Implantat wieder herausnehmen ließ; das lag aber wohl an psychischen Problemen. Alle anderen waren damit zufrieden. Sie waren begeistert. Es war ja wirklich eine Revolution in der Medizin. Manchmal kamen auch Patienten und erzählten. Zum Beispiel, was für ein Erlebnis das ist, das Wasser rauschen zu hören. Einer meinte, er wäre völlig überrascht gewesen, wie laut eine Klospülung ist. Es gab dann einen Vortrag für Ärzte, zu dem die ersten zehn Patienten eingeladen waren.

Zu ihnen gehörte auch Hanna Hermann, die spätere langjährige Chefredakteurin der »Schnecke«. Erinnern Sie sich an Sie?
Selbstverständlich. Sie hieß damals noch Hanna Stuhr. Sie hatte den Chef Jahre zuvor schon in Hamburg aufgesucht. Und sie hatte dann in der Zeitung gelesen, dass jemand ein Implantat bekommen hat. Also hat sie es sofort riskiert. Und sie hat das auch nie bereut. Sie hatte so viel Elan! Und sie wollte wieder hören und noch viel erleben.

Dann hat sie die »Schnecke« aufgebaut und sich da toll reingearbeitet. Sie hatte ja keinerlei Erfahrungen. Und sie hat den Chef oft um Rat gefragt. Ursprünglich war es ja seine Idee, dass es eine Zeitschrift geben muss. Auch die DCIG geht auf Professor Lehnhardt zurück. Das hat er ganz am Anfang mit Frau Hermann aufgebaut. Ihr Mann Franz Hermann, der dann lange Präsident der DCIG war, kam später dazu.

Wie war das, als sich nach den ersten Versorgungen zeigte, dass es tatsächlich möglich ist, ertaubte Menschen wieder hören zu lassen?
Es blieben dennoch viele offene Fragen und viele Herausforderungen. Zum Beispiel beim Stellenplan. Um neues Personal zu bekommen, mussten die Krankenkassen von der Notwendigkeit der Therapie überzeugt werden. Und das war schwer. Der Chef war oft niedergeschlagen. Er verstand nicht, warum seine tauben Patienten anderen weniger wichtig sein sollten als ihm.

Auch die Räume waren knapp. Es wurde viel improvisiert. Sie haben Trennwände eingezogen, Abstellräume oder Flure genutzt. Der Chef ließ sich nicht aufhalten. Und er wollte nicht nur »Cochlear-Implant-Operateur« sein, sondern auch wissenschaftlich arbeiten. Schon 1985 gab es die erste Tagung zum CI. Immer mehr Medien berichteten. Und ab 1988 wurden dann vor allem Kinder versorgt, immer jüngere Kinder. Da gab es heftige Angriffe.

Inwiefern?
Als er den Erwachsenen das CI implantierte, wurde er eigentlich nicht angefeindet. Die anderen Ärzte hielten nur nichts davon. Aber als er mit Kindern begann, sagte ein Kollege sogar, es sei ein Verbrechen, die Kinder zu operieren.

Wie sahen Sie seine Entscheidung, auch Kinder zu versorgen?
Hm. Also, so optimistisch wie der Chef war ich nicht. Aber er wusste, was er tat. Und er hat sich die Entscheidung nicht leicht gemacht. Die Mutter des ersten Mädchens, eine Frau aus Dubai, wollte unbedingt, dass ihr Kind operiert wird. Sie war so überzeugt davon, sie ließ sich nicht abbringen. Der Chef selbst hat anfangs überlegt: »Es ist riskant, aber sie will unbedingt, dass ich das Kind operiere. Soll ich das machen?«

Wie sich die Kinder entwickeln würden, war ja auch nach der OP und nach der Anpassung durch Dr. Battmer nicht vorauszusagen. Für die Kinder wurde dann ein ganzes Reha-Konzept entwickelt?
Dafür hat der Chef ja Bodo Bertram geholt, der Gehörlosenlehrer war. Erst haben sie die Kinder in der Hochschule betreut. Dann hat der Chef ein Haus gemietet, in dem die Eltern mit ihren Kindern blieben – immer eine Woche lang zum Üben. Und schließlich hat er erreicht, dass sie das Grundstück in der Gehägestraße bekamen, das dann 1991 das Cochlear Implant Centrum (CIC) wurde. Der Chef war unermüdlich im Organisieren und im Beschaffen von Geldern. Er ist ständig von Pontius zu Pilatus gerannt. Und er hat für das CI getrommelt.

Wie sah das aus?
In den ersten Jahren sind er und Herr Bertram herumgezogen wie die Wanderprediger, von einer Schule zur nächsten. Sie haben Vorträge gehalten und anfangs waren alle sehr skeptisch. Die Pädago-

gen fürchteten außerdem um ihre Karrieren; dass sie nichts mehr zu tun haben, wenn plötzlich alle hören können. Das änderte sich erst nach und nach. Es kamen dann sehr viele Eltern. Es entstanden drei Häuser für die vielen Kinder. Auch viele Pädagogen besuchten das Zentrum, um sich das anzusehen.

Hatten Sie selbst mit dem CIC zu tun?
Ein paar Jahre lang habe ich auch dort die Sekretariatsarbeit erledigt, zweimal in der Woche für einen halben Tag. Im Zentrum war es schön, wirklich herrlich. Es wurde viel für die Kinder getan. Seminare wurden abgehalten. Es wurde gekocht. Es war richtig familiär.

Wenn ich dort war, hatte ich oft Chefs Hund dabei – den Ulli, einen ziemlich lebhaften Beagle. Der Chef hing sehr an ihm. War er verreist, wohnte Ulli bei mir. Und die Kinder mochten den Hund. Einmal haben sie drei Stunden lang einen kleinen Jungen gesucht. Sie waren schon völlig verzweifelt. Bis sie zu mir ins Büro kamen. Der Junge hatte die ganze Zeit nebenan in Chefs Zimmer gelegen und mit dem Ulli gespielt.

Hatten Sie auch Kontakt zu den Eltern?
Nein, mit den Patienten und auch mit den Eltern hatte ich kaum zu tun. Sie gingen ja zur Sprechstunde in die Poliklinik. Auch zu den Stationen und zur experimentellen Audiologie, in der Herr Battmer saß, hatte ich kaum Kontakt. Mein Kontakt war vor allem der Chef. Ich saß im Sekretariat, in den Räumen vom »Uniroyal«. Da hatte er einen Block reserviert und wir hatten mehrere Zimmer. Es gab ein Vorvorzimmer und ein Vorzimmer, dahinter sein Arbeitszimmer und dann den Empfangsraum. In dem gab es Tisch und Stühle. Wenn Besucher kamen, brachte ich sie dorthin. Aber es gab auch eine Dusche und eine Liege, auf der er sich ausruhen konnte. Nach der OP hat er versucht, wenigstens mal zehn Minuten Pause zu machen und sich hinzulegen. Ich habe mich dann bemüht, alles von ihm fernzuhalten. Mittagsruhe.

Ist Professor Lehnhardt viel verreist?
Ja, aber nur für die Arbeit. Er flog nach Venedig, Madrid, London oder Salzburg. Dort wurde er meist am Flughafen abgeholt und in die Klinik gebracht, wo er dann die CI-Operation demonstrierte. Die Familie ist nie verreist. Das kam vielleicht zweimal vor, dass sie ein paar Tage zusammen unterwegs waren. Und wenn er unterwegs war, hatte er immer noch Manuskripte, Bücher oder andere Projekte bei sich, damit er was tun konnte. Urlaub war ein Fremdwort für ihn. Er hatte 12- bis 14-Stunden-Tage. Er hat auch sonntags Visite gemacht. Arbeit war alles, er hatte nie Zeit und das Familienleben hatte sich den Belangen der Patienten unterzuordnen. Er war Arzt mit Leib und Seele.

Hatte das auch mit der Religiosität seines Elternhauses zu tun?
Vielleicht. Er selbst war nicht sehr religiös. Aber er hat seinen Vater sehr geachtet. Ein Patient erzählte mir zum Beispiel völlig erstaunt: »Stellen Sie sich vor, der Professor Lehnhardt hat mich abends angerufen: ›Ich habe gerade noch über Ihren Fall nachgedacht, wir machen das jetzt so und so …‹ Wo gibt es denn so was, dass ein Arzt sogar abends noch an mich denkt?!«

Der Chef hat immer gesagt: »Es gibt Ärzte und es gibt Mediziner.« Ich zum Beispiel habe jetzt einen Hausarzt, der ist »Mediziner«. Der sagt dann: »Sehen Sie mal, Frau Pitschmann, Ihre Blutwerte stimmen und Ihr Blutdruck ist auch normal. Ich weiß nicht, warum Sie sich schlecht fühlen. Sie haben gar keinen Grund.« Mein früherer Hausarzt hingegen hätte mich einfach mal in den Arm genommen: »Mädchen, stell dich nicht so an …« Der Chef war auch so.

Er hat Patienten auch in den Arm genommen?
Ich glaube schon, dass das vorkam. Aber er konnte auch ein Sturkopf sein und mit Türen schmeißen. Was er durchsetzen wollte, das hat er vertreten. Nein, er war nicht einfach. Und zu seinen Assistenten war er manchmal so ungerecht! Dem einen wollte er die Fach-

arztreife nicht anerkennen. Dabei war das so ein netter Kerl. Dann riefen sie mich an: »Pitschmännchen, Sie müssen was machen, der will nicht unterschreiben, dass er Facharzt wird.« Ich hab gesagt: »Gut, ich kann den Chef noch einmal darum bitten. Aber da muss ich einen guten Moment abpassen. Denn wenn er noch mal Nein sagt, ist es aus.«

Ich bin dann zum Chef gegangen: »Wollen Sie wirklich einem jungen Menschen den Weg verbauen?« – »Na, dann schreiben Sie das halt«, hat er gesagt. Und ich: »Hier, das hab ich alles schon vorbereitet. Sie müssen nur noch unterschreiben.« Der junge Arzt war natürlich heilfroh. Und dabei wusste ich genau, warum der Chef den nicht leiden konnte. Er sprach ein bisschen leise und der Chef musste immer nachfragen, weil er schwerhörig war.

Hat er Hörgeräte genutzt?
Nein. Er war mit dem Werner Kind befreundet, also mit dem Vater vom Martin Kind. Und er war auch x-mal bei ihm und hat Hörgeräte versucht. Aber die Geräte lagen immer irgendwo. Er hat sie nie getragen.

Andere aus dem Team erzählten, dass Sie damals die Einzige waren, die Professor Lehnhardt auch mal widersprechen konnte.
Das kann sein. Einmal habe ich ihm gesagt: »Sie haben überhaupt keinen Grund, wegen Ihrer Assistenten schlechte Laune zu haben. Sie haben so eine nette Mannschaft. Aber Ihnen kann man's ja nie rechtmachen.«

Und das hat er sich sagen lassen?
Ja. Aber er hat mich auch oft zusammengefaltet, sodass ich meinte: »Ich möchte wissen, woher ich den Mut nehme, jeden Tag wieder hierherzukommen …«

Einmal meinte er auch: »Jetzt halten Sie den Mund. Sie reden nur, wenn Sie gefragt werden.« – »Ja, ist gut.« Am nächsten Tag kam er dann und sagte: »Heute war Krankenhauskommission. Ich hab da gefehlt. Warum haben Sie mich nicht daran erinnert?« – Ich sagte: »Weil Sie mich nicht gefragt haben. Ich soll bloß reden, wenn ich gefragt werde.« Ich war schon auch frech.

Hat er sich auch mal entschuldigt?
Nein, das war dann erledigt. Es wurde nicht mehr darüber gesprochen. »Sie müssen auch immer das letzte Wort haben«, hat er gemeint. So war das eben. In den 50 Jahren, die wir zusammengearbeitet haben, war er mehrmals verheiratet. Unsere Beziehung hat wesentlich länger gehalten, aber sie war natürlich distanzierter. Ich habe heute noch Kontakt zur Familie; zu seinem Sohn Frank, der Tierarzt ist. Vor Corona haben wir uns jedes Jahr am Todestag seines Vaters getroffen.

Sind Sie auch mal Professor Graeme Clark begegnet?
Leider nicht. Der Chef meinte immer, er würde so ungern verreisen. Der Chef hat sich damals darum gekümmert, dass er den Ehrendoktor der Medizinischen Hochschule bekam. Auch da hat er gemeint: »Bestimmt kommt er nicht und lässt sich das nur schicken.« Aber einmal kam er doch nach Europa. Und der Chef war mehrere Male bei ihm in Australien. Er hat immer von Clark erzählt. Und er war begeistert von ihm.

Ihren Abschied von der MHH haben Sie 1993 zusammen mit Professor Lehnhardt genommen.
Da wurde er emeritiert. Ich bin ein Jahr länger geblieben, als ich musste, weil er noch ein Jahr zu arbeiten hatte. Dann wurde Professor Lenarz berufen. Aber der Chef ist beruflich immer noch viel gereist. Er war in Ungarn, Portugal, Saudi-Arabien, überall; um Vorträge zu halten. Und ich habe noch weiter für ihn gearbeitet. Wir

waren dann auch häufiger zusammen in Mecklenburg. Er ist ja sogar Ehrenbürger seiner Heimatstadt Crivitz geworden; und er hat den Crivitzer Bürgermeister eingeladen, als er das Bundesverdienstkreuz bekam. Eine Zeit lang hat er dort sogar nach einem Feriendomizil gesucht. Aber da ist Gott sei Dank nichts draus geworden. Bei einem Haus hatte er schon überlegt, wo er dann meine Schreibmaschine hinstellt. Ich sollte immer mit, damit er arbeiten kann.

Frau Pitschmann, haben Sie herzlichen Dank für das interessante Gespräch!

Gern. Wenn ich etwas für das Andenken meines Chefs tun kann, jederzeit; und das ist ja auch mein Leben.

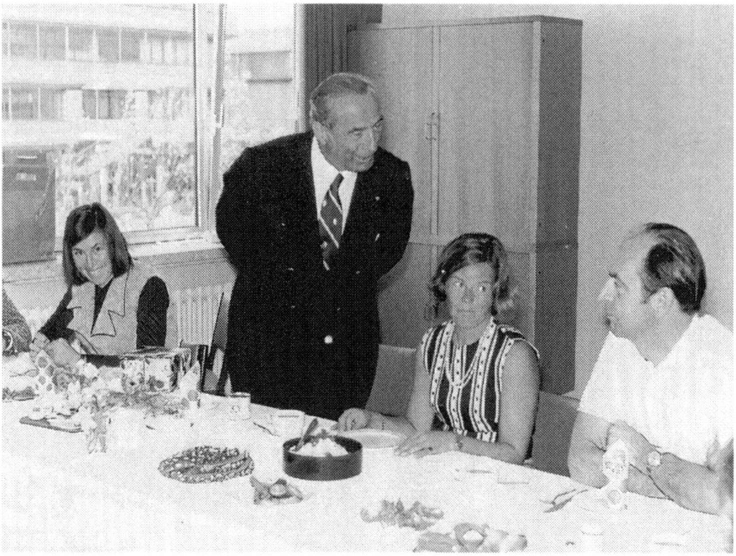

In den 60er-Jahren am Universitätsklinikum Hamburg-Eppendorf – Ernst Lehnhardt (sitzend rechts) war damals Oberarzt bei Professor Rudolf Link (stehend). Foto: privat

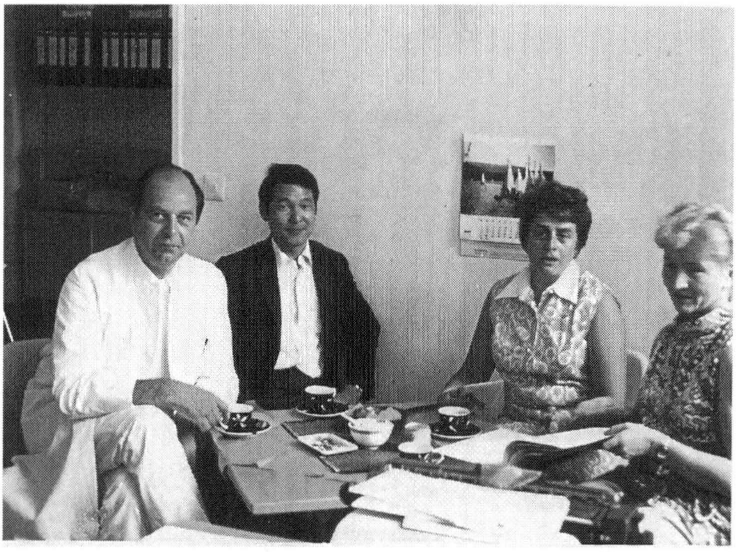

»Uniroyal« – ein Treffen im Arbeitsbereich von Ernst Lehnhardt (li.), Monika Pitschmann (2. v. re.). Foto: privat

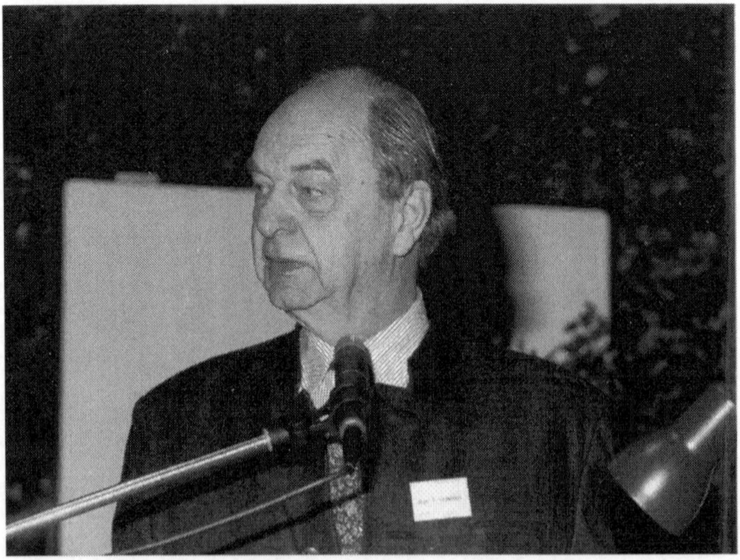

Professor Dr. Dr. Ernst Lehnhardt (1924–2011). Foto: privat

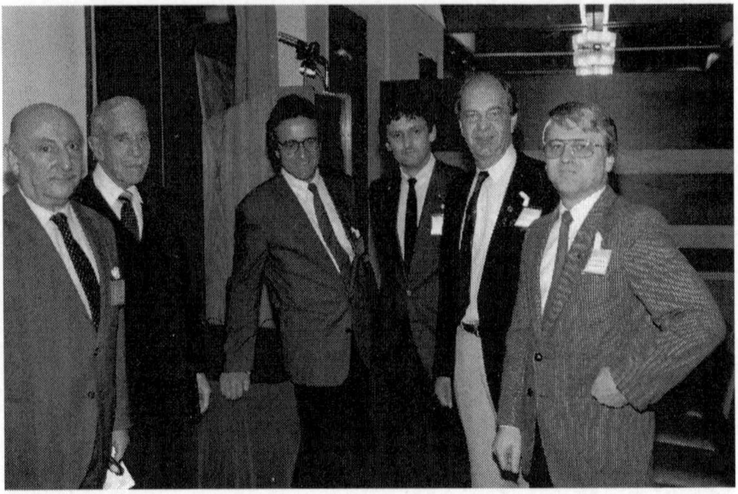

Professor Rolf-Dieter Battmer, Professor Ernst Lehnhardt und Professor Roland Laszig mit Phonak-Gründer Hansueli Rihs sowie dem argentinischen Professor Juan Manuel Tato und einem weiteren argentinischen Kollegen bei einer Veranstaltung Ende der 80er-Jahre (v. re.). Foto: privat

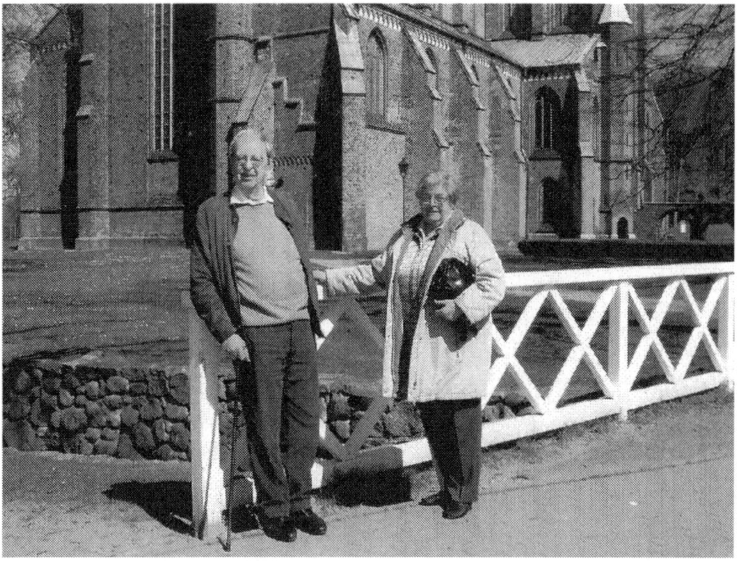

Auch im Ruhestand waren Ernst Lehnhardt und Monika Pitschmann noch gemeinsam unterwegs – hier vor der Klosterkirche in Dobbertin, Mecklenburg-Vorpommern. Foto: privat

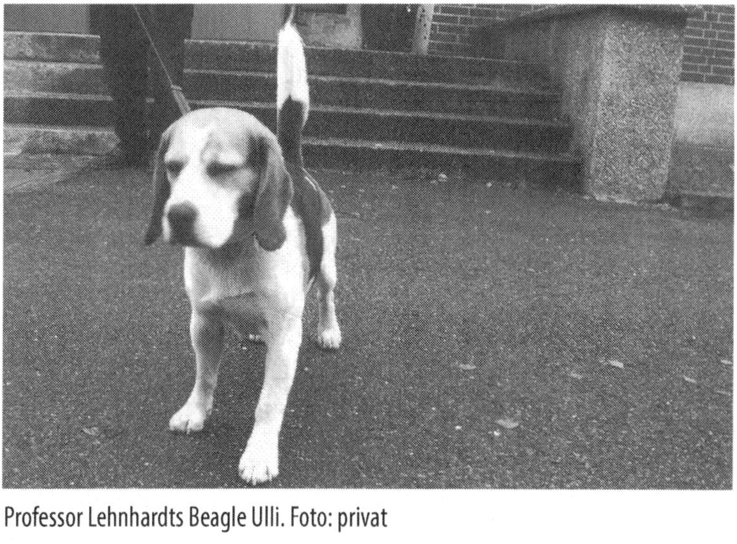

Professor Lehnhardts Beagle Ulli. Foto: privat

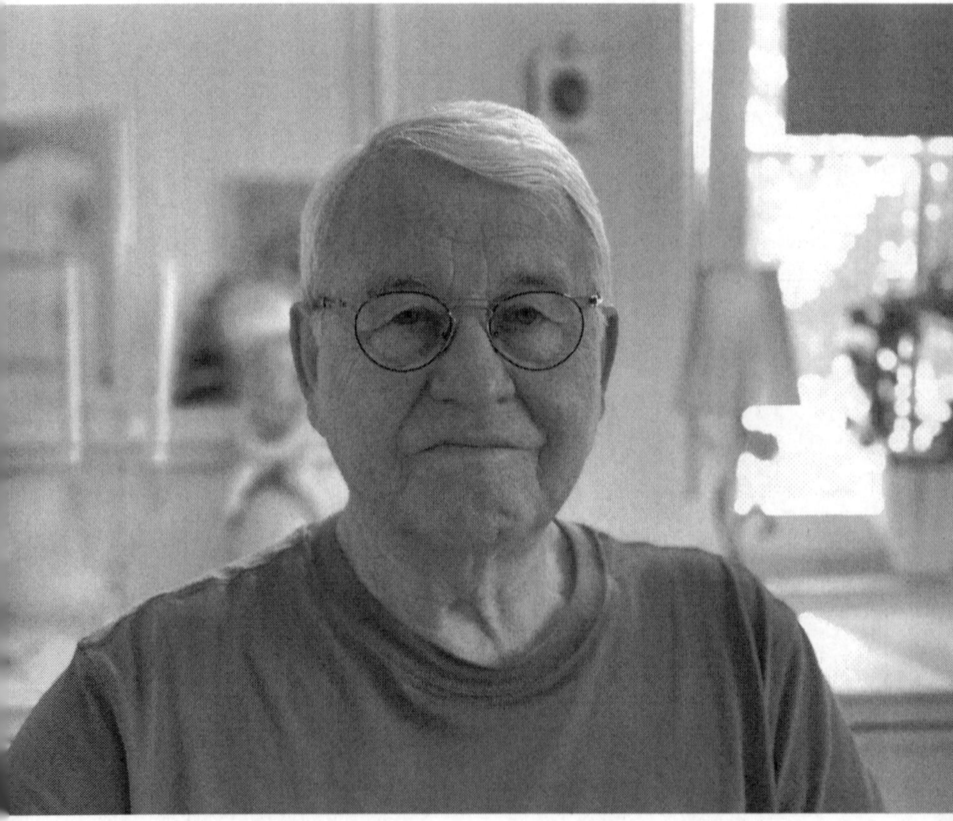

Foto: Schaarschmidt

»Zuerst war es Learning by Doing«

Im Gespräch mit Professor Dr. Rolf-Dieter Battmer

1984 implantierte Professor Ernst Lehnhardt an der Medizinischen Hochschule Hannover (MHH) erstmals in Deutschland einem erwachsenen Menschen erfolgreich ein mehrkanaliges Cochlea-Implantat (CI). Zuvor hatten Lehnhardt und der Ingenieur Rolf-Dieter Battmer mehrere Jahre vergeblich nach einer geeigneten CI-Lösung gesucht. Dass sie schließlich doch fündig wurden, war wesentlich Battmers Verdienst; denn die Entscheidung für das Nucleus-Cochlea-Implantat war zuallererst seine Entscheidung. In der Folge verantwortete Rolf-Dieter Battmer die Anpassung der CI-Sprachprozessoren und er war maßgeblich an der Entwicklung von Anpass-Standards sowie Standards für die Zuverlässigkeit der Implantatsysteme beteiligt.

Herr Professor Battmer, gemeinsam mit Professor Lehnhardt haben Sie ab 1984 erstmals in Deutschland spät ertaubte Erwachsene erfolgreich mit dem CI versorgt. Professor Lehnhardt war der Operateur, Sie waren der Anpasser. Wie kamen Sie überhaupt zueinander?
1975 habe ich bei ihm in der Medizinischen Hochschule angefangen. Ich bin in Hannover aufgewachsen, hatte an der TU Elektrotechnik studiert und suchte einen Job. Eines Tages rief das Arbeitsamt an; damals gab es in Niedersachsen noch ein spezielles Arbeitsamt für Akademiker. Die HNO der MHH suchte einen Ingenieur. Also ging ich dorthin, lernte ihn kennen und bekam den Job. Das war im Mai, kurz nach seinem 50. Geburtstag.

Lehnhardt kam ja ursprünglich aus der DDR. Er flüchtete 1961 noch am Tag des Mauerbaus in den Westen, ging dann als Oberarzt zu Professor Link nach Hamburg und schließlich zur neu gegründeten MHH, wo er Chef der HNO wurde. Und er war ein Arzt, der sehr an Technik interessiert war. Auch an der Charité in Ost-Berlin hatte er schon mit Ingenieuren zusammengearbeitet. Sie hatten dort ein Messverfahren entwickelt, das damals relativ neu war.

Was waren Ihre ersten Aufgaben?
Ein großes Thema war damals die Ableitung akustisch evozierter Potenziale, speziell Hirnstammpotenziale. In dem Bereich haben wir viel gemacht. Und ich habe die Audiometrie so vernetzt, dass die Messdaten auf verschiedenen Rechnern genutzt werden konnten und die Audiogramme jederzeit abrufbar waren. Heute ist so was selbstverständlich, aber damals musste man das alles selbst stricken.

Ich habe sehr viel Software geschrieben. Und Ernst Lehnhardt hat auf meine Anregung hin schon in den 70ern einen Prozessrechner angeschafft. Der kostete eine halbe Million. Er hat das Geld beschafft, ich habe programmiert, und dann hatte die Abteilung fünf Computer im Verbund. Das gab es sonst nirgendwo. Wir hatten damals zwei Messstellen zur Messung von evozierten Potenzialen. Es wurden vor allem die Potenziale vieler Kinder gemessen. Da brauchte man erhebliche Rechnerkapazität, weil die Daten innerhalb von Mikrosekunden aufgenommen werden müssen. Mit dem Prozessrechner ging so was schon.

Irgendwann begann Professor Lehnhardt darüber nachzudenken, taube Menschen mit einem CI zu versorgen.
Wie er zur Idee für ein Cochlea-Implantat kam, weiß ich nicht genau. Auslöser könnte die Arbeit von Zöllner und Keidel aus den 60ern gewesen sein. Die beiden hatten im Prinzip nur nachvollzogen, was Djourno und Eyriès schon Ende der 50er in Paris gemacht hatten.

Der Erfolg, den sie hatten, war sogar noch geringer. Sie hatten einen Patienten, dessen Hörnerv sie bei einer Routine-OP elektrisch stimulierten. Ganz primitiv, eben Grundlagenforschung. Sie haben ihn einfach nur gefragt, ob er was hört oder nicht.

Ab dieser Zeit gab es doch noch eine Reihe weiterer früher Versuche, das Gehör elektrisch zu stimulieren.
Das begann in den frühen 60ern mit William F. House. Er war der Erste, der eine einkanalige Lösung implantierte. Sein System war verhältnismäßig primitiv. Aber er versorgte in kurzer Zeit relativ viele Patienten, sogar Kinder. Gehört haben die alle irgendwie; die Frage war nur, was und wie gut. Manche hörten mit einem Kanal schon erstaunlich gut.

Auch in Europa gab es verschiedene Ansätze: Stuart Rosen in UK, Norbert Dillier an der Uni Zürich, der auch selbst versucht hat, ein CI zu entwickeln, und einen Ansatz in Tschechien. In Hannover hat es eigentlich auch so angefangen. Um 1980 fand dort eine Gruppe aus vier Professoren zusammen; neben Professor Lehnhardt Professor Creutzfeldt, ein Physiologe vom Max-Planck-Institut, der Physiker Professor Schroeder aus Göttingen und der Nachrichtentechniker Professor Mussmann. Alle vier glaubten daran, dass das mit dem Cochlea-Implantat grundsätzlich funktioniert. Also überlegten sie, ob man selbst eines entwickeln könnte. Sie haben sich drei-, viermal getroffen und diskutiert, kamen allerdings zu dem Schluss, dass in einem CI immens viel Technik stecken müsste. Wer sollte das machen? Damit hatte sich die Sache eigentlich erledigt.

Etwa zur gleichen Zeit forschten in Wien Kurt Burian und Erwin Hochmair an einem CI.
In der HNO-Klinik der MHH gab es einen Oberarzt, Schultz-Coulon, der sich mit dieser Prothese beschäftigte. Das war damals ein einkanaliges System, mit dem sie in Wien schon einige Patienten versorgt hatten. Burian war Arzt in Wien, Hochmair Physiker in Inns-

bruck. Dort hat er dann später zusammen mit seiner Frau MED-EL aufgebaut. Aber damals saßen sie noch in Wien und Lehnhardt schickte mich dorthin: »Gucken Sie sich das mal an!«

Ich hatte bestimmte Vorstellungen, wie so eine Lösung aussehen müsste, dass man so ein System irgendwie anpassen müsste. Als ich nach Wien kam, saßen sie dort in einem Keller und löteten. Sie hatten einen Sprachprozessor, aber der ließ sich nur sehr primitiv mit Schraubenzieher einstellen; so wie das Paul Banfai in Düren zuvor auch schon hatte. Nach der Rückkehr meinte ich zu Lehnhardt: »Das ist nicht das Richtige.« Auch die Art, wie sie die Elektroden gebaut haben, hatte mich nicht überzeugt.

Wie ging es dann weiter?
Erst mal passierte gar nichts mehr. Bis eines Tages Michael Hirshorn aus Australien in die Klinik kam und in einem Koffer das erste Nucleus-Implantat hatte. Lehnhardt wollte Vertreter grundsätzlich nicht empfangen, also schickte er ihn zu mir. Hirshorn war sehr versiert, interessanterweise war er auch Mediziner. Und was er mir zeigte, entsprach dem, wonach wir gesucht hatten: mehrkanalig, eine Übertragung durch die Haut, also ohne Stecker. Und ein Sprachprozessor, der sich bereits am Computer anpassen ließ.

Also haben wir das weiterverfolgt. Im darauffolgenden Jahr, so 1982/83, kamen der Chefkonstrukteur David Money und seine Audiologin zu uns. Bevor Lehnhardt sein Okay gab, musste der Konstrukteur sein System im Institut für Nachrichtentechnik an der TU Hannover vorstellen. Lehnhardt hat sich also neben meiner noch die Zweitmeinung von Professor Mussmann eingeholt, was ja auch völlig in Ordnung war. Auch an der TU sagten sie: »Da ist was dran. Wie gut es letztlich funktioniert, muss man sehen …«

Um es zu sehen, mussten Sie nach Australien?
Das nahmen wir im Februar 84 in Angriff. Bezahlen wollte es niemand, also hat Lehnhardt uns beide finanziert. Wir waren erst in Sydney, wo der Kern von Cochlear saß. Die Firma selbst gab es ja noch gar nicht. Es gab Telectronics, einen Hersteller für Herzschrittmacher. Zum Team, aus dem später Cochlear wurde, zählten neun oder zehn Personen. Wir haben uns die Firma angesehen, um ein Gefühl zu bekommen. Nicht, dass man was kauft, und am nächsten Tag sind sie pleite. Schließlich hätte zuvor keiner von uns damit gerechnet, dass eine solche Lösung ausgerechnet in Australien existieren könnte.

Auch Graeme Clark war in dem sehr überschaubaren Kreis, der sich damals mit Cochlea-Implantaten beschäftigte, anfangs überhaupt nicht bekannt. Alle zwei Jahre gab es einen kleinen Kongress, vor allem für die Techniker im Bereich Cochlea-Implantate. Damals waren wir so 25 Leute, heute sind es Hunderte. Damals war der große Blair Simmons aus Stanford dabei. Die University of San Francisco hatte ebenfalls schon relativ viel gemacht. Und dann kam Clark aus Melbourne. Aber hier in Europa war er kaum bekannt.

Wie war dieser erste Besuch bei ihm in Melbourne?
Lehnhardt interessierten die Operationstechniken. Er wollte sehen, wie Clark operiert. Und ich wollte sehen, was die Patienten mit dem System »leisten«. Über das, was wir dann sahen, waren wir beide hocherfreut. Clark ist ja ein sehr, sehr vorsichtiger Mann. Er betrieb auch bei den Operationen sehr viel Aufwand. Er hatte zum Beispiel so einen Flow zum Neutralisieren von Bakterien. Lehnhardt war eher pragmatisch; solche Extras brauchte er nicht – wobei man sagen muss, dass er ein exzellenter und sehr erfahrener Operateur war.

Ich selbst durfte Richard Dowell, Clarks Audiologen, über die Schulter sehen. Ich war bei der Anpassung dabei. Auch das System für die Programmierung konnte ich mir ansehen. Ich fand das alles sehr schlüssig und logisch. Und die Ergebnisse waren wirklich gut. Ich weiß nicht genau, wie viele Patienten sie damals schon versorgt hatten. Ich erlebte den ersten Patienten Rod Saunders, der noch mit dem 18-kanaligen CI versorgt worden war, das sie an der Universität selbst entwickelt hatten. Und ich erlebte auch die erste Patientin mit einem Nucleus-Implantat. Lehnhardt und ich, wir waren beide angetan.

Aber die Entscheidung, mit dem Nucleus-CI zu arbeiten, soll vor allem Ihre gewesen sein?

Gut, ich war der Ingenieur. Und Lehnhardt hatte sich ja die Zweitmeinung von Mussmann eingeholt, als er David Money auch vor ihm präsentieren ließ. Wobei der damals noch gar nicht alles erzählen konnte, weil die Patente für das System noch gar nicht durch waren. Aber das Wesentliche konnte er darlegen. Entscheidend war, dass es transkutan und mit 22 Kanälen funktionierte. Das hatte zu dieser Zeit sonst niemand. Es war genial, wie sie das gemacht hatten. Und Graeme Clark hatte sicherlich auch die richtigen Kontakte.

David Money hatte bei Telectronics den ersten komplett integrierten Schaltkreis für Herzschrittmacher entwickelt. Die anderen nutzten alle noch analoge Bauteile, und er hatte den gesamten IC. Dieses Know-how hat er dann auch für die Cochlea-Implantate genutzt. Telectronics gehörte damals zu einer Holding. Die hatte noch ein zweites Unternehmen und später auch Cochlear. Alles war im Besitz von Paul Trainor, der das Thema Cochlea-Implantat sehr gepusht hat. Und der australische Staat hat das Projekt intensiv unterstützt und die richtigen Partner zusammengebracht. In Australien hatten sie damals sogar eine Briefmarke mit Nucleus-Implantat. Das einzige Mal, dass ein CI auf einer Briefmarke war.

Um selbst mit CI-Versorgungen beginnen zu können, brauchten Sie geeignete Patienten und natürlich Geld.
Vor allem der zweite Punkt war eine Herausforderung. Soweit ich mich erinnern kann, kostete eine Versorgung damals so um die 30.000 D-Mark. 1984 war das eine Menge Geld. Doch irgendwie hat es Lehnhardt hinbekommen, dass sich die Medizinische Hochschule bereit erklärte, die ersten Versorgungen zu bezahlen. Sie haben angefangen, die ersten Patienten zu rekrutieren. Lehnhardt meinte aber auch: »Wir kriegen die Geschichte nur in Gang, wenn wir nachweisen, dass die Patienten wieder hören und auch verstehen.« Entscheidend war das Verstehen.

Ich habe gehört, dass sich die allerersten Implantationen nur finanzieren ließen, weil eine Herztransplantation ausgefallen war.
Das weiß ich nicht. Aber es ist denkbar, dass man im laufenden Etat Gelder umgeschichtet hat, um damit 1984 die ersten vier Versorgungen zu finanzieren – also keine Herz-OP, dafür Cochlea-Implantat. Das ist gut möglich. Irgendwo muss das Geld ja hergekommen sein.

Und die Suche nach den Patienten?
Die suchten wir gezielt und fanden sie auch. Entscheidend waren zwei Kriterien: Sie mussten postlingual ertaubt sein und einen intakten Hörnerv haben. Letzteres haben wir auch intensiv getestet.

Im Juni 1984 wurde die erste Patientin operiert; eine junge Frau, die durch einen schweren Verkehrsunfall beidseits ihr Gehör verloren hatte. Wenige Tage später hatten wir schon die zweite, Inge Krenz. Sie wurde operiert, die andere Dame lag noch auf der Station und Lehnhardt meinte, jetzt müssen wir Reklame machen und die Presse holen. Also fragten wir beide. Die erste Patientin wollte das nicht, aber Inge Krenz meinte: »Na klar mache ich das.« Das führte dazu, dass sie dann immer als die erste Patientin erschien, obwohl sie eigentlich die zweite war. Später war sie auch Gründungsmitglied der Deutschen Cochlear Implant Gesellschaft (DCIG, später Deutsche Cochlea Implantat Gesellschaft – Anm. d. Red.) und lange Zeit erste Vorsitzende.

Und die andere Patientin?
Bei ihr kam es zu Schwierigkeiten, die wir im Vorfeld nicht bedacht hatten. Sie hatte nach ihrem Unfall lange im Krankenhaus gelegen. Ihr Mann hatte sich getrennt und das Kind mitgenommen. Sie hatte erhebliche psychische Probleme, und obwohl sie gut hören konnte, akzeptierte sie ihr CI nicht und ließ es sich später explantieren. Wir lernten daraus, wie wichtig es ist, die psychischen Voraussetzungen bei der Diagnostik mit zu berücksichtigen.

Inge Krenz hingegen machte von Anfang an sehr gute Fortschritte, wirklich erstaunlich. Im gleichen Jahr haben wir noch zwei weitere Patienten versorgt: Hanna Hermann und einen Herrn. Auch sie konnten hören, aber die Voraussetzungen bei Hanna Hermann waren deutlich ungünstiger, weil sie zuvor zehn Jahre lang taub war.

Wie haben Sie die Patienten auf die Operation vorbereitet?
Eigentlich gar nicht. Wir wussten ja selbst nicht viel. Da wir so gut wie keine Erfahrungen hatten, mussten wir auf die Erfahrungen aus Melbourne zurückgreifen. Das haben wir den Patienten auch gesagt: »Das und das wissen wir aus Melbourne; eigene Erfahrungen haben wir noch nicht. Aber was haben Sie zu verlieren?« Es war Learning by Doing. Anfangs war das Implantat auch noch relativ groß. Alle sprachen dann immer von der »Lehnhardt-Beule«.

Wie ging die Anpassung der Sprachprozessoren vor sich?
Das war anfangs eine ziemliche Nummer. Wir hatten die Patienten im Juni/Juli versorgt und nun sollte angepasst werden. Also fragten wir in Australien, ob sie uns jemanden für die Programmierung

schicken. Das wollten sie auch – im Herbst. Lehnhardt hielt das für einen schlechten Witz. Er meinte nur: »Battmer, dann machst du das jetzt und fertig.«

Also habe ich mir das angeguckt und dann programmiert. Natürlich kannte ich die Technik des Systems, das war die Voraussetzung. Ohne das wäre es nicht gegangen. So aber konnte ich die Software-Einstellung und die Rückmeldungen der Patienten kombinieren. Das Programm war relativ simpel zu bedienen. Worauf es ankam, wusste ich, und nach und nach bekam ich Routine.

Wie sah eine CI-Programmierung Mitte der 80er aus?
Wie gesagt, es gab schon ein Computersystem. Das war aber noch kein PC, sondern ein CP/M-System. Es gab zwei Laufwerke für diese weichen 5,25-Zoll-Floppy-Discs. Es war relativ primitiv, funktionierte aber wunderbar. Jeder Patient hatte eine Disc mit seinen Daten, die legte man ein. Und der Prozessor hatte einen EPROM, auf dem Daten mit ultraviolettem Licht gelöscht und dann neue gespeichert werden konnten. Das wurde dann jedes Mal wieder gemacht. Es gab sogar pfiffige Patienten, die meinten: »Ich schicke Ihnen das EPROM (Erasable Programmable Read-Only Memory – Anm. d. Red.), damit Sie dies und das ein bisschen anders einstellen. Und dann schicken Sie mir das einfach zurück und ich baue es mir selbst ein.«

Ein, zwei Jahre darauf gab es die ersten PC und wir haben alles entsprechend umgebaut. Die Software wurde regelmäßig geupdatet. 1986 schließlich trafen sich Dianne Mecklenburg aus den USA, Richard Dowell aus Melbourne und ich in Sydney. Wir waren die drei, die bis dahin die meisten CI-Patienten betreut hatten. Und wir saßen eine Woche lang mit einem Programmierer zusammen und haben das Programm komplett neu konzipiert – ausgehend von unseren Erfahrungen. Es wurde die Basis, auf der die Anpassung im Prinzip bis heute aufbaut. Später kamen dann die kleineren Discs aus Kunststoff. So ging es Schritt für Schritt ...

Hanna Hermann berichtet, dass ihr der Sprachprozessor schon nach wenigen Tagen angepasst wurde. Und dass es zu einer Entzündung kam, weshalb sie erneut operiert werden musste.
Das eine hatte jedoch nichts mit dem anderen zu tun. Lehnhardt machte damals bei den OPs einen relativ großen Schnitt. Er befürchtete nämlich, dass der Lappen sonst nicht genug durchblutet wird und es dann zu Nekrosen kommt. Natürlich gab es immer mal Entzündungen. Aber das lag eher nicht an der Anpassung. Der Lappen war ja deutlich größer als die Spule, die mittig auf ihm saß. Dennoch haben wir dann sicherheitshalber mit der Anpassung gewartet, bis die Wunde abgeheilt war. Und anfangs haben wir andauernd angepasst. Wir brauchten ja erst mal Erfahrungen, wie häufig man anpassen muss. Als die Australier dann tatsächlich jemanden zur Anpassung schicken wollten und hörten, dass wir schon angepasst hatten, sind sie fast umgefallen. Die dachten, wir warten immer noch. Da war ich vermutlich schon versierter als derjenige, den sie uns schicken wollten.

Wie haben Sie damals eigentlich die Fortschritte der ersten CI-Patienten gemessen?
Das war allerdings eine wichtige Frage. Wir mussten quantifizieren können, was jemand tatsächlich hört bzw. versteht. Auch Lehnhardt drängte darauf. Aber es gab kein Instrument für die Evaluation, also mussten wir selbst eines entwickeln.

Dazu muss man wissen, dass auch Clark das Implantat anfangs nur als Unterstützung zum Lippenabsehen verstand. Diese Aussage findet sich oft in seinen früheren Schriften. Er hat selbst nicht daran geglaubt, dass man Sprache allein mit dem CI verstehen kann. Also entwickelten wir ein System, mit dem man das Verstehen von Konsonanten und Vokalen testet – jeweils mit und ohne Hinzunahme des Lippenbildes. Das waren die ersten Quantifizierungen.

Sie gingen nicht davon aus, dass man Sprache allein mit dem Implantat verstehen könnte?

Anfangs nicht. Später haben wir den Zahlentest genutzt, noch später den sehr viel schwierigeren Einsilbertest. Auch das ging. Damit hatten wir dann natürlich Standards. Inzwischen nutzt man Satztests in Störgeräusch oder solche für Richtungshören, und selbst das können Patienten sehr gut. Damals jedoch hätten wir nicht mal daran gedacht, dass so etwas möglich sein könnte. Aber es ging uns schon um das Verstehen. »Hören allein reicht nicht«, hat Lehnhardt immer gesagt.

Wie entwickelte sich denn die Kostenübernahme für die CI-Versorgungen durch die Krankenkasse?

Die Kosten wurden bereits ab 1985 übernommen. Jedes Jahr im Januar gab es Verhandlungen zwischen der MHH und der Krankenkasse. Da ist Lehnhardt dann aufgetreten und hat erklärt: »Wir haben vier Patienten implantiert und nachgewiesen, dass die Behandlung erfolgreich ist. Damit ist das keine Forschung mehr, sondern Versorgung. Also müsst ihr bezahlen.« Und sie haben gesagt: »Machen wir.« Es gab dann entsprechende Verträge, die allerdings immer regional geschlossen wurden. Und es gab die Einschränkung, dass nur in Hannover operiert werden durfte. Das blieb noch mehrere Jahre so bestehen.

Wie kamen Sie an weitere Patienten?

Häufig brachten uns erfolgreich versorgte Patienten neue Patienten. Sie waren oft gut organisiert in Schwerhörigengruppen und -verbänden. Anfangs waren die Auswahlkriterien sehr streng, wir haben viele abgelehnt. Als wir jedoch sahen, wie gut sich die versorgten Patienten entwickelten, lockerten sich die Kriterien. Die Indikation hat sich sehr verändert. Erster großer Schritt war die bilaterale Versorgung, dann folgte die Versorgung bei einseitiger Taubheit.

Wie sah denn die Nachsorge in den Anfangsjahren aus?
Anfangs haben wir nur evaluiert. Die Idee, die Patienten zu fördern, entwickelte sich erst nach und nach. Eine wichtige Voraussetzung war, dass wir dafür Stellen bekamen. Als wir die hatten, konnten wir zwei Pädagoginnen für die Reha bei Erwachsenen einstellen. Sie haben dann ein Reha-Konzept entwickelt. Und die Kinder wurden ja von Bodo Bertram im Cochlear Implant Centrum (CIC) betreut.

Stimmt es, dass es anfangs erhebliche Vorbehalte gegenüber der CI-Therapie gab?
In der Gruppe in Hannover gab es solche Vorbehalte eigentlich nicht. Aber es gab sie von außen; insbesondere, als wir auch Kinder versorgten. Der eigentliche Knackpunkt war anfangs jedoch noch ein anderer: nämlich die Tatsache, dass die Elektrode in die Schnecke eingebracht wurde.

In der HNO-Heilkunde gab es damals so ein ehernes Gesetz: Niemals das Innenohr berühren! Wenn man es doch tut, sind die Patienten hinterher zu 99 Prozent taub. Also haben viele gesagt, das machen wir nicht. Lehnhardt hingegen meinte: »So ein Quatsch! Diese Patienten sind doch ohnehin schon taub.« Clark hatte das von Anfang an genauso gesehen. Intracochleär kommt man dem Hörnerv eben am nächsten. Die Skepsis hielt sich jedoch hartnäckig. Auch Paul Banfai zum Beispiel hatte deshalb ein extracochleäres System genutzt, das auf die Schnecke aufgesetzt wurde.

Soweit ich weiß, hat Paul Banfai ab den späten 70er-Jahren ohne nennenwerten Erfolg bei weit über 100 Patienten Implantationen vorgenommen. Anfangs ist Banfai in den Medien gefeiert worden. Der »Spiegel« zum Beispiel schrieb 1982 über die Hörerfolge einer 13-Jährigen, deren Prozessor wie ein moderner Walkman aussehe. Hat Banfai damals

Vorbehalte erzeugt, gegen die sich die CI-Therapie zum Teil immer noch behaupten muss?
Ja, das war kontraproduktiv und hat auch uns die Rekrutierung von Patienten erschwert. Etwas hören konnten allerdings auch seine Patienten – wenn auch nicht alle. Der größte Witz war seine Star-Patientin, die er überall präsentiert hat. Später kam heraus, dass sie nur einseitig taub und auf dem zweiten Ohr schwerhörig war. Deshalb war sie so gut.

Sind Sie ihm mal begegnet?
1988 lud uns ein portugiesischer HNO-Arzt nach Coimbra ein. Er und sein Bruder hatten in Bonn studiert, nun betrieben sie in Portugal eine Privatpraxis und wollten dort erstmals CI-Implantationen vornehmen. Sie wussten jedoch noch nicht genau, mit welchem System. Also wollten sie mehrere Optionen prüfen. Sie luden Burian und Hochmair, Banfai und uns ein.

Jeder der drei Kandidaten sollte mit audiologischer Assistenz und mit einem Patienten erscheinen. Banfai brachte seine Star-Patientin mit, von der wir damals noch nicht wussten, dass sie noch hörte. Wir hatten Herrn Berghaus dabei, den wir 1985 implantiert hatten. Er ist leider schon verstorben. Er war Elektroniker, kam aus dem Ruhrpott und ließ sich von niemandem den Mund verbieten. Er war sehr engagiert. Als er mitbekam, dass uns Personal fehlte, ist er ins Ministerium und hat sich dort derart beschwert, dass wir tatsächlich drei neue Stellen bekamen.

Die beiden Ärzte in Coimbra beherbergten uns recht nobel, und dann veranstalteten sie so einen kleinen Kongress, bei dem alle drei Seiten präsentieren sollten. Am Ende entschieden sich die Gastgeber für Nucleus. Später bin ich noch oft zur Einstellung von Patienten in Coimbra gewesen.

Aber das Problem bei Banfais Implantat war doch nicht nur, dass es außerhalb der Cochlea platziert wurde.
Das Schlimmste waren die Steckverbindungen am Kopf, die sich entzündeten und herauseiterten. In »Sehen statt Hören«, dem TV-Magazin des BR, berichteten damals Betroffene. Einige von Banfais Patienten haben wir später mit Nucleus versorgt. Aber das war schwierig. Obwohl es ein extracochleäres System war, hinterließ es erhebliche Schäden.

Hinzu kam die Auswahl der Patienten. Er hat jeden implantiert – hauptsächlich gehörlose Erwachsene, die von Geburt an taub waren. 1988 haben wir versuchsweise auch eine Gruppe von gehörlosen Erwachsenen versorgt. Das waren zehn bis zwölf Personen, die wir speziell ausgesucht hatten. Sie kommunizierten nicht primär in Gebärdensprache, nutzten ihre Stimme und lebten in einer hörenden Umgebung. Das schienen uns relativ gute Voraussetzungen. Aber der Erfolg war gering.

Inwiefern?
Nur ein oder zwei sagten, die CI-Versorgung wäre okay und hätte sich gelohnt. Mindestens zwei ließen sich wieder explantieren. Ich erinnere mich an einen Patienten, dessen Rückmeldungen ganz typisch waren. Er war Fließbandarbeiter bei VW und meinte: »Ich kann nicht mehr arbeiten, weil ich immer irgendwas höre. Es bringt mich völlig durcheinander.« Für uns war das der Beweis, dass es sich eigentlich nicht lohnt. Unser Ziel war nicht das Hören, sondern Sprachverstehen. Und das war kaum zu erreichen. Es ist im Grunde auch heute noch so.

Welche Erinnerungen haben Sie an Graeme Clark und an die Zusammenarbeit mit Cochlear?
Ich bin viele Male in Australien gewesen. Graeme Clark hat sogar mal gemeint, ich wäre derjenige, der am häufigsten zu Besuch kommt. Und ich habe ihn immer als einen sehr netten Menschen

empfunden und als einen sehr organisierten Menschen. Er hat ja ein umfangreiches Buch über Cochlea-Implantate geschrieben. Als er noch daran arbeitete, war ich einmal bei ihm zu Hause. Er hatte dort mehrere Tapeziertische aufgebaut, auf denen sich die Literatur für die verschiedenen Kapitel türmte. Also ein ausgesprochen harter Arbeiter, der – wie es hieß – bei seinen Leuten auch mal Druck machen konnte. Aber das habe ich selbst nie erlebt. Und auch mit Lehnhardt hat er sich gut verstanden. Dieser hat ja sogar dafür gesorgt, dass Clark von der MHH die Ehrendoktorwürde bekam.

Und die Zusammenarbeit mit Cochlear war immer gut. Wir haben viele Projekte gemeinsam gestaltet. Und in den Anfängen war ich regelmäßig in Sydney, mitunter dreimal im Jahr. Ab Ende der 80er gab es dann auch die Cochlear-Geschäftsstelle in Hannover. Ganz am Anfang saß Michael Hirshorn ja noch in London. Er hatte Cochlear zuvor in den USA aufgebaut und wechselte dann nach Europa. Unter Monika Lehnhardt zog die Europa-Zentrale dann jedoch nach Basel.

Hannover spielte auch eine wichtige Rolle bei der weltweiten Verbreitung der CI-Therapie?

Das stimmt. Anfangs gab es nur fünf Kliniken. In Australien waren es Sydney und Melbourne. New York hatte kurz vor uns angefangen.

1985 fuhren Lehnhardt, Roland Laszig, der Anfang der 80er aus Hamburg zu uns gekommen war, und ich zum ersten Mal zum Cochlear-Kongress nach Australien. Wir stellten unsere Ergebnisse vor. Und Lehnhardt meinte, man müsste nun zusammen mit Cochlear Schulungen aufbauen, in denen auch andere das chirurgische Know-how und die Programmierung der CI lernen könnten. Das lag natürlich im Interesse von Cochlear. In der Folge waren dann ab den späten 80ern die meisten bekannten europäischen Chirurgen und auch viele aus anderen Ländern bei uns in Hannover und haben »das CI gelernt«.

Und in Deutschland? Ab wann gab es hierzulande weitere CI-Kliniken?

Relativ früh begann Müller-Deile in Kiel. Halberstadt – ursprünglich Magdeburg – begann so Ende der 80er, Anfang der 90er. Freiburg begann mit dem Wechsel von Laszig 1993. Sonst war im Süden eigentlich nichts. In Würzburg begann Helms mit dem Implantat von MED-EL, das war deutlich später.

Implantationen gab es in den 80ern aber auch schon an der Charité in Ost-Berlin. Dort hatten sie ein eigenes Implantat, und in West-Berlin existierte eine kleine, sehr aktive CI-Gruppe, die sich gleich nach dem Mauerfall mit den Ost-Berlinern traf. Der Ingenieur, der die Versorgung in der Charité mit betreut hat, hieß Wagner. Der hatte schon zu Lehnhardts Zeiten dort mit ihm zusammengearbeitet. Und Professor Hans-Jürgen Gerhardt, der dortige Chef der HNO, hatte das Thema CI später ebenfalls forciert. Leider sind die Implantate dann alle ausgefallen. Die waren aus Epoxidharz und wurden irgendwann undicht. Wir haben dann eine Reihe dieser Patienten reimplantiert und mit Nucleus versorgt.

Gab es nicht auch noch andere frühe Implantatversuche, etwa das Hortmann-Implantat?

Hortmann arbeitete anfangs mit Banfai zusammen, dann haben sie sich getrennt und er hat an einer eigenen Lösung gearbeitet. Ich weiß nicht, wer sein Implantat überhaupt bekommen hat. Banfai ist später zu einem Implantat gewechselt, dass dem Nucleus-Implantat nachempfunden war; schließlich ist er auch zu Nucleus gewechselt.

Parallel dazu entwickelte in Frankreich Claude-Henri Chouard. Er hatte schon in den 80ern eine eigene, mehrkanalige Implantatlösung. Aber es gab da eine Reihe von Problemen. Das Patent wurde dann von MXM aufgekauft, die Firma hieß später Neurelec. Implantiert wurde die Lösung, soweit überhaupt, fast nur durch Chouard selbst, nahezu ausschließlich in Frankreich. Kurze Zeit wurden in Mainz einige Patienten damit versorgt. Aber es blieb eigentlich immer eine

Nischenfirma; auch wenn sie ganz pfiffig waren. Ich habe sogar bei verschiedenen Projekten mit ihnen zusammengearbeitet. Dass sie nicht groß waren, bot ja auch Spielraum. Man konnte schnell mal dies und das ausprobieren. Neurelec gehörte dann zu einem großen Firmenkonsortium und wurde schließlich an Oticon verkauft.

Erwähnen muss man sicherlich auch Burian und Hochmair. Burian war ein ausgesprochen netter Mann. Auch sie hatten in den 80ern bereits ein eigenes Implantat, das dann an 3M verkauft wurde, jedoch noch keinen großen Markterfolg hatte. Das änderte sich erst, als das Ehepaar Hochmair die Vermarktung in Eigenregie übernahm und Anfang der 90er in Innsbruck MED-EL aufbaute.

Sie haben sich später, auch sehr für einheitliche Standards bei Cochlea-Implantaten engagiert?

Das war Ende der 90er, Anfang der 2000er. Lange Zeit war ich Vorsitzender der Standardisierungskommission. Unter anderem ging es uns darum, Fehler und insbesondere Ausfälle bei den Implantaten zu erfassen. Das wurde nicht immer getan. Wir haben das 2007 auch in einem Aufsatz publiziert[14]. Von der Kommission hatten wir damals ein Treffen arrangiert; das Bundesinstitut für Arzneimittel und Medizinprodukte (BfArM) war mit dabei, und wir haben alle deutschen Kliniken angeschrieben, die schon Cochlea-Implantate machten. Insgesamt waren es über 25, Norbert Dillier aus Zürich war ebenfalls dabei. Alle wurden gebeten, in dieser Runde die Ausfallzahlen vorzustellen. Eine Klinik weigerte sich jedoch mit Verweis auf den Datenschutz. Und das vor dem BfArM, gegenüber dem es eine Auskunftspflicht gibt. Mich hat diese Haltung sehr irritiert. Auf den Kongressen habe ich das dann immer wieder offen angesprochen.

---

[14] Battmer R.-D., O'Donoghue G. M. and Lenarz T., A Multicenter Study of Device Failure in European Cochlear Implant Centers, 0196/0202/07/282 Supplement-0095S/0, Ear & Hearing, 2007 April, Lippincott Williams & Wilkins, Printed in the U.S.A., p. 95S–99S.

Heute müssen alle Hersteller jährlich Reports über die Zuverlässigkeit ihrer Lösungen veröffentlichen und darin auch die Ausfallraten angeben. Ist das ein Ergebnis Ihrer damaligen Bemühungen?
Ja, das ist daraus entstanden. Anfangs gab es ja noch keinen Standard, und dann hat man in Brüssel beschlossen, dass es für die EU einen Standard geben muss. Ein solcher Standard existierte bereits für Herzschrittmacher, die ja zur gleichen Produktkategorie wie die Cochlea-Implantate gehören. Also hat man den als Blaupause genommen und CI-spezifische Dinge eingearbeitet. Diese Erarbeitung war ein Prozess, der sich über sieben Jahre erstreckte. Alle Hersteller – also damals drei – waren eingebunden, ebenso Vertreter vom BfArM, vom österreichischen Bundesamt für Sicherheit im Gesundheitswesen (BASG) und vom TÜV. Eine Gruppe von etwa zehn Personen traf sich zweimal im Jahr von 1998 bis 2005. Am Ende hatten wir eine EU-Norm, die auch als ISO-Norm übernommen wurde.

Die Technik hatte sich in den sieben Jahren allerdings weiterentwickelt. Als der Standard fertig war, bildete er den aktuellen Stand nur noch unzureichend ab. Parallel hatten auch die Amerikaner damit begonnen, einen Standard zu entwickeln. Also warteten wir deren Ergebnis ab und haben Punkte aus ihrem Standard in unserem ergänzt. Dazu gehörte etwa, dass Ausfälle immer veröffentlicht werden müssen – in einer jährlichen Statistik.

Und vorher gab es das grundsätzlich nicht?
Doch, Cochlear hat Ausfälle öffentlich gemacht; und ich denke, dass das auch immer reell war. Sie waren von Anfang an sehr transparent. Daher wollte ich auch, dass die anderen es ebenso machen, um eine Vergleichbarkeit zu erreichen.

Ein anderer Hersteller hat hingegen versucht, es irgendwie anders zu machen. Bei den Ausfällen etwa muss man zwischen medizinisch und technisch bedingten Ausfällen unterscheiden. Für die medizinisch bedingten Ausfälle kann der Hersteller nichts. Dieser

Hersteller hat dann jedoch beide Kategorien zusammengewürfelt. Also konnte wieder niemand sehen, wie es genau ist. Ich weiß nicht, wie das heute gehandhabt wird. Ich gehe aber davon aus, dass es heute alle Hersteller gleichermaßen transparent machen müssen.

Gibt es eigentlich ein Gremium, dass sich um die Qualitätssicherung bei Cochlea-Implantaten kümmert?
Dafür haben wir damals eine internationale Gruppe gegründet, die Global Consensus Group on Cochlear Implant Reliability, deren Vorsitzender ich lange Zeit war. Hier waren dann auch die Amerikaner, die Kanadier und die Australier dabei, ebenso die Engländer, die Spanier und Koreaner – alles renommierte Leute, die Richtwerte für die Versorgung vorgegeben haben.

Stimmt es, dass es über Jahre zu Problemen mit den damals üblichen Keramikimplantaten kam?
Das betraf die Implantate von Advanced Bionics, die wir in Hannover lange Zeit allerdings gar nicht verwendeten, ebenso auch Implantate von MED-EL. Bis Lehnhardt 1993 ging, hatten wir ausschließlich Nucleus implantiert. Ab 1993 kam dann Lenarz als sein Nachfolger. Lenarz hatte zwei Jahre seiner Assistenzzeit in der University of San Francisco absolviert. Dort gab es eine große Arbeitsgruppe, die sich mit dem Hören und auch mit Cochlea-Implantaten beschäftigte und aus der dann eine Firma mit Sitz in Los Angeles hervorging – später AB.

Sie hatten ein eigenes Implantat entwickelt, eine sehr fortschrittliche Lösung. Die konnte damals im Prinzip sogar mehr als Nucleus. Nur die Anfälligkeit der Keramik hatte man nicht bedacht. Das Problem fiel erst auf, als Kinder mit der Lösung implantiert wurden. Sie fielen hin, das Implantat brach und musste explantiert werden. Man hat dann über Jahre versucht, die Keramik immer noch härter zu machen. Am Ende war sie härter als die heutigen Implantate aus Titan; sie haben dennoch auf Titan umgestellt. Zuvor sind viele Implantate ausgefallen; einmal sogar eine ganze Charge, so 70 Stück. So etwas ist natürlich bitter.

Jahre nach den ersten CI-Versorgungen wurden erstmals auch Kinder operiert. Welche Erinnerungen haben Sie an diese ersten Kinderversorgungen?
Kinder hat Lehnhardt erst operiert, als Ende der 80er das Nucleus-Mini-Implantat auf den Markt kam. Und es sollten Kinder sein, die ertaubt waren – also nicht taub geboren. 1988 wurden zuerst ein Mädchen und ein Junge versorgt. Die Mutter des Mädchens war Deutsche, der Vater Araber. Die Mutter wollte unbedingt, dass ihr Kind operiert wird; sie gab deshalb sogar ein falsches Geburtsdatum an. Das Kind war ungefähr ein Jahr jünger. Und der Junge kam aus einer arabischen Familie, die ich gut kenne und deren Mitglied ich später sogar wurde. Sie kamen aus Dubai, und ein Jahr lang habe ich auch dort gelebt. Das erste deutsche Kind, Tobias, wurde erst nach diesen beiden operiert.

Auch dem Mädchen bin ich später immer wieder begegnet. Ihre Mutter hat sich sehr engagiert. Jahrelang reisten sie aus Dubai zur Nachsorge nach Hannover. Und ich habe sie ein paarmal getroffen, als ich in Dubai war. Das Mädchen hat sich exzellent entwickelt. Sie spricht drei oder vier Sprachen. Ich kann mich erinnern, dass mich die Mutter in einem offenen Mercedes abholte, das Mädchen und ihre Schwester saßen hinter uns auf der Rückbank. Während der Fahrt sprach die Mutter mit ihnen und das Mädchen hat alles verstanden. Dabei war es so laut, ich selbst hätte Schwierigkeiten gehabt.

Einem Kind ein CI anzupassen brachte doch vermutlich besondere Herausforderungen mit sich.
Das war schon anders, vor allem bei kleinen Kindern. Grundlage damals war die orientierende Audiometrie. Bodo Bertram, der das erste Reha-Konzept für Kinder entwickelte, hat ja dann auch viele

Videos gedreht. Mit etwas Übung sah man, wenn ein Kind hört. Es hört auf zu spielen, guckt … Man musste gut beobachten. Anders als bei den Erwachsenen waren hier immer zwei Personen erforderlich; einer hat geguckt und der andere eingestellt.

Bis Ende der 80er wurden die Kinder noch in der Klinik betreut, was jedoch nicht optimal war. Dann kam Bodo Bertram. Ich hatte ja sozusagen das Glück, ihn für uns zu finden. Er hat dafür gesorgt, dass die Kinder vernünftig betreut wurden. Er hat das toll gemacht. Ich habe den Audiologen im CIC die Grundlagen des Programmierens vermittelt; und die CI-Anpassung der Kinder haben sie dann auch gut umgesetzt.

Sie haben lange Zeit eng mit Professor Lehnhardt zusammengearbeitet. Wie haben Sie ihn erlebt?
Unsere Zusammenarbeit war über viele Jahre exzellent. Alles, was ich über Audiometrie weiß, weiß ich von ihm. Und was mich damals am meisten beeindruckte: Ich kam frisch von der Uni, wo man Professoren bestenfalls mal im Hörsaal sah. Er aber kam täglich bei mir vorbei, guckte und brachte neue Ideen. Für mich war das völlig neu, und es hat die Beziehung zu ihm sehr geprägt. Ich habe noch einen Brief, in dem er mich »seinen Software-Mentor« nennt.

Lehnhardt war so jemand, der alles selbst macht. Gerade auf seinen frühen Veröffentlichungen steht immer nur sein Name … Aber er hatte auch sehr hohe Ansprüche, eine hervorragende, geschliffene Sprache. Sogar bei den Formulierungen, bei Artikeln oder Vorträgen, hat er mir sehr viel beigebracht. Seine Assistenten mussten ihm Vorträge vorab immer schriftlich einreichen, und er hat sie korrigiert. So was kannte ich nicht, und damals passte das vielen nicht. Später fand ich es irre gut. Die freien Vorträge beim HNO-Kongress zum Beispiel mussten immer acht Minuten lang sein. Früher saßen da die alten Ordinarien in der ersten Reihe und guckten auf die Uhr. Gnade Gott, jemand hat überzogen. Lehnhardt hat also immer kontrolliert, ob das zeitlich ungefähr hinkommt. Manchmal haben wir uns um ein Wort gestritten. Es ist ja gar nicht so leicht, komplexe Themen kurz abzuhandeln. Auch für Veröffentlichungen habe ich da viel gelernt. Er war überhaupt ein hervorragender Lehrer.

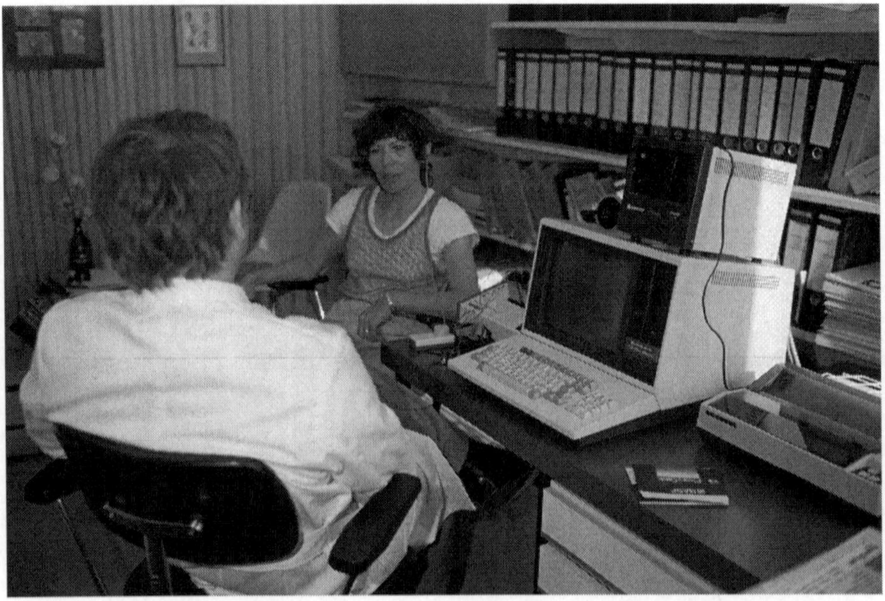

Rolf-Dieter Battmer (li.) 1984 bei einer Anpass-Sitzung mit Inge Krenz. Foto: privat

Consonant Confusion Study

PATIENT : HANNA STUHR DATE : 7-DEC-84

Test Conditions: Lip Reading alone

STIMULI	RESPONSES AFA	AWA	ANA	AKA	AGA	ARA	ALA	ADA	ATA	ASA	APA	ABA	AMA
AFA	1	3	0	0	0	0	0	0	0	0	0	0	0
AWA	2	2	0	0	0	0	0	0	0	0	0	0	0
ANA	0	0	1	0	0	0	0	3	0	0	0	0	0
AKA	0	0	0	4	0	0	0	0	0	0	0	0	0
AGA	0	0	1	2	0	0	0	1	0	0	0	0	0
ARA	0	0	0	4	0	0	0	0	0	0	0	0	0
ALA	0	0	2	0	0	0	2	0	0	0	0	0	0
ADA	0	0	0	0	0	0	0	2	2	0	0	0	0
ATA	0	0	0	0	0	0	0	1	3	0	0	0	0
ASA	0	0	0	0	0	0	0	3	1	0	0	0	0
APA	0	0	0	0	0	0	0	0	0	0	3	1	0
ABA	0	0	0	0	0	0	0	0	0	0	2	2	0
AMA	0	0	0	0	0	0	0	0	0	0	3	0	1
TOTAL	3	5	4	10	0	0	2	10	6	0	8	3	1

NUMBER CORRECT = 21 Out of 52 = 40%

Consonant Confusion Study

PATIENT : HANNA STUHR DATE : 7-DEC-84

Test Conditions: Lip Reading with Speech Processor

STIMULI	RESPONSES AFA	AWA	ANA	AKA	AGA	ARA	ALA	ADA	ATA	ASA	APA	ABA	AMA
AFA	4	0	0	0	0	0	0	0	0	0	0	0	0
AWA	1	3	0	0	0	0	0	0	0	0	0	0	0
ANA	0	1	2	0	0	0	0	1	0	0	0	0	0
AKA	0	0	0	3	1	0	0	0	0	0	0	0	0
AGA	0	0	0	0	4	0	0	0	0	0	0	0	0
ARA	0	0	0	1	1	2	0	0	0	0	0	0	0
ALA	0	0	0	0	0	0	4	0	0	0	0	0	0
ADA	0	0	0	0	0	0	0	2	1	1	0	0	0
ATA	0	0	0	0	0	0	0	2	2	0	0	0	0
ASA	0	0	0	0	0	0	0	1	0	3	0	0	0
APA	0	0	0	0	0	0	0	0	0	0	4	0	0
ABA	0	0	0	0	0	0	0	0	0	0	1	1	2
AMA	0	0	0	0	0	0	0	0	0	0	0	0	4
TOTAL	5	4	2	4	6	2	4	6	3	4	5	1	6

NUMBER CORRECT = 38 Out of 52 = 73%

Evaluationsbogen von Hanna Hermann (damals Hanna Stuhr) von 1984 zum Verstehen mit Lippenbild mit und ohne CI-Sprachprozessor. Quelle: Hermann

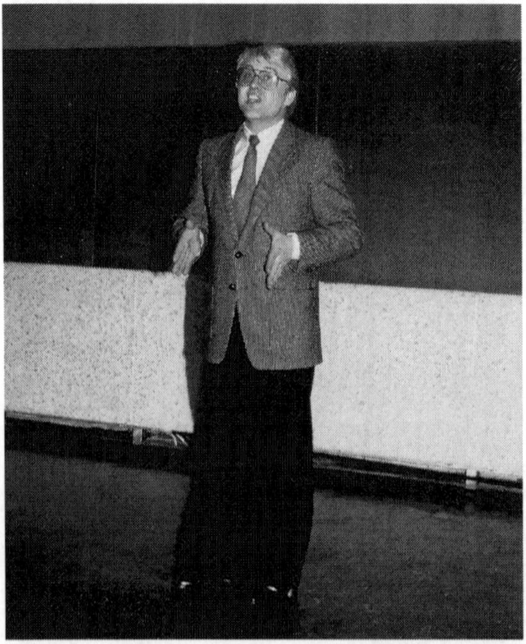

Rolf-Dieter Battmer bei einem CI-Treffen 1986. Foto: privat

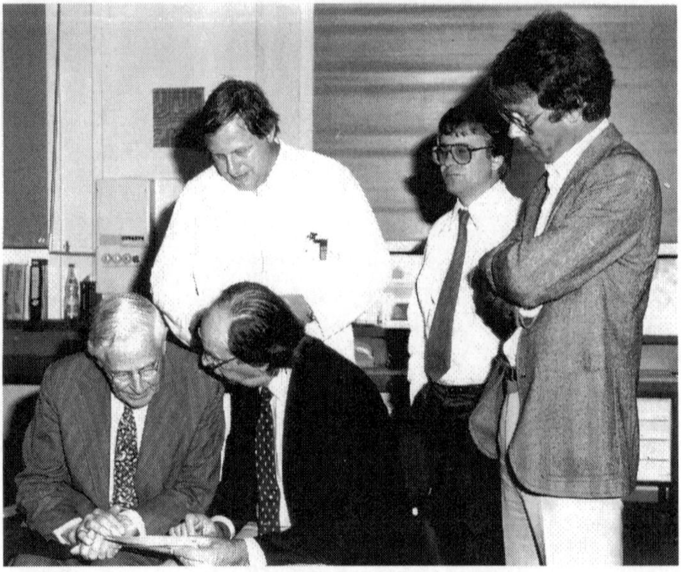

Rolf-Dieter Battmer (2. v. re.) 1981 bei einem Besuch des Harvard-Professors Hallowell Davis (li. sitzend) in Hannover, in der Mitte sitzend Professor Ernst Lehnhardt. Foto: privat

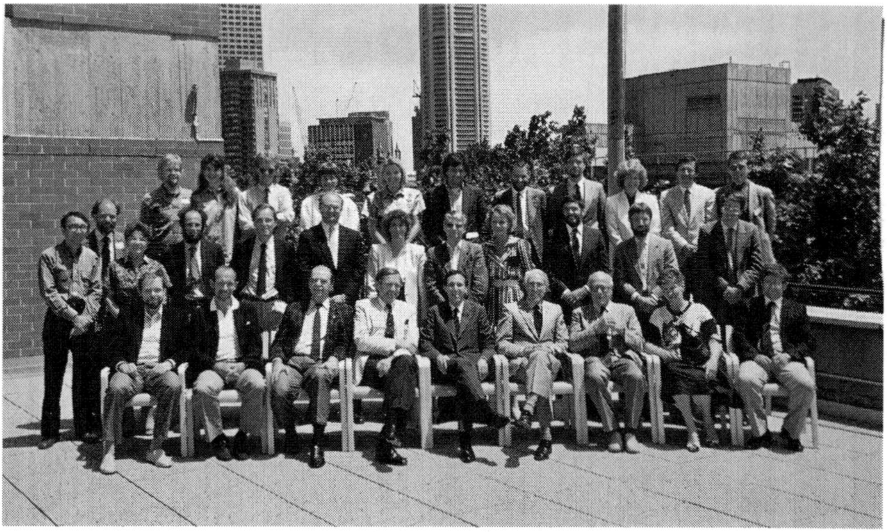

Teilnehmer eines CI-Treffens 1987 in Melbourne. Foto: privat

Reihe 1, von links: Wolfgang Döring, Henrik Lindeman, Ernst Lehnhardt, Paul van den Broek, Michael Hirshorn, Graeme Clark, Carl-Rudolf Pfaltz und seine Ehefrau, Richard Ramsden

Reihe 2, von links: Jit Tong, Peter Blamey, Colette McKay, Peter Seligman, Janusz Kuzma, N. N., Judy Brimacombe, Rolf-Dieter Battmer, Monika Lehnhardt (geborene Lange), Jim Patrick, Chris Daly, M. Harrison

Reihe 3, von links: Hugh McDermott, N. N., Richard Dowell, N. N., Susan Roberts, Roland Laszig, David Money, Burkhard Franz, Gaye Nicholls Musgrave, Norbert Dillier, Rob Shepherd

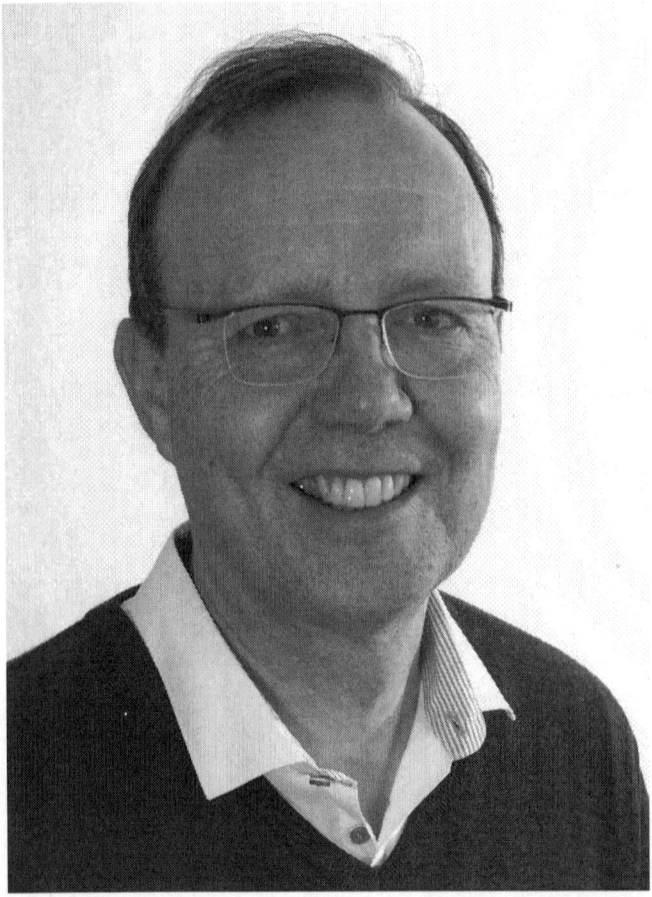

Foto: privat

»Ein enormer Pioniergeist, der von Hannover aus wehte«

Im Gespräch mit Dr. Ernst von Wallenberg[15]

Das Cochlea-Implantat war mehr als 40 Jahre lang Gegenstand seiner Arbeit, und es beschäftigt Ernst von Wallenberg auch heute noch. In den 80er-Jahren gehörte er zur Forschungsgruppe von Professor Erwin Hochmair und Professorin Ingeborg Hochmair-Desoyer, die an der Technischen Universität Wien eigene Implantatlösungen entwickelten. Auch die damalige Vermarktung des Vienna Implantats über die Firma 3M hat er mit betreut, ehe er Ende der 80er zu Cochlear wechselte – in das damals dreiköpfige Team der Cochlear-Europa-Zentrale in Basel. Für Cochlear war Ernst von Wallenberg fortan maßgeblich an der Etablierung der CI-Therapie in Europa beteiligt.

Herr von Wallenberg, Sie haben in den 70er-Jahren Elektrotechnik studiert, kamen bereits während des Studiums zum Thema Hören und schließlich zum Cochlea-Implantat. Wie hat sich das genau entwickelt?
Nach dem Vordiplom meines Elektrotechnikstudiums in München wechselte ich für das Hauptdiplom nach Aachen. Ich hatte mich auf biomedizinische Technik spezialisiert. Ein prägendes Erlebnis war ein Praktikum am Max-Planck-Institut für Verhaltensphysiologie in Seewiesen. Dieses Institut leitete Professor Konrad Lorenz, bekannt durch Bücher wie »Das sogenannte Böse« und durch seine

---

[15] Es wird darauf hingewiesen, dass es sich bei diesem Interview um persönliche Äußerungen Dr. Ernst von Wallenbergs handelt. Er war langjähriger Mitarbeiter der Firma Cochlear, hat dieses Interview jedoch nicht im Auftrag von Cochlear geführt und spricht daher auch nicht für das Unternehmen.

Forschung zum Verhalten von Graugänsen. Ich kam jedoch in eine andere Abteilung – in die von Professor Franz Huber. Dort ging es nicht um Graugänse, sondern um die Kommunikation von Grillen bzw. um deren akustisches System.

Grillen haben unterschiedliche Gesänge. Man unterscheidet einen Lock-, einen Werbe- und einen Rivalengesang. Der Lockgesang gilt immer nur der eigenen Grillenart. Es gibt Gryllus bimaculatus, Gryllus campestris und andere. Anders als bei Hunden locken Grillen immer nur ihre Art an. Sie haben sehr feine Hörorgane, mit denen sie die Gesänge der verschiedenen Grillenarten unterscheiden können. Die zentrale Frage war, wie das funktioniert. Man wollte mehr über das Nervensystem der Grille erfahren, und dazu brauchte man reproduzierbare Schallaufnahmen. Meine Aufgabe als Praktikant war es also, die Grillengesänge aufzunehmen und die Mitschnitte zu katalogisieren, damit sie der Forschung zur Verfügung standen.

Und das hat Sie für das Thema Hören begeistert?

Das Interesse begann nicht allein durch die Arbeit mit den Grillen. Im Institut gab es immer wieder Vorträge von anderen Abteilungen. Dort beschäftigte man sich mit der Schallortung bei Fledermäusen oder mit der Kommunikation von Vögeln. Nach dem Praktikum wollte ich weiter in der Hörforschung arbeiten. Deshalb bewarb ich mich um ein DAAD-Stipendium. Ich wollte nach Wien gehen, um in der damaligen Cochlea-Implantat-Forschungsgruppe von Professor Erwin Hochmair und Professorin Ingeborg Hochmair-Desoyer mitzuarbeiten. Das wurde mir bewilligt und so kam ich 1982 zur CI-Forschung nach Wien.

Die Gruppe forschte damals schon mehrere Jahre zum Thema CI. Soweit ich weiß, hatten sie bereits Ende der 1970er-Jahre einen ersten Implantationsversuch mit einem Mehrkanal-CI unternommen?
Ja, dieses vom Professorenteam Hochmair entwickelte Mehrkanal-CI war vor meiner Zeit in Wien von Professor Kurt Burian implantiert worden. Nach meiner Kenntnis konnte der Patient damit hören, aber keine Sprache ohne Lippenablesen verstehen. Man wusste damals noch nicht genug über die Sprachcodierung. Und man sagte sich nach diesem Versuch: »Back to the basics!« Das Professorenteam Hochmair entwickelte dann sowohl ein extracochleäres als auch ein intracochleäres Einkanalimplantat. Die Arbeitsgruppe konzentrierte sich sehr erfolgreich auf das Einkanalsystem, um das »elektrische Hören« besser zu verstehen, und fand mit dieser Forschung international große Anerkennung.

Ein Einkanal-CI gab es damals auch schon von William F. House. Es wurde zahlreichen Patienten implantiert. Inwieweit wurde die Lösung der Wiener Gruppe ebenfalls implantiert?
Die einkanalige Lösung der Wiener Gruppe wurde auch von der Firma 3M produziert, die ebenfalls das House-Implantat herstellte und vermarktete. 3M führte daher neben dem 3M-House-Implantat ab Mitte der 1980er-Jahre das sogenannte 3M-Vienna-Implantat.

Mit der einkanaligen intracochleären Lösung der Wiener CI-Forschungsgruppe konnten manche Patienten ein offenes Sprachverständnis erreichen, was für viele Forscher eine Überraschung war. Es wurde im Prinzip ein von einem Mikrofonsignal abgeleitetes, amplitudenkomprimiertes Analogsignal aufgearbeitet und als elektrisches Stimulationssignal verwendet. Von den vier implantierten intracochleären Elektroden wurde immer nur eine aktiviert.

Woran genau haben Sie mitgearbeitet?

Es ging vor allem um Grundlagenforschung. Wir haben zahlreiche psychophysische Tests durchgeführt wie zum Beispiel Lautheitsskalierungen, Tonhöhenskalierungen, Tests zum Lückenhören und zur Unterscheidung von Tönen. Wir wollten herausfinden, in welchen Bereichen die Patienten Unterschiede in der Lautheit oder in der Tonhöhe oder in zeitlichen Abfolgen wahrnehmen können. Wie erfolgt die Analyse der Signale im Gehirn? Welche unterschiedlichen Tonhöhen werden bei bestimmten elektrischen Stimulationssignalen wahrgenommen? An diese Fragestellungen gingen wir mit dem Verständnis des Physikers bzw. des Elektrotechnikers.

Mich hat dieses Forschungsgebiet sehr beeindruckt und es war dann auch die Basis für meine Doktorarbeit. Diese beschäftigte sich mit der Frage, wie man ausgehend vom Einkanal- ein Mehrkanalsystem entwickeln könnte. Genauer gesagt: Wie kann man die simultane Stimulation auf mehreren Kanälen so durchführen, dass es kein Übersprechen gibt?

Könnten Sie das bitte etwas erläutern?

Die gleichzeitige Stimulation mehrerer Kanäle ist eine Herausforderung, die bis heute nicht befriedigend gelöst ist. Beim natürlichen Hören erreichen die Schallimpulse die Flüssigkeit in der Hörschnecke; dort werden sie von 3.500 inneren und 12.000 äußeren Haarzellen selektiv aufgenommen und die dort erzeugten Nervenimpulse werden über die Hörnervenfasern weiterverarbeitet. Beim CI hingegen gibt es eine überschaubare Zahl an Elektroden – im Allgemeinen werden zwischen 12 und 22 Elektroden in die Cochlea implantiert. Wenn man mehrere Elektroden gleichzeitig aktiviert, kommt es durch die elektrisch leitfähige Lymphflüssigkeit in der Cochlea zu einer starken Überlappung und Vermischung der von den einzelnen Elektroden ausgesendeten Signale. Es werden dann größere Bereiche der Nervenfasern in der Cochlea elektrisch stimuliert, als es wünschenswert wäre. Daher wird bis zum heutigen Tage bei den meisten kommerziell verfügbaren Implantaten immer nur ein Kanal nach dem anderen in schneller Abfolge aktiviert. Durch die geeignete Phasenlage der Stimulationssignale lässt sich dieses Übersprechen jedoch reduzieren, und ein derartiges Verfahren habe ich damals entwickelt.

Neben Ihrer Forschungstätigkeit an der Universität hatten Sie damals noch andere Aufgaben.
Ab 1986 war ich für gut zwei Jahre zugleich als Consulting Engineer für 3M im klinisch-technischen Bereich tätig. Ich habe 3M bei der Markteinführung des Vienna-Implantats unterstützt. Wenn beispielsweise in den Niederlanden ein solches Implantat eingesetzt wurde, habe ich gemeinsam mit der implantierenden Klinik die erste Anpassung des Sprachprozessors vor Ort vorgenommen.

3M ist ein riesiger, weltweit agierender Technologiekonzern, der nicht nur in der Medizin, sondern auch in vielen anderen Branchen aktiv ist, etwa in der Automobil- und der Luftfahrtindustrie. Aus der Hörtechnik jedoch zog man sich Ende der 80er vollständig zurück.
Das stimmt. In den 80er-Jahren hatten sie verschiedene Geräte zur Hörverbesserung im Portfolio. Neben dem Einkanal-CI von House und dem Wiener Implantat von der Hochmair-Gruppe gehörte auch ein Achtkanalhörgerät, das 3M Memory Mate, das seiner Zeit weit voraus war, dazu. Doch Ende der 80er-Jahre entschied sich 3M, aus dem Hörgeräte- und Cochlea-Implantat-Bereich auszusteigen.

Ich selbst hatte damals eigentlich gehofft, bei 3M als Mitarbeiter anfangen zu können, denn ich wollte nicht an der Uni bleiben. Aber als ich mit meiner Doktorarbeit fertig war, wurde deutlich, das 3M kein großes Interesse hatte, den CI-Bereich weiterzuverfolgen. Ich fragte auch Herrn und Frau Professor Hochmair, die mir jedoch ebenfalls keine Hoffnung auf einen Job außerhalb der Universität machen konnten, denn deren kommerzielle Firma MED-EL gab es noch nicht. Und schließlich bekam ich ein Angebot von Cochlear.

Ich verließ die Uni und fing im Oktober 1988 bei der Cochlear AG in Basel an, wo ich sehr schnell ein Team aufbauen konnte.

Was wurde aus dem Audiologiesegment von 3M?
Das verkaufte 3M im Jahr 1989 an Cochlear. Aus Sicht von 3M war das eine sinnvolle Entscheidung, denn sie wollten dieses Feld nicht räumen und anschließend den Ruf haben, sie hätten die bereits implantierten Patienten im Stich gelassen. Das waren insbesondere mehr als 1.000 Patienten mit dem 3M-House-Implantat, denn diese mussten ja weiter betreut und mit Ersatzteilen versorgt werden. Ein Großteil dieser Patienten wurde später mit dem Nucleus-Cochlear-Implantat versorgt. Für die Patienten war das ein Vorteil, weil sich ihr Sprachverständnis deutlich verbesserte.

In den 80ern wurde auch in der Ost-Berliner Charité ein Implantat entwickelt. Stimmt es, dass es da eine Verbindung zu Herrn und Frau Professor Hochmair gab?
Vielleicht stand man in Kontakt. Es war ein Einkanalimplantat, das sie in Ost-Berlin noch vor der Wende selbst entwickelt hatten. Federführend war Dr. Wagner. Das Problem bei diesem Implantat war, dass sie es nicht hermetisch versiegeln konnten, weil sie auch nicht die geeigneten Materialien hatten, die es im Westen gab.

In den 80ern gab es noch zahlreiche andere Ansätze. Einer davon war die Gruppe von Professor Banfai in Düren, der das Implantat der Firma Hortmann verwendete. Dann Professor Chouard mit dem Mehrkanalimplantat von Bertin Technologies. Und ein englisches Einkanalimplantat, das vor allem eine Hilfe beim Lippenlesen war. Dann ein Implantat von Hruby und Tichy in Prag. Alle diese Lösungen waren extracochleär. Bei Chouard waren es einzelne Drähte, die man von außen an die Cochlea platzierte.

Und Professor Graeme Clark?
Professor Clark hatte ja ganz ähnlich wie die Wiener Gruppe an der Universität Melbourne einen CI-Prototyp entwickelt. 1978 wurde sein Mehrkanal-CI erstmals implantiert, sein Patient Rod Saunders erlangte dadurch tatsächlich ein offenes Sprachverstehen und Clarks CI-Lösung wurde ab Anfang der 80er durch Cochlear serienmäßig hergestellt.

Der springende Punkt bei Graeme Clark war, mit einer Mehrkanalelektrode in die Cochlea einzudringen. Auch beim Implantat von Banfai und Hortmann zum Beispiel waren die Elektroden ja von außen an die Cochlea angebracht. Es ist ein entscheidender Verdienst von Professor Graeme Clark und ab 1984 auch von Professor Lehnhardt, den Mut aufgebracht zu haben, die Elektrode in die Cochlea zu platzieren.

Warum war das so mutig?
Weil in der damaligen Ohrchirurgie galt, dass man das Innenohr bzw. das Innere der Cochlea niemals anrühren darf. Das führte dann zu all den extracochleären Lösungen. Auch 3M setzte deshalb beim Wiener Implantat auf extracochleär. Das Professorenteam Hochmair selbst hatte ja schon ein intracochleäres Einkanalsystem entwickelt. Aber 3M blieb konservativ. Und der große Erfolg des Cochlear-Nucleus-Implantats bestand darin, dass die Pioniere sich trauten, eine lange Elektrode mit 22 Kanälen in die Cochlea einzuführen. Zumindest bei Erwachsenen war das gleich ein großer Erfolg. Als die Gruppe um Professor Ernst Lehnhardt dann ab 1988 in Hannover auch Kinder implantierte, hagelte es anfangs sehr viel Kritik.

Woran entzündete sich diese Kritik?
Häufigste Indikation für die CI-Versorgung von Kindern war anfangs eine Ertaubung nach Meningitis. Das betraf damals über 50 Prozent der versorgten Kinder. Inzwischen gibt es ja erfolgreiche Impfun-

gen und der Anteil der Meningitispatienten ist verschwindend gering. Damals jedoch beschäftigte die Kritiker vor allem Folgendes: Es gibt seltene Fälle, bei denen die Hörfähigkeit nach einer Ertaubung durch Meningitis wieder zurückkehrt. Also fragte man: »Wie kann man nur nach einer Meningitis eine intracochleäre Elektrode setzen? Da geht das Restgehör größtenteils auch noch verloren …« Diesen Kritikpunkt gab es allerdings nur bei den Kindern. Als Lösung für spät ertaubte Erwachsene war das CI unter Fachleuten sehr bald akzeptiert, da man die Taubheit bei ihnen sicher diagnostizieren kann.

Professor Battmer erzählte im Interview, dass er Anfang der 80er von Professor Lehnhardt ebenfalls nach Wien geschickt wurde, um zu prüfen, ob das Implantat der Wiener Arbeitsgruppe eine Lösung sein könnte.
Vermutlich war das vor meiner Zeit dort. Ich kam erst im November 1982 nach Wien. Aber ich erinnere mich an einen späteren Besuch von ihm. Es muss ungefähr 1986 gewesen sein. Damals schrieb ich gerade an meiner Dissertation. Herr und Frau Professor Hochmair waren noch in Wien aktiv, bauten aber schon ihre Gruppe und ihr Institut in Innsbruck auf. Dort wurde die CI-Forschungsgruppe unter der Leitung der Professoren Hochmair im Institut für Angewandte Physik neu eingerichtet. Daher liefen Wien und Innsbruck eine Zeit parallel.

Professor Battmer kam nach Innsbruck und brachte eine Patientin mit, die mit dem Nucleus-CI versorgt war. Wir machten vergleichende Tests mit der mit Nucleus versorgten Patientin und Patienten mit dem Wiener Implantat. Wir untersuchten, inwieweit bei Sprachtests Konsonanten oder Vokale vertauscht wurden. Wir haben auch psychophysische Tests zum Beispiel zur Tonhöhenwahrnehmung gemacht. Diese interessanten Untersuchungen waren der Beginn unserer langjährigen Zusammenarbeit.

Vom ersten Besuch Anfang der 80er berichtet er, dass ihn die Lösung der Wiener nicht überzeugte. Er hätte damals schon bestimmte Erwartungen an ein CI gehabt – etwa, dass man es am Computer programmiert. Aber in Wien hätten sie die Einstellung nur mit Schraubenzieher gemacht.
In der Tat wurde die Einstellung zwar durch einen Computer gesteuert, aber am Sprachprozessor selbst wurde sie mit einem Schraubenzieher vorgenommen. Ein Problem der ersten im Labor Anfang der 80er-Jahre gebauten Geräte war auch die Dichtigkeit der aus Epoxidharz hergestellten Implantate. Das Material begrenzte die Lebensdauer der Implantate. Erst mit der Einführung hermetisch dichter Gehäuse wurde die Lebensdauer der Implantate wesentlich erhöht.

Wie sah es diesbezüglich mit den Implantaten von Cochlear aus?
Cochlear verwendete schon seit 1982 aus Titan hergestellte, hermetisch versiegelte Implantate. Man nutzte hier das Know-how aus der Herzschrittmachertechnik, über das die Schwesterfirma Telectronics verfügte. Als ich dort 1988 anfing, hat mich tief beeindruckt, wie man mit den Ausfällen, die auch mit dieser Technik vereinzelt auftraten, umging. Wenn ein Implantatdefekt auftrat, wurde das explantierte Gerät geröntgt und die Fehlerursache sehr genau untersucht, dokumentiert und dann auch der Klinik mitgeteilt. Denn man lernt aus den Fehlern, und im Dialog mit den Anwendern kann man als Hersteller die Qualität der Implantate kontinuierlich verbessern. Die offene Kommunikation über Ausfallraten und Ausfallursachen war eine Philosophie, die Cochlear auszeichnete. Bereits Anfang der 90er-Jahre hat Cochlear die Zuverlässigkeitsdaten und Ausfallraten von verschiedenen Implantaten veröffentlicht[16]. Da-

[16] von Wallenberg, E., Brinch, J., Money, D. K., West, R., and Avunduk, K.: Comparative reliability of cochlear implants. Adv Otorhinolaryngol. 1993, 48; 79–84; von Wallenberg, E., Brinch, J. M.: Cochlear implant reliability. Ann Otol Rhinol Laryngol Suppl. 1995, 166; 441–443.

durch wurde bei den Kliniken und den Implantatträgern Vertrauen in diese neue Technologie geschaffen. Und dies war einer der Gründe für den frühen nachhaltigen Erfolg von Cochlear.

Wie ging es mit Ihnen bei Cochlear weiter?

Zunächst ging es darum, die Kliniken dafür zu gewinnen, Patienten mit der intracochleären Mehrkanalelektrode zu versorgen. Da gab es die oben geschilderten Vorbehalte; zumal gerade die ersten Kinder implantiert worden waren. Ich organisierte Workshops, um in den Kliniken Akzeptanz für die neue CI-Technologie zu schaffen. Dann schulte ich die Kliniken für die Anpassung der Sprachprozessoren. Ich kümmerte mich um die behördliche Zulassung der Implantate beim TÜV. Ich war auch für den technischen Support und für die Reparaturen an den Sprachprozessoren zuständig. Damals gab es noch den WSP, den Wearable Speech Processor, der so groß wie eine Zigarettenschachtel und obendrein schwer war, denn er wurde mit drei AA-Batterien betrieben.

Eine wichtige Aufgabe war für mich von Beginn an die Koordination der Forschung. Ich kümmerte mich um die Durchführung der klinischen Studien; viele davon zunächst an der Medizinischen Hochschule Hannover und später in ganz Europa. Und ich kümmerte mich um die Implementierung einer klinischen Datenbank. Daneben besuchte ich regelmäßig Kongresse und Konferenzen und hielt dort Vorträge.

Und in den späteren Jahren?

Wenn ich überlege, was ich 30 Jahre später bei Cochlear gemacht habe, stelle ich fest, dass sich die Aufgaben nicht groß änderten. Nur hatte ich dann ein Team von 35 Mitarbeitern, die sich um all das gekümmert haben: klinische Studien, klinisch-technischer Support, Training und Schulungen von Chirurgen und Audiologen, Qualitätswesen und behördliche Zulassungen. Ich selbst war hauptsächlich mit der Leitung der klinischen Studien beschäftigt. Es war all die

Jahre meine Leidenschaft, das Sprachverständnis für die hochgradig hörgeschädigten CI-Träger zu verbessern. Es hat mich fasziniert und ich habe das sehr gern gemacht.

Das Team um Professor Lehnhardt hat ja früh damit begonnen, auch andere Kliniken mit Know-how zu unterstützen. Waren Sie hier involviert?
Ja, zum Teil. Ich arbeitete in Basel und war für den gesamten europäischen Markt zuständig. Anfang der 90er wurde ein kleines Büro von Cochlear in Hannover eröffnet und wir rekrutierten ein deutsches Cochlear-Team. Deutschland entwickelte sich schnell zum größten CI-Markt in Europa, was natürlich auch an dem großen Einfluss von Professor Lehnhardt lag. Er genoss große Glaubwürdigkeit und er wählte die richtigen Kandidaten als CI-Träger aus. Also zum Beispiel keine prälingual (von Geburt an – Anm. d. Red.) ertaubten Erwachsenen, wie es Professor Chouard zum Teil gemacht hatte.

Professor Lehnhardts Glaubwürdigkeit wuchs mit seinen Erfolgen. Wie es dann mit den Kindern losging, kann Herr Bertram sicherlich am besten erzählen. Die Erfolge, die er in seinen ersten Filmen von den CI-Kindern zeigte, waren so beeindruckend, dass es anfangs niemand glauben wollte: Prälingual ertaubte Kinder konnten nach einigen Jahren Übung mit dem CI Sprache ohne Lippenablesen verstehen, deutlich verständlich sprechen und eine Regelschule besuchen! Dieser Pioniergeist erfasste ganz Europa, nicht nur Deutschland.

So was wie Hoheitsdenken scheint es bei Professor Lehnhardt nicht gegeben zu haben.
Professor Lehnhardts Devise war immer: »Ich teile mein Wissen gern und ich trainiere andere Kollegen.« Zusammen mit Michael Hirshorn, der leider schon verstorben ist, hat er 1987 das Buch »Cochlear Implant« geschrieben, um darin sein Wissen zu teilen. Er war auch immer bereit, zu Kliniken in anderen Ländern zu reisen

und die Kollegen dort zu trainieren. Und Professor Laszig, der Leiter der HNO-Klinik am Universitätsklinikum Freiburg, war ebenso bereit, anderen Kliniken im nahen und fernen Ausland bei einer CI-Implantation zur Seite zu stehen. Für einen Operateur ist es sicherlich leichter, sich von einem Kollegen aus dem Ausland etwas beibringen zu lassen als von einem aus dem eigenen Land.

Waren die frühen Erfolge bei den CI-Versorgungen auch ein großes Thema in den Medien?

Über erwachsene CI-Träger gab es ab Mitte der 80er immer wieder Erfolgsgeschichten in den Medien. Als die Versorgung der Kinder begann, war das anfangs eher umstritten. Als die Erfolge der ersten Implantationen prälingual ertaubter Kinder bekannt wurden, änderte sich das natürlich. Von da an kam der große Durchbruch.

Was waren wichtige technologische Entwicklungen, die in den 90ern folgten?

Ein großer Entwicklungsschritt waren die am Ohr getragenen Sprachprozessoren. Vorher bestanden alle CI-Lösungen aus Sprachprozessoren in Form von Taschengeräten. Dann brachte MED-EL Anfang der 90er ein Einkanalgerät auf den Markt, das hinter dem Ohr getragen wurde. Und wir gingen daran, ein Mehrkanal-CI mit Hinter-dem-Ohr-Sprachprozessor (HdO) zu entwickeln. Daran arbeitete ein multidisziplinäres Team aus Amerikanern, Australiern und Europäern. Ich leitete die Gruppe und alle waren begeistert, an diesem spannenden und später erfolgreichen Projekt mitzuwirken. Als die HdO-Lösung 1997/98 auf den Markt kam, beflügelten die bessere Kosmetik und der bessere Tragekomfort die Popularität des CI.

Bei einem weiteren Projekt, das auch für mich persönlich sehr wichtig war, ging es um NRT, also um die Neurale-Antwort-Telemetrie (Neural Response Telemetry – Anm. d. Red.). Diese neuartige Technologie wurde erstmals 1996 mit dem Nucleus-CI24M-Implantat erprobt, das auch einen deutlich niedrigeren Stromverbrauch hatte. Im Implantat war ein Verstärker eingebaut, mit dem man die neuralen Signale von den implantierten Elektroden direkt vom Hörnerv, das sogenannte Electrically Evoked Compound Action Potential (ECAP), ableiten konnte. Die wichtige Neuerung war, ohne externe, am Kopf befestigte Elektroden ein sehr kleines Aktionspotenzial des Hörnervs aufgrund eines elektrischen Stimulus messen zu können. Anfangs wusste man nicht genau, was man überhaupt misst. – Waren das wirklich neurale Antworten oder vielleicht nur Artefakte? – Was die ECAPs bedeuten und was man mit den Messungen bei der CI-Anpassung von Kindern und Erwachsenen erreichen kann, wurde dann in vielen klinischen Studien und Workshops gemeinsam erforscht. Auch das war ein spannendes Projekt, das ich über viele Jahre begleitet habe.

Apropos Forschungsarbeit, Sie erwähnten schon, dass Sie mit Professor Battmer eine lange Zusammenarbeit verbindet.
Wir haben viele klinische Studien zusammen gemacht – zu Codierungsstrategien, zum Thema Zuverlässigkeit … Beim letzteren Thema lobt er Cochlear heute noch für die oben genannten Veröffentlichungen aus den 90er-Jahren.

Er war später maßgeblich an der Erarbeitung des europäischen Cochlea Implant Standards im Rahmen einer Arbeitsgruppe des Europäischen Komitees für Normung beteiligt. Anfangs war er als klinischer Berater dabei und später als Vorsitzender. Beteiligt waren natürlich behördliche Vertreter wie der TÜV, das Bundesinstitut für Arzneimittel und Medizinprodukte (BfArM) und die englische Behörde Medicines and Healthcare products Regulatory Agency (MHRA). Auch Vertreter der Hersteller waren dabei: Advanced Bionics, Cochlear, MED-EL und MXM, der Vorgänger von Oticon Medical. Ich nahm für Cochlear teil und war der Sekretär der Arbeitsgruppe. MED-EL wurde einige Jahre von Professor Hochmair, nachdem ein anderer Mitarbeiter das Unternehmen verlassen hatte, vertreten.

Ich fand es sehr schön, nach Jahren wieder mit meinem Doktorvater an einem Projekt zusammenzuarbeiten.

Worum ging es bei dieser Zusammenarbeit?
Zum Beispiel um die Störungsanfälligkeit von Implantaten gegenüber hochfrequenter Strahlung. Stellen Sie sich vor, ein CI-Träger steht direkt neben der Sendeantenne einer großen Radiostation. Die Anforderung der Behörden lautete, dass das CI selbst in einer solchen Situation überhaupt nicht beeinträchtigt werden darf und sicher arbeiten muss. Aus so einer Anforderung mussten wir dann sinnvolle Testverfahren für die CI-Systeme ableiten. Da war es sehr hilfreich, auf das Wissen von Professor Hochmair über hochfrequente Strahlung in der Arbeitsgruppe zurückgreifen zu können.

Insgesamt dauerte die Erarbeitung dieser Norm bis zu ihrem Erscheinen im Jahr 2010 viele Jahre. Professor Battmer war die ganze Zeit mit dabei und hat wesentlich zur Verbesserung des Standards beigetragen.

War die Erweiterung der Indikation auch ein Thema für die Standardisierung?
Bei der Standardisierung interessierte man sich vor allem für die Technik und deren Sicherheit. Die Indikation für ein CI war da nicht das Thema. Für die Indikationserweiterung interessierten sich vor allem die Krankenkassen. Die wollten wissen, welche Erfolge eine Versorgung mit dem CI bringt und was sie bezahlen müssen. An der Durchsetzung der neuen Behandlungsmöglichkeiten bei den Krankenkassen und der Indikationserweiterung war wiederum Professor Lehnhardt maßgeblich beteiligt.

Stimmt es, dass damals manche Hersteller ihre Angaben zur Zuverlässigkeit nicht offenlegen wollten?

Ja, ihre Ausfallraten wollten manche Hersteller zunächst nicht preisgeben. In meiner zweiten Veröffentlichung zum Thema Zuverlässigkeit im Jahr 1995 hatten wir bereits dafür plädiert, den ISO-5841-Standard auf Cochlea-Implantate anzuwenden. Dieser Standard war für Herzschrittmacher entwickelt worden und legte fest, wie deren Ausfallraten zu messen und zu veröffentlichen sind. Cochlear begann zu dieser Zeit damit, vergleichend zu berichten, da wir die Daten für die 3M-House- Implantate durch die oben genannte Übernahme hatten. Also konnten wir deren Zuverlässigkeit mit verschiedenen Modellen der Nucleus-Implantate vergleichen.

Professor Battmer sagte, dass es am Ende der zehn Jahre einen Standard gab, der von den weiteren Entwicklungen teilweise bald überholt wurde, und dass man ihn daher um den amerikanischen Standard ergänzte.

Ja, das war so. Seit 2017 gibt es einen neuen technischen Standard des American National Standards Institute (ANSI) für Cochlea-Implantate. Zuvor hatte auch Professor Battmer viel zum Thema Zuverlässigkeit veröffentlicht. 2005 gab es zudem ein Consensus-Meeting, nachdem es viele Ausfälle bei den Implantaten eines CI-Herstellers gegeben hatte. Bei dem Consensus-Meeting kamen die Vertreter vieler europäischer Kliniken zusammen und besprachen ihre Erfahrungen mit den Implantaten der verschiedenen Hersteller. Und im Zuge dieses Treffens erarbeitete Professor Battmer eine Aufstellung, in der sämtliche Kliniken, die beitragen wollten, ihre Zahlen offenlegten. Damit war es erstmals möglich, die Ausfallraten für mehrere Tausend Implantate von fast allen Herstellern zu publizieren. Überraschend war, wie unterschiedlich die Zuverlässigkeit der Implantate war.

Hatten Sie auch mit der Selbsthilfe zu tun?
Mit Selbsthilfegruppen nicht sehr viel. Ich bin natürlich DCIG-Mitglied und war Jahrzehnte im Cochlea-Implantat-Verband Baden-Württemberg Mitglied. In Freiburg, wo ich lebe, war ich oft in der Klinik mit Patienten in Kontakt und unterstütze nach wie vor den Verein »Taube Kinder lernen hören«.

Eine CI-Trägerin, zu der ich schon lange in einem sehr engen Kontakt stehe, ist eine Germanistin aus Stuttgart. Sie wurde erstmals 1982 implantiert und hatte sich für zahlreiche klinische Studien – auch im Rahmen meiner Doktorarbeit – zur Verfügung gestellt. Das CI war ihr eine große Hilfe bei ihrer späteren Promotion, und heute trägt sie auf beiden Seiten ein CI. Wir sehen uns regelmäßig, telefonieren und schreiben uns. An unseren klinischen Studien in den 1980er-Jahren in Wien nahm auch die langjährige Vorsitzende des heutigen Cochlea-Implantat-Verbandes Baden-Württemberg teil.

In den Anfangsjahren gab es in Europa teilweise erheblichen Widerstand der Gehörlosen gegen das CI. Was haben Sie davon mitbekommen?
Der Widerstand gegen das CI hatte sich vor allem in Frankreich formiert. Professor Chouard hatte in den 90ern in Paris bei der Auswahl seiner Patienten leider nicht so eine glückliche Hand. Er hatte eine Reihe prälingual ertaubter Erwachsener implantiert, bei denen der Erfolg sehr mäßig war. Heute wissen wir, dass man solche Patienten sehr gut aufklären muss, wenn sie tatsächlich eine Implantation erwägen. Wenn die Sprachentwicklung über das Gehör nicht möglich war, weil zum Beispiel auch mit High-Power-Hörgeräten keine Höreindrücke in jungen Jahren erzielt worden waren, macht eine Implantation im erwachsenen Alter wenig Sinn. Mit einem CI hören sie dann etwas, aber sie verstehen kaum Sprache und es besteht die Gefahr, dass sie das CI später nicht mehr nutzen.

Es gab daher in Frankreich eine Reihe prälingual ertaubter erwachsener CI-Träger, die mit dem CI unzufrieden waren. Zu einer von

Professor Chouard veranstalteten internationalen Konferenz in den 90er-Jahren hatten sich »Les sourdes en colere« – also die wütenden Tauben – zusammengetan und heimlich unter die Konferenzteilnehmer gemischt. Wir saßen im Hörsaal beim Vortragsprogramm, als plötzlich vier oder fünf Mitglieder dieser Gruppe sich vorn neben den Sprecher auf den Sockel des Podiums setzten. Sie hatten Trillerpfeifen dabei und begannen für uns Normalhörende ohrenbetäubend laut zu pfeifen. Die Trillerpfeifen waren schmerzhaft laut und man konnte natürlich nichts mehr vom Vortrag verstehen. Das wiederholte sich am Abend, als ein Konzert in Notre-Dame stattfinden sollte. Kaum waren die ersten Takte gespielt, begannen sie wieder zu pfeifen. Diese riesige Kirche hat ja eine sehr lange Nachhallzeit und daher war das Pfeifen noch lauter als im Vortragsraum. Dr. Bertram, der die Gebärdensprache gut beherrscht, ging auf sie zu und versuchte zu vermitteln. Ich weiß nicht, wie gut die französischen Gehörlosen die deutsche Gebärdensprache verstehen. Er hat versucht, sie zu überzeugen, aber es war nichts zu machen und das Konzert musste abgesagt werden.

Gab es Vergleichbares in Deutschland?
Nein. Es gab Widerstand, aber keinen gewaltsamen Widerstand. In Frankreich wurden auch die Fensterscheiben von Kliniken und Cochlea-Implant-Reha-Zentren eingeworfen. Da ging es vor vielen Jahren richtig zur Sache. In Deutschland wurde der Konflikt nur verbal ausgetragen – insbesondere in diversen Publikationen.

Wie haben Sie die Zusammenarbeit mit Professor Lehnhardt erlebt?
Sehr kollegial, angenehm und fruchtbar. Er war ja Mediziner und kein Techniker. Aber er war sehr an Technik interessiert und er war von ihr fasziniert. Wir haben viele Fachgespräche geführt: Da ging es um audiologische Testverfahren oder um Codierungsstrategien. Er ließ sich alles genau erklären und stellte dann sehr viele Fragen.

Er hatte einen sprühenden Geist, und daher hat mir dieser Austausch mit ihm immer viel Spaß gemacht.

Und er war auch sehr genau und schaute sich Artikel, die ich schrieb, immer sehr kritisch durch. Soweit ich weiß, war da auch Frau Pitschmann, seine Sekretärin beteiligt. Ich glaube, sie hat ihn sehr gut organisiert, seine Veröffentlichungen mit seinen Mitarbeitern koordiniert, ihm den Rücken freigehalten und dafür gesorgt, dass er Mittagsruhe machte. Man hatte daher auch mit ihr immer zu tun.

Waren Sie auch häufig bei Professor Clark?
In Melbourne habe ich ihn sehr oft getroffen. Er war ein echter Pionier des CI und hat auch nach seinem Rückzug aus dem aktiven Leben in der Klinik die Entwicklungen zum Cochlea-Implantat weltweit aufmerksam verfolgt und weiterhin geforscht. Mich fragte er immer nach den Entwicklungen in Europa. Er ließ sich genau berichten, wie es läuft und welche Probleme es gab. Und als er sein umfangreiches Standardwerk »Cochlear Implants: Fundamental und Applications« schrieb, hatte er viele Fragen zu den Forschungsprojekten, an denen ich beteiligt war.

Ich habe ihn immer als sehr offen erlebt. Mitunter wunderte mich, wie viel Zeit er sich für mich nahm. Er leitete ja ein großes Forscherteam und arbeitete ständig an neuen Publikationen. Er, der große Pioniergeist, und ich war schließlich nur ein Mitarbeiter von Cochlear – wenn auch der Dienstälteste in Europa.

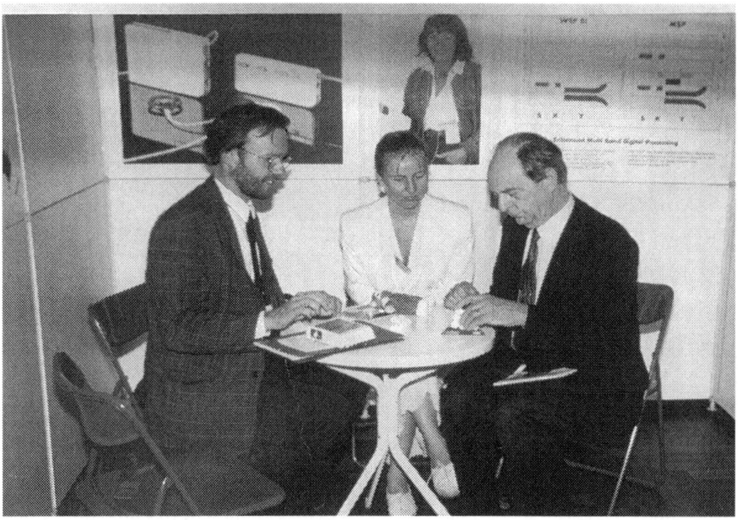

Messegespräch 1989 – Ernst von Wallenberg (li.) und Ulrike Trautmann (Mitte) vom anfangs dreiköpfigen Team der Firma Cochlear in Europa im Gespräch mit Professor Ernst Lehnhardt (re.). Foto: privat

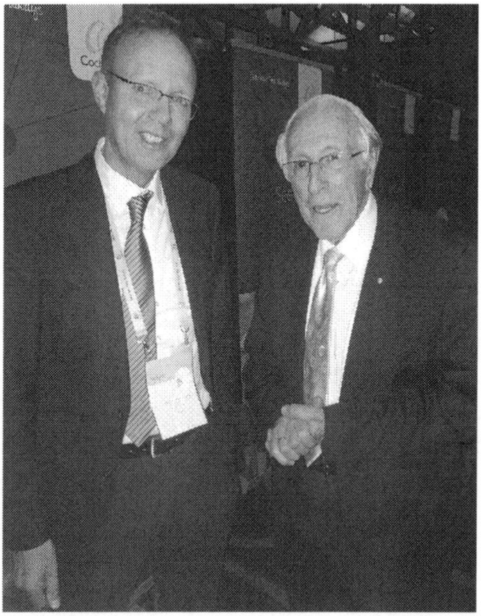

Ernst von Wallenberg (li.) und Professor Graeme Clark (re.) beim European Symposium on Paediatric Cochlear Implantation (ESPCI) 2015 in Toulouse. Foto: privat

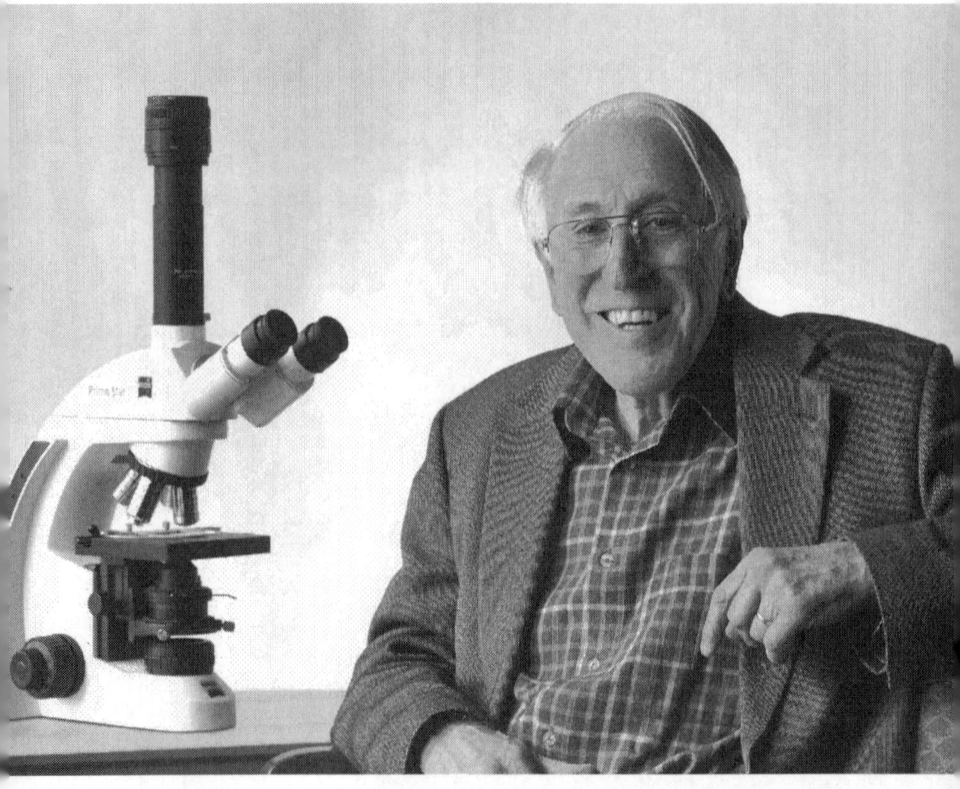

Foto: Cochlear Ltd.

»Ich habe damals nicht erwartet, dass es zwangsläufig funktionieren würde«

Im Gespräch mit Professor Graeme Clark

1978 wurde es erstmals einem ertaubten Menschen ermöglicht, durch die Versorgung mit einem Mehrkanal-Cochlea-Implantat (CI) wieder gesprochene Worte zu verstehen. Operateur sowie Entwickler der CI-Lösung war der australische Medizinprofessor Graeme Clark. In der Folge begleitete Professor Clark die Anfänge von Cochlear, jenem Unternehmen, das »sein« CI-System global vermarktete und weiterentwickelte. Ab 1984 wurde dieses weltweit erste kommerziell verfügbare Mehrkanal-Cochlea-Implantat durch Professor Ernst Lehnhardt auch ertaubten Erwachsenen in Deutschland implantiert. Kurz darauf waren beide CI-Pioniere maßgeblich daran beteiligt, die CI-Therapie als Behandlungsmethode für Kinder zu etablieren.

Herr Professor Clark, viele Kinder wünschen sich, die Welt zu verändern, sie besser zu machen. Auch Sie sollen als Kind so einen Wunsch gehabt haben. Ihr Vater, ein Apotheker, war taub. Und Sie waren fünf, als sie beschlossen, ihm zu helfen. Wie ist es Ihnen geglückt, einen Kindheitswunsch Wirklichkeit werden zu lassen?
Zunächst muss ich gestehen, dass mein Kindheitswunsch viel bescheidener war, denn ich wollte zuerst einmal Ohrenarzt werden. Zum damaligen Zeitpunkt war mir nicht klar, wie schwierig bzw. unmöglich es schien, tauben Menschen mit einem elektrischen oder irgendeinem anderen Hilfsmittel das Verstehen von Sprache zu ermöglichen. Erst als ich wie jeder andere Arzt ins Berufsleben startete, bemerkte ich, wie entscheidend es war, genau das zu ver-

suchen, von dem die meisten Menschen sagten, es sei unmöglich. Vorsichtig ausgedrückt fanden die meisten damals, dass ich zu ehrgeizig wäre – oder gar verrückt.

Der erste Patient, den Sie 1978 mit einem mehrkanaligen CI versorgten, war Rod Saunders. Wie war Ihr Verhältnis zu ihm?
Da möchte ich anmerken, dass Rod eigentlich nicht nur unser Patient war. Er war wie ein Mitglied unseres Forscherteams. Ein Jahr vor der OP hatte Rod durch einen Autounfall sein Gehör verloren. Er war komplett taub. Er ging mit uns auf eine Reise ins Unbekannte. Ich hingegen wollte vor allem ein verantwortungsbewusster Arzt sein. Es war mir sehr wichtig, dass er mir vertraut. Also vereinbarten wir, dass ich ihm gegenüber ehrlich sein würde. Wir würden jeden Punkt miteinander abstimmen. Und er hatte jederzeit die Option, aus dem Projekt auszusteigen, wenn er es gewollt hätte. Das führte zu einer vertrauensvollen und guten Beziehung zwischen uns, die sein ganzes Leben lang fortbestand.

Wir implantierten Rod Saunders damals ein Implantat mit zehn Elektroden. Durch die Tests mit ihm gewannen wir eine Vorstellung davon, wie Worte codiert werden müssen, damit sie tatsächlich verstanden werden können. Heute arbeitet Cochlear mit vielen CI-Trägern zusammen. Sie alle wirken an zahlreichen Tests mit, obwohl die oft ziemlich langweilig sind; und sie machen das ehrenamtlich. Aber der allererste war Rod.

Erinnern Sie sich noch an die Operation?
Sie dauerte damals fast neun Stunden, weil wir eine Reihe von Maßnahmen trafen, die heute nicht mehr erforderlich sind. Ich erinnere mich noch sehr gut an den Moment, in dem ich die Schwester um das Skalpell bat. Ich holte tief Luft und führte die Klinge kraftvoll. Wie geplant folgte sie der Bahn hinter dem Ohr. Die Haut ließ sich leicht öffnen und gab den Blick auf die vertraute Anatomie des darunterliegenden Gewebes frei. Danach sezierte ich vorsichtig den

Bereich des Gehörgangs aus dem Knochen. Ich hob das Trommelfell nach vorn weg, sodass ich in das Mittelohr sehen konnte. Und ich war erleichtert, dort ein großes, rundes Fenster vorzufinden – den Platz, an dem ich die Elektroden in das Innenohr einführen würde.

Dann war ich sehr darauf bedacht, die meisten Luftkammern aus dem Mastoid-Knochen herauszubohren, damit ich das runde Fenster von hinten freilegen und ein Bett für die Implantateinheit schaffen konnte. Eine Stunde lang war der OP-Saal ausgefüllt vom Kreischen des Bohrers und vom Pfeifen des Absaugers, mit dem ich den Knochenstaub sowie das Wasser entfernte, das den Knochen vor einer Überhitzung durch den Bohrer schützte.

Ich stelle mir vor, dass die Zeit nach der Operation und vor der erstmaligen Aktivierung des Sprachprozessors für Sie beide ziemlich anspannend gewesen sein muss.
Nach der Operation dauerte es drei Wochen. Rod erholte sich von der OP. Und ich fuhr mit meiner Frau und unseren Töchtern nach Camden, wo ich aufgewachsen bin. Für mich war es immer erfrischend, zum Ort meiner Jugend mit all den wunderbaren Erinnerungen zurückzukehren. Ich glaube, ich habe niemals wieder einen Urlaub so nötig gehabt wie diesen. Die Jahre der Anspannung, in denen wir versucht hatten, den Prototyp des bionischen Ohres zu entwickeln, waren abgeschlossen. Nun war mein Gefühl, dass ich es endlich implantiert hatte – mit welchem Ergebnis auch immer. Zugleich hatten wir nun die gigantische Unternehmung vor uns, herauszufinden, ob es möglich wäre, dem Patienten zum Verstehen gesprochener Sprache zu verhelfen.

Die ersten beiden Versuche, den Sprachprozessor zu aktivieren, sollen erfolglos gewesen sein.
Es stellte sich heraus, dass die Steckverbindung eines Kabels nicht in Ordnung war.

Aber dann kam es zu diesem einen, großen Moment?
Wir wollten zuerst einmal sehen, ob Rod ganz geringfügige Verbesserungen erreichen und Musik oder Töne wahrnehmen kann. Dafür spielten wir »God Save the Queen«, was ja auch die australische Nationalhymne ist. Damals war es noch üblich, dass man sich erhob, sobald die Hymne gespielt wurde. Und Rod tat tatsächlich genau das. Er stand auf und riss dabei einige Kabel raus, sodass unsere Aufzeichnung abbrach. Zur Sicherheit fragte ich ihn noch, ob er »Waltzing Matilda« gehört hätte – also unsere volkstümliche alternative Nationalhymne von Banjo Paterson. Aber er hatte die richtige Musik erkannt.

Auf Ihrem Weg zu diesem großen Erfolg mussten Sie viel kämpfen – auch gegen massive Widerstände. Ihr beruflicher Einstieg begann mit einer Ausbildung zum Facharzt für HNO-Medizin am Royal Prince Alfred Hospital (RPA) in Sydney. Das soll sehr hart gewesen sein?
Das stimmt. Es gab da keine 40-Stunden-Woche. Mit den Behandlungen begann ich meist am Montagmorgen um acht, ich half bei Notfällen – den Tag über und die ganze Nacht hindurch. Den darauffolgenden Dienstag assistierte ich dann bei Routineoperationen und schaute anschließend bis Mitternacht nach den Patienten. Ich arbeitete also 40 Stunden am Stück. Ich musste auf Abruf für die Patienten da sein; jeden Moment in der Nacht, auch am Wochenende. In der Woche musste ich in der Klinik schlafen; auch dann, wenn ich nicht im Dienst war. Ich musste lernen, keine Fehler zu machen, selbst wenn ich kurz davor war, im Stehen einzuschlafen. Anschließend, in der Nacht, warteten schon Stapel von Patientenunterlagen darauf, von mir bearbeitet zu werden.

Als sie das hinter sich hatten, arbeiteten Sie in einer Praxis in Melbourne. Doch dann tauschten Sie Ihr geregeltes Einkommen gegen einen Studienplatz an der Universität.

Sie kehrten mit Ihrer jungen Familie zurück nach Sydney, begannen erneut zu studieren, um einen Weg zu gehen, den die Fachwelt damals allgemein für einen Irrweg hielt.
Ich fühlte, dass das die Mission meines Lebens ist. In Sydney verbrachte ich die ersten drei Monate ausschließlich damit, Literatur über Hörphysiologie zu lesen und all diese neuen Dinge kennenzulernen. Tatsächlich war es für mich eine völlig neue Disziplin. – Was war ein Post-Stimulus-Histogramm? Wie muss man sich die Struktur des auditiven Nervensystems vorstellen? Wie weit war es erforscht? – Dort gab es Leute, die sich mit dem Bereich der visuellen Physiologie beschäftigten, die damit den Großteil ihres Lebens verbracht hatten. Meine medizinische Ausbildung hingegen hatte mich nicht auf diese Thematik vorbereitet. Die Medizin hatte mich glauben lassen, dass ich mir leicht alle biologischen Belange erschließen kann. Tatsächlich wusste ich jedoch sehr wenig über diesen Bereich. Ich war begeistert von der Herausforderung und zugleich etwas eingeschüchtert. Aber ich wusste, dass ich das beherrschen muss, um für die Erforschung der elektrischen Stimulation der Hörbahn gerüstet zu sein.

Nach der erfolgreichen Versorgung von Rod Saunders haben Sie Ihren Prototyp weiterentwickelt. Sie arbeiteten dann maßgeblich daran mit, die erste serienmäßige Fertigung von Mehrkanal-CI-Systemen zu realisieren?
Um den Prototyp an der Universität Melbourne weiterentwickeln zu können, erhielten wir von der australischen Regierung eine Million Dollar. Ich gehörte dann zum Gremium, das half, eine geeignete Firma für die Fertigung auszuwählen. Wir entschieden uns für Telectronics, eine Firma, die damals Herzschrittmacher herstellte. Durch die Erfahrungen aus dem Bereich der Herzschrittmacher wussten sie, wie man Implantatkörper so versiegelt, dass sie wirklich dicht sind. Die Firma gründete ein kleines Tochterunternehmen, Nucleus, aus dem schließlich die Cochlear Limited wurde. So begann es.

Weil ich schnell merkte, wie wichtig es wäre, diese Startphase zu begleiten, entschied ich mich, weiter mit Cochlear zusammenzuarbeiten. Anfangs gab es dort ja noch gar keine Erfahrungen mit Cochlea-Implantat-Operationen. Ich selbst war HNO-Chirurg. Eine meiner Aufgaben wurde es, zahlreiche Kollegen mit dem Bereich der HNO-Chirurgie bei Cochlea-Implantationen vertraut zu machen.

Sie waren auch Wegbereiter für die CI-Versorgung in Deutschland und in engem Kontakt mit Professor Ernst Lehnhardt.
Die besten Kontakte, die ich nach Europa hatte, waren zweifellos die zu Ernst Lehnhardt. Er war damals ebenfalls auf der Suche nach dieser Lösung. Und er war ein exzellenter, außergewöhnlicher Ohrenarzt, der sich in der Audiologie ebenso gut auskannte wie in der Chirurgie.

Wissen Sie noch, wie er und Professor Rolf-Dieter Battmer Sie Anfang 1984 erstmals besuchten?
Auch daran kann ich mich noch gut erinnern. Ernst Lehnhardt und Rolf-Dieter Battmer unternahmen einen 25-stündigen Flug, um sich vor Ort anzusehen, wie wir arbeiten. Ich holte sie vom Flughafen in Melbourne ab. Sie sahen beide sehr müde und erschöpft aus. Doch dann war Ernst beeindruckt von dem, was wir ihm zeigten. Wir stellten ihm Patienten vor. Und als er nach Deutschland zurückflog, war er bereits entschlossen, fortan gleichfalls mit unserer Hörprothese zu arbeiten.

Bei der Etablierung des Cochlea-Implantats hatte Deutschland dann eine wichtige Rolle. Am Anfang gab es ja nur eine kleine Firma, die diese Technologie anbot. Eine große Hürde war es, für unsere Behandlung eine Genehmigung von der US-amerikanischen Food and Drug Administration (FDA) zu bekommen. Weltweit galt diese Genehmigung als entscheidender Standard. Doch um diesem gerecht werden zu können, benötigten wir Patienten. Und es gab kaum Kliniken, die mit uns zusammenarbeiteten. Es gab unsere Klinik in Melbourne und die in Sydney, weitere vier in den USA und die deutsche Klinik unter Leitung von Ernst in Hannover. Ernst ging dann daran, sie zur vermutlich größten CI-Klinik der Welt zu machen. Und er hat sich auch in anderen Ländern für die Etablierung der CI-Therapie engagiert; zum Beispiel, indem er in Südamerika Chirurgen ausbildete. Gerade in dieser Anfangszeit spielte er also eine ganz wichtige Rolle.

Ein weiterer wichtiger Schritt war die erstmalige Versorgung von Kindern mit einem CI. Damit haben Sie 1985 begonnen. Welche besonderen Herausforderungen gab es hier?
Schwierig war die Frage, in welchem frühestmöglichen Alter wir Kinder operieren könnten. 1990 musste ich entscheiden, ob wir bereits ein zweijähriges Kind operieren. Damals wussten wir noch nicht einmal, ob man bei einem so kleinen Kind den Hörverlust genau diagnostizieren kann. Ich habe lange überlegt, ehe ich mich entschied, ein zweijähriges Mädchen namens Sian Neame zu operieren. Zu diesem Zeitpunkt war sie die weltweit jüngste Patientin. Field Rickards und ich, wir beide waren uns bei dieser Entscheidung sehr sicher. Wir nutzten eine evozierte Reaktionsaudiometrie für die Frühdiagnose, eine Methode, die wir für diesen Zweck entwickelt hatten und die sehr zuverlässig war.

Was ist aus Sian Neame geworden? Haben Sie ihren Weg weiterverfolgt?
Als sie im Teenager-Alter war, bekamen wir einmal Besuch von Queen Elizabeth, die ja nicht nur die Königin von England, sondern auch die Königin von Australien ist. Sian Neame wurde Ihrer Majestät vorgestellt. Das kleine Mädchen war zu einer intelligenten jungen Lady geworden. Mittlerweile ist sie verheiratet. Vor der Hochzeit entschied sie sich dafür, ihr zweites Ohr ebenfalls implantieren zu lassen. Sie gehörte somit auch zu den ersten Patienten, die zwei

Cochlea-Implantate tragen. Nachdem sie ihr zweites CI hatte, erklärte sie mir, diese Versorgung sei die beste Entscheidung gewesen, die sie je getroffen hätte.

In der Bibel spricht Jesus von den Tauben, die hören werden. Sie selbst sind nicht nur Arzt und Wissenschaftler, sondern auch ein gläubiger Mensch. Welche Bedeutung hatte das Vertrauen in Gott für Ihre Arbeit?
Diese Arbeit war für mich eine Achterbahnfahrt zwischen Freude und Enttäuschung, Erfolgen und Misserfolgen. Gottvertrauen, Vater, Sohn und Heiliger Geist gehörten zu meiner wissenschaftlichen Laufbahn dazu. Ohne das Gefühl, dass dieser Gott der Liebe mir die Chance einräumt, tauben Menschen zu helfen, hätte ich diesen Weg nicht gehen können. Also habe ich für jeden Schritt, der zu gehen war, gebetet. Ich glaube, dass Gott mich bei den Entscheidungen geführt hat, die getroffen werden mussten, und dass er dafür gesorgt hat, dass ich die nötigen Ressourcen bekomme, um den Menschen, die sich unserem Team anschlossen, zu helfen. Gab es Widerstand, habe ich, so gut ich konnte, versucht, so damit umzugehen, wie es Jesus gemacht hat. Ich habe mir grundsätzlich gesagt: »Wenn wir scheitern, dann scheitern wir.« Weil Gott keine Garantie für Erfolg gibt.

Wie erleben Sie die Möglichkeiten heutiger Cochlea-Implantate? Hätten Sie sich das damals vorstellen können?
Nein, denn ich habe ja nicht einmal erwartet, dass es zwangsläufig funktionieren würde. Ich wollte der wahrhaft objektive Forscher sein und sagte: »Wir erwarten nichts, es sei denn, unsere Tests zeigen, dass es stimmt.« – Ich kann somit nur sagen, dass es außerhalb meiner Erwartungen war. Ich hatte noch keine Kinder versorgt, bevor das CI bei Erwachsenen funktionierte. Ich wusste nicht, wie das CI die Sprache von Kindern beeinflussen und welche enormen Veränderungen es nach sich ziehen würde. Und dabei war ich doch der Chef der Klinik, der unmittelbar mit den Kindern arbeitete.

Wie sehen Sie den Weg, den Cochlear seit damals genommen hat?
Ich empfinde Hochachtung dafür, wie das Unternehmen die Technologie weiterentwickelt hat und immer weiterentwickelt. Es macht mich sehr stolz, mitzuerleben, dass sie einen so guten Job machen. Cochlear führt die Entwicklungsarbeit kontinuierlich fort und erreicht gemeinsam mit den Forscherteams immer neue Verbesserungen.

Und wie sehen Sie die Zukunft des CI? In welche Richtung wird es gehen?
Ich glaube, dass wir nah an einer Entwicklungsstufe sind, auf der wir eine noch natürlichere Klangwiedergabe und sogar Musikgenuss sowie gutes Hören im Störgeräusch erreichen werden. Wir werden tauben Kindern nicht mehr wirklich anmerken, dass sie eine Hörbehinderung haben. Zudem öffnet sich der gesamte Bereich der Neurotechnik. Daran wird in Melbourne geforscht, ebenso in den USA und in Europa. Ergänzend wird seit vielen Jahren an der Entwicklung eines bionischen Auges gearbeitet. Da wird Hervorragendes in Deutschland, in den USA und auch am Bionics Institute in Melbourne geleistet. Das alles wäre nicht passiert, wenn es nicht schon das Cochlea-Implantat gegeben hätte.

Diese Arbeit eröffnet vielen Menschen die Chance auf Fortschritte. Es nährt die Hoffnung, Menschen mit verschiedenen Behinderungen helfen zu können. Im Institut für Neurotechnik der Universität Melbourne zum Beispiel wird erkundet, wie diese Arbeit vielleicht autistischen Kindern helfen könnte. Ebenso wird die Verbindung zwischen einer Demenzerkrankung und Hörverlust erforscht. Es gibt heute eine große Bandbreite an Behinderungen, für die man mit diesen Forschungsarbeiten ebenfalls Hilfsmöglichkeiten erschließen kann.

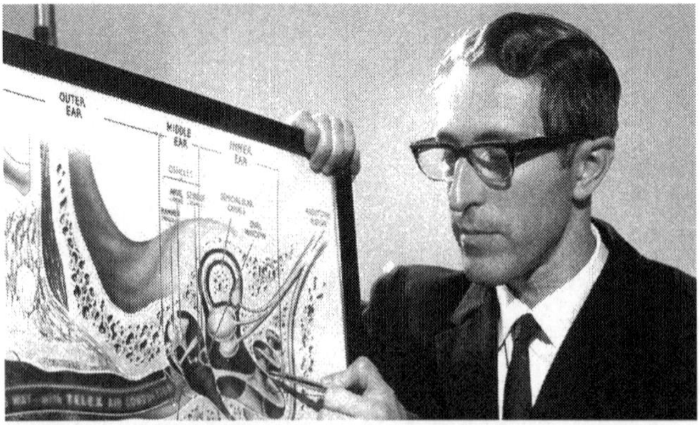

Graeme Clark erläutert seinen Plan zur elektrischen Stimulation der Cochlea, Aufnahme aus den späten 60er-Jahren. Foto: The Age

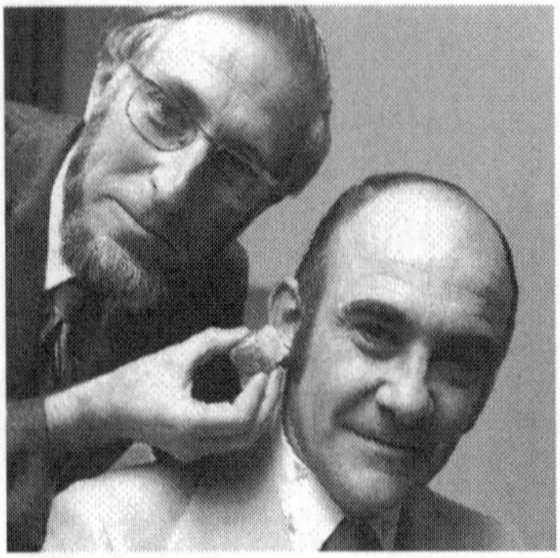

Graeme Clark (li.) 1978 mit seinem Patienten Rod Saunders (re.) und dem intracochleären Mehrkanal-Cochlea-Implantat.
Foto: Cochlear Ltd.

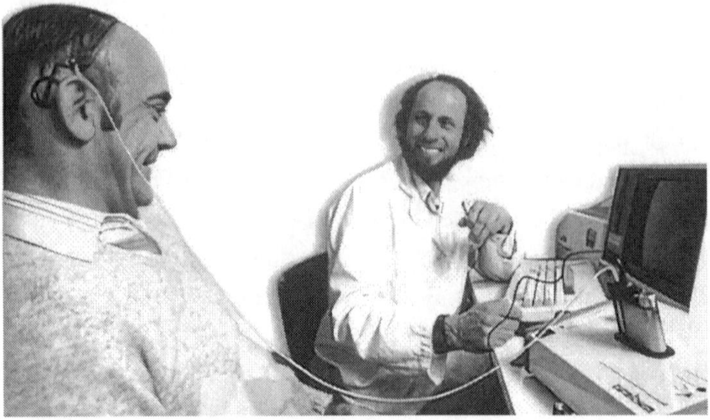

Rod Saunders bei einer Anpass-Sitzung 1982, bei der er den Sprachprozessor WSP der damaligen Fima Nucleus erhält. Foto: Cochlear Ltd.

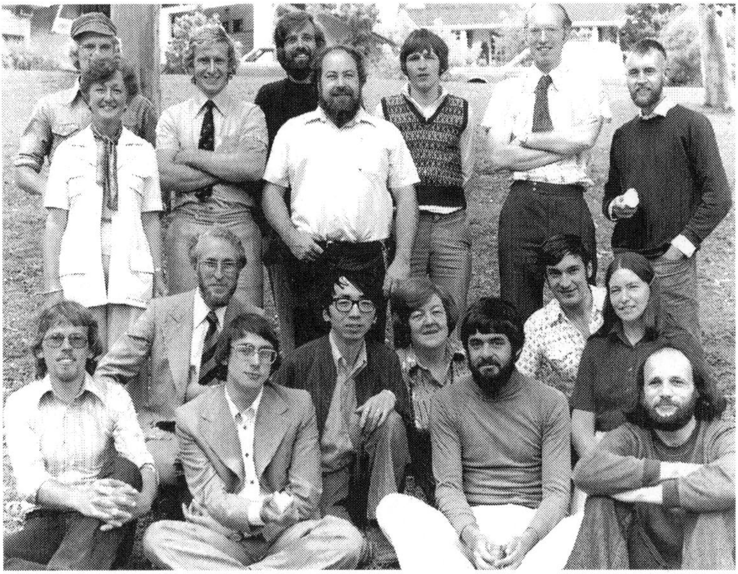

Professor Graeme Clark (zweite Reihe, li.) mit seinem Team. Foto: Cochlear Ltd.

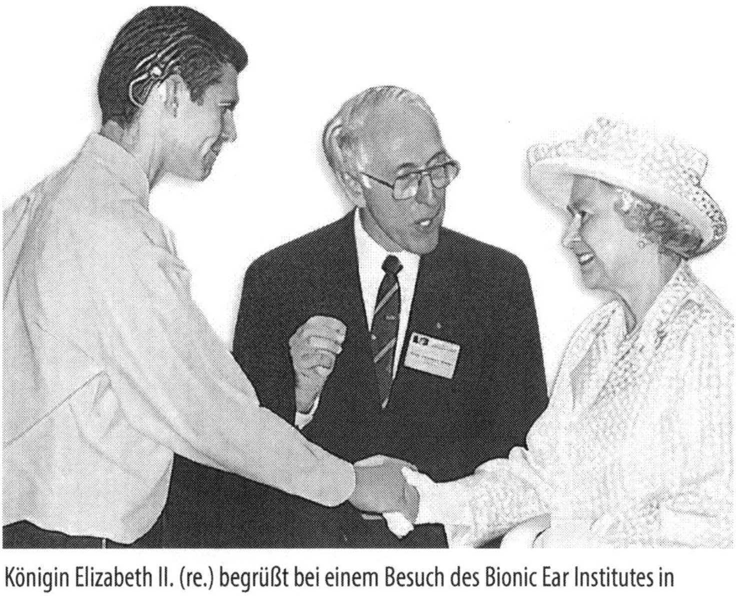

Königin Elizabeth II. (re.) begrüßt bei einem Besuch des Bionic Ear Institutes in Melbourne im März 2000 Bryn Davey (re.), der im Alter von fünf Jahren von Professor Graeme Clark (Mitte) mit einem Cochlea-Implantat versorgt worden war.
Foto: Cochlear Ltd.

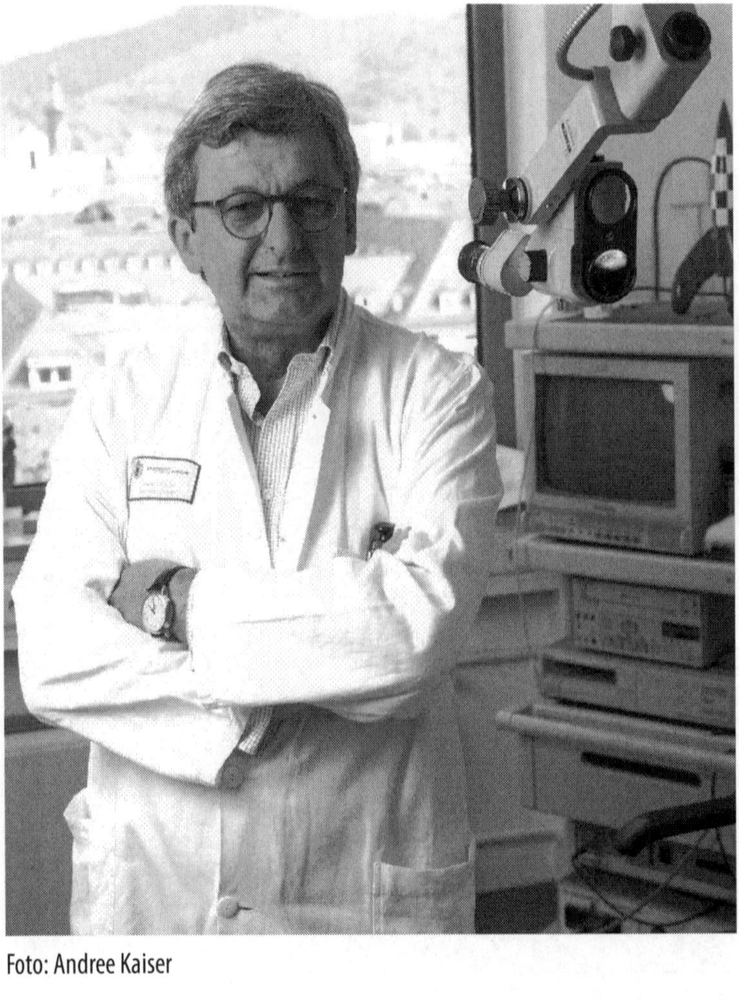

Foto: Andree Kaiser

»Damals sagte ich mir, ich mach da mal mit …«

Im Gespräch mit Professor Dr. Dr. Roland Laszig

»Mein Ehrgeiz war immer, die Methode des Cochlea-Implantats bestmöglich zu vermitteln«, sagt Professor Dr. Dr. Roland Laszig. Gemeinsam mit Professor Ernst Lehnhardt und dem Audiologen Professor Rolf-Dieter Battmer war er maßgeblich daran beteiligt, ab 1984 an der Medizinischen Hochschule Hannover (MHH) die Versorgung mit dem Cochlea-Implantat (CI) in Deutschland einzuführen und weiterzuentwickeln. 1993 wechselte Roland Laszig an die Universitäts-HNO-Klinik nach Freiburg, die er 27 Jahre als ärztlicher Direktor leitete. Als führender klinisch und wissenschaftlich tätiger Arzt erwarb er zudem große Verdienste bei der weltweiten Etablierung der CI-Therapie.

Herr Professor Laszig, bitte erzählen Sie uns von Ihrem Weg zum Cochlea-Implantat.
Mein Medizinstudium begann ich 1970 in der DDR. Zwei Jahre später machte ich mein Physikum und 1973 bin ich auf dem Bauch über die grüne Grenze zwischen der Tschechei und Österreich gerobbt. Wir hatten damals Fluchthelfer. Es war schon eine abenteuerliche Geschichte. Aber weil es gut vorbereitet war, ist es auch gelungen. Ich ging dann nach Hamburg, setzte mein Studium fort und machte das Staatsexamen. Außerdem mussten wir die Fluchthelfer bezahlen. Sie wollten 50.000 D-Mark und wir waren Studenten, hatten auch keinerlei Verwandtschaft im Westen. Wir haben für das Geld sehr viel und sehr hart gearbeitet.

Nach dem Staatsexamen begann ich meine Facharztausbildung bei Professor Georg Neumann am Hamburger Marien-Krankenhaus. Ich schrieb an meiner Doktorarbeit und kaufte 1978 auch meine Eltern aus der DDR frei. Das lief damals über den Ost-Berliner Anwalt Dr. Friedrich Wolff und mit Vermittlung von Herbert Wehner und Rainer Barzel. Diesmal kostete es 200.000 D-Mark. Ich habe sehr viel gearbeitet, um das aufzubringen. Kurz nach der Facharztausbildung beendete ich meine Doktorarbeit. Ich war noch unschlüssig, ob ich in die Praxis gehen oder eher einen anderen Weg einschlagen sollte. Professor Neumann empfahl mir Hannover und seinen Doktorvater – Ernst Lehnhardt. Dem war ich zwei Jahre zuvor schon einmal begegnet. Und er hatte mir erklärt: »Wenn Sie was werden wollen, dann kommen Sie später zu mir.«

Ihre Stelle an der HNO-Klinik der Medizinischen Hochschule Hannover (MHH) haben Sie am 1. Januar 1984 angetreten – also in jenem Jahr, in dem dort die ersten vier CI-Implantationen stattfanden.

Damals hatten gerade mehrere Oberärzte die Klinik verlassen. Ich begann als Assistenzarzt und wollte mir das erst mal ein halbes Jahr lang anschauen. Das Thema Cochlea-Implantat entstand gerade erst. 1983 hatte es die ersten Kontakte zu Michael Hirshorn, dem Vertreter der Firma Cochlear, gegeben. In den Jahren davor hatte Lehnhardt mit einer Gruppe versucht, eine eigene Implantatlösung zu entwickeln. Und kurz nach meinem Start in Hannover reisten Battmer und Lehnhardt nach Australien und trafen dort Graeme Clark.

Danach hatten sie die Lösung, mit der sie arbeiten wollten. Lehnhardt stand jedoch vor der Frage, wie er das mit der MHH klärt. Als er mich fragte, ob ich beim CI-Projekt mitmachen und die Thematik auch wissenschaftlich bearbeiten würde, war ich noch unentschieden. Meine Frau war in Hamburg geblieben, um an der Universitätsklinik ihre Ausbildung zur HNO-Ärztin abzuschließen. Ich pendelte ein Dreivierteljahr täglich zwischen Hamburg und Hannover und wusste immer noch nicht, ob ich tatsächlich eine akademische Laufbahn einschlagen wollte.

Was brachte die Entscheidung?

Lehnhardt fragte alle Oberärzte, ob sie beim Cochlea-Implantat-Projekt mitmachen. Ich war der Jüngste und kam ganz gut mit ihm zurecht. Also sagte ich Ja. – »Ich weiß zwar kaum, wie Cochlea Implant geschrieben wird, aber ich mache da mal mit.« – Dann las ich mich in das Thema ein und es faszinierte mich.

Wie kam es im Sommer 84 zu den ersten Implantationen?

Soweit ich es weiß, ging dem so eine Art Überrumplungsaktion voraus. Lehnhardt hat es irgendwie geschafft, dass die Verwaltung des Klinikums mitspielte. Es hing mit einer ausgefallenen Herztransplantation zusammen. Die kostete einen Haufen Geld, und das wurde für die ersten Cochlea-Implantat-Operationen abgezweigt.

Soweit ich mich erinnern kann, war die erste Patientin Inge Krenz, und die Operation war ein riesiges Bohei. Lehnhardt ging sehr vorsichtig vor. Es dauerte sieben oder acht Stunden. Sie trug das CI anfangs noch mit diesem Bügel. Und wir waren alle sehr überrascht, wie gut das ging. Dass sie nicht nur gehört hat, sondern tatsächlich Sprache verstand. Das war der Punkt, an dem wir gesagt haben, wir machen weiter.

Was war dabei Ihre Aufgabe?

Lehnhardt war der Motor, der die Sache initiiert hat. Und ich kümmerte mich um das Hinterland, um die Organisation der Klinik und des Cochlea-Implant-Projektes. Es war ja eine HNO-Klinik, keine CI-Klinik. Es musste alles weiterlaufen. Ich hielt ihm sozusagen den Rücken frei. Zugleich beteiligte ich mich aktiv an allen wissenschaftlichen Diskussionen zur Weiterentwicklung des CI.

Schon bald nach den ersten Implantationen folgten die ersten Vorträge. Zusammen mit Battmer sind wir quer durch die Republik gereist. Und es gab sehr viel Widerstand – sowohl vonseiten der Kollegen als auch von den Hörgeschädigtenpädagogen.

Es gab aber auch Kollegen, die sich gleichfalls mit Hörprothesen beschäftigten.
In Düren gab es den ersten Cochlea-Implantat-Kongress. Dort waren wir auch bei Paul Banfai. Eine andere Lösung, die damals eine Rolle spielte, war das Hortmann-Implantat. Wir saßen im Schloss in Düsseldorf-Benrath und haben uns die Aufzeichnung einer OP angesehen, die ein junger Arzt an der Uni-Klinik Düsseldorf durchgeführt hatte. Das Implantat hatte eine Empfangs- und Sendeantenne. Die musste um den äußeren Gehörgang herumgelegt werden. Die Idee war an sich gar nicht schlecht. Aber es war unglaublich blutig und ein technisch sehr aufwendiges Verfahren. Wir hatten alle gleich den Daumen runter, als wir das sahen. Aus diesem Ansatz ist dann auch nichts geworden – zu kompliziert.

Chirurgie funktioniert grundsätzlich nur dann, wenn sie einfach ist. Ein Chirurg braucht es einfach. – Das klingt ein bisschen böse und ist überspitzt. Ich glaube dennoch, da ist was dran.

Sie erwähnten die Widerstände der Kollegen gegen Ihr CI-Projekt.
Ich erinnere mich an ein Erlebnis, das wir 1988 auf dem Kongress der International Federation of Hard of Hearing People (IFHOH) in Montreux hatten. Ich hatte gerade die erste deutschsprachige Habilitationsschrift zum Thema Cochlea-Implantat-Versorgung geschrieben, das Habilitationsverfahren lief noch. Beim Kongress saß ich neben Lehnhardt in der ersten Reihe, und Professor Rainer Klinke, ein Neurophysiologe, referierte. Der war damals einer der gefragtesten Leute auf dem Gebiet der Sinnesphysiologie, weltweit. Und er er-

klärte vor versammeltem Saal: »Wer ein Kind mit einem Cochlea-Implantat versorgt, der ist ein Verbrecher.«

Sie hatten im gleichen Jahr erstmals Kinder versorgt.
Kurz zuvor hatten wir ein kleines Mädchen operiert. Sie kam aus Dubai. Ihr Vater war Palästinenser, ein Kollege. Die Mutter war Krankenschwester und stammte aus Deutschland. Sie hatte mehrere Kinder. Das Mädchen war von Geburt an taub und Lehnhardt meinte: »Wir implantieren das Kind.«

Ich hingegen war skeptisch. 1986/87 hatten wir auch mehrere junge Erwachsene versorgt, die taub geboren waren; ungefähr zwölf. Die hatten nach einem Jahr fast alle aufgegeben. Sie waren überfordert mit dem, was sie plötzlich hörten. Sie schafften es nicht, all das zu verarbeiten. Es war wirklich schwierig. Deshalb waren wir alle nicht dafür, das geburtstaube Mädchen zu versorgen. Aber Lehnhardt hat sich durchgesetzt. Ich glaube, das war seine wertvollste Vision. Und es war im Nachhinein sein größter Verdienst. Für ihn war entscheidend, die CI-Versorgung in Deutschland für alle zu ermöglichen – für jedes Alter. Und es hat funktioniert.

Die kleine Patientin, das war Rawiya Shihabi?
Ja. Sie ist heute noch meine Patientin. Sie hat in Heidelberg und in der Schweiz studiert, spricht drei Sprachen … Entscheidend für diesen ersten Erfolg war sicherlich auch das Umfeld: Das Kind war eingebettet in eine gute Community. Die Eltern waren extrem engagiert. Sie sind mit der Kleinen ständig zu Therapien in die Schweiz gereist. Wir haben Ingenieure zu ihr geschickt. Für diese erste Versorgung eines kleinen Kindes war es die richtige Wahl. Diese Wahl war mit entscheidend für den Erfolg, der für mich eine Motivation war.

Sie haben dann viele Kolleginnen und Kollegen dabei unterstützt, mit der CI-Versorgung zu beginnen.
In der zweiten Hälfte der 80er-Jahre schickte mich Lehnhardt los. Ich war in Frankfurt, Aachen, Münster, überall in Deutschland, in Südamerika … Weltweit übernahm ich mehr als 60 solcher OPs, oft vor laufender Kamera, sodass es sonst wohin übertragen werden konnte. Hinzu kamen unzählige Vorträge und viele Publikationen.

Erst später, als ich viele Jahre im Präsidium unserer Fachgesellschaft war, wurde mir klar, was diese neuen Möglichkeiten der Cochlea-Implantation für die HNO-Heilkunde eigentlich bedeuteten. Seit Einführung der Bronchoskopie durch meinen Amtsvorvorvorgänger Gustav Killian war es wohl die große Innovation. Damals reisten wir ständig um den Globus, weil alle lernen wollten, wie das geht. Wir waren so eine Art wissenschaftlicher Jetset und haben viele Innovationen eingebracht.

Da gibt es bestimmt viele Anekdoten.
Einmal sollte ich von heute auf morgen nach Jordanien. Es ging um einen Patienten, dessen OP vom jordanischen König bezahlt wurde. Das musste also gelingen; aber in Amman war man ratlos, weil die Cochlea zum Teil obliteriert war. Also riefen sie in Hannover an, und Lehnhardt fragte mich, ob ich hinfliege. Ich wollte, aber ich brauchte ein Visum. Als wir im Konsulat anfragten, meinten sie nur, es sei alles gut. Also setzte ich mich ins Flugzeug und war abends dort. Ein Auto holte mich vom Flugzeug ab, ich bekam ein handgeschriebenes Visum und noch am gleichen Abend war die Operation. Im OP-Saal nahm auch die jordanische Königin Platz, die sich alles mit ansah. Sie hatte ihre Bodyguards dabei, die unter ihren grünen OP-Kitteln Maschinenpistolen trugen. Was das sollte, war mir nicht klar. Ich habe so gut wie möglich operiert, anschließend noch einen Schluck getrunken und am Morgen ging es zurück nach Deutschland. Zumindest sollte es zurückgehen …

Was ist passiert?
Es gab heftigen Gegenwind, deshalb ging der Maschine der Sprit aus und wir mussten in Zagreb notlanden. Während des Auftankens sollten alle die Maschine verlassen, aber ich weigerte mich. – 1988 in Jugoslawien und ich als Flüchtling aus der DDR. Dort hatten sie mich in Abwesenheit zu viereinhalb Jahren Gefängnis verurteilt. Schließlich kam der Kapitän, ich erzählte ihm meine Geschichte und durfte mit der Crew an Bord bleiben. Ich hatte wirklich Angst. Ein Jahr später ist die Mauer gefallen.

Nicht nur die Ärzte, sondern insbesondere die Patienten haben damals mit der CI-Versorgung Neuland betreten. Was haben Sie Ihnen vor der OP gesagt?
Dass sie eigentlich nichts zu verlieren haben. Dass ihre Entscheidung eine gute Tat und das Risiko nicht groß ist. Natürlich gibt es ein Operationsrisiko. Wir waren ehrlich; und das war das Beste, was man tun konnte. Ich bin heute noch unglaublich dankbar für diese mutigen Patienten. Ich habe viel von meinen Patienten gelernt, auch später als Klinikdirektor in Freiburg. Man muss offen sein, auch wenn es Probleme gibt. Man muss vernünftig kommunizieren: »Es gibt eine gewisse Chance. Wir haben hier eine Lösung, die gut ist. Sie wird dir wahrscheinlich eine große Hilfe sein.«

Einen Patienten hingegen zur Operation zu überreden ist völlig inakzeptabel. Ich muss ein ehrlicher Makler für diese Sache sein. Dazu gehört für mich auch, dass geschäftliche Interessen außen vor bleiben. Der Vater eines kleinen Patienten war ein Geschäftsmann; er meinte, ich müsste unbedingt Cochlear-Aktien kaufen. So etwas habe ich nie gemacht. In Freiburg kam mal ein Hersteller und bot mir Provisionen an. Diese Firma ist bei mir rausgeflogen und zehn Jahre lang nicht mehr reingekommen. Um solche Geschäfte habe ich mich nie gekümmert. Das ist mir wichtig. Ich glaube, man bekommt dadurch eine innere Ruhe, die sich auch den Patienten vermittelt.

Welche Erinnerungen haben Sie an die ersten Implantationen mit Professor Lehnhardt?
Alles war sehr aufwendig. Die ersten 20, 30 Operationen dauerten alle so fünf bis acht Stunden. Es mussten immer die gleichen OP-Schwestern dabei sein, auch die gleichen Anästhesisten. Irgendwann wurde Battmer gerufen, um Messungen zu machen. Es war jedes Mal ein riesiges Bohei, und bei Problemen wurde es höchst explosiv. Immer musste es mucksmäuschenstill sein, alles war angespannt. Ich glaube, da spielte etwas hinein, was Lehnhardt selbst und in der Folge auch mehreren seiner Oberärzte zu schaffen machte.

Lehnhardt war bekannt als Audiologe, was ein Vorurteil war. Er hatte sich vor allem mit Audiometrie beschäftigt, und deshalb hatte er in Fachkreisen einen gewissen Ruf: Die in Hannover, die können nur die Schieber ihres Audiometers setzen; die können nicht operieren. Dieses Image hat mit dazu beigetragen, dass mehrere der damaligen Oberärzte trotz guter Voraussetzungen später kein Ordinariat bekamen. Ich war der einzige aus Lehnhardts Team, der eines bekam. Und um es klar zu sagen: Dieses Image war falsch. Ernst Lehnhardt war ein sehr guter Chirurg. Das war er schon vor dem Cochlea-Implantat. Das CI gab ihm die Möglichkeit, seinen Ruf zu korrigieren. Und er hat Wert darauf gelegt, uns gut ausbilden zu lassen. Ich sammelte Erfahrungen in der allgemeinen HNO-Chirurgie – Dünndarmtransplantationen, Hypopharynxkarzinome, Akustikusneurinome … Er war für mich ebenso ein Lehrer, hat mir ebenso chirurgische Fähigkeiten vermittelt wie zuvor Professor Neumann, mein Chef in Hamburg.

Die ersten Implantate sollen unter der Kopfhaut immer eine Beule gebildet haben. Man nannte sie die »Lehnhardt-Beule«?
Das lag aber nicht am Operateur, sondern am Implantat. Mit den späteren Implantaten gab es keine Beulen mehr. Aber das erste war wie so ein Pilz geformt. Den musste man so weit wie möglich in den Schädelknochen einlassen, der vielleicht einen Zentimeter dick ist.

Der Rest stand über und ergab die Beule, auf der ganz am Anfang noch der Kopfbügel saß.

Wie lief denn anfangs die Anpassung der Sprachprozessoren ab?

Dazu kann ich nicht viel sagen, weil das Battmer gemacht hat. – Der Team-Approach, so nennt man das doch neudeutsch. – Wir machten die Vorauswahl und die Chirurgie. Hinzu kamen die Spezialisten für die Anpassung und für die Reha. Bei der Anpassung haben wir nur an der Tür gestanden und gelauscht. Lehnhardt und ich haben da höchst selten eingegriffen. Es war immer die Philosophie, dass alle ineinandergreifen – Ärzte, Ingenieure und Pädagogen. Die Pädagogen zu finden, war der schwierigste Punkt. Die Pädagogen glaubten, wir würden die Gehörlosenpädagogik abschaffen. Als wir wie so ein Wanderzirkus mit unseren Veranstaltungen durchs Land gezogen sind, haben wir immer wieder um die Pädagogen gekämpft. Ihr Berufsbild änderte sich natürlich. Es gab einen Paradigmenwechsel, der sich zum Beispiel darin niederschlug, dass die Pädagogische Hochschule in Heidelberg die Gehörlosen- und die Schwerhörigenpädagogik zusammenlegte.

Aber alle drei Seiten blieben wichtig. Wobei die Ärzte die treibende Kraft waren. Auch wenn es andererseits gerade von Ärzten großen Widerstand gab – auch von später bekannten CI-Operateuren. Die wurden sozusagen vom Saulus zum Paulus. Aber sich zu irren ist ein Privileg der Wissenschaftler, und wir in Hannover hatten den Pioniergeist.

Was waren die häufigsten Einwände Ihrer Kollegen gegen das CI?

Vor allem, dass es sich um experimentelle Chirurgie handelt. – Wie soll es möglich sein, 33.000 Hörfasern durch maximal 22 Elektroden zu ersetzen? – Klinke und insbesondere Hartmann, sein Oberassistent, erklärten damals, warum das nicht funktionieren kann. Die

Nervenfasern erregen sich und erholen sich dann; beim Cochlea-Implantat würden sich beide Phasen überlappen, und das sei nicht möglich. Also kann es nicht funktionieren. Später wollte Klinke anhand von Versuchen mit Katzen zeigen, warum es doch funktioniert. Aber warum es funktioniert, weiß bis heute niemand.

Ein anderer Einwand, der vor allem von niedergelassenen Kollegen kam, waren die Kosten. Eine CI-Versorgung ist teuer. Und dann kommt gerade bei älteren Patienten die Frage: Lohnt sich das noch? – Kostenbetrachtungen sind problematisch. Eine falsche CI-Indikation und schlechte OP-Technik sind wirklich teuer. Richtige Indikation und exzellente Operationen hingegen bilden die Voraussetzung für eine hohe Kosteneffektivität, die der vieler anderer medizinischer Eingriffe überlegen ist.

Welche Rolle spielt das Alter für die Indikation?
Aus meiner Sicht keine. Meine älteste Patientin in Freiburg war 93. Ihre Kinder lebten in Ecuador. Der Flug dorthin war für sie zu beschwerlich, aber sie wollte den Kontakt zu ihrer Familie behalten – über Zoom, Skype oder wie auch immer. Ihr Hausarzt meinte, ein Cochlea-Implantat lohnt sich für sie nicht mehr. Auch sie selbst war anfangs davon überzeugt. Aber sie hat mit ihrem Implantat noch sechs Jahre gelebt und mit ihrer Familie kommuniziert. Es geht um Lebensqualität. Deshalb bin ich immer vehement gegen jede Alterslimitierung nach oben hin eingetreten. Natürlich gibt es im Alter andere gesundheitliche Einschränkungen. Aber die gilt es eben zu berücksichtigen. Das heißt, hier ist wieder die richtige Indikation das Entscheidende.

Auch Mehrfachbehinderungen galten anfangs als Kontraindikation.
Ja. Doch das ist eine Frage der Entwicklung. Ein Mehrfachbehinderter, der erfolgreich mit einem Hörimplantat versorgt wird, hat eine Behinderung weniger als vorher. Aber man muss erst sehen, dass

etwas gut funktioniert. Es muss sich stabilisieren. Dann wird man mutiger.

Um eine Innovation durchzusetzen, brauchen Sie die richtigen Patienten. Ich habe häufig erlebt, dass genau das Gegenteil gemacht wurde. Man nahm die schwierigsten Patienten. Das war zum Beispiel in Dänemark so, und in der Folge wurde das Cochlea-Implantat-Programm dort wesentlich später eingeführt. Ursprünglich hatte das Königshaus eine erste OP finanziert, die damals von Richard Ramsden aus Manchester überwacht wurde. Die Cochlea war verknöchert, und anschließend hieß es natürlich, das funktioniert alles gar nicht. Mein Credo war deshalb immer: Wenn ihr ein Cochlea-Implantat-Programm anfangt, dann holt euch zuerst Patienten, die Erfolg versprechen. Nicht, weil man dann einen Heiligenschein bekommt, aber weil man vom Erfolg abhängt. Man muss zuerst die Geldgeber überzeugen; später kann man sich auch um die schwierigeren Patienten kümmern. Man muss politisch geschickt vorgehen.

Wann begann die CI-Versorgung in anderen europäischen Ländern?

England begann Ende der 80er, Frankreich ungefähr zur gleichen Zeit wie wir. Dort waren es vor allem Claude-Henri Chouard in Paris und auch Bernard Fraysse in Toulouse, der eine eigene Prothese hatte. In Belgien hatte Jean Baron Marquet eine eigene Entwicklung; ebenso Ugo Fisch in Zürich sowie Burian und Hochmair in Wien. Das war alles ab den frühen 80er-Jahren und immer experimentell. Was uns in Hannover von den Konzepten in den anderen europäischen Ländern unterschied, war die Einführung einer alltagstauglichen Prothese in dieses klinische Setting – also nicht allein Operation, sondern auch Technik und Nachsorge. Dieses Konzept haben wir dann in Freiburg weiterentwickelt, wobei es natürlich auch modifiziert wurde. Anfangs waren wir deutlich kleiner. Heute sind das 40, 50 Mitarbeiter, die sich nur um Cochlea-Implantat-Versorgungen kümmern.

Mit dem Nachsorgekonzept selbst hatten Sie vermutlich eher nicht so viel zu tun.
In Hannover war das die Aufgabe von Bertram. In Freiburg musste ich mich zumindest um die Finanzierung kümmern. Als Ordinarius ist man ja zugleich der Manager eines Unternehmens. Die Freiburger Klinik hat einen Jahresumsatz um die 25 bis 30 Millionen Euro; und damit umzugehen habe ich nicht im Studium gelernt. Man muss sich reinfuchsen.

Inhaltlich war mir bei der Reha nur wichtig, dass wir uns ausreichend Zeit für die Eltern nehmen. Der Begriff »Reha-Zentrum« suggeriert ja etwas, was genau genommen gar nicht stimmt. Wenn man eine neue Hüfte bekommt, dann macht man sechs Wochen Reha, bekommt Physiotherapie, muss danach noch weiter üben, kann aber schon wieder ganz gut gehen. Aber wenn man hören lernt? Oder auch sprechen? Das lernt man ja nicht in der Reha, sondern zu Hause, in Kita oder Schule. Und unsere Angebote sind nur punktuell. Wir messen, was erreicht wurde. Wir können mit Data-Logging ermitteln, wie die Technik genutzt wurde, um den Patienten Empfehlungen zu geben. Und was wir üben, ist nur ein kleiner Ausschnitt von dem, was die Patienten brauchen. Zudem sind alle erhobenen Daten Grundlage für wissenschaftliche Projekte; und das nutzt am Ende des Tages allen Patienten.

Nach Freiburg wechselten Sie im April 1993. Können Sie sich noch an Ihren ersten CI-Patienten dort erinnern?
Das war gleichfalls das Kind eines Kollegen, zwei Jahre alt. Der Vater war Oberarzt in Tübingen und ein Macher. – »Entweder jetzt operieren oder gar nicht mehr.« – Die Mutter hingegen war sehr kritisch. Wir hatten lange Gespräche. Die Entscheidung für oder gegen das CI ist für das Leben eines Kindes sehr weitreichend. Aber wir Ärzte können diese Entscheidung nicht treffen. Das müssen die Eltern machen, wir können nur mit unserem Wissen unterstützen. Dass eine CI-Versorgung weniger erfolgreich sein wird, wenn man die

Entscheidung noch aufschiebt, wussten wir damals schon. Da gab es mittlerweile genügend Daten.

Anfangs erfolgte die Versorgung ausschließlich mit Implantaten von Cochlear. Wann kamen die anderen Hersteller dazu?

In Hannover hatten wir bis 1993 nur Cochlear. Thomas Lenarz brachte dann Advanced Bionics mit. Als ich in Freiburg begann, kam auch MED-EL vorbei. Aber ich wollte auch hier erst einmal nur mit Cochlear zusammenarbeiten. Unterschiedliche Systeme bedeuten auch zusätzliche Investitionen. Das wäre sicherlich noch lösbar gewesen. Aber vor allem musste ich zuerst ein Team aufbauen. Und meine Mitarbeiter sollten erst mal ein System gut kennenlernen – also das, mit dem ich schon knapp zehn Jahre Erfahrung hatte. Auch im Nachhinein war das die richtige Entscheidung – auch für die wissenschaftliche Entwicklung.

Hinzu kam die Qualität. MED-EL und AB nutzten damals noch Keramikimplantate. Die waren nicht so hermetisch versiegelt wie die von Cochlear aus Silikon und Titan. Cochlear hatte das beste Produkt. Und die Zusammenarbeit war gerade in den Anfangsjahren sehr unmittelbar. In Basel saßen zu Beginn drei bis fünf Personen. Und die Mitarbeiter waren keine Sales-Leute, sondern Wissenschaftler. Mit dem Wachstum des Unternehmens änderte sich das natürlich. Aber auch in den 90ern war ich noch viel für Cochlear unterwegs. Sie riefen an: »Dort und dort in Italien haben sie dies und jenes vor, kannst du kommen?« Und mit der Crossair kam man damals von Basel überallhin. Also habe ich zugesagt. Das konnte ich, weil ich in Freiburg ein gutes Team etabliert hatte – mit Frau Professorin Aschendorff und Frau Professorin Arndt. Da durfte ich mich auch mal absetzen. Ich habe viele OPs selbst gemacht oder überwacht. Hauptsache für mich war, dass die Methode nicht in Verruf kommt.

Wie meinen Sie das?
Eine Methode kann sehr schnell in Verruf kommen, wenn sie von Leuten gelehrt wird, die wenig Erfahrung haben oder falsche Dinge vermitteln. Und mein Ehrgeiz war immer, die Methode des Cochlea-Implantats bestmöglich zu vermitteln. Weil es eine gute Methode ist.

Und die eigentlichen Produkte? Irgendwann wurde festgelegt, dass jeder Hersteller jährlich Auskunft über die Zuverlässigkeit seiner Lösungen geben muss.
Da gab es in den 90ern ein Papier, bei dem Battmer federführend war. Alle Hersteller wurden aufgefordert, ihre Ausfallraten zu publizieren, ein Hersteller sträubte sich dagegen.

Es gab regelmäßige Treffen. Zu denen bin ich irgendwann nicht mehr selbst hin, sondern hab eine Oberärztin geschickt. Auch zu der »Katastrophensitzung« am Flughafen Schiphol.

Worum ging es da?
Um Komplikationen mit einem Implantat von Advanced Bionics. Jan Kuzma, ein Konstrukteur und ein wirklich begnadeter Ingenieur, der ursprünglich von Cochlear in Australien kam, dann aber zu AB nach Kalifornien ging, hatte eine neue Elektrode entwickelt. In Denver waren wir uns begegnet, da hatte er mir das vorgestellt. Es ging um einen sogenannten Spacer – einen Silikonstab bzw. Platzhalter, der die Elektrode dicht an die Windung der Hörschnecke drehte, damit optimal übertragen wird. Die Idee an sich war gut, aber die Technologie erschien mir untauglich. Das sagte ich ihm auch. Aber das war nur so ein Einwurf. Mit der Entwicklung hatte ich ja nichts zu tun.

Inzwischen jedoch war die Elektrode auf den Markt gekommen. Und durch diesen Platzhalter blieb eine Eintrittspforte vom Mittelohr ins Innenohr, die nicht zuwachsen konnte. Es kam zu Fällen von

Hirnhautentzündung. Über 90 Patienten wurden schwer geschädigt, einige starben. Bei diesem Meeting wurde dann vereinbart, dass das Implantat nicht mehr eingesetzt wird. Auch AB hat sofort gesagt: »Wir nehmen das vom Markt.« Sie haben vorbildlich kooperiert. Diese internationale Zusammenarbeit funktionierte wirklich sehr gut.

Noch ein anderes Thema: Im Dezember 1987 wurde die Deutsche Cochlear Implant Gesellschaft (DCIG) gegründet. Sie sind eines der Gründungsmitglieder. Wie sahen die Anfänge der CI-Selbsthilfe aus?

Die Initiative zur Gründung ging auch auf Lehnhardt zurück, ebenso wie die für die Verbandszeitschrift »Schnecke«. Die Patienten haben sich von Anfang an eingebracht, allen voran das Ehepaar Hermann, das sich mit unglaublicher Verve engagiert hat. Ich habe das deshalb gern ebenfalls unterstützt. Aber Lehnhardts Intention war damals nicht allein, eine Plattform für die Patienten zu schaffen. Dahinter steckte auch ein politisches Denken. Um sein Programm durchzusetzen und die Finanzierung zu erreichen, brauchte er die Masse. Das ist keinesfalls abwertend gemeint. Es war vielmehr ein wichtiger Schritt, um das CI im deutschen Gesundheitssystem zu etablieren.

Und in diesem Sinne hat sich die DCIG ja auch weiterentwickelt, was ich sehr unterstützte. Es geht nicht nur darum, sich zu treffen und sich auszutauschen. Es geht auch um eine zusätzliche Stimme im Chor der Hörbehinderten. Die Gehörlosenverbände waren damals wesentlich stärker und die Schwerhörigen sagten, wir brauchen kein CI. Die CI-Träger bildeten eine neue Kategorie – nicht gehörlos, aber auch nicht schwerhörig. Sie passten in keins der vorhandenen Raster. Also brauchten sie diese eigene Plattform.

Wenige Wochen vor Ihrem Weggang übernahm Professor Lenarz die Leitung in Hannover und Professor Lehnhardt ging in den Ruhestand. Blieben Sie in Kontakt?
Er war häufiger hier, auch weil seine damalige Frau ganz in der Nähe von Freiburg wohnte. Und er hatte Pläne für Forschungsprojekte, ich hatte jedoch andere Vorstellungen. Ein für mich wichtiges Projekt dieser Zeit waren ja die ersten Hirnstammimplantationen, die ich gemeinsam mit Wolf-Peter Sollmann durchführte.

Aber Lehnhardt hat sich weiter für das Cochlea-Implantat starkgemacht. Er hatte sehr gute Connections in die Türkei, nach Spanien, Portugal und in den Ostblock. Er hat überall unterstützt. Ganz besonders wichtig war es ihm, das Cochlea-Implantat nach Russland zu bringen. Im Krieg hatte er als junger Soldat vor den Toren von Moskau gestanden. Und nun kam er zurück mit dem Implantat …

Geschichte kann merkwürdige Wendungen bringen.
1993 war ich ebenfalls in Moskau. Ich hatte gerade ein russisches Kind mit einem CI versorgt. Es war der 9. Mai – Djen Pobjedi, also der Tag des Sieges. Und ich, der DDR-Flüchtling, unter wehenden roten Fahnen auf dem Roten Platz.

Da ging mir schon einiges durch den Kopf. Bei der Arbeit jedoch hat das für mich nie eine Rolle gespielt. Das Cochlea-Implantat hat mich bekannt gemacht und überall hingeführt. Ich war bei Königen und Despoten, in Palästen, in Tschetschenien, im Irak … Ich bin all diesen Leuten begegnet, habe mit ihnen gesprochen – in meiner Aufgabe als Arzt. Als Arzt wende ich mich jedem Patienten zu, der meine Hilfe benötigt. Da interessiert mich keine Herkunft, keine Hautfarbe, nichts. Das entspricht meiner ethischen Überzeugung und meiner ärztlichen Verpflichtung.

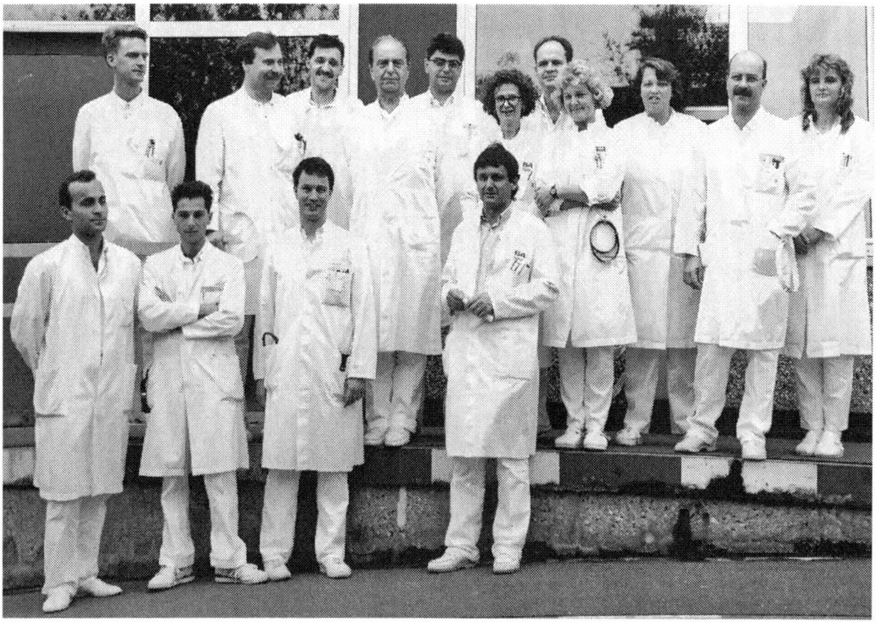

Ärzteteam der HNO-Klinik der Medizinischen Hochschule Hannover (MHH), circa 1990/1992. Foto: Laszig (privat)

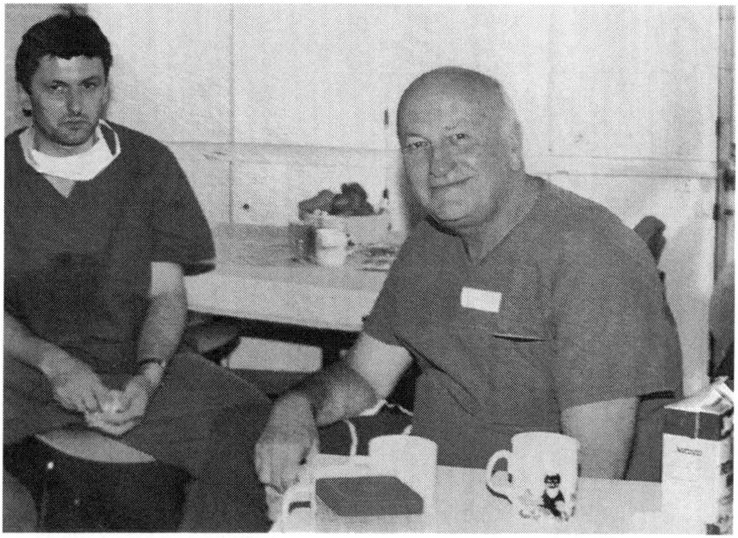

Während einer OP-Pause – Roland Laszig (li.) zusammen mit dem US-amerikanischen Neurochirurgen William E. Hitselberger. Foto: Laszig (privat)

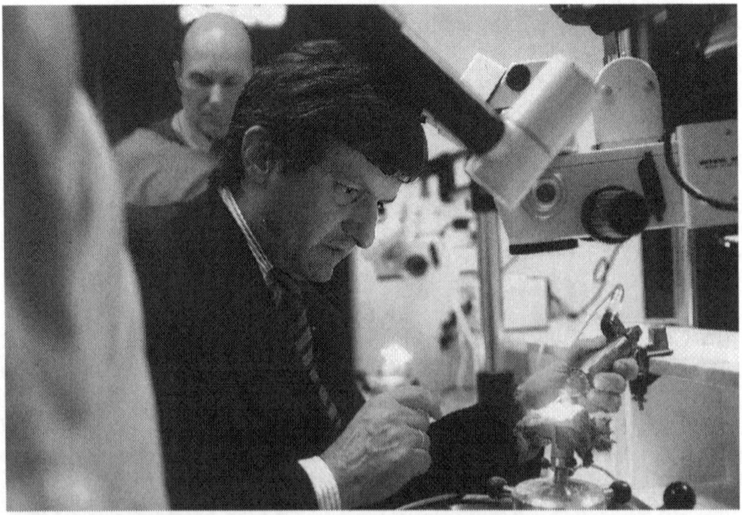

Professor Roland Laszig während eines Workshops »Künstliches Innenohr« im November 1991 an der Medizinischen Hochschule Hannover (MHH). Foto: Laszig (privat)

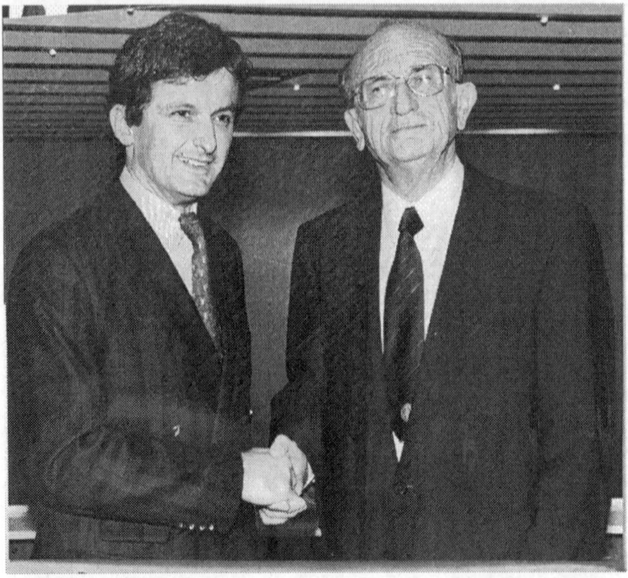

Professor Roland Laszig (li.) bei der Übernahme der Klinik für Hals-, Nasen- und Ohrenheilkunde der Uni-Klinik Freiburg von seinem Vorgänger Professor Chlodwig Beck (1924–2011). Foto: Laszig (privat)

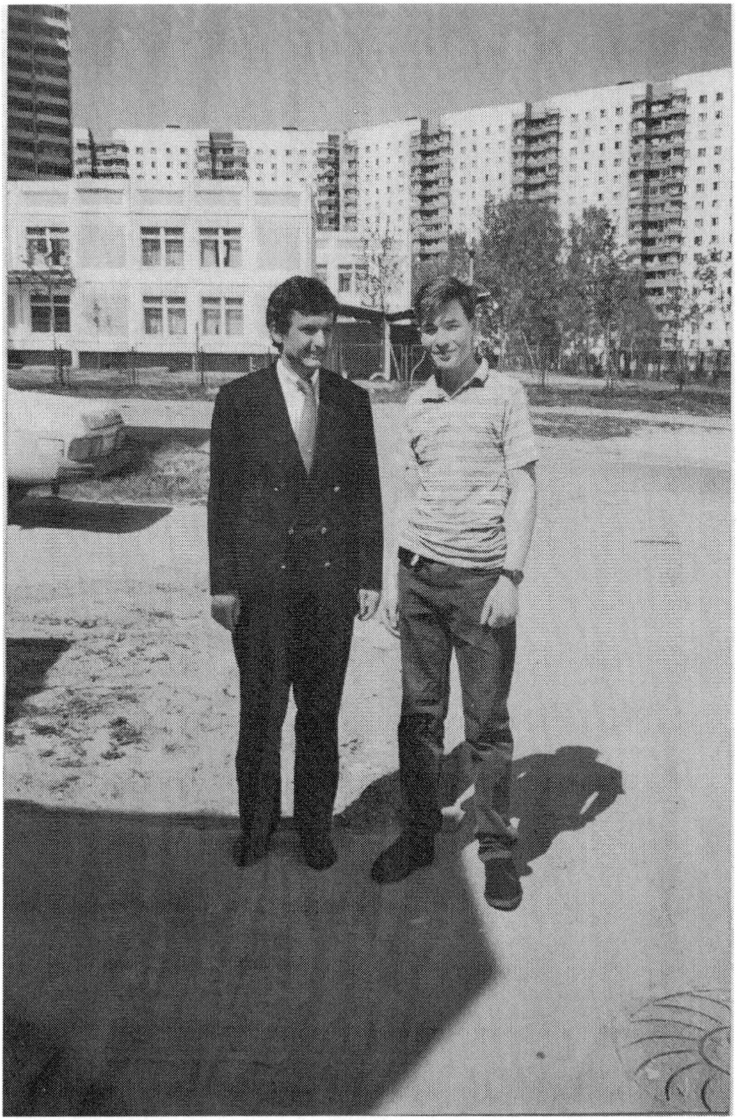

Mai 1993 in Moskau – Professor Roland Laszig (li.) mit einem jungen Patienten, dem er einen Monat zuvor ein CI implantiert hat. Foto: Laszig (privat)

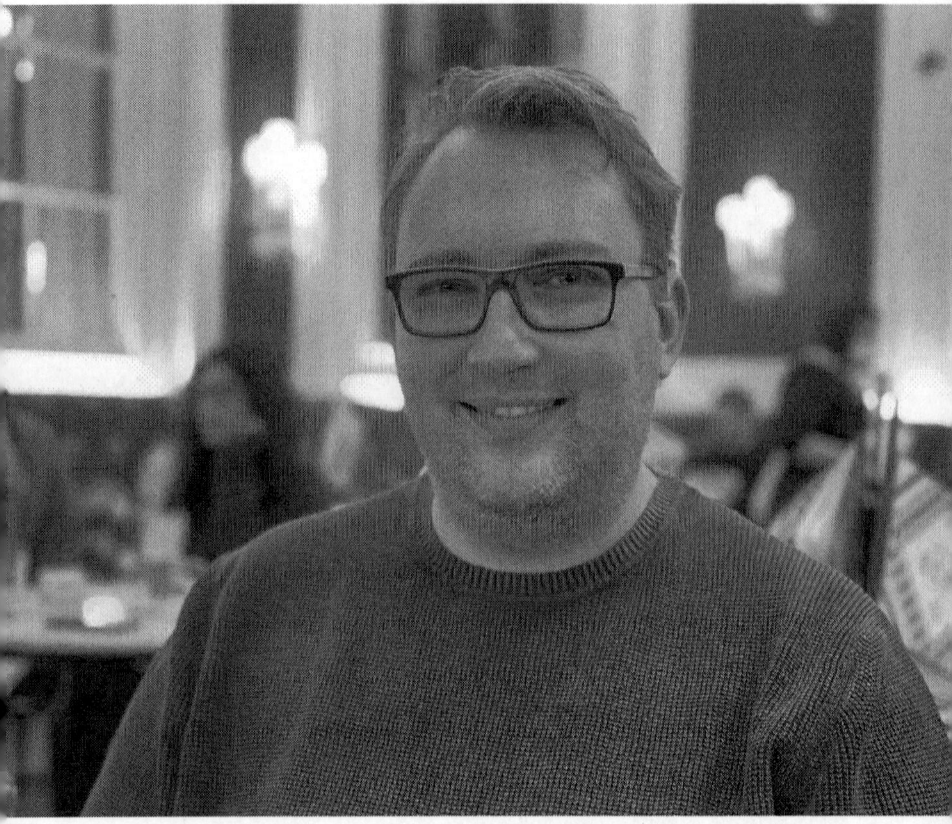

Foto: Schaarschmidt

»Es ist super, dabei zu sein«

Im Gespräch mit Tobias Fischer

Tobias Fischer war dreieinhalb Jahre alt, als er im Spätherbst 1987 das Gehör und dann auch die Sprache verlor. Seine Eltern suchten verzweifelt nach einer Chance, ihrem Sohn dennoch ein Leben in der Welt des Hörens zu ermöglichen. Sie hatten Glück: Durch eine Empfehlung fanden sie den Weg zu Professor Ernst Lehnhardt in der Medizinischen Hochschule Hannover (MHH), der den kleinen Jungen mit einem Nucleus-Cochlea-Implantat versorgte. Damals eine Behandlung mit völlig offenem Ausgang, für die der CI-Pionier von vielen seiner Kollegen scharf kritisiert wurde. Tobias Fischer war das erste Kind aus Deutschland – und auch aus Europa –, das ein CI erhielt. Zum Interview trafen wir uns in Wien, wo Tobias Fischer heute lebt.

Herr Fischer, Ihnen wurde 1988 von Professor Lehnhardt ein CI implantiert. Da waren Sie vier. Haben Sie noch Erinnerungen an diese Zeit?

Ab dem Zeitpunkt, als wir damals in Hannover waren, kann ich mich noch etwas erinnern. Was davor passiert ist, weiß ich nur von meinen Eltern. Ich hatte Meningitis und es wurde eine Schwerhörigkeit festgestellt. Der Arzt erwähnte zwar das CI, aber er konnte meinen Eltern keine Hoffnung machen. Meine Mutter hat Professor Lehnhardt dann einen Brief geschrieben und er hat ihr geantwortet. Er hatte 1984 angefangen, Erwachsene mit dem CI zu implantieren. Und anscheinend suchte er gerade ein Kind. So hat das angefangen.

Ich vermute, dass Professor Lehnhardt ein Kind suchte, dass sehr gute Voraussetzungen für die Behandlung hat. Und bei Ihnen fand er sie.
Das kann sein. Mir wurde später gesagt, dass mein großer Vorteil war, dass ich bereits einen guten Spracherwerb hatte. Ich konnte das alles leichter auffangen als ein Kind, das gehörlos geboren wurde oder das noch nicht gesprochen hat.

Aber viel ist bei mir auch vom Klinikaufenthalt nicht hängen geblieben. Ich glaube, ich habe mich da sehr zurückgezogen und ich war unsicher. Dann war einmal ein Gerät kaputt und wir mussten für eine Untersuchung in eine andere Klinik fahren. Die MHH hat das Taxi bezahlt. Und sie dachten sich, wenn wir abends fahren, schlafe ich vielleicht. Aber das hat nicht funktioniert. Ich war wohl sehr nervös und habe geweint.

Ihre Eltern haben sich damals für die Operation entschieden, obwohl es keinerlei Erfahrungen bei der CI-Versorgung von Kindern gab?
Für meine Mutter gab es da wohl keine Alternative. Sie hatten versucht, mir Hörgeräte zu geben, und schnell gemerkt, dass das nichts bringt. Es hieß dann sinngemäß: »Jetzt muss er eben Gehörlosenförderung bekommen. Machen Sie sich keine große Hoffnung, dass aus dem Kind mal was wird« – Das war für meine Eltern wohl keine Option. Zwischen meiner Ertaubung und der Implantation lagen neun Monate. Man hätte mit Gebärden beginnen können. Aber das konnten sie sich wohl nicht vorstellen. Das Cochlea-Implantat war der einzige Ausweg.

Meinen Sie, Ihre Eltern haben versucht, Sie innerlich auf die Behandlung vorzubereiten?
Nein. Ich denke, das wurde einfach gemacht. Was sollte man da einem Vierjährigen erklären? Durch den Hörverlust hatte ich auch

meine Sprache wieder verloren. Meine Eltern haben vom Hörverlust wohl nur durch Zufall erfahren. Ich hatte einen Rekorder mit Hörspielkassetten. Und weil ich den nicht mehr hörte, habe ich ihnen gesagt, dass er kaputt ist. Meine Eltern hingegen hörten alles. Ich habe ihnen aber nie gesagt: »Ich kann nicht mehr hören.« Ich weiß nicht, wie andere Kinder mit dreieinhalb reagiert hätten, wenn ihr Gehör mit einem Mal weg ist.

Können Sie sich daran erinnern, wie es war, wieder zu hören?
Es gibt ein Video von meiner ersten Einstellung. Es sind mehrere Techniker zu sehen. Und man spürt, dass ich unsicher bin und nicht weiß, was die alle von mir wollen. Es waren häufig viele Leute da, vor allem bei der Erstanpassung. Manchmal kamen auch Journalisten. Was die alle wollten, hat mich damals nicht wirklich interessiert.

Was das Hören selbst betrifft, weiß ich nur, dass ich das Gefühl hatte, einen Hubschrauber zu hören. Ich glaube, das habe ich damals nicht mal gesagt. Das war ja noch bei Herrn Battmer. Beim Einschalten kam so ein Rauschen und dann der Hubschrauber. Wahrscheinlich war das die abgehackte Sprache – die Worte und die Lücken dazwischen. Wie man mit dem CI hört, ist schwer zu beschreiben. Es gibt ja Simulationen, die zeigen sollen, wie sich das anhört. Als ich meinen Eltern das vorgespielt habe, waren sie geschockt: »So hörst du?« Ich meinte: »Nein, so höre ich eigentlich nicht. Das stimmt ja gar nicht.«

Gab es damals vielleicht ein Erlebnis, bei dem Ihnen bewusst wurde, dass da irgendwas wieder da ist?
Das gab es tatsächlich. Wir waren auf dem Schützenfest und ein Luftballon ist geplatzt. Ich habe mich so gefreut, das wieder zu hören, dass ich jeden Luftballon platzen ließ.

Und die Sprache? Manche beschreiben ja, dass das anfangs wie Micky Maus klingt?
Wie das damals war, weiß ich nicht. Aber den Effekt hatte ich nach Anpassungen auch schon. Bei der Anpassung selbst merkst du es noch nicht so, weil es sehr ruhig ist. Erst zu Hause stellt man fest, dass etwas nicht stimmt. Dass es extrem schrill ist, wenn Schlüssel klimpern, oder extrem laut, wenn man ein Glas auf den Tisch stellt. Das lässt sich schon so einstellen, dass es sehr unangenehm klingt, etwa auch S- und Zischlaute. Dann muss man noch mal hin und es korrigieren lassen.

Auch mit Musik ging mir das schon so. Man weiß ja, wie die Lieder klingen, und dann klingt es ganz anders. Ich hab deshalb schon meinen MP3-Player zur Anpassung mitgebracht und die Musik dort abgespielt. Dann hört man, ob es gleich gut ist, besser oder schlechter – bis es passt.

Welche Erinnerungen haben Sie an Professor Lehnhardt?
Es gibt ein Foto, auf dem er neben mir auf dem Bett in der Klinik sitzt. Ich glaube, das war damals in der »Hörzu«. Das war nach der Implantation. Ich weiß nicht, ob er dann später noch bei mir war. Die ersten Anpassungen hat Herr Battmer gemacht. Und dann sind wir bald ins CI Centrum (CIC) »Wilhelm Hirte« gewechselt.

Professor Lehnhardt habe ich nach langer Zeit 2007 noch mal getroffen, beim Symposium zum 20-jährigen Bestehen der Deutschen Cochlea Implant Gesellschaft (DCIG). Da gibt es auch ein Foto von uns.

Wissen Sie, dass Professor Lehnhardt damals von vielen Kollegen angefeindet wurde, weil er auch Kindern das CI implantiert hat?
Das weiß ich von Bodo Bertram, der ja die Reha für die Kinder aufgebaut und dann viele Jahre das CIC geleitet hat. Er hat viel darüber

erzählt. Er war ja damals mit Professor Lehnhardt zusammen überall unterwegs.

Mit Dr. Bertram hatten Sie sicherlich häufiger zu tun.
Ja. die ersten Jahre waren wir regelmäßig im CIC – erst noch am alten Standort und dann am heutigen in der Gehägestraße. Dort blieben meine Mutter und ich immer für eine Woche, also auch zum Schlafen. Es waren viele andere Kinder da. Das war schön, man spielte miteinander. Aber dann kam immer der Zeitpunkt, an dem man zur Anpassung in den Audioraum musste. Das war Pflichtprogramm und für die Kinder schon etwas mühsam. Immer das Gepiepse, laut und leise, immer mit dem Schieber hin und her. Das war schon anstrengend.

Wie waren denn die Therapiestunden mit Dr. Bertram?
Bei ihm ging es darum, spielerisch hören zu lernen. Da hatte er seine eigene Methode. Das fing mit einer Puppenstube an, in der es Puppen und Möbel gab. Es gibt noch Videos von diesen Therapiestunden. Er steht meist hinter mir, damit ich sein Mundbild nicht sehen kann. Dann fängt er an, mit den Puppen zu spielen. Es klingelt an der Tür, eine Puppe kommt ins Haus, will Kaffee trinken oder Tee eingießen. Die Puppen mussten natürlich sprechen, das heißt, wir haben dann für sie gesprochen. Wir haben gemeinsam gespielt. Und ich musste darauf hören, was er hinter mir sagt. In den Videos sieht man, wie gut das funktioniert. Das war schon genial, wie er das gemacht hat.

Während der Reha-Wochen hatte ich immer die Stunden mit Bodo Bertram. Später fuhren wir nur noch einmal im Jahr zur Nacheinstellung nach Hannover. Und in den 2000er-Jahren fuhren wir dafür nach Friedberg zum CIC Rhein-Main, weil das für uns deutlich näher war – nur 30 bis 40 Kilometer. Auch während der Kindergarten- und der Grundschulzeit waren wir regelmäßig in Friedberg. Ich hatte

Logopädie und es gab Therapiestunden zusammen mit anderen Kindern. Das war schon immer sehr viel.

Hatten Sie in Friedberg auch mit Professor Gottfried Diller zu tun?
Natürlich. Und ich weiß von meinen Eltern, dass er ganz am Anfang gegen das Cochlea-Implantat war. Er hat wohl vor meiner Implantation gemeint, dass ich mit den ganzen Hilfen für die Gehörlosen besser aufgehoben wäre. Doch dann soll er gesehen haben, wie ich mich entwickelt habe und wie das Bodo Bertram gemacht hat. Er hat dann sehr früh das CIC Rhein-Main gegründet; inzwischen trägt es sogar seinen Namen.

Welche Erinnerungen haben Sie an Ihre damalige CI-Technik?
Ich weiß, dass ich ganz am Anfang noch diesen großen WSP hatte, aber nicht sehr lange und nicht mehr mit Kopfbügel. 1989 kam dann der Mini Speech Processor (MSP) raus. Dass ich den hatte, weiß ich sicher. Ich war ja schon im Kindergarten – schon vor meiner Ertaubung. Es gibt Videos, in denen man mich dort mit dem neuen Prozessor sieht. Den WSP hatte ich wohl nur die ersten Monate.

Mein Sprachprozessor steckte dann immer in einer Tasche mit Schulterträgern. Und es war immer die Frage, wer die Batterien wechselt; entweder die Eltern oder die Erzieherin. Ich selbst kam da hinten nicht ran. Später kam mir dann die Idee, den Prozessor am Gürtel zu tragen. Das war so mit zwölf oder dreizehn. Mit dem Taschengerät war es immer etwas mühsam.

Wann hatten Sie Ihren ersten Hinter-dem-Ohr-Sprachprozessor?
Da war ich schon in der Ausbildung. Das muss so 2003 gewesen sein. Wir hatten Sportunterricht in der Berufsschule und jemand schleuderte eine Frisbee-Scheibe in meine Richtung. Ich hab mich

im falschen Moment gedreht, bekam die Scheibe an den Prozessor und er fiel auseinander. Vielleicht hätte man ihn noch kleben können, aber ich hatte ihn ja schon sehr lange. Also bekam ich den ersten HdO-Sprachprozessor. Ich war sehr froh, endlich vom Kabel wegzukommen. Es war ein großer Sprung in der Entwicklung.

Wie war Ihre Schulzeit?
Ich war immer mit hörenden Kindern zusammen, und das hat eigentlich gut funktioniert. In der Grundschule kam einmal pro Woche ein Gehörlosenlehrer aus Friedberg. Er hat mich betreut und mit mir Hausaufgaben gemacht. Er stand aber auch in Kontakt mit der Schule und hat meinen Lehrern erklärt, worauf sie achten müssen, damit ich im Unterricht mitkomme.

Am besten war es, wenn der Klassenraum Teppichboden hatte, der den Schall schluckt. Das war leider nicht immer so. In meiner Grundschulzeit gab es außerdem eine Mikroport-Anlage. Zu der gehörte ein Teil, das wie ein Handfunkgerät aussah und das sich der Lehrer umhängte. Aber das hatte ich nur in der Grundschule, weil die Anzahl der Lehrer dort nicht so groß war. Und ich hatte immer zwei Haargummis – einen roten und einen grünen. Alle Lehrer wussten, dass ich etwas nicht verstanden hatte, wenn ich mich mit dem roten Gummi am Handgelenk meldete. Mit dem Grünen hingegen habe ich mich gemeldet, wenn ich auf eine Frage des Lehrers antworten wollte.

Fiel es Ihnen leicht, mit den gut hörenden Kindern mitzukommen?
Meine Mutter hat schon viel mit mir geübt – nach der Schule oder in den Ferien. Und im Unterricht bekam ich bei bestimmten Aufgaben Erleichterung. Da ging es zum Beispiel um die Zusammenfassung eines Textes. Der Lehrer las eine Geschichte vor und wir mussten sie anschließend zusammenfassend aufschreiben. Bei solchen Aufgaben durfte ich den Text zusätzlich noch einmal lesen.

Das war aber schon später, an der Gesamtschule. Auch dort haben die Lehrer Rücksicht genommen.

Grundsätzlich kam ich auf der Regelschule zurecht. In der Gesamtschule kam der Gehörlosenlehrer nicht mehr aus Friedberg, sondern aus Bad Camberg. Er schlug dann vor, dass ich für die neunte und zehnte Klasse auf die Schwerhörigenschule wechseln sollte; dort wäre der Schulabschluss leichter für mich. Aber darauf habe ich mich nicht eingelassen und bin im Nachhinein froh darüber.

Haben Ihnen auch andere Lehrer diesen Wechsel nahegelegt?
Nie. Aber ich weiß, dass es hier in Österreich oft so ist. Wenn Eltern ein Kind mit CI in einer Schule anmelden wollen, dann bekommen sie meist gesagt: »Dafür gibt es doch Gehörlosenschulen.« Für meine Eltern war das damals keine Option. Diese Schulen sind für Kinder, die nicht hören können, und ich kann ja hören. Also, warum sollte ich so eine Schule wählen?

Andererseits gibt es auch CI-Kinder, die auf der Regelschule nicht zurechtkommen. Damals gab es in der Gegend einen Jungen, der etwas jünger war als ich. Seine Eltern haben meine kontaktiert, um sich über das CI zu informieren. Dann wurde er relativ spät ebenfalls implantiert und kam an eine normale Schule. Er hatte dort eine schwere Zeit und kehrte zur Schwerhörigenschule zurück. Auch sein Studium musste er abbrechen. Es gibt eben Fälle, in denen es mit dem CI nicht so gut funktioniert.

Sie selbst hatten in der Schulzeit nie negative Erfahrungen?
Doch, die gab es sogar ziemlich oft. Wenn die Leute sehen, dass man da etwas hat … Im Nachhinein denke ich, das Problem war, dass meine Mitschüler und auch ihre Eltern nichts über das CI wussten. Sonst wäre es vielleicht einfacher gewesen. Die Lehrer wussten Bescheid, aber sie haben das gegenüber den Schülern nie thematisiert. Und ich wollte nicht ständig Vorteile daraus ziehen. Es gab

welche, die sich benachteiligt fühlten, wenn ich anders behandelt wurde. Ich hatte auch Freunde, aber nicht viele. Es gab auch Mitschüler, die auf mich zukamen, weil sie in der Zeitung über mich gelesen hatten. Die meinten dann: »Wir wussten ja gar nicht, was mit dir los ist.«

Es gab auch mal eine härtere Geschichte. Da ärgerten mich einige und einer spritzte mir absichtlich Kakao auf den Sprachprozessor. Ich bin zum Vertrauenslehrer und hab ihm erklärt, was passiert war. Dummerweise war der gleichzeitig der Klassenlehrer der anderen. Und die hatten ihm was anderes erzählt. Ich erklärte ihm: »Wenn mein Prozessor nass wird, dann geht er kaputt.« Er aber meinte immer nur: »Das interessiert mich nicht.« Angeblich hatte ich einen der anderen gewürgt, was nicht stimmte. Und meinen Prozessor hielt er wohl für einen MP3-Player oder so etwas. Zum Glück kam dann mein Klassenlehrer dazu. Beide haben sich noch lauthals gestritten. – Gut, dass ein Lehrer nicht weiß, was ein CI ist, wäre mir auf der Schwerhörigenschule nicht passiert.

Sie haben nach der Schule eine Ausbildung absolviert.
Das war 2000. Ich habe überlegt, ob ich weiter zur Schule gehen soll, und hab mich dann für die Ausbildung entschieden – dreieinhalb Jahre mit Berufsschule. Ab dieser Zeit habe ich beschlossen, nicht mehr jedem zu sagen, dass ich da ein Problem habe. Ich bin keiner, der immer Verständnis braucht, und hab es fortan darauf ankommen lassen.

Mein Ausbilder hat schon mal gefragt, was ich da am Kopf habe. Aber da es ein technischer Beruf war, war auch das Interesse für mein CI mehr technisch. Überhaupt werde ich selten darauf angesprochen. Auch in meiner jetzigen Firma hier in Österreich hat es lange gedauert, bis mal jemand gefragt hat. Man kennt sich ein halbes Jahr, aber der andere traut sich nicht. Da gibt es wohl eine Hemmschwelle.

Sie haben nach der Ausbildung noch studiert?
Ja, Mikrosystemtechnik, also ein Ingenieurstudium, das ich als duales Studium absolviert habe. Davor musste ich noch einmal ein Jahr zur Schule, um Fachabitur zu machen. Und ich bekam einen Klassenlehrer, der mich sehr gefördert hat. Er hat mich zum Beispiel oft die Texte vorlesen lassen. Diese Förderung war sehr gut. Ich habe die Schule als Jahrgangsbester abgeschlossen.

Beim Studium habe ich das CI auch nicht erwähnt. Aber dann musste jeder ein Referat halten und der Dozent hat Themen verteilt. Da gab es das Thema »Cochlea-Implantat«. Das habe ich natürlich genommen und dazu die Präsentation geschrieben. Später in Wien habe ich noch nebenberuflich ein Masterstudium in Innovations- und Technologiemanagement absolviert.

Welche Kontakte hatten Sie zu anderen CI-Trägern?
Sehr lange Zeit gar keine. Über die MHH gab es mal einen Segeltörn, da bin ich mit. So richtig in Kontakt kam ich erst, als 2004/2005 eine Gruppe in Marburg entstand. Da kam ich über Michael Schwaninger und die DCIG hin. Er hatte mir vom Cochlear Implant Verband Hessen-Rhein-Main (CIV-HRM) erzählt und dass da eine neue Gruppe entsteht. Da ging ich hin. 2007 bekam ich dann auch mein zweites CI.

Wie war das?
Erst war es ein Kampf. Damals begann es gerade mit den bilateralen Versorgungen. Ich entschied, dass ich auch ein zweites CI will, und ging zum Test nach Frankfurt. Erst hieß es, mein Innenohr sei schon so verknöchert, das könne man mir nicht empfehlen. Dann kam ich noch zur Chefarztvorstellung mit Dr. Silke Helbig und Dr. Wolfgang Gstöttner. Die sagten: »Wir machen das.« Es gab jedoch noch Schwierigkeiten mit der Krankenkasse: Ich höre ja auf einer Seite, das wäre doch ausreichend. Ich dachte nur: »Und das muss ich mir von jemandem sagen lassen, der selbst zwei gesunde Ohren hat?«

Die Auseinandersetzung mit der Kasse dauerte ein halbes Jahr. Danach ging es zügig.

Als ich das CI bekam, war meine Erwartungshaltung sehr hoch, und nach der Erstanpassung war ich erst mal geschockt, weil ich eigentlich nichts hörte. Also es kam zwar was, aber nichts, womit ich was anfangen konnte. Damals hatte ich schon meine Freundin Sonja, die in Wien saß. Wir hatten uns online kennengelernt. Später habe ich mir hier eine Arbeit gesucht und bin zu ihr gezogen. Wir haben damals über Skype Hörtraining gemacht – den alten Prozessor runter und nur mit dem neuen. Es war anstrengend und ein Lernprozess, der Monate dauerte. Irgendwann funktionierte es. Ich kann nicht mal genau sagen, wann das war.

Und wie hören Sie heute?
Mittlerweile ist die Seite mit dem zweiten Implantat die dominante Seite. Das kam jedoch auch dadurch, dass mein anderer Sprachprozessor mal kaputt war. Damals gab es Cochlear Österreich noch nicht. Um den Service kümmerte sich Hansaton Österreich, und bei denen ist was schiefgelaufen. Es dauerte anderthalb Monate, bis ich den Prozessor wiederbekam. Als ich ihn einschaltete, war es so, als wäre jetzt die alte Seite die neue Seite.

Mittlerweile ist das sieben Jahre her. Aber ich habe mit dieser Seite immer noch etwas Schwierigkeiten, während ich mit der neuen Seite auch ohne das zweite CI gut klarkomme.

Was sagt denn Ihr Audiologe dazu?
Das ist in Österreich leider alles etwas schwieriger. Anfangs sagte man mir sogar, für Einstellungen müsste ich dorthin fahren, wo ich implantiert wurde. Dabei bin ich hier versichert. Inzwischen fahre ich zur Anpassung nach Salzburg. Da hätte ich schon vor einem Jahr wieder hingemusst, um alles checken zu lassen. Aber durch Corona kam es nicht dazu. Und jetzt vergeben sie keine Termine

mehr. Es gibt bestimmte Tage, an denen angepasst wird. An denen kann man kommen. Nur bin ich berufstätig. Und niemand kann mir garantieren, dass sie mich nachmittags dort noch rannehmen.

Mein Audiologe, Herr Leyrer, ist jedoch sehr gut. Sein Büro sieht ungefähr so aus wie damals das Büro von Herrn Battmer. Die gleiche Technik, und er arbeitet auch noch so und kennt die ganzen Kniffe. Heute gibt es ja Telemetrie und viele können gar nicht mehr programmieren. Die werden ganz anders geschult. Aber er macht das noch klassisch einen Kanal nach dem anderen. Den Unterschied merke ich schon.

Was ist bei der CI-Versorgung in Österreich sonst noch anders als in Deutschland?
Es gibt keine CI-Zentren und keine richtige Reha. Wer am Allgemeinen Krankenhaus in Wien (AKH) oder in Salzburg ein CI bekommt, wird zur Reha nach Deutschland geschickt, nach Bad Nauheim. Das wird sogar von den Kassen bezahlt, weil es hier nichts gibt. Und oft werden die Leute alleingelassen. Einer meiner Arbeitskollegen hat ein gehörloses Kind und war beim Beratungsgespräch im AKH. Ihm wurde nur gesagt, welchen Hersteller er nehmen soll. Für seine Fragen war keine Zeit. Auch nach der Implantation sind die Eltern oft allein. Sie bekommen ein paar Stunden Logopädie und das war's.

Bodo Bertram wollte sein Konzept auch nach Österreich bringen. Da hieß es dann: »Das ist alles so preußisch durchdacht. So etwas brauchen die Österreicher nicht.« – Aber in Deutschland gibt es ja auch genug Probleme. Weil die Cochlea-Implantation dank der Technik inzwischen so einfach ist, trauen sich das immer mehr Kliniken zu, jedoch ohne eine Reha anbieten zu können.

Welche Soundprozessoren tragen Sie heute?
Beidseitig Nucleus 6. In Österreich hat man alle sieben bis acht Jahre Anspruch auf einen neuen Sprachprozessor. Das heißt, ich muss

noch zwei bis drei Jahre warten. Ich hoffe natürlich immer, dass die neuen Soundprozessoren weiterhin kompatibel mit meinem Implantat sind. Ich höre heute noch mit dem von 1988. Cochlear sagt, dass sie auch in Zukunft für Kompatibilität sorgen werden. Aber ich wurde ja sehr früh versorgt. Wie wird es sein, wenn es kaum noch jemanden gibt, der mein Implantat hat? Oder wenn bei dem Implantat irgendwann doch Elektroden ausfallen? Und wie klingt es nach einer neuen Implantation? Genau vorhersagen kann das keiner.

Denken Sie oft über diese Fragen nach?
Nein, eigentlich ist es für mich selbstverständlich, hören zu können. Mein großer Vorteil ist ja, dass die andere Seite gut funktioniert. Mit der würde ich auf jeden Fall zurechtkommen. Und ich bin gespannt, ob es vielleicht mal voll implantierbare Lösungen gibt. Bei der Verabschiedung von Professor Battmer war auch Jim Patrick, der Cheftechniker von Cochlear, da und hat eine Präsentation zu diesem Thema gehalten. Ich verfolge schon mit Interesse, wie es da weitergeht. Ich fände es interessant, mein altes Implantat irgendwann gegen so etwas zu tauschen. Das ich mit dem Implantat von 1988 noch in 20 oder 30 Jahren hören werde, glaube ich nicht. Aber wer weiß?

Haben Sie erlebt, dass Sie mit dem CI bestimmte Dinge nicht machen konnten? Wie war es zum Beispiel mit Sport?
Sagen wir mal so: So sportlich bin ich nie gewesen, dass das für mich ein Problem war. (lacht) Aber ich war in der Jugendfeuerwehr, dann auch in der Einsatzabteilung. Schon mein Opa war bei der Feuerwehr, also bin ich da reingerutscht. Es gab jedoch ein paar Einschränkungen. Ich durfte keine Einsätze unter Atemschutzmaske machen. Bei der ersten Untersuchung hieß es, das geht nicht, weil ich nur einseitig höre. Bei der gleichen Untersuchung zwei Jahre später wunderte sich der Arzt, dass ich nun doch mit zwei Ohren

hören kann; da hatte ich schon mein zweites CI. Dann aber hieß es: »Mit CI keine Atemschutzmaske.«

Mittlerweile gibt es einen CI-Träger in Hessen, der es doch darf. Andererseits gab es triftige Gründe dagegen. Zum einen ist die Frage, wie der Prozessor extreme Hitze verträgt. Und zum anderen: Wenn man zu zweit in ein brennendes Haus geht, muss man sich aufeinander verlassen können. Wenn ich da plötzlich nichts mehr höre, muss sich der andere auch noch um mich kümmern. Für ihn wäre das also ein zusätzliches Risiko.

Sonst durften Sie die Feuerwehreinsätze mitmachen?
Ja. Gleich beim zweiten Mal, bei einem Feldbrand, war plötzlich mein Akku leer. Damals hatte ich das zweite CI noch nicht. Aber ich hatte zum Glück eine Ersatzbatterie dabei. – Du legst den Schlauch zur Seite, nimmst den Helm ab und versuchst schnellstmöglich im Dunkeln die Batterie zu wechseln …

Mit der Feuerwehr habe ich erst aufgehört, als ich zwei CI hatte und im Studium steckte. Ich hatte nicht mehr die Zeit. Und mit zwei CI unterm Feuerwehrhelm war es auf Dauer mühsam. Also ließ ich es.

Hatten Sie sonst mal das Gefühl, dass Sie mit dem CI an Grenzen stoßen?
Dass ich nicht zur Bundeswehr musste, war vielleicht ein Vor- und vielleicht ein Nachteil. Als der Bescheid kam, habe ich meinen Schwerbehindertenausweis hingeschickt und die Sache war erledigt. Später jedoch habe ich häufiger gedacht, dass es gescheiter gewesen wäre, die elf Monate zu gehen. Weil alle anderen Geschichten erzählten, was sie beim Bund gemacht haben. Ich habe dann gehört, ich hätte mich sogar mit CI freiwillig melden können. Nur hätten sie mich maximal in die Schreibstube gesteckt. Mit tollen Geschichten wäre da nichts gewesen. Also elf Monate gespart.

Und Grenzen beim Hören?
Die gibt es immer noch genug. Wenn draußen der Wind pfeift. Oder in einem vollen Café; da kann man ja den Geräuschpegel nicht dämmen. Aber ich traue mir die Situationen trotzdem zu. Auch auf Rockkonzerte gehe ich gern. Oft verstehe ich die Texte nicht, doch das ist egal. Wenn ein Lied gespielt wird und ich es gleich erkenne, freue ich mich umso mehr. Es ist super, dabei zu sein. Und ich habe meinen Spaß.

Hatten Sie von Anfang an Freude an Musik?
Mein Vater hat viel Musik gehört, und ich begann, seine Musik mitzuhören – vor allem Queen. Heute hören wir auf langen Autofahrten Radio und ich erkenne die Lieder; das geht sehr gut.

Vor einiger Zeit hatte die österreichische Cochlear Family einen Event mit klassischer Livemusik. Das war interessant. Ich bin kein Klassikfan. Aber bei Klassik kann man noch viel mehr raushören als bei Rockmusik – die Violine, das Klavier … CI und Klassik sind eine spannende Kombination. Ein Problem ist bei mir allerdings noch das Richtungshören. Ich höre jetzt mit zwei Seiten. Aber da sie so unterschiedlich sind und ich 19 Jahre nur eine Seite hatte, fällt es noch schwer. Es ist ein Prozess. Man muss üben und braucht Zeit. Als ich den letzten Sprachprozessor bekam, hatte ich wieder Logopädie. Die Logopädin rannte im Raum herum, dann blieb sie stehen, sagte ein Wort und ich musste sagen, wo sie ist. Wenn man so etwas lange übt, wird es bestimmt funktionieren.

Wie geht es Ihnen in der alltäglichen Kommunikation?
Eigentlich geht es. Auf der Arbeit führe ich zum Beispiel viele Telefonate auf Englisch. Doch mit Corona ist es schwieriger geworden. Früher ging man zum Meeting in den Meeting-Raum, jetzt läuft viel über Homeoffice. Wir haben häufig Teams-Meetings ohne Kamera. Bei Leuten, die ich kenne, geht auch das noch, und die Kollegen wissen ja über mich Bescheid. Aber wenn es Kunden sind, die ich noch

nie gesehen habe, und dann noch auf Englisch – das ist manchmal schon schwierig. Ich muss mich sehr konzentrieren.

Wenn ich die Leute hingegen kenne, dann habe ich die Stimmlage und das Mundbild abgespeichert. Das war schon immer so. Mit der Jugendfeuerwehr hatten wir mal eine Kanufahrt. Und aus Angst um mein CI habe ich es abgenommen und gut verpackt. Ich habe die anderen beobachtet. Und als mich einer ansprach, konnte ich mit ihm reden – nur über das Mundbild. Bis ihm klar wurde, dass ich ihn gar nicht hören kann.

Sie haben die ganze technologische Entwicklung des CI miterlebt. Inwieweit hat sich durch diese Ihre Lebensqualität verändert?

Ein gewaltiger Sprung war der Wechsel vom Taschenprozessor zum Hinter-dem-Ohr-Gerät (HdO). Und mit jedem neuen Sprachprozessor konnte ich wieder mehr hören. Oft sind das Alltagsgeräusche. Das Klicken der kleinen Gummitasten bei den Handys zum Beispiel. Die Anbindungsmöglichkeiten, die mit dem Nucleus 6 erstmals kamen, nutze ich auch. Für die Meetings auf Teams nehme ich den Telefonclip. Das ist bei Onlinekonferenzen sehr angenehm. Auf der Arbeit habe ich eher durch Zufall entdeckt, dass das Telefon eine Spule hat, mit der alles viel klarer klingt. Ich kann auch einfach mit Handy am Ohr telefonieren. Bei längeren Gesprächen nehme ich da ebenfalls den Clip.

Interessant fand ich im Übrigen auch das Aqua-Kit. Mit dem war ich seit 30 Jahren das erste Mal wieder hörend im Wasser. Eine völlig neue Erfahrung.

Könnten Sie sagen, was das CI für Ihr Leben bedeutet?

Ich bin auf jeden Fall sehr froh, dass meine Eltern damals diesen Schritt gegangen sind. Wir hatten viel Glück, dass wir 1988 zu einem HNO-Arzt kamen, der bereits das Cochlea-Implantat kannte.

Vor vier Jahren war ich hier in Wien bei einem HNO-Arzt, weil ich die Verordnung für den neuen Sprachprozessor brauchte. Er sah meine CI und meinte: »Ach, so schaut also ein Cochlea-Implantat aus. Können Sie mir etwas darüber erzählen?«

Mir mein Leben ohne CI vorzustellen fällt mir schwer. Ich hätte die Gebärdensprache lernen müssen. Ich weiß nicht, wie es sonst so gekommen wäre.

Legen Sie Ihre CI auch mal ab, um etwas Ruhe zu haben?
Nein, nur abends zum Schlafen. Aber da ist das schon schön. Man nimmt sie ab und hat sofort seine Ruhe.

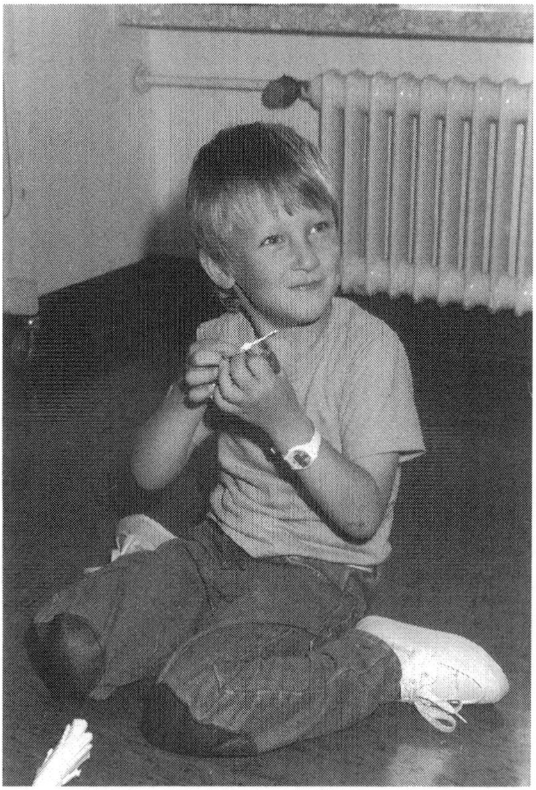

Tobias Fischer im Alter von vier Jahren. Foto: privat

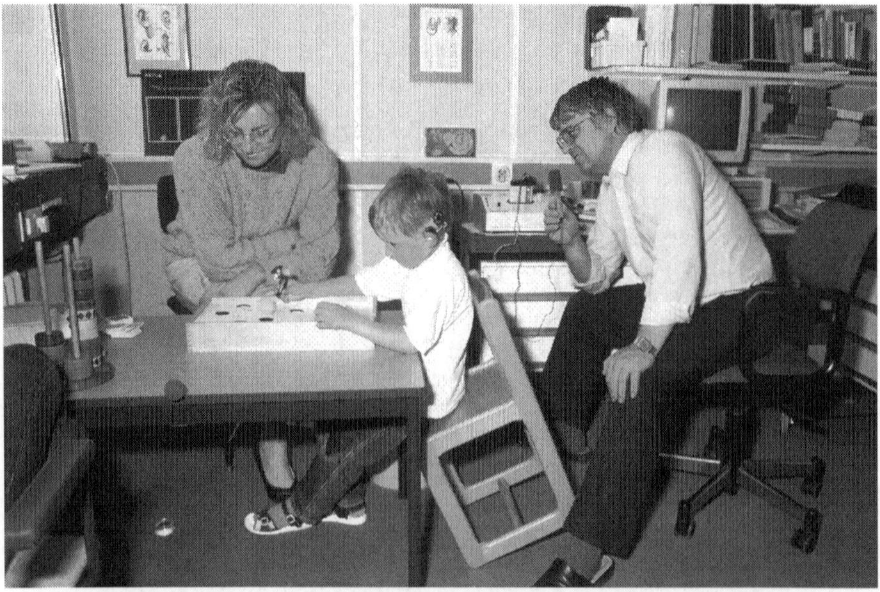

Tobias Fischer (Mitte) bei einer seiner ersten CI-Anpass-Sitzungen 1988 mit Rolf-Dieter Battmer (re.) und Frau Tillmann (li.). Foto: privat

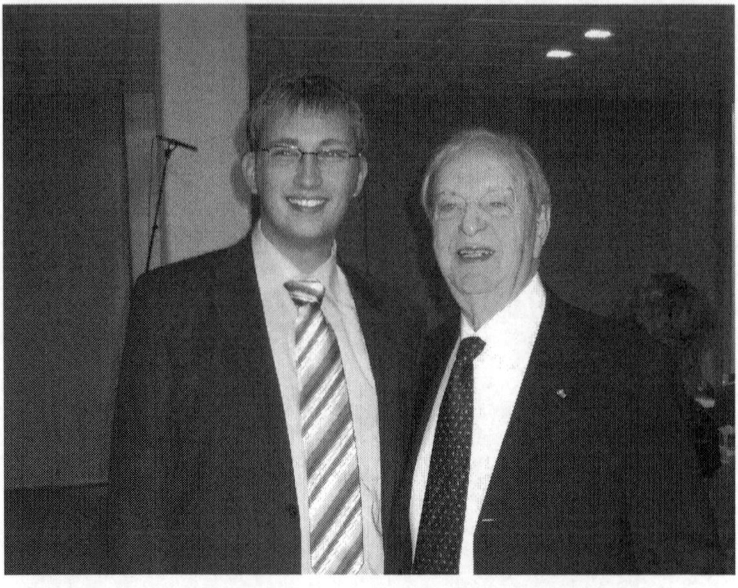

Tobias Fischer (li.) und Professor Ernst Lehnhardt (re.) beim Symposium der Deutschen Cochlea Implantat Gesellschaft (DCIG) 2007. Foto: privat

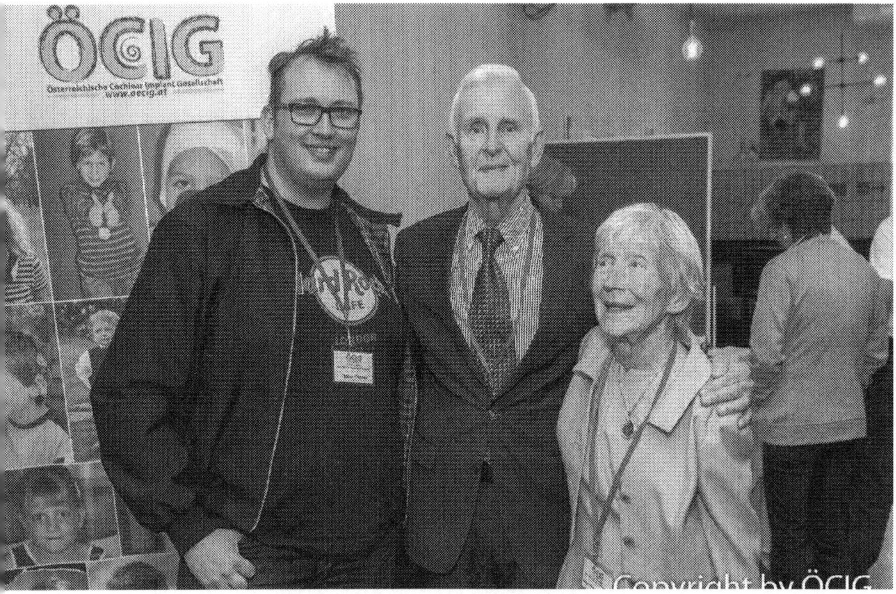

Tobias Fischer (li.) mit dem Pädagogen Dr. Bodo Bertram (Mitte) und der österreichisch-schweizerischen Pädagogin Susann Schmid-Giovannini, Pionierin der auditiv-verbalen Erziehung, beim Symposium der Österreichischen CI-Gesellschaft 2019 in Wien. Foto: ÖCIG

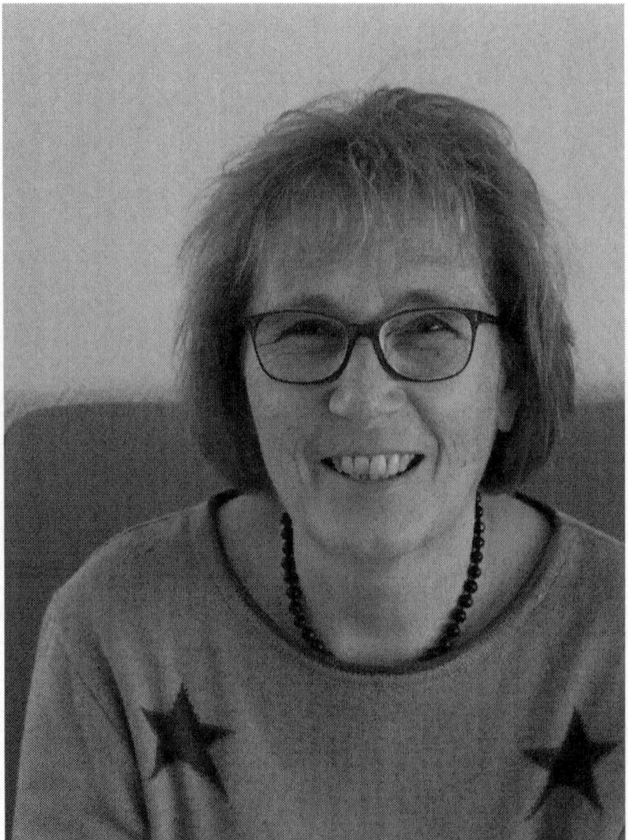

Foto: privat

»Zweifel hatte ich im Nachhinein nie«

Im Gespräch mit Ute Fischer

Im Juni 1988 erhielt der damals vierjährige Tobias Fischer an der HNO-Klinik der Medizinischen Hochschule Hannover (MHH) von Professor Ernst Lehnhardt ein Nucleus-Cochlea-Implantat (CI). Tobias war das erste CI-Kind in der Bundesrepublik – und somit auch in Europa. Um die Erstanpassung seines Sprachprozessors sowie um die Rehabilitation des Kindes kümmerten sich die CI-Pioniere Professor Rolf-Dieter Battmer und Dr. Bodo Bertram. Doch in der Fachwelt gab es damals große Skepsis und harsche Kritik: Wie nur konnte man auf die Idee kommen, einem kleinen Kind ein CI zu implantieren? – Das wollte ich von Ute Fischer, der Mutter von Tobias, erfahren.

Frau Fischer, welche Erinnerungen haben Sie an den November 1987, also an jene Zeit, in der Ihr Sohn Tobias sein Hörvermögen verlor?
Da lief es in unserer Familie eigentlich gerade alles gut. Tobias war ein fröhliches Kind. Er war dreieinhalb, sprach schon schön und viel und besuchte den Kindergarten. Sebastian, sein kleiner Bruder, war gerade geboren. Und wir haben uns die Zukunft sehr schön vorgestellt.

Aber dann, Ende November, wurde Tobias krank. Er hatte eine Meningitis, lag mehrere Wochen in der Kinderklinik, und meinem Mann und mir fiel bald auf, dass mit seinem Gehör etwas nicht stimmt. Er hat zwar immer schön weitergeplappert. Aber wenn man ihn etwas fragte, bekam man keinerlei Antwort. Es war unheimlich. Und er hat uns ja nicht sagen können, was los ist.

Und die Ärzte?
Die haben uns nicht wirklich ernst genommen. Oder sie wollten uns einfach beruhigen: »Wenn er spricht, dann hört er auch.« Sie haben uns noch Hoffnung gemacht, dass es besser wird, wenn er wieder zu Hause ist. Kurz vor Weihnachten wurde er dann entlassen und es hieß: »Machen sie mal so im Januar oder Februar einen Hörtest. Wenn es dann auch nichts ist, gibt es ja Hörgeräte.« Es ging Schlag auf Schlag, unsensibel.

Als wir zu Hause waren, lief Tobias gleich in sein Zimmer zum Kassettenrekorder und den Hörspielkassetten. Er schaltete den Rekorder an, dann kam er zu uns und meinte: »Kaputt.« Das war's. Als wäre das Thema Hören damit für ihn erledigt gewesen. Er hat nie gefragt: »Warum höre ich nicht?« Ich weiß nicht, ob Kinder in diesem Alter über so etwas einfach nicht nachdenken. Das konnte mir auch niemand erklären. Es war schon heftig.

Wie ging es dann weiter?
Die Welt stand mit einem Mal kopf und wir sorgten uns um die Zukunft. Erst einmal sind wir überallhin, wo es Aussicht auf Hilfe gab. Die erste Anlaufstelle war die HNO-Klinik der Uni Gießen. Wir bekamen einen Termin bei Dr. Kießling, und er war sehr direkt: »Tobias ist an Taubheit grenzend schwerhörig. Da ist nicht mehr viel. Suchen Sie sich Hilfe, denn sonst wird so ein Kind verhaltensgestört.«

Das war knallhart und für uns natürlich der nächste Schock. Aber er war es auch, der uns vom Cochlea-Implantat erzählte; und das habe ich ihm im Nachhinein hoch angerechnet. Auch wenn er uns keine Hoffnung machte: »Es gibt da diese Möglichkeit mit Cochlea-Implantat. Sie können sich ja mal informieren. Aber ich glaube, er ist noch zu klein.« Wir haben uns dennoch kundig gemacht. Die Behandlung gab es an der Klinik in Hannover. Und es gab noch einen Standort in der Nähe von Köln.

Wahrscheinlich das Marien-Hospital in Düren, wo Paul Banfai operierte?
Ja, das ist gut möglich. Aber da gab es keine guten Kritiken. Also schrieb ich an Professor Lehnhardt und er lud uns nach Hannover ein.

Ihr Brief ist von Ende April, der Besuch war dann im Mai. Tobias lebte da schon ein halbes Jahr ohne Gehör. Hatte ihn das verändert?
Er hatte sich sehr verändert. Er war nicht länger das fröhliche Kind, das wir kannten. Erschwerend kam wohl noch dazu, dass nun der kleine Bruder da war, der ja auch Zuwendung brauchte. Für Tobias war das sicher eine schwierige Zeit. Wir haben natürlich versucht, ihn das alles nicht so spüren zu lassen. Aber wie er wirklich empfunden hat, das konnte er uns ja nicht sagen. Das wüsste ich heute noch gern. Aber man erfährt es natürlich nie. Er selbst hat ja keine Erinnerungen daran.

Tobias wurde dann eher zurückhaltend und still. Und er verhielt sich oft aggressiv – insbesondere mir gegenüber. Irgendwie musste er sich ja mitteilen. Gesprochen hat er zwar noch. Aber die Aussprache wurde immer schlechter. Er zog die Worte in die Länge. Ich habe ihn noch verstanden, weil wir ja immer zusammen waren. Aber andere konnten das nicht mehr.

Hat er Hörgeräte bekommen?
Ja. Und er bekam Frühförderung, wie es Dr. Kießling empfohlen hatte. Dafür fuhren wir nach Friedberg zu Professor Gottfried Diller. In der Johannes-Vatter-Schule, einer Schule für Gehörlose und Schwerhörige, gab es die Wechselgruppen. Die hießen Wechselgruppen, weil jede Gruppe immer eine Woche blieb und dann mit einer anderen Gruppe wechselte.

Ich fuhr also mit Tobias immer für eine Woche nach Friedberg. Da wir nicht weit weg wohnten, schliefen wir zu Hause. In Friedberg haben sie mit den Kindern spielerisch gearbeitet, auch etwas Sport gemacht. Es war schon hilfreich, dass Tobias dadurch nicht ganz ohne Förderung blieb. Und sie konnten das natürlich besser als wir. Auch mir hat es geholfen.

Inwiefern?
Es war gut für meinen Umgang mit ihm. Ich bekam Tipps, wie man seinen Wortschatz erhalten kann. Auch der Austausch mit den anderen Eltern war hilfreich.

Wir haben dann weiter mit Tobias gesprochen, bekannte Worte wiederholt, damit er sie am Lippenbild erkennt und nicht vergisst. Aber für sein Hören hat es leider nichts gebracht. Am Anfang hieß es noch, er hätte verwertbare Hörreste. Das war vielleicht nur zur Beruhigung. Sie haben sich jede Mühe gegeben, damit ein bisschen Sprache erhalten bleibt. Und sie haben versucht, die Hörgeräte so gut wie möglich einzustellen und die letzten Reste aus der Technik zu kitzeln. Doch da war nichts zu holen. Auch nach drei Monaten mit Hörgeräten gab es keinerlei Verbesserung. Es war sehr mühsam – für alle.

Das CI blieb die einzige denkbare Chance?
Als wir Herrn Diller von unseren Überlegungen mit dem Cochlea-Implantat erzählten, war er überhaupt nicht angetan. Er glaubte nicht an den Erfolg und fand, dass man dem Kind das nicht antun muss, weil es auch anders geht.

Professor Diller hat seine Meinung zum CI ja dann sehr bald geändert. Aber damals war er ein strenger Gegner. Das hatte sicherlich auch mit der Einrichtung in Friedberg zu tun. Die Pädagogen, die mit den Gehörlosen arbeiteten, waren ja mehrheitlich gegen das

Cochlea-Implantat. Ihr Standpunkt war, dass die Kinder mit Gebärden groß werden können; also muss man so etwas nicht machen. Ich hingegen konnte mir schwer vorstellen, mit einem gehörlosen Kind zu leben und Gebärdensprache zu lernen.

Deshalb fuhren Sie nach Hannover. Welche Erinnerung haben Sie an den ersten Besuch bei Professor Lehnhardt?
Daran kann ich mich noch gut erinnern. Ich glaube, er war froh, dass wir mit Tobias zu ihm kamen. Es wurden die Untersuchungen gemacht, die gemacht werden mussten. Dann hieß es: »Wir können ihn operieren.« Und als das klar war, haben wir zugesagt.

Am liebsten hätten sie ihn gleich dortbehalten. Aber das war uns dann doch zu schnell. Nicht, weil wir noch Zeit für die Entscheidung brauchten. Wir wussten ja nun, dass man bald operieren muss, damit die Schnecke nicht verknöchert. Außerdem wurde uns gesagt, dass er auch schneller zurück in die Sprache findet, wenn man bald operiert. Aber wir mussten vor der OP zu Hause einiges organisieren. Tobias Bruder musste irgendwo bleiben. Also stimmten wir den Termin für Juni ab; das waren vier Wochen.

Kamen Ihnen in dieser Zeit niemals Zweifel? Wie hat Ihr Umfeld auf Ihre Entscheidung reagiert?
Wir selbst hatten keine Zweifel. Und in der Verwandtschaft waren alle froh, dass es für Tobias diese Chance gibt. Nur im Bekanntenkreis gab es ein paar Kommentare: »Wollt ihr das dem Kind wirklich antun? Und wenn es nichts wird?«

Für mich war das CI die Aussicht, dass sich alles noch ändern lässt. An die Vorstellung, dass Tobias gehörlos bleibt, konnte ich mich nicht gewöhnen. Und ich wollte es nicht. Es war sicher etwas Eigennutz dabei, weil es für uns mit einem hörenden Kind einfacher sein würde. Auch wenn niemand wusste, wie gut er wieder hören wird.

Welche Erfolgsaussichten gab man Ihnen in der Klinik?
Da konnten sie uns nicht viel sagen. Sie wussten nicht, ob es mit Tobias so wird, wie es vorher war. Ob sie uns Zahlen- oder Prozentangaben nannten, weiß ich nicht mehr. Sie haben nur gesagt, dass er auf jeden Fall wieder etwas hören wird. Nachdem über Monate gar nichts mehr ging, war für mich alles besser als das.

Und die Operation? Tobias erzählte, dass er am Abend vor der OP noch in eine andere Klinik gebracht werden musste, weil etwas kaputt war.
Nein, das war schon bei der Voruntersuchung – also bei diesem ersten Termin. Da war das MRT in Hannover defekt oder belegt und wir sind nachts mit dem Taxi nach Oldenburg. Vom MRT hing ab, ob er wirklich operiert werden kann. Voraussetzung war ja, dass der Hörnerv intakt und die Schnecke nicht verknöchert ist. Es war also wirklich wichtig. Und Tobias wollte nicht. Er hat nicht stillgehalten und sie wollten schon abbrechen. Aber alles hing davon ab. Also haben wir dort die halbe Nacht mit ihm zugebracht, bis es zum Glück funktionierte. Davon weiß Tobias bestimmt nur aus unseren Erzählungen. Ich glaube nicht, dass er sich daran noch erinnert.

Zur OP vier Wochen später reisten wir ein bis zwei Tage vorher an. Zu Professor Lehnhardt hatten wir schon vor der Operation Kontakt. Er kam abends vorbei, setzte sich bei Tobias aufs Bett und spielte mit ihm. Was genau, kann ich nicht mehr sagen. Vielleicht hatte er eine Figur dabei. Aber es gibt ein Foto, wie er neben Tobias auf dem Bett sitzt. Auf dem erkennt man auch, dass sein Kopf auf der Seite für die OP schon kahl ist. Die Haare hat ihm mein Mann abrasiert.

Ich denke mir, dass es bei Ihrer Entscheidung für die Operation ganz wichtig war, dass Sie Vertrauen in den Operateur hatten.
Das hatte ich. Professor Lehnhardt hatte so eine ganz ruhige und sympathische Art. Da hatte ich ehrlich gesagt keine Bedenken. Ihm hat man den Tobias schon anvertraut. Bei Dr. Kießling zum

Beispiel wäre ich da vielleicht etwas vorsichtiger gewesen. Das ist nicht böse gemeint. Er war eben nur so direkt. Professor Lehnhardt konnte uns auch nicht versprechen, dass es hundertprozentig gut wird. Aber da war schon Vertrauen. Sie waren überhaupt alle sehr bemüht. Das war eigentlich schön. Sie haben sich wirklich gefreut und es uns so angenehm wie möglich gemacht.

Und der Tag der OP?
Da kann ich mich nicht mehr erinnern. Ich könnte nicht mehr sagen, wie lange die OP gedauert hat. Sicherlich war es fürchterlich aufregend. Ich glaube, als es dann ernst wurde, habe ich schon mal gedacht, was ist, wenn sie anschließend sagen, dass es nicht funktioniert. Da hatte ich schon Angst. Man konnte ihm ja auch nicht erklären, was mit ihm passiert. Aber letztlich war die Hoffnung, dass alles besser wird, größer. Also nimmt man's in Kauf – für sich selbst und das Kind.

Als es vorbei war, hatte er einen Kopfverband. Und als sie uns dann sagten, dass sie alle Elektroden implantieren konnten, und dass alles gut funktioniert hat, waren wir natürlich sehr dankbar. Das war die erste Erleichterung.

Bis zur Erstanpassung dauerte es noch mal vier Wochen?
Ja. Nach der OP sind wir wieder nach Hause, erst musste alles abheilen. Die Erstanpassung war im Juli. Das war natürlich aufregend. Es waren ziemlich viele Leute da, die zugucken und vielleicht Rat geben wollten. Auch aus Australien war jemand gekommen. Für die Techniker war die Anpassung bei einem Kind Neuland. Und für Tobias war es sicher nicht einfach. Er kam sich ein bisschen vorgeführt vor. Und er wusste ja nicht, was mit ihm geschieht.

Ich konnte mir nicht genau vorstellen, wie das technisch funktioniert. Sie haben ihr Bestes gegeben. Der Techniker, der die Anpassung gemacht hat, war Herr Battmer. Zuerst mussten die Elektroden aktiviert und dann eingestellt werden. Man konnte deutlich sehen, wie Tobias darauf reagierte. Man sah, dass er hörte. Er reagierte noch nicht auf Ansprachen. Bis er verstehen konnte, war es ein langer Prozess. Aber es war schon an diesem Tag ein Erfolg.

Wie lange hat es gedauert, bis Tobias wieder Sprache verstand?
Das kann ich gar nicht mehr sagen. Anfangs waren wir froh, dass er wieder Geräusche gehört hat. Sie meinten dann, wir sollten mal mit ihm in den Zoo gehen. Das haben wir gleich in Hannover gemacht und ihn dort auf alle möglichen Geräusche hingewiesen. Man merkte, dass er etwas wahrnahm. Aber bis er Sprache verstand, hat es gedauert. Wir sind auch noch sehr oft zur Anpassung, weil die Elektroden immer wieder nachgestellt werden mussten.

Auch das wurde toll gemacht. Ich weiß gar nicht, wie sie sich das überhaupt überlegt hatten; ob es da irgendwelche Erfahrungen gab, wie man das bei einem Kind macht. Bei der Einstellung waren sie ja auf seine Rückmeldung angewiesen.

Da sagt Professor Battmer, dass das alles Learning by Doing war.
Sie haben sich die größte Mühe gegeben. Herr Battmer hatte einen Schieber – mit Ohren drauf, leise und laut, angenehm und unangenehm. Tobias sollte zeigen, wie es für ihn ist. Wenn die Elektroden eingestellt waren, wurde probiert, ob er etwas versteht. Dann wurden ihm Wörter angeboten, die er nachsprechen sollte. Je nach Tagesform lief die Sitzung gut oder auch nicht. Mal arbeitete er mit. Wenn er nicht wollte, war ich es, die es abbekam. Dann hat er mich schon mal gekniffen oder gebissen. Manchmal war es schwer, ihm klarzumachen, dass er mitarbeiten muss.

Letzten Endes haben sie es aber hingekriegt. Und es war immer auf das Kind abgestimmt, also nie auf Biegen und Brechen. Wenn sie merkten, dass er eine Pause braucht, haben sie unterbrochen.

Sie erwähnten die ersten Geräusche. Da hat Tobias ein Erlebnis geschildert …
Ja, das Schützenfest, auf dem er alle Luftballons zerstochen hat. Er hatte großen Spaß, weil er das Platzen hören konnte. Davon erzählt er oft. Ich kann mir vorstellen, dass es der Moment war, in dem ihm selbst erstmals bewusst wurde, dass da wieder was ist. Das waren so unsere Erfolge. Wenn ein Flugzeug geflogen kam, und man konnte ihm das zeigen und er hat es gehört. Das ging vorher alles nicht mehr. Oder wenn in der Küche ein Topfdeckel runterfiel. Wenn das schepperte, fand er es so toll, dass der Deckel auch fünfmal runterfallen konnte.

Tobias musste nun den ganzen Tag Technik am Körper tragen. War es schwierig, ihm das zu vermitteln?
Soweit ich mich erinnern kann, hat er das einfach akzeptiert. Ich könnte nicht sagen, dass er es mal nicht angelegt haben wollte oder dass er es sich selbst abgenommen hat. Ich glaube, er hat sehr schnell gemerkt, dass es für ihn ein Vorteil ist. Ganz am Anfang hatte er noch den großen Sprachprozessor, den WSP. Da mussten wir schon ein bisschen basteln, damit der auch bei einem Vierjährigen hält. Manchmal war es etwas lästig. Wir bastelten einen Gurt. Dann gab es verschiedene Taschen. Wir haben das immer noch etwas verfeinert, damit es gut hält und er sich bewegen kann. Der Taschenprozessor saß auf seinem Rücken.

Dann gab es den Mini-Taschenprozessor. Der war schon mal kleiner und leichter. Jede neue Technik war schön, weil es wieder einfacher wurde. Sehnsüchtig gewartet haben wir natürlich auf das erste Hinter-dem-Ohr-Gerät. Als man kein Kabel mehr brauchte, war das eine große Erleichterung.

In Hannover haben Sie auch die Reha mitgemacht, die damals unter Leitung von Bodo Bertram aufgebaut wurde?
Ja, da haben wir alles erlebt. Anfangs gingen wir noch in die MHH. Dann gab es schon das »Wilhelm Hirte«-Haus, zu dem auch andere Kinder kamen. Da wurde es schon etwas voller. Vorher hatte sich alles nur auf uns konzentriert; das war natürlich schön.

Herr Bertram hat das immer toll gemacht. Er hat mit Tobias gespielt – also Rollenspiele mit Puppen, die miteinander redeten. Mama und Kind trinken Kaffee und unterhalten sich. Das haben sie zusammen gespielt, damit Tobias hören und sprechen lernt. Herr Bertram hat das wie ein Kindergärtner gemacht, richtig schön. Davon gibt es noch alte Videos.

Und dann sind Sie auch in das neue Cochlear Implant Centrum in die Gehägestraße gefahren?
Ja. Die Angebote vom CIC und das Team waren super. Und wir sind dorthin gefahren, weil es wichtig für Tobias war. Aber ich war ehrlich gesagt immer froh, wenn die Woche rum war. Die Fahrt ins CIC bedeutete auch, dass alles andere eine Woche warten musste. Dann wollte man aus den Aufenthalten natürlich das Maximum herausholen, und es nervte mich, wenn Tobias nicht mitzog. Dennoch musste man Rücksicht nehmen, weil es ohne seine Mitarbeit nicht ging. Es war anstrengend – für uns beide. Es gab immer mal Reibereien.

Wir sind außerdem weiter nach Friedberg gefahren. Ich war ja froh über jede Hilfe, die wir bekommen konnten. Der große Vorteil an Friedberg war, dass es vor unserer Haustür ist. Und soweit ich weiß, hatten sie ihr Konzept auch mit Hannover abgestimmt. Die Rollenspiele mit den Puppen zum Beispiel hat Tobias dort ebenfalls gemacht. Und die Fahrten nach Hannover wurden weniger. Wir sind dann nur noch halbjährlich dorthin, um die Elektroden nachstellen zu lassen. Das ging in Friedberg noch nicht so gut.

Tobias meinte, der Erfolg seiner Versorgung hätte mit dazu beigetragen, dass Professor Diller seine Meinung vom Cochlea-Implantat geändert hat.
Das denke ich auch. Er hat sich mit uns gefreut, dass es bei Tobias so gut geklappt hat, und auch gesagt, dass er das nicht erwartet hätte. Das konnte ja auch niemand vorhersagen.

Haben Sie mit Tobias auch zu Hause viel geübt?
Ja, natürlich. Da war es gut, dass ich die Anleitung aus Hannover und aus Friedberg hatte. So wusste ich, was zu tun war. Wir hatten damals zum Beispiel überall Zettel, auf denen die Namen der Gegenstände standen. Also auf dem Kissen lag ein Zettel mit der Aufschrift »Kissen« usw. Das hatte man uns so empfohlen; und es hat dazu geführt, dass Tobias sehr bald lesen lernte.

Dann haben wir viele Lernspiele gemacht. Und vor allem wurde viel gesprochen. Im Grunde bestand der ganze Tag aus Lernen. Alles, was wir getan haben, wurde immer sprachlich begleitet, um Hören und Sprechen anzuregen. Ein Vorteil war da auch, dass Tobias den Bruder hatte, der dreieinhalb Jahre jünger ist. Die beiden haben eigentlich zusammen sprechen gelernt – Tobias zum zweiten Mal. Möglicherweise fiel es ihm dadurch leichter. Als sein CI gut eingestellt war, kam er auch mit der Sprachentwicklung sehr gut voran.

Haben Sie den Kindern auch vorgelesen?
Sehr viel. Tobias hat sich immer gern vorlesen lassen. In der nächsten Stadt gab es eine Bücherei. Dort sind wir hin und haben Bücher geholt; er konnte sie sich selbst aussuchen. Dann wurde alles gelesen.

Aus Friedberg kam außerdem einmal die Woche ein Haus-Spracherzieher zu uns. – Ich glaube, so nannte man das damals. – Er hat mit Tobias ein bisschen spielerisch geübt. Und als Tobias in der Schule war, hat er ihm bei den Hausaufgaben geholfen. Zudem war er der Ansprechpartner für die Schule, davor auch für den Kindergarten.

Inwieweit hat sich mit der CI-Versorgung Tobias' Wesen verändert?

Ich kann mich nicht erinnern, dass es eine schlagartige Veränderung gab. Er blieb schon eher in sich gekehrt. Auch später in der Schulzeit war er zwar aufgeschlossen, jedoch im Grunde ein Einzelgänger, der sein eigenes Ding machte.

Wichtig war jedoch, dass er mit dem CI wieder teilnehmen konnte und mehr von der Umwelt mitbekam. Dadurch wurde er auch umgänglicher.

Haben Sie erlebt, dass Tobias mit seinem Hörvermögen an Grenzen kam?

Wenn er müde war, ging es mit dem Hören nicht mehr so; das hat man schon gemerkt. Und ganz am Anfang durfte man nicht hinter ihm stehen, wenn man mit ihm sprach. Man musste ihn ansehen, vielleicht sogar anfassen, und sagen: »Hör mal, Tobias!« Wobei klar ist, dass man im Alter von vier, fünf, sechs noch andere Dinge will als hören.

Durch die Ertaubung hatte er ein bisschen den Anschluss an andere Kinder verpasst. Er konnte lange keinen Sport machen, weil er Probleme mit dem Gleichgewichtssinn hatte. Fahrradfahren hat er deshalb erst spät gelernt. Er war dann mit uns im Schützenverein. Schießen ist ja auch Sport; kein Mannschaftssport, aber das störte ihn nicht. Er war auch sonst ganz gern allein, zum Beispiel viel am Computer. Er hatte einen guten Freund, mit dem er was unternommen hat. Er ist zur freiwilligen Feuerwehr und zur Burschenschaft gegangen. Er hat seinen Spaß gehabt, aber er war nie jemand mit vielen Freunden.

Wie war Tobias' Schulzeit?

Die Grundschule war bei uns im Dorf. Da hatte er schon zwei Jahre lang das CI. Er kam mit den Kindern in die Klasse, die er aus dem Kindergarten kannte. Uns war das sehr wichtig. Er sollte in seinem gewohnten Umfeld bleiben. Und er bekam einen tollen Klassenlehrer, der uns gleich sagte: »Wir kriegen das schon hin!« Da hatten wir wirklich Glück! Eine Zeit lang haben wir in der Schule zusätzlich eine Miniport-Anlage ausprobiert. Aber mit dem CI war die nicht so das Gelbe vom Ei. Es funktionierte nicht zuverlässig, da haben wir es bleiben lassen.

Später hatte er in der Schule mit Sicherheit auch schlechtere Phasen. Aber darüber hat er nie viel gesprochen. Er hatte ja einen Haus-Spracherzieher. Der kam ja wöchentlich in die Schule, war für Fragen und Probleme ansprechbar und gab den Lehrern ein bisschen Hilfestellung. Und er hat Tobias bei vielen Problemen unterstützt, mit denen er allein vielleicht etwas überfordert gewesen wäre. In die Schule ist er auch noch in den oberen Klassen gekommen. Nur kam er irgendwann nicht mehr aus Friedberg, sondern aus Bad Camberg, weil sich durch eine Umstellung die Zuständigkeit geändert hatte.

Haben Sie mitbekommen, dass Tobias in der Schule wegen des CI mal gehänselt wurde?

Also wegen des CI jetzt nicht. Einmal gab es einen Zwischenfall. Aber ob der nur mit dem CI zusammenhing, kann ich nicht sagen. Es war gut, dass es den Haus-Spracherzieher gab. Der wird vielleicht auch den Kindern erklärt haben, was mit Tobias ist.

Sicherlich wird Tobias auch mal Situationen erlebt haben, in denen er sich unwohl gefühlt hat. Manches wissen wir nicht, weil er es nicht erzählt hat. Das hat er dann mit sich ausgemacht. Als er älter war, ist er sowieso seinen eigenen Weg gegangen.

Wie war es denn, als er 2007 auf dem anderen Ohr ein CI bekam?

Da hatten wir gar nicht mehr viel Einfluss. Das hat er selbst entschieden und gemacht. Da war er schon erwachsen; er ist auch sehr bald ausgezogen.

Beim zweiten CI gab es noch etwas Kampf mit der Krankenkasse. Die haben ihm erst erklärt, dass es doch reicht, wenn er mit einem Ohr hört. Aber am Ende hat es doch funktioniert. Es war wohl wirklich gut für ihn, dass er das gemacht hat.

Hatten Sie im Nachhinein jemals Zweifel an der Entscheidung für die Implantation?

Nein, nie. Auch Tobias hat uns nie gefragt: »Warum habt ihr das damals gemacht?« Für sein Leben war diese Entscheidung natürlich ganz wesentlich. Und wie gesagt, wir haben sie wohl auch ein Stück aus Eigennutz getroffen, weil wir es uns anders gar nicht vorstellen konnten. Er war eben auch ein Kind, das davor gehört hatte. Vielleicht ist es noch anders, wenn ein Kind gehörlos zur Welt kommt. Aber Tobias hat seinen Weg mit dem CI gemacht.

Rückblickend ist es schon Wahnsinn, wie er das alles geschafft hat. Damals waren wir froh, dass er überhaupt wieder hören und »normal« aufwachsen kann. Über seine Chancen im Beruf hätte ich da noch nicht einmal nachdenken wollen. Aber er war auch sehr ehrgeizig. Wir mussten ihn da zu nichts zwingen. In der Schulzeit sicherlich. Da musste man schon ein bisschen dahinter sein. Aber die Ausbildung, sein Studium – das hat er sich alles erarbeitet und oft sicherlich hart erkämpft. Der ganze Weg – als es dann so lief – war seine Entscheidung. Wir sind stolz auf ihn, und er kann stolz auf sich sein.

Ute Fischer
Brautpfad 8

6338 Hüttenberg

Hüttenberg, 20.04.1988

MHH Hannover
Hals- und Nasenheilkunde
Postfach 610 180

3000 Hannover 61

Sehr geehrter Herr Professor Lenhardt!

Unser 4-jähriger Sohn Tobias (geb. 27.01.84) ist Ende November 1987 an Meningitis erkrankt, die durch Haemophilusbakterien verursacht wurde. Seitdem ist er auf beiden Ohren extrem hochgradig schwerhörig.
Er trägt seit 3 Monaten Hörgeräte, zeigt aber bis jetzt noch sehr wenig Reaktion.

Herr Dr. Kießling von der HNO- Klinik in Gießen empfahl uns, daß wir Tobias doch einmal bei Ihnen vorstellen sollen, vielleicht sogar schon wegen einer möglichen Operation.

Mein Mann hat in der zweiten Junihälfte Urlaub, da würde es uns gut passen

Ich würde mich freuen, bald von Ihnen zu hören und lege für die Antwort einen Rückumschlag bei.

Mit freundlichen Grüßen

Brief Ute Fischers an Professor Ernst Lehnhardt vom April 1988. Quelle: U. Fischer

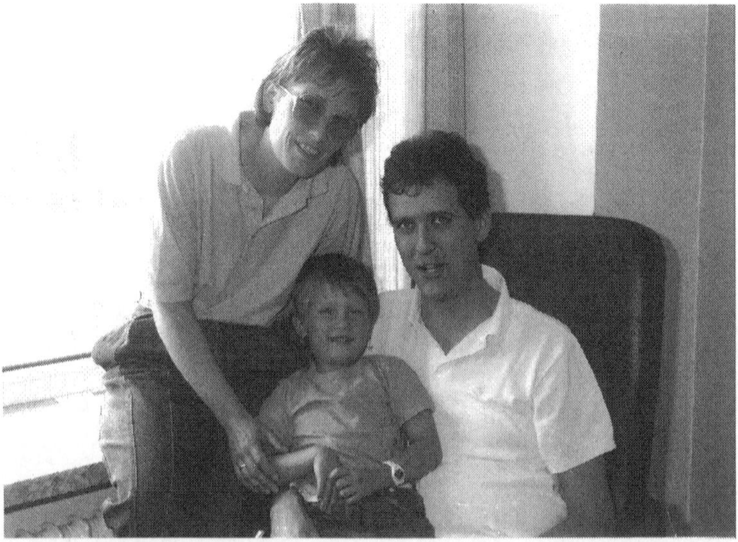

Ute (li.) und Peter Fischer (re.) mit ihrem Sohn Tobias, dem ersten CI-Kind in Deutschland. Foto: privat

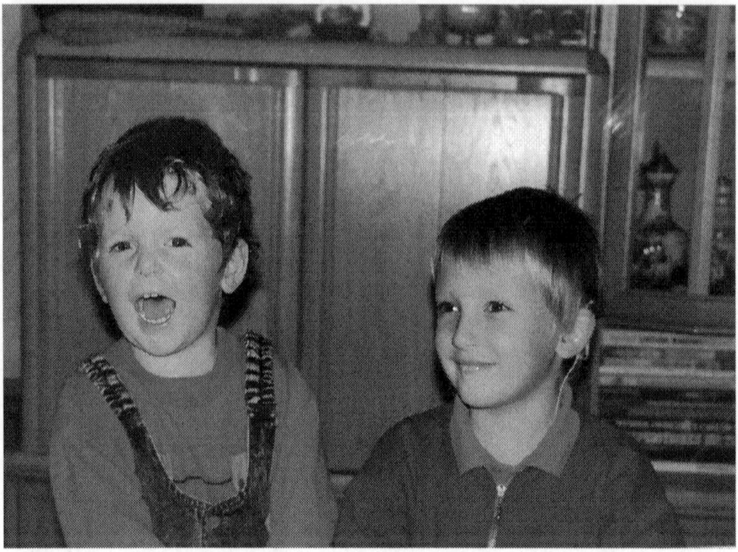

Tobias Fischer (re.) gemeinsam mit seinem jüngeren Bruder. Foto: privat

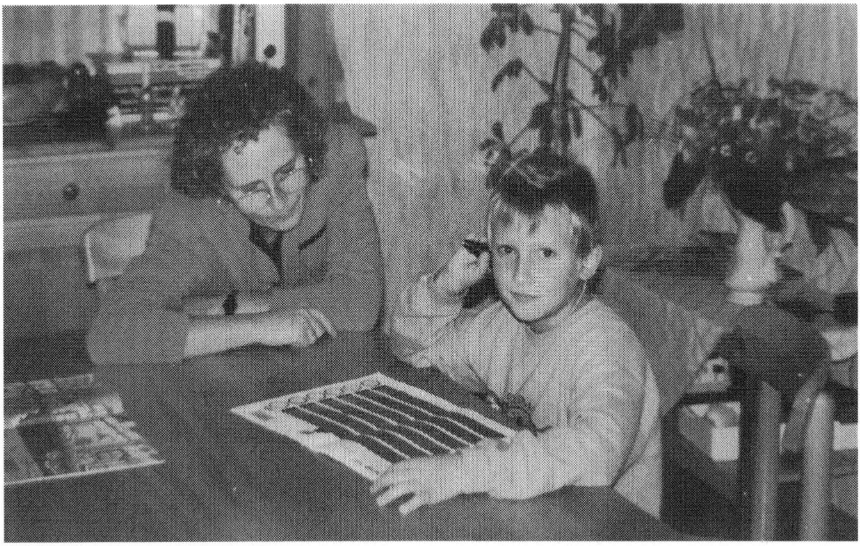

»Das war schon anstrengend.« Tobias Fischer (re.) beim Üben. Foto: privat

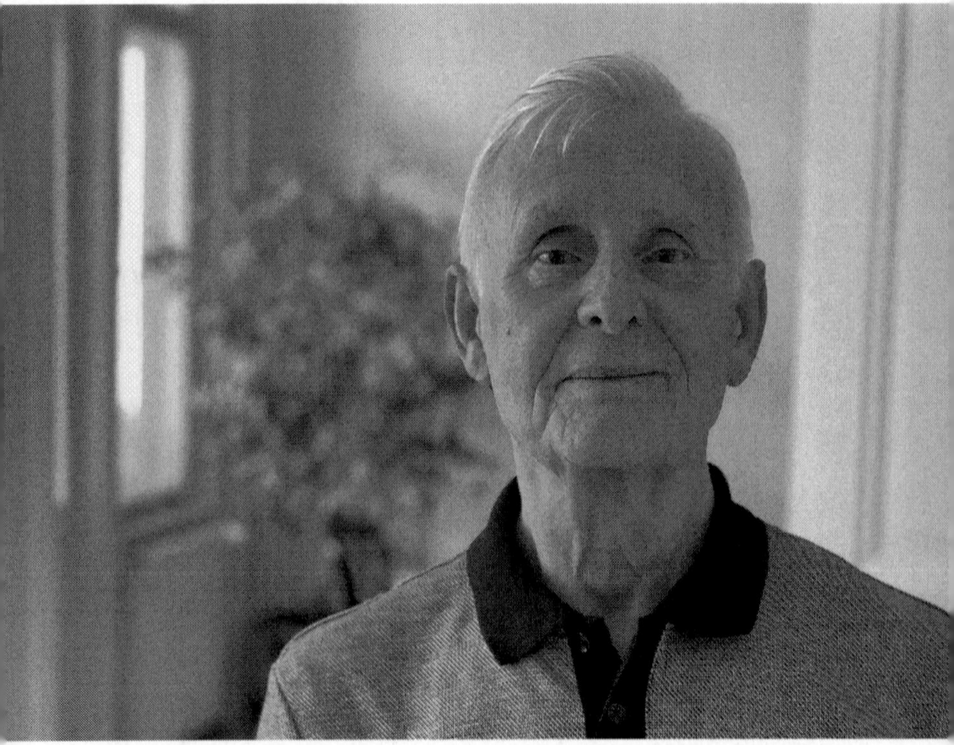

Foto: Schaarschmidt

»Anfangs gab es große Skepsis«

Im Gespräch mit Dr. Bodo Bertram

Sucht man nach Zeitzeugen, die über die Anfänge der Cochlea-Implantat-Versorgung in Deutschland berichten können, dann kommt man an Dr. Bodo Bertram nicht vorbei: Der promovierte Gehörlosenpädagoge entwickelte ab Ende der 80er-Jahre in enger Zusammenarbeit mit dem deutschen CI-Pionier Professor Ernst Lehnhardt das erste Reha-Konzept für CI-versorgte Kinder. Dessen Umsetzung übernahm er dann gemeinsam mit seinem Team im neu geschaffenen Cochlear Implant Centrum (CIC) »Wilhelm Hirte« in Hannover, dem ersten CI-Zentrum Deutschlands, das Bodo Bertram fast 20 Jahre leitete.

Herr Dr. Bertram, Sie haben ab Ende der 80er-Jahre in Hannover das erste Reha-Konzept für CI-versorgte Kinder entwickelt und umgesetzt. Davor hatten Sie als Gehörlosenpädagoge gearbeitet – in der DDR.
Ja, das stimmt. (lacht) Dort war ich im Laufe meiner Tätigkeit schon früh politisch angeeckt. Nach dem Abitur begann ich ein Lehrerstudium für Biologie und Sport, brach es jedoch ab. Ich arbeitete danach als Erzieher an der Gehörlosenschule in Halle und machte nebenberuflich eine Ausbildung am dortigen Lehrerbildungsinstitut. 1972 wechselte ich an die Gehörlosenschule Berlin, nahm dann von 1976 bis 1978 ein Sonderschulstudium an der Berliner Humboldt-Universität auf und schloss es als Diplompädagoge für hörgeschädigte Kinder und Jugendliche ab. Es war ein sehr vielseitiger und fundierter Studiengang, zu dem hörgeschädigten- und sprachbehindertenpädagogische ebenso wie psychologische Fächer gehörten. Grundlagen der Audiologie sowie medizinische Grundlagen der Pädiatrie, der HNO-Heilkunde und der Kinderpsychiatrie wurden ebenfalls vermittelt.

Im Anschluss sollte ich im Rahmen einer Aspirantur eine Dissertation zum Thema »Früherfassung gehörloser Kleinkinder in der DDR« schreiben. Doch aufgrund meiner politischen Haltung wurde mir diese verwehrt. Ich unterrichtete dann fünf Jahre an der Gehörlosenschule »Albert Gutzmann« in Berlin. Es war beabsichtigt, eine Klasse für taubblinde Kinder zu eröffnen, die ich gern übernommen hätte. Aber auch das wurde mir aus ideologischen Gründen verwehrt. Da ich auch keine Genehmigung für eine außerplanmäßige Aspirantur erhalten hatte, war das der Schlusspunkt für mich. Ich stellte Ende 1986 einen Ausreiseantrag, wurde entlassen und arbeitete in der »Wartezeit« als Sprachtherapeut an einem evangelischen Kinderheim für behinderte Kinder. Im September 1988 erhielt ich dann schließlich die Ausreiseerlaubnis in die Bundesrepublik.

Zu dieser Zeit versorgte Professor Lehnhardt erstmals Kinder mit einem Nucleus-CI. Wie fanden Sie zueinander?
Über das Arbeitsamt Hannover. Nach meiner Ausreise kam ich durch einen befreundeten Arzt, der sich während meiner Ausreisezeit sehr für mich und meine Kinder eingesetzt hatte, nach Peine, nicht weit von Hannover. Bis meine Zeugnisse durch die Behörden als gleichwertige Ausbildung anerkannt waren, verging ein halbes Jahr. Außerdem bekam ich zusätzlich die Anerkennung als Logopäde. Das Arbeitsamt in Hannover schickte mir ein Angebot: Die Medizinische Hochschule Hannover (MHH) suchte einen Experten für gehörlose Kinder. Ich habe mich sofort dort vorgestellt und wurde zunächst von Herrn Professor Battmer interviewt, der mir in diesem Gespräch sehr wohlwollend die zukünftigen Anforderungen erläuterte und mich auch für die Anstellung empfohlen hat. Dann kam Professor Lehnhardt. Ich sehe ihn heute noch vor mir stehen. Er guckte mich von oben an und bestellte mich zunächst in sein Büro. Nach einer kurzen Auswertung der Beurteilung von Professor Battmer lud er mich zum Wochenende zu sich nach Hause ein. Er wollte mich wohl »abklopfen« und mir seine zukünftigen Pläne zur CI-Versorgung von Kindern erläutern. Schließlich bekam ich die Stelle.

1984 hatte Professor Lehnhardt bereits mit der CI-Versorgung von postlingual ertaubten Erwachsenen begonnen; und die Patienten hatten zur großen Überraschung relativ schnell Sprache verstanden. Nun wollte er auch gehörlose Kinder versorgen. Ihm war klar, dass er dafür jemanden brauchte, der ein Rehabilitationskonzept entwickelte; also ein postoperatives medizinisch-pädagogisches Konzept. Das wurde meine zukünftige Aufgabe, später auch das Thema meiner Dissertation an der Medizinischen Hochschule Hannover.

Welche Erinnerungen haben Sie an die allerersten CI-Kinder?
Das erste Kind, mit dem ich zu tun hatte, war ein kleines Mädchen aus Dubai. Professor Lehnhardt hat es wohl im Alter von dreieinhalb Jahren mit einem CI versorgt. Zuvor hatte er jedoch gezögert, weil er sich nicht sicher war, ob noch Hörreste vorhanden waren. Er erzählte mir, dass die Mutter ihn zur Operation gedrängt hätte. Eine extracochleäre Elektrode, die er erwogen hatte, hätte keinen Erfolg gezeitigt. Sowohl Professor Lehnhardt als auch Professor Battmer haben stets mit großem Verantwortungsbewusstsein ihre Entscheidungen abgewogen. Ich habe das Mädchen dann kurzzeitig betreut. Soweit ich weiß, hat sie später in der Schweiz studiert und sie spricht heute Arabisch, Englisch und Deutsch.

Das erste Kind aus Deutschland war ein Junge, der infolge einer Meningitis beidseits ertaubt war. Er war ungefähr vier Jahre alt. Ich habe ihn vor drei Jahren in Wien wiedergetroffen; er lebt heute dort und hat ein Technikstudium absolviert. Die ersten Kinder operierte Lehnhardt in einem Alter von drei bis vier Jahren, also zu einem Zeitpunkt, an dem hörende Kinder schon gut in der Lautsprache unterwegs sind. Inzwischen ist es ja durch das Neugeborenen-Hörscreening möglich, hörgeschädigte Kinder frühzeitiger zu erfassen, sie früh mit adäquaten Hörhilfen zu versehen sowie therapeutisch zu intervenieren. Sollten Hörgeräte keinen Erfolg für den Lautspracherwerb erbringen, ist eine sehr viel frühere CI-Versorgung möglich.

Doch damals waren diese Versorgungen völliges Neuland.
Wir lernten ständig dazu. Eine wichtige Frage war zum Beispiel, wie lange so ein Implantat hält. Lehnhardt hatte bereits circa 135 Erwachsenen ein CI implantiert, ehe er mit Kindern begann. Er wollte sichergehen und nachweisen, dass die Implantate sehr sicher und im Fall eines Defekts austauschbar sind. Auch musste ihre Größe für den Schädel eines Kindes geeignet sein. Das war erst beim Nucleus CI22M der australischen Firma Cochlear der Fall. Also hoffte Lehnhardt, gehörlosen Kinder nunmehr einen hörgestützten Lautspracherwerb ermöglichen zu können.

Es gab immer neue Erfahrungen. Ein kleines Mädchen, das nach einer Meningitis beidseits ertaubt war, sollte ein CI bekommen. Doch es stellte sich während der Operation heraus, dass das Inserieren des Elektrodenträgers in die Scala tympani nicht möglich war. Eine partielle Obliteration (Verstopfung bzw. Verknöcherung der Cochlea – Anm. d. Red.) war der Grund dafür. Also operierte Lehnhardt die zweite Seite.

Wie wurde die neue Behandlungsmethode allgemein bewertet?
Der neuen Methode wurde anfangs mit großer Skepsis und sogar mit Ablehnung begegnet – sowohl seitens vieler HNO-Ärzte als auch von Vertretern aus der Wissenschaft. Und auch viele Hörgeschädigtenpädagogen begegneten dem Cochlea-Implantat sehr, sehr zurückhaltend. Der Grund dafür waren Erfahrungen, die sie Jahre zuvor mit dem Implantat von Banfai, einem Implantat mit perkutaner Übertragung, gemacht hatten. Soweit ich weiß, wurden mit ihm auch ältere Kinder versorgt. Das brachte kaum Erfolge. Die Kinder hatten keinerlei Nachsorge, und letztendlich legten die Versorgten ihr CI ab bzw. ließen es explantieren.

Wie sind Sie dieser Skepsis begegnet?
Indem wir von Beginn an den Kontakt zu den Schulen suchten. Lehnhardt und ich wurden ständig eingeladen. Anfangs hat nur er gesprochen, dann haben wir uns die Aufgabe geteilt – er referierte den medizinischen Anteil der CI-Versorgung und ich stellte das Konzept der postoperativen Rehabilitation vor. Auch hielten wir in einer Reihe von HNO-Kliniken Vorträge, ebenso auf Kongressen. Wir waren in 70 bis 80 deutschen Städten. Später ging es auch durch Europa und in Länder außerhalb des Kontinents.

Eine Stärke unserer Aufklärungsarbeit war sicherlich, dass wir das CI auch hinterfragten: »Es ist eine beeindruckende Technik, aber wir haben es mit Menschen zu tun, die haben Hoffnungen, die sich nicht immer erfüllen lassen.« Für diese Haltung kritisierte man mich oft. Ich denke jedoch immer noch, wir müssen ehrlich sein. Jede Therapie hat Grenzen, und neben vielen Erfolgen kann es auch Misserfolg geben.

Wie ging es damals weiter?
Wenn sich interessierte Eltern in der MHH meldeten, nahm ich sofort Kontakt zu den jeweiligen Schulen bzw. den Frühförderstellen auf. Über sie bekamen wir Antwort auf einem für die Entscheidungsfindung entwickelten Fragebogen: Wie ist die sprachliche Entwicklung des Kindes? Nutzt es Hörgeräte? Wie wird die Hör-Sprachentwicklung des Kindes mithilfe der bisher genutzten Hörgeräte beurteilt? Wie steht das familiäre Umfeld zu einer möglichen CI-Versorgung des Kindes? Welche Motive haben die Eltern für eine Implantation und inwieweit ist die Schule bereit, das Kind zu unterstützen? Danach stellte ich die Kinder bei Lehnhardt vor. Das war noch an der HNO-Klinik der Medizinischen Hochschule. 1990 zogen wir dann – dank des intensiven Engagements von Lehnhardt – in ein kleines Haus.

Das war sozusagen die Geburt des Cochlear Implant Centrums Hannover?
Ja, und es war die überhaupt erste Einrichtung dieser Art weltweit. Lehnhardt hat das mit seinen Kontakten und seiner Autorität möglich gemacht, auch die schwierige Finanzierung. In dem Zusammenhang muss man auch den deutschen Krankenkassen danken, die die Versorgung durch die Übernahme der Kosten ermöglichten. Für die Trägerschaft wollte Lehnhardt anfangs die MHH gewinnen, doch die lehnte ab. Die Trägerschaft hat dann dankenswerterweise die Stiftung Hannoversche Kinderheilanstalt, vertreten durch den damaligen Geschäftsführer Herrn Diplom-Kaufmann Berking, übernommen. Später hat sich auch sein Nachfolger, Herr Dr. Thomas Beushausen, stets mit großem Einsatz für die Belange des CIC eingebracht.

Die Deutsche Cochlea Implantat Gesellschaft (DCIG) unterstützte uns finanziell und die Hörakustikfirma Kind finanzierte zu Beginn die Gehälter zweier Kollegen. Wir hatten ein Konzept und entsprechende Räumlichkeiten für unsere Arbeit. Mir standen von Anfang an Mitarbeiter zur Seite, die sich ebenso wie ich mit großem Engagement der neuen Herausforderung stellten. Dieses Engagement hat all die Jahre nie nachgelassen. Das spürten auch die Eltern und die Kinder. Die Arbeitsfreude und die Empathie der einzelnen Mitarbeiter waren unser größter Schatz. Dafür gebührt ihnen mein größter Respekt und ein großer Dank. Auch die vielen Besucher waren von diesem Engagement stets beeindruckt.

Wie sah Ihr Konzept aus?
Wichtig war mir, dass es während der Aufenthalte bei uns nicht nur um das Hören und Sprechen sowie um eine optimale Anpassung der Sprachprozessoren geht. Vielmehr sollte die Entwicklung der Kinder in Gänze Berücksichtigung finden. Das schloss neben der Förderung der hörgestützten Lautsprachentwicklung auch die Förderung von Freude am Spiel und die Entwicklung von Kreativität

mit ein. Daher stellte ich ein multiprofessionelles Team zusammen. Das Konzept vereinte unterschiedliche Berufsbilder wie Elektroingenieure für die Anpassung der Sprachprozessoren, Gehörlosenpädagogen, Diplompädagogen für Sprachbehinderte, Logopäden, Atem-, Stimm- und Sprechtherapeuten sowie die musikalisch-rhythmische Erziehung und die heilpädagogische Förderung durch eine qualifizierte Erzieherin.

Später dann, im neuen CIC »Wilhelm Hirte«, kam noch die motopädische sowie ergotherapeutische Förderung von Kindern durch qualifizierte Mitarbeiter dazu. Das war wichtig, da wir auch zunehmend Kinder mit zusätzlichen Erschwernissen im Reha-Programm betreuten. Außerdem war mein Ansatz schon immer, das eine zu tun und das andere nicht zu lassen. Für mich war die Methode an sich nicht so entscheidend. Ausschlaggebend waren vielmehr das Kind mit seinen Bedürfnissen und die in ihm wohnenden Ressourcen, die wir für unsere Arbeit aktivieren wollten.

Könnten Sie das bitte erläutern?

Den Studenten und Mitarbeitern habe ich immer gesagt: »Wenn sie mit den Kindern arbeiten wollen, und sie kommen mit der Vorstellung, dies und jenes werde ich jetzt machen, dann fallen Sie unter Umständen auf die Nase.« Kinder haben ihren eigenen Kopf – Gott sei Dank! Sie können die besten Bemühungen des Pädagogen zu Fall bringen. Wenn im Pädagogen kein Feuer für die Arbeit brennt, wenn ihm ein gewisser Spürsinn für die augenblicklichen Bedürfnisse des Kindes fehlt, wird er vom Kind auch wenig Resonanz erhalten. Kinder haben ein feines Gespür dafür, wie der Gegenübersitzende ihnen zugewandt ist. Um das deutlich zu machen, habe ich bei Vorträgen oder vor Studenten auch immer Videos von meiner therapeutischen Arbeit gezeigt. Das ist eindringlicher, als nur zu dozieren.

Wie wichtig waren die Eltern für das Konzept?

Ihre Einbindung war von Anfang an Bedingung, da sie die entscheidenden Vermittler – respektive Vorbilder – für die zukünftige lautsprachliche Entwicklung ihrer Kinder sind. Und sie mussten bereit sein, alle Anstrengungen mitzutragen. Die Entscheidung für eine CI-Versorgung ihrer Kinder ist eine Entscheidung, die wohldurchdacht sein muss. Die beste Unterstützung, die wir hier geben konnten, war eine gute, umfassende Information zu Möglichkeiten, Grenzen und Risiken der CI-Versorgung im Vorfeld der Operation; und das gemeinsam mit der operierenden Klinik. Für die Eltern ein sehr wichtiges Momentum; spürten sie doch auf diese Weise die enge Verknüpfung von Medizin, Technik und Rehabilitationspädagogik.

Daher nahmen wir entweder die Mutter oder den Vater mit im CIC auf. Somit war eine enge Zusammenarbeit zwischen uns und den Eltern gesichert. Anfangs kamen die Kinder für 14 Tage. Wir merkten jedoch bald, dass es für die Eltern schwierig war, so lange freizunehmen. Also verkürzten wir den Aufenthalt später auf eine Woche. Insgesamt war jedes Kind 60 Tage bei uns, verteilt auf zwei bis drei Jahre.

Das CIC ist dann sehr schnell gewachsen.

Es kam zu einem regelrechten Run auf Hannover. Innerhalb eines Jahres benötigten wir ein zweites Haus. Wieder war es Lehnhardt, der sich darum bemühte. Bedingt durch die deutsche Einheit wurden britische Militäreinrichtungen frei. 1994 konnten wir das Gelände des ehemaligen britischen Hospitals erwerben – das heutige CIC »Wilhelm Hirte«. Finanziert wurde der Kauf der Immobilie durch die Wilhelm-Hirte-Stiftung, die Millionen investierte. Auch die DCIG – und namentlich das Ehepaar Hermann – hat sich für die Finanzierung engagiert. Wir zogen in ein großes Reha-Haus. Innerhalb kürzester Zeit bekamen wir zusätzlich drei Kinderhäuser mit jeweils sieben Plätzen. Auch dies dank des Einsatzes von Professor

Lehnhardt und großzügiger Sponsoren. Nun konnten wir pro Woche 21 Kinder mit je einem Elternteil aufnehmen.

Die enge Zusammenarbeit mit der HNO-Klinik der MHH war ein wesentlicher Bestandteil unserer Arbeit. Professor Battmer beriet die Ingenieure des Zentrums in schwierigen Fällen, und durch Professor Lenarz, dem Nachfolger von Professor Lehnhardt, war die kontinuierliche Zusammenarbeit sowie die medizinische Betreuung der Kinder gesichert. Und wie ich schon betonte: Nur das große Engagement der einzelnen Mitarbeiter ermöglichte es, die große Herausforderung zu bewältigen. Ich nannte es immer das goldene Team. Von den Hauswirtschaftskräften über die Sekretärin bis zu den Ingenieuren und Therapeuten – die Zusammenarbeit war trotz mancher Schwierigkeiten stets ausgezeichnet.

Wie wurde damals entschieden, ob ein Kind ein CI bekommt oder nicht?

Das war gut organisiert. Wir baten vorab um die fachpädagogische Beurteilung der betreuenden Fördereinrichtung oder Schule. Das war ein wichtiger Beitrag, kannten doch die Kollegen am Heimatort die Kandidaten besser als wir. Auf diese Expertise durften und konnten wir nicht verzichten. Zunächst wurden die Kinder zur Voruntersuchung in die Klinik einbestellt; da ging es um die Eignung des Kindes aus allgemeinärztlicher sowie aus HNO-ärztlicher und audiologischer Sicht. Danach folgte das sogenannte Vorgespräch mit mir im Zentrum. Hier standen die Motivation, die Erwartungshaltung der Eltern, ihre Bereitschaft zur Mitarbeit sowie pädagogisch-psychologische Aspekte der CI-Versorgung im Mittelpunkt der Beratungen. Auch hatten die Eltern die Möglichkeit, vorab zu hospitieren. Diese Vorgespräche sind aus meiner Sicht nach wie vor von elementarer Bedeutung, greift doch eine Entscheidung für ein CI in das zukünftige Leben des Kindes nachhaltig ein. Das muss bedacht und intensiv diskutiert werden.

Für die Eltern war es wichtig, dass ihnen jemand zuhört. Ein großer Vorteil war dabei, dass das Zentrum nicht zur Klinik gehörte, sondern zur Kinderheilanstalt. Ich war unabhängig und habe den Eltern immer empfohlen, sich auch über gegenteilige Meinungen zu informieren. Nur auf der Basis umfassender Informationen konnten sie ihre Entscheidung treffen. Wenn ich feststellte, dass die Eltern große Zweifel hatten, also unsicher waren, informierte ich die Klinik: »Bitte noch keine OP, ich bestelle die Eltern in zwei, drei Monaten noch einmal ein.« So hatten die Eltern ausreichend Zeit, ihre Entscheidung zu treffen. In einzelnen Fällen kamen sie auch dreimal. Und die Eltern konnten sich im Zentrum mit den anwesenden Müttern und Vätern über deren Erfahrungen unterhalten, so sie den Wunsch hatten. Aus meiner Sicht ein wichtiger Beitrag für die Entscheidungsfindung der Eltern.

Und auf Ihr Veto wurde immer gehört?

Lehnhardt hat das immer akzeptiert, auch wenn er sicher gern öfter operiert hätte. Wobei man wissen muss, dass die Indikation damals sehr streng war. Lehnhardt und ich hatten uns darauf geeinigt, dass eine Implantation nur infrage kommt, wenn es beidseitig keine für den Spracherwerb nutzbaren Hörreste gibt; außerdem nur nach weiterer sechsmonatiger Hörgeräteversorgung. Wichtig war auch, dass die Kinder weiterhin durch die Frühförderer – respektive Pädagogen – angemessen gefördert wurden. Dem stimmten auch die Hörgeschädigtenpädagogen zu, die sich in zunehmender Zahl unserer Arbeit öffneten, bei uns hospitierten und vor Ort ebenfalls exzellente Arbeit leisteten.

Von den Kindern, die bei uns vorgestellt wurden, haben wir anfangs 70 Prozent abgelehnt; so bitter das manchmal war. Es gab etliche Tränen. Lehnhardt fürchtete jedoch, durch die Insertion noch vorhandene Hörreste zu zerstören. In besonders schwierigen Fällen, bei Kindern mit zusätzlichen Erschwernissen, haben wir einen Neuropädiater in die Beurteilung einbezogen. Hier hat uns insbesondere Herr Dr. Kuke aus Göttingen hilfreich zur Seite gestanden, gute Diagnosen gestellt, aber auch wertvolle Hinweise für unsere therapeutische Arbeit gegeben. Diese strenge Auswahl stärkte das Vertrauen bei den Schulen. Sie stellten fest: Die operieren ja nicht einfach, das CIC ist immer davorgeschaltet. Ursprünglich sah unser Konzept sogar noch anders aus: Die CI-Kandidaten sollten vor einer möglichen Operation vier bis sechs Wochen bei uns aufgenommen und gefördert werden. Danach wollten wir entscheiden, ob eine Versorgung gerechtfertigt sein könnte. Aber da haben die Krankenkassen nicht mitgespielt.

Sie erwähnten schon, dass die Schulen gleichfalls mit eingebunden wurden.

Ein Problem war, dass diese zunächst nicht so gern bereit waren, die Entscheidung mitzutragen. In einer Fachzeitschrift hieß es irgendwann in den 90ern: »Mit dem CI ist es ja alles schön und gut, aber die Entscheidung, ob implantiert wird, sollen mal Lehnhardt und Bertram treffen.« Ich habe dem klar widersprochen: »Wir brauchen Pädagogen, die sich eindeutig für die Förderung der CI-versorgten Kinder engagieren, da nur so unser gesetztes Ziel, Lautspracherwerb auf hörgestützter Basis, erreicht werden kann.«

Das CIC diente gleichsam als Brücke zwischen der Klinik und den Frühfördereinrichtungen und Schulen. Wir waren immer bemüht um Kontakt zu Erziehern, Kindergärtnern, Lehrern. Wir luden sie ein, bei der Anpassung der Sprachprozessoren, bei der logopädischen Arbeit, in der Hör-Sprachtherapie sowie in den Gruppenarbeiten, bei Motopädie und Ergotherapie zu hospitieren. Dadurch bekamen sie unmittelbaren Einblick in unsere Arbeit. In Einzelfällen bin ich gemeinsam mit meinem Kollegen, Herrn Diplom-Pädagoge Kogge, in die Einrichtung gefahren. So konnten wir das Kind direkt erleben und mit den Pädagogen das weitere Vorgehen besprechen.

Reiste ein Kind nach einer Woche bei uns wieder ab, bekamen Mutter oder Vater einen Kurzbericht für den Kollegen am Heimatort mit. Darauf war vermerkt, was der Ingenieur am Sprachprozessor verändert hatte und wie der aktuelle Stand der Hör-Sprachentwicklung des Kindes zu bewerten ist – also wie eine Verlaufsdiagnostik. Wir erbaten aber auch Beurteilungen seitens der Fachkräfte des Heimatortes.

Sie waren also ständig im Austausch.

Nach und nach entwickelte sich das CIC zu einem nationalen und internationalen Beratungszentrum in Sachen CI-Versorgung von Kindern. Es kamen einzelne Kinder aus Russland und Tschechien, aus der Schweiz, aus Österreich sowie aus Luxemburg. Viele Fachleute aus dem In- und Ausland folgten unserer Einladung, sich unser Zentrum anzusehen. Auch immer mehr Pädagogen aus den Gehörlosen- und Schwerhörigenschulen hospitierten. Besucher aus dem Ausland, die in der Klinik Professor Lehnhardt sowie Professor Battmer besuchten, kamen auch ins Zentrum, um sich über das Konzept informieren zu lassen sowie zu hospitieren.

Ab 1993 entstanden auch in anderen deutschen Städten CI-Zentren. Inwieweit war Hannover ihr Vorbild?

Natürlich kannten alle das CIC. Professor von Wedel aus Köln sagte mir damals: »Herr Bertram, wir müssen das Rad nicht neu erfinden, wir übernehmen Ihr Konzept.« Halberstadt und Professor Diller in Friedberg haben es ebenso gemacht. Professor Diller hatte sich große Verdienste in der hörgerichteten Sprachförderung gehörloser Kinder erworben und Maßstäbe gesetzt. Professor Laszig wechselte von Hannover nach Freiburg und baute dort auch ein großartiges Zentrum auf. Natürlich wurde nicht alles eins zu eins übernommen, das ist normal. Auch ein Reha-Konzept muss sich neuen Herausforderungen stellen. An anderen Orten wurden ambulante Angebote etabliert. Für die Förderung der Kinder finde ich diese jedoch nicht sehr befriedigend.

1996 habe ich die Gründung der ACIR angeregt, also der Arbeitsgemeinschaft Cochlea-Implantat-Rehabilitation. Motivation war, dass die neuen Zentren nicht in Konkurrenz zueinander treten sollten. Dem stimmten Kollegen wie Arno Vogel aus Schleswig, Anton Klingl aus Straubing in Bayern und Professor Diller aus Friedberg sofort zu. Bis 2008 hatte ich den Vorsitz inne.

Heute gehören etwa 20 Zentren dem ACIR an. Die Leiter der Zentren treffen sich jährlich einmal in einem der Zentren. Wir besprachen anliegende Fragen, und es wurden auch immer Referenten zu den unterschiedlichsten Themen eingeladen. Durch ihr Wirken haben die Mitglieder der Arbeitsgemeinschaft den hohen Standard der postoperativen (Re-)Habilitation in Deutschland, insbesondere den hohen Standard bei den Kindern, befördert und erhalten.

Ich habe gehört, dass die Gehörlosenpädagogen anfangs fürchteten, die CI-Kinder würden zukünftig alle Regelschulen besuchen.

Da habe ich schon damals gebremst: »Stopp! Nicht gleich alles auf die Regelschule!« Der Anteil der Kinder, die mit dem CI die Lautsprache erwerben, ist sicherlich hoch. Ob alle von ihnen in der Regelschule bestehen, ist eine andere Frage. Das liegt auch daran, dass die Bedingungen für hörgeschädigte Kinder in vielen Regelkindergärten oder Regelschulen mit Blick auf die akustischen Verhältnisse, also durch hohe Lärmpegel, sehr ungünstig und die sprachlichen Ansprüche sehr hoch sind. Da bedarf es schon einer stabilen Persönlichkeit des Kindes, um diesen Herausforderungen gerecht zu werden und zu bestehen. Gleiches gilt aber auch für das pädagogische Personal, das ja nicht aus Fachleuten für hörgeschädigte Kinder besteht.

Ein großer Teil der CI-Kinder schafft es sicherlich, in diesem Bereich zu bestehen. Für alle anderen würde ich Schwerhörigenkindergarten und Schwerhörigenschule empfehlen. An den Schulen wird nach normalem Lehrplan unterrichtet; man kann an einigen das Abitur ablegen. Ein späterer Übertritt in die Regelschule ist jederzeit möglich. Ich habe den Eltern oft geraten, nicht Hals über Kopf in die Regelschule zu stürzen. Wenn das Kind dort auf der Strecke bleibt, ist nichts gewonnen. Andererseits ist auch wichtig, dass die Pädagogen der Schwerhörigenschule wissen, worum es geht – also nicht nur um eine angenehme soziale Atmosphäre, sondern um intensive und natürliche Hör-Spracherziehung.

Das gilt ebenso für Integrationskindergärten. Die dort tätigen Erzieher bedürfen der Unterstützung durch Hörgeschädigtenpädagogen. Bei der Bewertung der postoperativen Nachsorge wird meines Erachtens ein grundsätzlicher Fehler begangen. Man schaut fast ausschließlich auf die ersten zwei, drei Jahre nach absolvierter (Re-) Habilitation. Und man vergisst, dass alle Kinder in der Entwicklung ihrer Hör-Sprachfähigkeit weitere erhebliche Fortschritte machen – vorausgesetzt, es erfolgt weiterhin eine konsequente Förderung dieser Fähigkeiten sowohl im Elternhaus als auch im pädagogischen Umfeld. Auch schwache Performer beeindrucken über die Zeit mit guten Ergebnissen.

Das heißt, auch Integrationskindergärten müssen gezielt Sprachentwicklung fördern?

Das ist ihre pädagogische Pflicht. Auch in Kindergärten habe ich oft Vorträge gehalten. Dort ist zum Beispiel wichtig, dass man die Sprachentwicklung von kleinen CI-Kindern nicht vorschnell mit der von anderen Gleichaltrigen vergleicht. Die Kinder brauchen oft viel mehr Zeit, und sie sind dort schwierigen akustischen Herausforderungen ausgesetzt. Hörgeschädigtenpädagogen beraten in der Regel die Erzieherinnen vor Ort. Die Kinder mit einem CI durchlaufen verspätet eine Hörgenese. Daher muss man größere Zeiträume für ihre sprachliche Entwicklung in Betracht ziehen. Die Eltern spielen durch ihr sprachliches Vorbild eine entscheidende Rolle. Der Alltag in der Familie bietet ungezählte Möglichkeiten. Viel lautsprachlicher Dialog mit dem Kind, weniger Spielen auf dem Handy – das muss die Devise sein.

Wie schätzen Sie die sozialen Herausforderungen ein, vor denen die CI-Kinder und ihre Familien stehen?
Für die Familie bedeutet die Förderung ihres CI-versorgten Kindes eine stete Herausforderung sowie eine erhebliche Belastung durch die therapeutischen Maßnahmen und durch die Sorge um die zukünftige Entwicklung ihres Kindes. Auch die Kinder selbst stehen vor Herausforderungen. Hören mit dem CI bedeutet für sie eine enorme physische wie psychische Belastung. Die bilaterale Versorgung kann diese Belastung mildern.

Kinder mit einem CI brauchen auch hörgeschädigte Freunde. Und Eltern müssen das Selbstbewusstsein ihrer Kinder stärken, ihnen aber auch vermitteln, dass da draußen manchmal ein kalter Wind weht. Ich sehe nicht, dass die Gesellschaft wirklich schon offen ist für behinderte Menschen. Mir fällt ein Mädchen ein, das damals mit fünf Monaten implantiert wurde. Es ist heute 13 und hat eine exzellente Lautsprachenkompetenz erworben. Sie erzählte von Problemen mit ihren Mitschülern in der Regelschule ob ihres Aussehens mit den beiden Sprachprozessoren. Ein wichtiges Problem für sie. Andererseits erzählte mir die Direktorin einer Schwerhörigenschule, dass bei ihr die CI-Kinder von den schwerhörigen Kindern mit Hörgeräten gemobbt werden. Ich verstehe das nicht. Wir wollten ein gemeinsames Projekt zu dieser Problematik durchführen. Leider konnten wir das nicht realisieren.

Eltern und Kinder müssen sich darauf einstellen, dass es zu solchen Problemen kommen kann. Die Elternarbeit und die gemeinsame und offene Besprechung von anliegenden Problemen waren uns im CIC stets wichtig. Jede Woche gab es eine Technikschulung und montags einen Gedankenaustausch zu unterschiedlichen Themen; zum Beispiel zur Problematik der Geschwister von CI-Kindern. Das CI-versorgte Kind verändert die Familie. Ich habe größten Respekt vor dem Engagement dieser Eltern, die eine große Last tragen. Die Therapeuten standen immer in einem engen Gedankenaustausch mit den anwesenden Müttern und Vätern. Auch Elternforen haben wir später durchgeführt.

Große Widerstände erfuhr die CI-Versorgung von Kindern auch aus den Reihen der Gehörlosen-Community?

Gehörlose Eltern mit CI-versorgten Kindern müssen sich manchmal von einzelnen Mitgliedern dieser Community sagen lassen, sie hätten die Gehörlosengemeinschaft verraten. Andere Gehörlose meiden diese Familien sogar. Auch Freundschaften sind daran zerbrochen. Ich denke, das Problem der Gehörlosen war und ist, dass sie sehr mangelhaft über das CI informiert sind.

Vonseiten der Gehörlosen kommt oft der Vorwurf: »Die Ärzte klären nicht richtig über das CI auf, die wollen nur Geld verdienen.« Ich kann nur von meinen Erfahrungen in Hannover berichten. Dort sind auch Probleme nach CI-Versorgung seitens der Klinik immer offen dargelegt worden, beispielsweise bei den jährlichen CI-Kongressen. Und in der Voruntersuchung werden die Eltern durch die Klinik umfassend informiert.

Inwieweit können Sie die ablehnende Haltung von Gehörlosen nachvollziehen?

Ich verstehe, dass die Gehörlosen um den Bestand ihrer Community bangen. Vor zwei Jahren habe ich an einer Arbeitstagung des Deutschen Gehörlosen-Bundes teilgenommen. Schwerpunkt war die Forderung, dass die Entscheidung für ein CI frei sein muss, ohne dass Ärzte die Eltern dazu drängen. Anlass war die Klage eines Arztes gegen eine gehörlose Familie, die sich gegen eine Versorgung ihres Kindes entschieden hatte. Der Arzt hatte sie wegen Gefährdung des Kindeswohls verklagt.

Die Entscheidung für oder gegen eine CI-Versorgung ist sehr kompliziert für die Eltern. Inhalt der Beratung muss die Information der Eltern zu Möglichkeiten, Risiken und Grenzen der CI-Versorgung sein. Die Entscheidung für oder gegen eine CI-Versorgung obliegt allein den Eltern. Ihnen ein schlechtes Gewissen zu machen, wenn sie sich gegen eine Implantation stellen, ist aus meiner Sicht nicht akzeptabel.

Sie erwähnten schon den Hannoverschen CI-Kongress. Wie ist der eigentlich entstanden?
Ich habe zu Beginn unserer Arbeit im CIC Professor Lehnhardt darum gebeten, dass MHH und CIC jedes Jahr einen Kongress veranstalten sollten. Professor Lenarz hat diese Tradition fortgesetzt. Die Kongresse sind beeindruckende Informationsquellen hinsichtlich aktueller CI-Forschung. Es wird eine breite Auswahl aktueller Forschungsergebnisse vorgestellt. Es nehmen sowohl Fachleute unterschiedlicher Wissenschaftsbereiche als auch Eltern und CI-Träger teil. Und die HNO-Klinik der MHH hat als eines der weltweit größten Zentren enormes Wissen zu bieten. Aber auch andere Zentren führen ähnliche und interessante Kongresse durch.

2002 hatten wir einen Kongress zum Thema »Zerstört das CI die Gehörlosenkultur?«. Auf dem wurden auch Probleme der Gehörlosen-Community bezüglich der CI-Versorgung von Kindern diskutiert. Auch Karin Kestner, eine sehr bekannte Gebärdensprachdolmetscherin, nahm daran teil. Wir hatten einen intensiven Disput.

Worum ging es da genau?
Im Vorfeld griff sie Lehnhardt und mich auf ihrer Webseite ziemlich wüst an, klar unter der Gürtellinie. Da habe ich ihr geschrieben, dass diese Art der Auseinandersetzung über unterschiedliche Auffassungen inakzeptabel ist. Eine sachliche Diskussion über Differenzen sei allerdings erstrebenswert und sicher der Sache auch dienlich. Gleichwohl habe ich sie dann zu einer Hospitation in das CIC eingeladen, der sie gern gefolgt ist. Sie bekam keinen Hospitationsplan wie sonst üblich, sondern es war ihr freigestellt, sich im Zentrum umzusehen und mit jedermann zu sprechen.

2019, zwei Monate vor ihrem Tod, habe ich Frau Kestner noch einmal auf dem Kongress des Deutschen Gehörlosen-Bundes getroffen. Wir haben sehr nett miteinander gesprochen. In der Diskussion beklagte sie, dass Ärzte mitunter zu wenig und zu kurz über das CI beraten. Da konnte ich ihr nur beipflichten. Wo das der Fall ist, ist es nicht zu akzeptieren. Für die Beratung der Eltern muss ausreichend Zeit zur Verfügung stehen.

Inwieweit würden Sie sagen, dass die Vorbehalte Gehörloser gegenüber dem CI nachgelassen haben?

Mein Eindruck ist, dass es heute weniger gegen das Cochlea-Implantat geht. Der Gehörlosen-Community geht es vielmehr um den Erhalt – respektive die Förderung – der Gebärdensprache. Dieses Anliegen kann ich gut verstehen. Allerdings muss man aus meiner Sicht klar unterscheiden zwischen CI-versorgten Kindern gehörloser Eltern und CI-versorgten Kindern hörender Eltern. Für die gehörlosen Kinder gehörloser Eltern ist die CI-Versorgung eine gute Chance zur bilingualen Erziehung. Diese Kinder werden durch die pädagogischen Einrichtungen oder durch Großeltern lautsprachlich erzogen und die Eltern selbst werden natürlich weiterhin mit ihren Kindern gebärden. Da die Eltern als Gehörlose eine hohe Gebärdensprachkompetenz besitzen, ist dem nichts entgegenzustellen. Es kommt dem Lautspracherwerb einer zweisprachigen Familie gleich. Das bedeutet aber: ein Sprecher, eine Sprache. Die CI-versorgten Kinder gehörloser Eltern, die ich im CIC Hannover erlebt habe, verfügen jetzt über eine hohe Lautsprachkompetenz, haben ihr Abitur abgelegt und wollen studieren. Mit drei Familien stehe ich bis heute in Kontakt.

Ziel der CI-Versorgung ist der hörgestützte Lautspracherwerb, der gehörlosen Kindern neue, ungeahnte Bildungsmöglichkeiten eröffnet. Nicht Ziel der CI-Versorgung ist hingegen der Erwerb der Gebärdensprache; das wäre widersinnig. Gleichwohl finde ich es völlig in Ordnung, wenn etwa junge Menschen mit CI nach Spracherwerb zusätzlich die Gebärdensprache erlernen möchten. Oder denken wir an mehrfach behinderte CI-versorgte Kinder. Bei ihnen ist der Einsatz von Gebärden schon sinnvoll und hilfreich; so sind jedenfalls meine Erfahrungen.

Können Sie selbst gebärden?
Ich kann die Gebärden, die ich als junger Pädagoge von den gehörlosen Kindern gelernt habe. Die DGS (Deutsche Gebärdensprache – Anm. d. Red.) beherrsche ich leider nicht. Ich kann lormen und daktylieren, was mir bei der Therapie insbesondere bei Kindern mit zusätzlichen Erschwernissen dienlich war.

Wenn ich mich mit Gehörlosen unterhalte, finde ich es hilfreich, über Gebärden mit ihnen zu kommunizieren. Meine gehörlosen Gesprächspartner erkennen das auch an. Ich frage mich aber dennoch, wo die Grenzen dieser Sprache sind. Die liegen sicherlich nicht in Gestik und Mimik, mit denen sehr viel ausgedrückt wird. Aber wenn man an die Kulturtechniken Lesen und Schreiben denkt, dann haben viele Gehörlose doch erhebliche Schwierigkeiten, etwa den Sinngehalt von Texten zu verstehen. Und natürlich sind Gehörlose intelligente Menschen, die sich auch im beruflichen Leben ausgezeichnet bewähren. Viele Hörende bewerten sie aber aufgrund der eingeschränkten lautsprachlichen Fähigkeiten anders und laufen Gefahr, Gehörlose abwertend zu beurteilen.

Es ist eben wirklich eine andere Kultur.
Das ist sie sicherlich. Die Gehörlosen-Community sollte wissen, dass niemand ihnen diese Kultur nehmen oder absprechen will. Gleichwohl, bei allem Für und Wider denke ich, dass das CI Gehörlose unabhängiger macht und völlig neue schulische sowie berufliche Möglichkeiten für gehörlose Kinder eröffnet. Und vielleicht wird sich die Community in Zukunft mehr und mehr dieser neuen Methode wohlwollend zuwenden und die damit verbundenen Chancen für ihre CI-versorgten Mitglieder erkennen.

Zu einem anderen Thema. Implantationen bei Restgehör und einseitig ertaubten Patienten, bilaterale Versorgung, Hybridimplantate – die Indikation für das CI hat sich mit

der Zeit gewaltig erweitert. Eine wichtige frühe Indikationserweiterung war die CI-Versorgung für mehrfach behinderte Kinder.
In der Tat, die Indikation hat sich über die Jahre erheblich verändert. Leistungsstärkere und kleinere Implantate, ein verbessertes Elektrodendesign, neue Sprachcodierungsstrategien, aussagekräftigere audiologische Messmethoden sowie neues operatives Vorgehen sind der Grund dafür. Und die gewonnenen Erfahrungen können auf die CI-Versorgung der Kinder übertragen werden.

Die Versorgung mehrfach behinderter hörgeschädigter Kinder hatte ich erstmals auf einem Kolloquium der Geers-Stiftung Anfang der 90er-Jahre angesprochen. Bis dahin galt eine Mehrfachbehinderung als Kontraindikation für ein CI. Ich vertrat die Auffassung, dass mehrfach behinderte Kinder ebenso Anspruch auf eine Versorgung haben und dafür neue Konzepte entwickelt werden müssen. Ab Mitte der 90er haben wir auch solche Kinder versorgt. Das CIC Hannover und die HNO-Klinik haben zu dieser Thematik ein Kolloquium abgehalten. Wir luden Eltern betroffener Kinder, Fachpädagogen, Ärzte und Psychologen zu einem Gedankenaustausch ein. 1996 folgte eine Veröffentlichung zu diesem Treffen.

Bei der CI-Versorgung solcher Kinder muss zwischen relevanten und nicht relevanten zusätzlichen Erschwernissen unterschieden werden. Ein hörgeschädigtes Kind im Rollstuhl ohne zusätzliche kognitive Einschränkungen hat gute Chancen für eine lautsprachliche Entwicklung. Ein taubblindes Kind wird unter Umständen keine Lautsprachkompetenz erwerben – aber es kann hören, erlebt seine Umwelt in einer völlig neuen Dimension. Das Hören mit dem CI gibt solchen Kindern entscheidende Impulse für ihre weitere Entwicklung. Dabei müssen wir einen sehr langen Zeitraum im Auge haben.

Könnten Sie das illustrieren?
Ich erinnere mich zum Beispiel an ein kleines Mädchen mit schwerer infantiler Zerebralparese. Nach einem ausführlichen Gespräch mit

der Mutter haben wir uns für eine Implantation entschieden. Und der Erfolg gab uns recht. Die Therapie mit ihr hat mir immer große Freude bereitet, und ich war tief beeindruckt, mit welcher Ausdauer und Intensität dieses Mädchen mitarbeitete. Natürlich kommt der Verdienst in erster Linie der Mutter zu, die sich mit großem Engagement für die weitere Entwicklung ihrer Tochter eingesetzt hat.

Das Mädchen hat im Laufe der Jahre ein recht gutes Sprachverstehen erlangt und konnte sich nunmehr mit einfachen Gebärden oder über einen Talker (eine Kommunikationshilfe – Anm. d. Red.) verständigen. Ich habe sehr schöne Videoaufnahmen mit ihr. Und ich habe mit einer Vielzahl solch beeindruckender Kinder gearbeitet. Allen Mitarbeitern des Zentrums, die therapeutischen Anteil an diesen Erfolgen haben, ist dafür zu danken.

Auf einem der Videos ist eine Überprüfung der Hörleistungen und des Sprachverstehens bei besagtem Mädchen zu sehen – drei Jahre nach der Implantation. Der Test erfolgte mit Close-Set- und Open-Set-Sprachmaterial. Das Mädchen konnte aufgrund seiner schweren Zusatzbehinderung nicht sprechen. Aber ich konnte hinter ihr stehen und zum Beispiel »Pferd« oder »Baum« und andere Worte sagen, und sie hat unter großen Mühen ein Pferd oder einen Baum gebärdet. Ich sagte »Schuh«, und sie hob mit großer Anstrengung und Stolz ihren Fuß auf den Tisch; sie hatte nämlich neue Schuhe bekommen. Wenn ich sie aufforderte: »Schließe bitte die Tür!«, stand sie auf und tat es. Das war sehr beeindruckend und zeigt, dass das CI diesem zusätzlich behinderten hörgeschädigten Kind einen neuen Weg in die hörende Welt eröffnet hat. Gute sprachliche Ergebnisse nach CI-Versorgung zeigten zum Beispiel auch Kinder mit Downsyndrom.

Wie haben Sie die mehrfach behinderten Kinder in Ihr Konzept integriert?

Wenn es nötig war, haben wir in der Hör-Spracherziehung zusätzliche Hilfsmittel eingesetzt. Die Eltern waren grundsätzlich mit dabei.

In der motopädischen sowie ergotherapeutischen Therapie wurde sehr intensiv mit den Kindern gearbeitet und alle Tätigkeiten wurden lautsprachlich begleitet. Mittwochs kamen, finanziert über die Deutsche Kinderhilfe, Mitarbeiter eines Streichelzoos – mit einem Pony, einem Schaf und anderen Tieren. Die Kinder hatten große Freude an den Tieren. Und die Tiere stellen keine Ansprüche und akzeptieren die Kinder, wie sie sind. Ein guter Anreiz für manche Kinder, sich lautsprachlich zu äußern.

Vor einigen Jahren hatte mich der norwegische Taubblindenlehrerverband zu einem Vortrag eingeladen. Wir diskutierten einen ganzen Tag, ob es sinnvoll ist, auch taubblinde Kinder mit einem CI zu versorgen. In Hannover haben wir eine Reihe CI-versorgter taubblinder Kinder betreut; da gab es eine enge Zusammenarbeit zwischen dem CIC und den Kollegen vom Taubblindenzentrum (TBZ) Hannover. Der damalige Direktor der Einrichtung, Herr Bunk, war uns gegenüber sehr aufgeschlossen und zu einer Zusammenarbeit bereit, die Mitarbeiter ebenfalls. Vor drei Jahren gab es dort einen Kongress. Auch einige der Kinder von damals waren dabei. Ich muss bestätigen, die Entwicklungen, die ich mir gewünscht hätte, sind nicht bei allen eingetreten. Gleichwohl beurteilten die Kollegen deren Entwicklung durchaus positiv: Die Kinder sind durch das CI viel offener; sie können sich akustisch orientieren, manche verstehen Anweisungen. Das ist für hörgeschädigte, taubblinde Kinder, die häufig auch kognitive Einschränkungen aufweisen, ein beeindruckender Erfolg.

Lassen Sie uns noch einmal zu den Anfängen des CI zurückkehren. Sie haben lange Zeit eng mit Professor Lehnhardt zusammengearbeitet. Wie haben Sie ihn erlebt?
Er war nicht immer einfach und stellte hohe Ansprüche an seine Mitarbeiter. Mir war er ein ausgezeichneter Lehrer, und ich war tief beeindruckt von seiner Arbeit als Arzt und Wissenschaftler.

Zu Beginn meiner Tätigkeit an der HNO-Klinik der MHH beauftragte er mich, gemeinsam mit Professor Battmer einen Artikel zur Anpassung der Sprachprozessoren bei Kindern zu verfassen. Ich sollte der Erstautor sein. Das war mir aber unangenehm, da Professor Battmer damals schon ein international anerkannter Experte auf dem Gebiet Cochlear Implant war, ich ein blutiger Anfänger. Wir schrieben den Artikel, und ich hatte Herrn Battmer natürlich auf die erste Stelle gesetzt.

Und dafür gab es Ärger?

Wir mussten beide zu Lehnhardt, er war außer sich und machte Professor Battmer ziemlich laut Vorwürfe, weil er als Erstautor auf dem Artikel stand. Ich habe Lehnhardt dann erklärt, dass es allein mein Fehler und meine Schuld war, da ich diese Änderung zum Zweitautor selbst vorgenommen hatte und Herrn Battmer keinerlei Schuld traf, da er nichts von dieser Änderung wusste.

Anfangs habe ich Lehnhardt immer meine Artikel für Zeitschriften vorgelegt, die er wohlwollend, aber auch mit großer Strenge durchsah. Wenn ich heute schreibe, steht Lehnhardt im Geiste hinter mir. Wir haben dann auch gemeinsam als Herausgeber zwei Fachbücher veröffentlicht, eines davon mit Professor Lenarz. Ein von mir geschriebenes Buch für Eltern und Therapeuten hat Lehnhardt durch seine Stiftung gemeinsam mit der Firma Cochlear gesponsert.

So war er eben. Und er hatte auch eine sehr weiche und gütige Seite, die nur wenige kannten. Auf einer Gedenkveranstaltung nach seinem Tod habe ich darüber gesprochen. Ich sehe ihn noch, wie er bei meiner Verabschiedung vor mir stand; da hatte er Tränen in den Augen. Über sich selbst sagte er immer: »Ich bin kein Mediziner, ich bin Arzt.« Eben ein Arzt alter Schule. Frau Pitschmann, seine langjährige Sekretärin, war diejenige, die dem Chef hin und wieder auch Grenzen gesetzt hat; eine sehr liebenswürdige Dame, eine beeindruckende Sekretärin, die Lehnhardt immer zur Seite stand.

Er war ja Sohn eines Pfarrers …
Von seinem Vater hat er mir öfter erzählt. Er hat ihn sehr verehrt. Auch bei seinen Studenten war Ernst Lehnhardt sehr anerkannt. Und mir hat er sogar mal das Du angeboten. (lacht) Ich habe ihm ein einziges Mal ein Fax geschickt mit »Lieber Ernst …«. Danach dachte ich: »Was mag er jetzt von dir denken?« Mir ist dieses Du nie über die Lippen gekommen, ob seiner Persönlichkeit und seiner Leistungen. Es passte nicht. Auch nach meiner Zeit in Hannover habe ich ihn dort einmal pro Jahr getroffen.

Ein entscheidender Schritt für den Beginn der CI-Versorgung in Deutschland war 1984 die Reise von Ernst Lehnhardt und Rolf-Dieter Battmer zu Graeme Clark nach Melbourne sowie die anschließende Entscheidung für das Nucleus-Implantat. Was haben Sie darüber erfahren?
Lehnhardt und Battmer waren ja zuvor gemeinsam mit der Technischen Universität Hannover und einer Institution in Göttingen mit der Entwicklung eines eigenen Implantats befasst. Gleichzeitig gab es weltweit andere Forschungsteams, die an Implantatlösungen arbeiteten, sowohl in den USA als auch hier in Europa.

In Deutschland hatten Zöllner und Keidel bereits in den 60er-Jahren Vorschläge erarbeitet, wie ein Cochlea-Implantat aufgebaut sein müsste: mehrkanalig, intracochleär, also in der Scala tympani; und ein Prozessor sollte die Lautsprache in elektrische Muster umwandeln. Das waren deren Pionierleistungen zur CI-Entwicklung, wie Lehnhardt immer wieder betonte. Er hat deren wissenschaftliche Leistungen nachdrücklich gewürdigt. Und er fand es traurig, dass beide Wissenschaftler später ob ihres wissenschaftlichen Beitrages kaum noch erwähnt wurden.

Lehnhardt gab die Entwicklung seines eigenen CI auf, als die Australier ihm ihr von Graeme Clark entwickeltes Cochlea-Implantat vorstellten. Anfangs war er skeptisch. Lehnhardt sagte mir mal: »Bei

Australien dachte ich zunächst an Koalabären und Kängurus, aber nicht an ein Cochlea-Implantat.«

Er hat sich jedoch entschieden, mit dem Implantat von Graeme Clark weiterzumachen.

Letztlich entschieden hat das Battmer. Das hat Lehnhardt bei dessen Verabschiedung auch betont, als Battmer damals von Hannover nach Berlin wechselte. Professor Battmer ist ja Elektroingenieur. Er erkannte, dass dieses Implantat für Hannover von Bedeutung ist. Und er hat über die Jahre wesentliche Forschungsbeiträge zur Weiterentwicklung von Implantaten geleistet.

Sie sind Graeme Clark mehrmals begegnet?

Ich bin ihm einmal in Melbourne und einmal im Sydney begegnet. Er ist eine absolute Koryphäe auf seinem Gebiet. Und er ist ein äußerst sympathischer, sehr bescheidener und liebenswürdiger Mann. Er hat mir damals auch den ersten Sprachprozessor gezeigt, ein ziemlich großes Ding. In Brisbane konnte ich das »Mouse House«, ein kleines CI-Zentrum, besichtigen. Auf einem internationalen Kongress habe ich ihn nochmals getroffen und er schenkte mir ein von ihm signiertes Buch.

Professor Clark muss ein besonderes Verhältnis zu seinen Patienten gehabt haben. Im Interview sagte er, dass sein erster CI-Patient Rod Saunders für ihn mehr wie ein Mitarbeiter war.

Ohne Frage, bei seinem Engagement und dem Professor Clark entgegengebrachten Vertrauen … Ein solches Vertrauensverhältnis gab es bei uns damals auch. Das betraf nicht nur den Umgang von Lehnhardt mit seinen Patienten, sondern insbesondere auch das Verhältnis von Professor Battmer zu seinen Patienten. Sein Umgang mit ihnen war stets sehr herzlich und zugewandt. Mit Battmer habe ich ja über 30 Jahre sehr kollegial und freundschaftlich zusammengearbeitet. Auch bis vor Kurzem noch in Berlin und Potsdam. Bezüglich des Verhältnisses zu den Patienten waren wir stets gleicher Meinung.

Noch ein letzter Punkt. Im CIC betreuten Sie damals ausschließlich Kinder. Wie sah eigentlich die CI-Nachsorge für die Erwachsenen aus?
Die Nachsorge für die Erwachsenen ist ja auch heute noch ein großes Thema. In den ersten Jahren wurden ausschließlich Erwachsene implantiert, sie mussten damals beidseits völlig taub sein. Vor der OP besuchten sie einen vierwöchigen Kurs zum Lippenabsehen. Nach der OP gab es ein vierzehntägiges Training an der HNO-Klinik der MHH, und dann wurden sie vierteljährlich, danach halbjährlich erneut in die Klinik einbestellt – für die Anpassung des Sprachprozessors.

Weitere Angebote, wie es sie später für die Kinder gab, gab es für Erwachsene zunächst nicht. Das haben sie immer sehr bedauert. Die DCIG hat sich intensiv für die Verbesserung der Nachsorge von Erwachsenen engagiert, ebenso die Arbeitsgemeinschaft Cochlear Implant (Re)Habilitation (ACIR). Inzwischen hat sich die Lage wesentlich verbessert, weil viele der Reha-Zentren, die Kinder postoperativ betreuen, auch Erwachsene aufnehmen – stationär oder ambulant. Momentan therapiere ich noch zwei Tage in der Woche vorrangig erwachsene CI-Patienten im Hörtherapie-zentrum in Potsdam. Ich bin immer wieder beeindruckt, wie schnell die meisten der Patienten innerhalb kurzer Zeit ein gutes Sprachverstehen entwickeln. Dieser Umstand ist auch auf die sehr guten Implantate der Hersteller zurückzuführen.

Meine Empfehlung war damals, in jedem Bundesland Schwerpunktkliniken zu schaffen, die sich auf das Cochlea-Implantat konzentrieren und eine entsprechende postoperative (Re-)Habilitation vorhalten. Gekommen ist es dazu nicht. Heute operieren viele kleine Kliniken; und das finde ich nicht so gut, da entsprechende

Erfahrungen fehlen. Inzwischen operieren wohl circa 125 Kliniken deutschlandweit. Die Deutsche Gesellschaft für Hals-Nasen-Ohren-Heilkunde, Kopf- und Hals- Chirurgie e. V. hat Leitlinien für die Cochlea-Implantat-Versorgung erarbeitet und aktualisiert. Daran waren auch andere Fachgesellschaften und unterschiedliche Organisationen, die sich für die Interessen Hörgeschädigter einsetzen, beteiligt. An diesen hohen Standards der Leitlinien sollten sich Kliniken, die mit der CI-Versorgung beginnen wollen, orientieren, um eine qualifizierte Versorgung von Patienten zu garantieren.

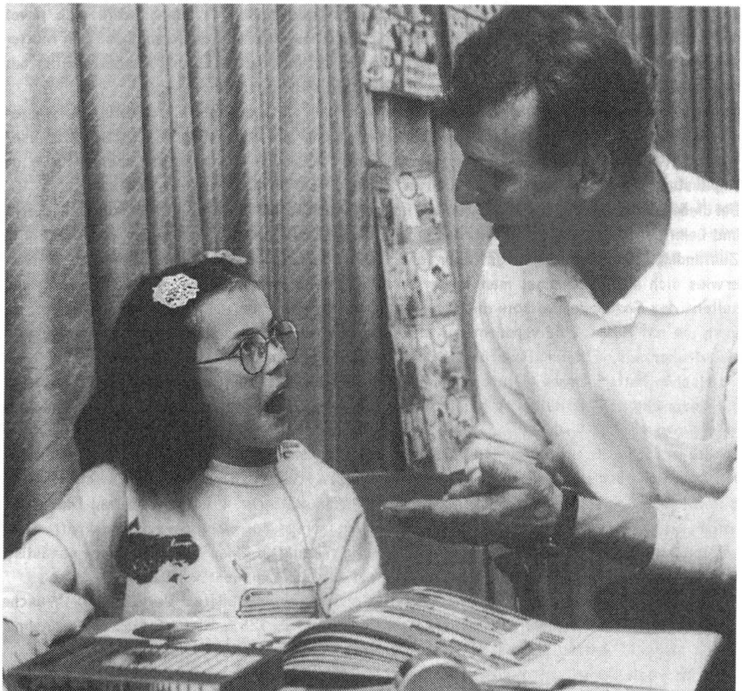

Dr. Bodo Bertram bei Übungsstunden mit Kindern im CIC. Foto: CIC

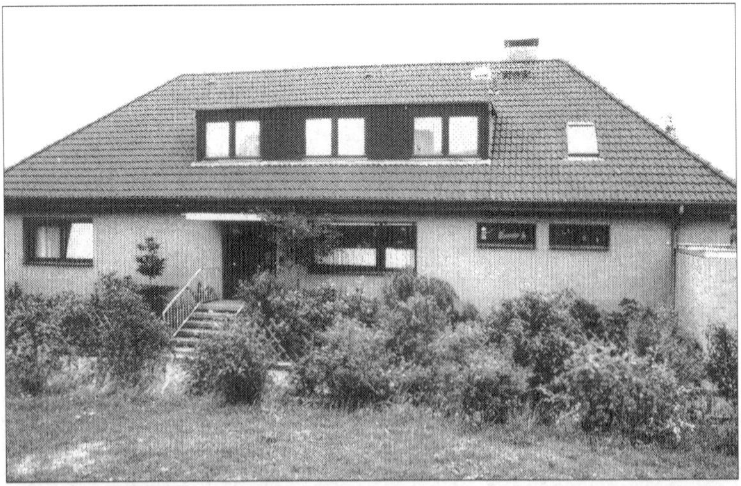

Erster Sitz des Cochlear Implant Centrums Hannover (CIC) – das Haus Neue-Land-Straße 57 in Hannover-Buchholz. Foto: CIC

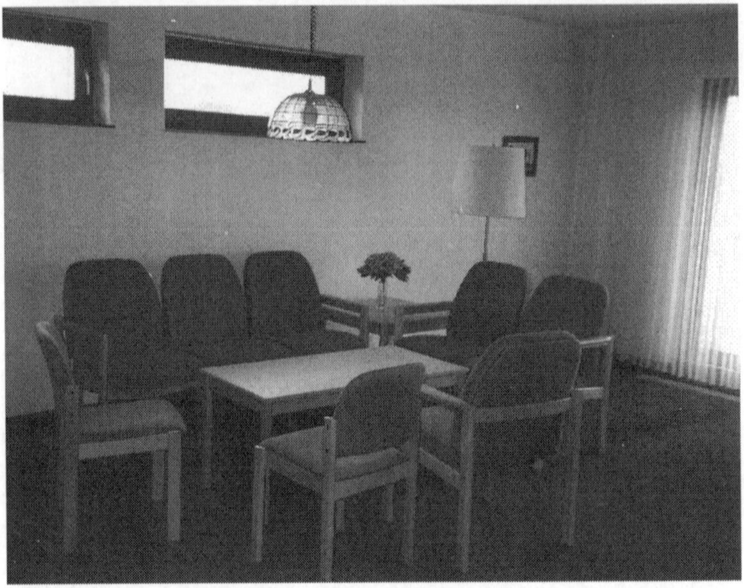

Innenansicht des Cochlear Implant Centrums. Foto: CIC

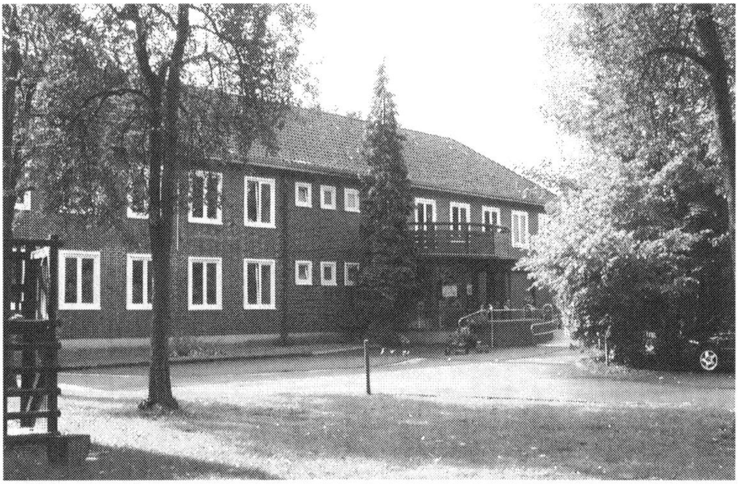

Cochlear Implant Centrum (CIC) »Wilhelm Hirte« – seit den frühen 90er-Jahren in der Gehägestraße 28–30. Foto: CIC

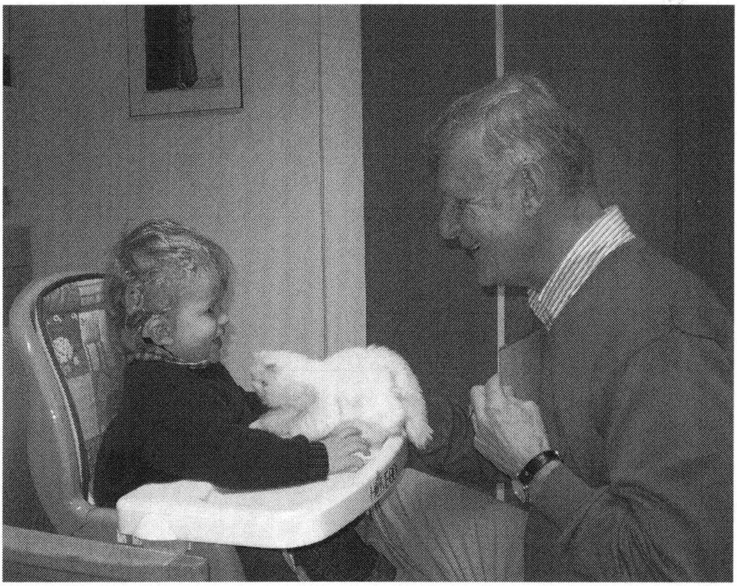

Dr. Bodo Bertram bei Übungsstunden mit Kindern im CIC. Foto: CIC

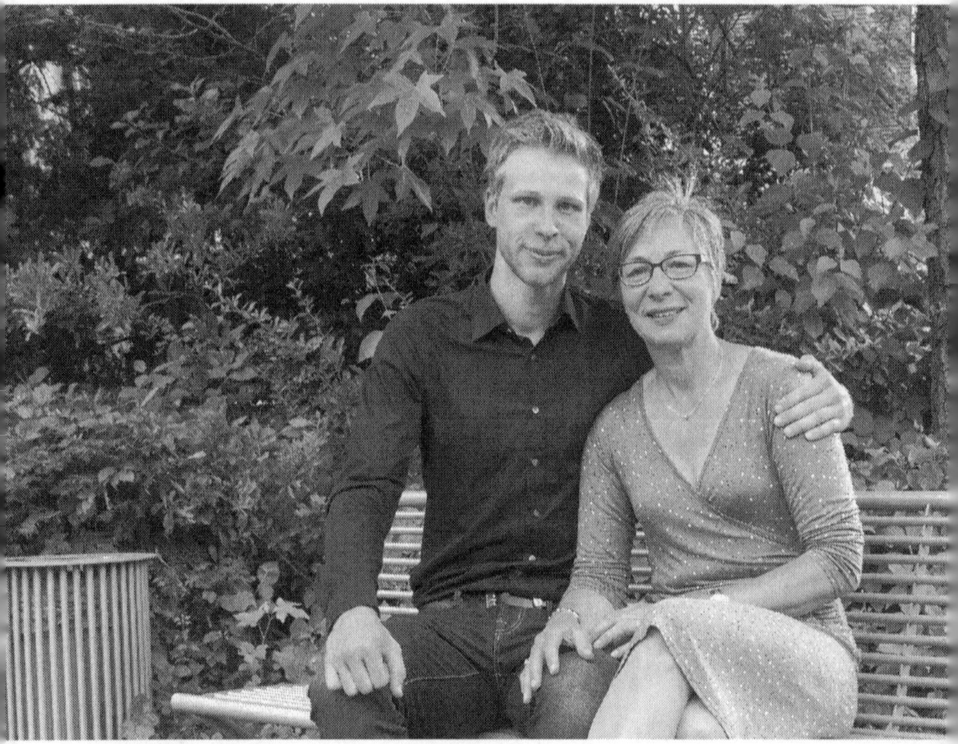

Foto: Schaarschmidt

»Ich war immer nur glücklich darüber, dass Alex hört«

Im Gespräch mit Kerstin Eisold und Alexander Bley

Alexander Bley wurde 1990 geboren, er hat ein Ingenieurstudium absolviert, er ist Leistungssportler und trägt seit frühester Kindheit ein Nucleus-Cochlea-Implantat (CI). Als ihm das CI von Professor Ernst Lehnhardt an der Medizinischen Hochschule Hannover (MHH) implantiert wurde, war Alexander Bley 13 Monate alt – und damit das weltweit jüngste CI-Kind. Heute tritt Alexander als erfolgreicher Leichtathlet sowohl bei Wettkämpfen hörender Sportler als auch bei denen der Gehörlosen an. Bei den Weltmeisterschaften der Gehörlosen errang er 2021 die Titel über 1.500 Meter sowie über 3.000 Meter Hindernis und bei den Deaflympics 2022 Silber und Bronze. Mehr über seinen Weg erfuhr ich von Kerstin Eisold, Alexander Bleys Mutter, sowie von ihm selbst.

Frau Eisold, Alexander, es freut mich, dass wir dieses Interview gemeinsam führen können. Alex, über deinen Weg als Sportler habe ich früher schon ausführlich geschrieben[17]. Im ersten Teil unseres Interviews möchte ich nun vor allem etwas über Ihre Erinnerungen erfahren, Frau Eisold. Ihr Sohn bekam 1992 im Alter von 13 Monaten ein Cochlea-Implantat. Wie kam es dazu?
Kerstin Eisold: Es begann mit einem Urlaub an der See. Alexander war noch kein Jahr alt, und er hatte Neurodermitis. Also fuhren

[17] Eine ausführliche Reportage über den Leichtathleten Alexander Bley erschien unter anderem in Hannovers Stadtmagazin »nobilis«, Heft 3-2018.

wir ans Meer und kamen alle mit Erkältung zurück. Der Kinderarzt meinte, das sei ein normaler Infekt. Aber dann bekam Alexander plötzlich einen Fieberkrampf und kam in die Klinik. Dort hieß es gleich: »Ein Kind unter einem Jahr mit Fieberkrampf, da kann eine Meningitis dahinterstecken.« Er wurde am Rückenmark punktiert, um einen möglichen Erreger zu ermitteln. Die Diagnose jedoch blieb unklar, aber das Fieber stieg weiter. Drei Tage später – nach der dritten Punktion – stand die Diagnose fest: Alexander hatte eine Pneumokokken-Meningitis – also eine Entzündung der Gehirn- und Rückenmarkshäute, verbunden mit einer Lungenentzündung und einer Blutvergiftung. Die Ärzte sagten uns: »Es kann sein, dass Ihr Kind stirbt.«

Aber er hat gekämpft. Als es ihm besser ging, stand der Arzt mit meinem Mann vor seinem Bett und meinte: »Jetzt schlagen wir mal zwei Nierenschalen zusammen. Wenn er nicht mehr zuckt, dann ist das Gehör weg.« Das war die Art, wie wir erfahren haben, dass Alexander taub ist. Nach vier Wochen wurden wir entlassen. Es gab kein Abschlussgespräch und keinen vernünftigen Entlassungsbericht. Es hieß lediglich: »Vielleicht kommt das Gehör noch mal wieder.«

Zweifellos kein Musterbeispiel für eine gute Arzt-Patienten-Kommunikation. Wie ging es für Sie weiter?

Kerstin Eisold: Zu Hause haben wir auf jede kleinste Regung von Alexander geachtet. Immer die Hoffnung, dass er vielleicht doch noch hört. Über den Kinderarzt und das Sozialpädiatrische Zentrum (SPZ) kamen wir zum Landesbildungszentrum für Hörgeschädigte in Hildesheim. Dort hieß es gleich: »Sie brauchen sich keine Hoffnung zu machen, das Gehör kommt nicht zurück.« Aber der Kontakt war dennoch unser Glück. Alexander war Anfang November ertaubt, kurz vor Weihnachten kam der Leiter des Zentrums zu uns nach Hause. Er empfahl uns, Kontakt zu Professor Lehnhardt in der MHH aufzunehmen und unser Kind dort vorzustellen.

Wir haben schnell einen Termin bekommen, mussten ihn aber verschieben, weil Alexander erneut erkrankte. Der Termin war dann Anfang Februar – Gespräch und Voruntersuchung in einem. Es war ein Montag, und Dienstagabend rief Professor Lehnhardt mit dem Ergebnis an: Alexanders linke Gehörschnecke war schon völlig verknöchert, rechts sei es schwer zu beurteilen. Professor Lehnhardt nannte einen OP-Termin: nächsten Montag. Und er sagte: »Ich habe noch nie so ein kleines Kind operiert. Ich weiß noch nicht, wie wir ihn therapieren; da müssen wir uns erst rantasten. Aber was drin ist, ist drin. Wenn wir jetzt nicht implantieren, werden wir wahrscheinlich nicht mehr die Möglichkeit haben. Die rechte Schnecke wird ebenfalls verknöchern und wir können die Elektroden dann nicht mehr hineinschieben.«

Wissen Sie noch, wie Sie das aufgenommen haben?
Kerstin Eisold: Meine erste Reaktion war ein klares Nein. Sie würden meinem Kind den Kopf aufschneiden. Die Narbe war damals noch sehr groß, das ist heute viel kleiner.

Aber Professor Lehnhardt meinte, es gäbe nur diese Chance. Normalerweise musste man damals erst ein halbes Jahr Hörgeräte tragen, ehe implantiert wurde. Und Kinder unter zwei Jahren wurden gar nicht implantiert. Er aber meinte: »Das macht hier alles überhaupt keinen Sinn.«

Sie haben sich auf sein Urteil verlassen?
Kerstin Eisold: Ja. Ich habe nur noch funktioniert. Wir hatten nichts zu verlieren. Und Professor Lehnhardt hat viel Vertrauen ausgestrahlt – und Zuversicht. Auch wenn er nichts beschönigt hat. Aber er hatte eine große Ruhe und Professionalität. Sonst hätte man ihm so ein kleines Menschenkind nicht anvertraut.

So aber ging alles sehr schnell. Wir haben einfach weitergemacht und anfangs nicht einmal realisiert, was auf uns zukommt, wenn die Behandlung keinen Erfolg bringt.

In der damaligen Zeit gab es heftige Kritik an der CI-Versorgung von Kindern. Haben Sie davon etwas mitbekommen?
Kerstin Eisold: Nein. Wir suchten keinen Kontakt zu anderen Ärzten. Internet gab es auch noch nicht. Ich glaube, das war gut so, weil uns andere Meinungen nur verunsichert hätten. Im Nachhinein haben wir sogar erfahren, dass der Leiter des Landesbildungszentrums die CI-Versorgung von Kindern eigentlich kritisch sah. Aber uns hat er Professor Lehnhardt empfohlen.

Dass es sehr negative Stimmen zum CI gibt, habe ich erst nach der OP realisiert. Ich suchte den Kontakt zu Hörgeschädigten, um zu erfahren, wie wir Alexander fördern können. Außerdem wollte ich selbst lernen, mit seiner Behinderung umzugehen. In Hannover gab es eine Selbsthilfegruppe für Schwerhörige und Gehörlose und ich bin zu einem der Treffen gegangen. Ich weiß nicht mehr, ob ich Alex dabeihatte. Ich wurde dort sehr stark angefeindet, zum Teil richtig aggressiv: Ob wir unser Kind denn nicht so akzeptieren könnten, wie es ist! – Es gab kein Verständnis für unsere Entscheidung und ich ging nie wieder dorthin.

Welche Erinnerungen haben Sie an den Operationstag?
Kerstin Eisold: Ich habe Alexander bis zum OP-Saal gebracht und an der Tür übergeben. Das Bild, das ich immer noch vor Augen habe, ist der Moment, in dem er wieder aus dem OP geschoben wird: ein kleiner, schlafender Körper mit einem riesigen Kopfverband. Als ich ihn so sah, hatte ich große Angst und habe mich gefragt, was jetzt tatsächlich passiert ist.

Aber am Tag nach der OP war alles wieder ziemlich normal. Alexander hatte keine Angst. Er war überhaupt nie ein ängstliches Kind. Er war immer fröhlich und ging auf andere zu. Die Wunde war wirklich groß, das sieht man auf den Fotos. Aber auch als die Fäden gezogen wurden, war er nicht quengelig – immer positiv. Auf der Station gab es einen großen Plüschraben, den er toll fand. Den durfte er sogar mitnehmen.

Alexander war Mitte Februar zur OP und Anfang April zur Erstanpassung?
Kerstin Eisold: Ja, ungefähr nach sechs Wochen. Das war noch im »Wilhelm Hirte«-Haus – also in dem Einfamilienhaus, in dem das Cochlear Implant Centrum (CIC) saß, bevor es in die Gehägestraße umzog. Anpasser waren Dr. Bertram und Volker Meyer.

Vor unserem Gespräch habe ich mir noch einmal die Fotos von damals angesehen. Dabei fiel mir auf, dass Alex zu der Zeit, in der er nichts mehr gehört hat, einen ziemlich leeren Blick hatte. Das war mir gar nicht mehr bewusst. Bei der Erstanpassung saß ich ihm vis-à-vis gegenüber – er in einem Hochstuhl. Dann kamen die ersten Töne und plötzlich lachte er los. Er strahlte über das Gesicht und gab Geräusche von sich. Mir wurde in dem Moment klar, dass er zuvor nur noch lautlos gelacht hatte.

Wie hat sich Alexander dann entwickelt?
Kerstin Eisold: Er war ja noch sehr klein. Vor seiner Ertaubung kannte er zehn bis zwölf Wörter. So richtig zu sprechen hat er erst begonnen, als er wieder hören konnte. Kurz vor der Krankheit hatte er mit dem Laufen begonnen. Aber er hatte dann etwas Schwierigkeit mit dem Gleichgewicht. Auch mit dem Laufen begann er erst wieder, als er das CI hatte und alles gut eingestellt war.

Die gute Anpassung war für Alexander immer sehr wichtig. Das braucht er bis heute sehr differenziert. Wenn die Audiologen da nicht das Händchen für haben, geht es nicht.

Apropos Anpassung, hatten Sie damals auch mit Herrn Battmer zu tun?
Kerstin Eisold: Nicht im CIC. Aber mit zweieinhalb stieß Alex sich am Kopf und sein Ohr ging nicht mehr. Wir nannten das CI »das Ohr«. Und nachdem er sich gestoßen hatte, meinte er: »Ohr aus.«

Wir fuhren gleich zur MHH und Professor Lehnhardt und Dr. Battmer versuchten herauszufinden, wo der Defekt war. Dann stand tatsächlich schon im Raum, einen Termin für eine Reimplantation abzustimmen. Aber sie wollten sich erst noch beratschlagen. Deshalb fuhren wir wieder nach Hause und haben gehofft, dass es nicht so weit kommt. Dann hielt ich die Hand vor den Mund und fragte: »Alexander, wie macht die Kuh?« Und er antwortete: »Muh.« Das Gehör war wieder da; es wurde nie geklärt, wo das Problem lag. Er trägt bis heute das gleiche Implantat. – Das war unsere Begegnung mit Dr. Battmer.

Hatten Sie sonst mal größere Probleme mit dem CI?
Kerstin Eisold: Nichts Dramatisches. Nur einmal war die Spule tatsächlich verschwunden. Da war Alex zweieinhalb. Er und mein Mann hatten eine Fahrradtour gemacht. Alex war wohl auf dem Kindersitz eingeschlafen, und da muss sie ihm abgefallen sein. Sie war nicht mehr zu finden. Erst zehn Jahre später habe ich sie zufällig wiedergefunden. Sie hing immer noch in den Speichen vom Fahrrad und wir hatten sie die ganze Zeit nicht bemerkt.

Sie waren dann regelmäßig zur Reha im CIC?
Kerstin Eisold: Ja. Aber da wir in Garbsen wohnen, also gleich bei Hannover, blieben wir anfangs immer nur halbe Tage. Alexander

war ja viel jünger als die anderen Kinder. Wir sind morgens hingefahren, dann hatte er seine Therapien. Danach war er immer erschöpft. Er bekam was zu essen und ich ließ ihn dort schlafen. Dann fuhren wir zurück.

Die Reha-Wochen waren anstrengend. Und ich war immer dabei, meist irgendwo im Hintergrund. Wir beide waren wie zusammengewachsen. Ein paar Kontakte zu anderen Eltern hatte ich dort auch, aber deren Geschichten unterschieden sich sehr von unserer. Die Kinder waren älter und oft schon mehrere Jahre ertaubt. Und die Eltern waren überrascht, wie schnell Alexander implantiert worden war und wie kurz er gehörlos gelebt hatte. Mit einer Mutter habe ich mich etwas angefreundet, wir sind auch zusammen zum CI-Kongress nach Freiburg gefahren. Sonst hatte ich eher nicht so viele Berührungspunkte.

Wie waren die Übungsstunden im CIC?
Kerstin Eisold: Dr. Bertram musste erst mal sehen, wie er das mit einem so kleinen Kind machen kann. Am Anfang nahmen sie eine Kugelbahn. Alexander bekam eine Kugel und musste sie sich ans Ohr halten. Wenn er einen Ton hörte oder wenn es aufhörte zu piepen, dann durfte er die Kugel auf die Bahn setzen. Das war der erste Schritt zum Hörtraining.

Alexander Bley: Ich erinnere mich an einen Plastiktunnel …

Kerstin Eisold: Ja, den hatten sie auch. Aber erst gab es die Kugelbahn. So haben sie versucht, die einzelnen Elektroden einzustellen. Und Alexander hat immer gut mitgemacht. Er hat nie rumgezickt, keine Schreianfälle gekriegt ... Mit seinem Bruder wäre das nicht so einfach gelaufen. Aber er war immer offen. Wenn die Sitzung vorbei war, rannte er durchs Haus, und es mochten ihn auch alle. Er kam sehr schnell in die Sprache.

Bekam Alex noch andere professionelle Hilfe?
Kerstin Eisold: Wir haben versucht, alles Mögliche in die Wege zu leiten. Deshalb sind wir auch noch zu Benita von der Pahlen – heute heißt sie Kühne – nach Düsseldorf gefahren. Sie bot auditiv-verbale Therapie (AVT) ab dem Säuglingsalter an; das war damals revolutionär. Zudem hatten wir die Frühförderung, die zu uns nach Hause kam.

Alexander war anfangs in einem Alter, in dem sich Kinder sehr viel bewegen und alles ausprobieren. War es ein Problem, dass er dabei immer Technik am Körper tragen musste?
Kerstin Eisold: Das war überraschenderweise völlig unproblematisch. Ich kann mich nicht erinnern, dass er sein CI mal abgerissen oder sich dagegen gewehrt hätte. Ich glaube, er hat das vom ersten Tag an akzeptiert.

Zuerst hatte er den MSP Mini – mit einer Halterung für das Ohr, einem langen Kabel und einer kleinen Box, etwas flacher als eine Zigarettenschachtel. Wir hatten ein Gurtsystem, in das man die Box steckte. Er trug den Sprachprozessor auf dem Rücken. Und wenn der gleichmäßig blinkte, wussten wir, dass die Batterie alle war. Relativ bald kam Alex auch selbst, wenn er nichts mehr hören konnte. Dann hieß es immer: »Ohr aus!«

Ging Alexander in den Kindergarten?
Kerstin Eisold: Erst waren wir in einer Krabbelgruppe und dann kam er in den Kindergarten. Dort wurde die Spule schon mal abgerissen, aber dann hing sie ja zum Glück am Kabel. Sonst ging es im Kindergarten relativ problemlos. In der Gruppe waren 25 Kinder. Die Erzieherin kannte Alex schon aus der Krabbelgruppe; sie wusste also, was auf sie zukam. Alexander schien zudem wenig beeinträchtigt. Er artikulierte auch nicht auffällig. Die Leiterin des Kindergartens brauchte drei Jahre, um festzustellen, dass er nur mit dem CI hört.

Eigentlich war er von Anfang an in die hörende Welt integriert. Und es ist häufig passiert, dass man ihn nicht als beeinträchtigt wahrnahm und zum Beispiel dachte, er sei arrogant, weil er nicht antwortet. Sogar bei den Besuchen im CIC war das dann ein Thema.

Inwiefern?
Kerstin Eisold: Als er etwas älter war, wollte er nicht mehr so gern dorthin. Er meinte: »Die Kinder da verstehen mich ja nicht.«

Ich arbeite als Diabetesberaterin. Kürzlich hatte ich in der Praxis mit einem jungen CI-Träger zu tun. Er hat ein Praktikum bei uns gemacht. Er ist drei Jahre jünger als Alex, ist gehörlos geboren und hat relativ früh ein CI erhalten. Aber er ist nie so wie Alex in die Sprache gekommen. Seine Artikulation, sein Wortschatz … Die Verständigung war viel schwieriger – gerade jetzt mit den Masken. Ich habe dann den Kolleginnen erklärt, worauf sie achten sollen: »Ihr könnt ihn nicht einfach von hinten ansprechen. Er braucht euer Mundbild. Sprecht nicht durcheinander und macht einfache Sätze.«

Alexander Bley: Ich habe ihn auch kurz kennengelernt und anschließend zu Mama gesagt: »Mensch, der versteht ja gar nicht so gut wie ich …« Er hatte auch viel Kontakt zu Gehörlosen, was bei mir früher nie der Fall war. Sicherlich habe ich auch Einschränkungen erlebt. Es war aber immer selbstverständlich für mich, mit Leuten in der hörenden Welt unterwegs zu sein.

Wie war Alexanders Schulzeit? War es schwierig, ihn auf der Regelschule einzuschulen?
Kerstin Eisold: Das nicht. Aber ich erinnere mich an ein schwieriges Gespräch, als er in die Grundschule kommen sollte. Mein Mann und ich setzten uns mit der Rektorin und der Konrektorin zusammen. Wir erklärten, dass Alex einen Teppichboden braucht. Die Konrektorin, so eine kleine, drahtige Frau, war zugleich Alex' Klassenlehrerin. Und sie wollte den Teppich nicht und hatte jede Menge

Einwände. Es schaukelte sich hoch und ich meinte: »Das geht nicht, wenn Sie mein Kind nicht anerkennen!« – Wir zwei sind ziemlich lautstark auseinander.

Die Direktorin und mein Mann haben dann vermittelt. Zwei Stunden später saßen wir wieder zusammen, um in Ruhe zu bereden, wie es funktionieren könnte. Vom ersten Schultag an hat die Klassenlehrerin Alex super betreut und gefördert. Sie waren die erste Klasse mit Teppichboden – und die erste, die Hausschuhe trug. Unser Einstieg war etwas haarig; aber die Lehrerin war sehr engagiert. Außerdem kam die Frühförderung auch in die Schule.

Alexander Bley: Das war sehr gut. Da gab es wöchentlich eine Betreuung von der Schwerhörigenschule in Hannover. Immer montags sind wir in einen Extraraum und haben ein bisschen was nachgeholt, was ich nicht verstanden hatte. Nach der Grundschulzeit kam sie anfangs auch noch. Dann brauchte ich das nicht mehr, weil ich alles verstand.

Wie war es mit der weiterführenden Schule?

Kerstin Eisold: Damals gab es in Niedersachsen die Integrierte Gesamtschule (IGS) und die Orientierungsstufe. In der Orientierungsstufe boten die fünfte und die sechste Klasse Zeit, in der man erst mal sieht, ob man zur Hauptschule, zur Realschule oder zum Gymnasium geht. Nach Beratung mit der Lehrerin und mit der Frühförderung haben wir uns für die IGS beworben, damit Alex mehr Zeit bekommt. Die Sorge war, dass er in den Hauptschulzweig abgeschoben wird, wenn er keinen engagierten Lehrer hat.

Auch auf der IGS hatten wir Glück. Es gab zwei Klassenlehrer – einen Mann und eine Frau. Sein Lehrer hat zwar bis zum Schluss nicht ganz kapiert, was mit Alex ist, und sich nur gewundert, dass er manchmal nicht richtig verstand. Aber die Lehrerin war toll, hat ihn einbezogen und darauf geachtet, wo und neben wem er sitzt.

Wo hast du gesessen, Alex?

Alexander Bley: Immer vorn, möglichst vor dem Lehrerpult. Da konnte ich natürlich nicht so viel quatschen wie die anderen. Das Problem war aber auch, wenn ich mit jemandem gequatscht habe, dann war ich komplett raus. Ich kann nicht gleichzeitig noch mein Umfeld wahrnehmen. Und wenn der Lehrer mich dann fragte: »Was wurde jetzt gesagt?«, stand ich da …

Kerstin Eisold: Die Lehrerin hat dafür gesorgt, dass er neben jemandem saß, der gut war, und der es sich leisten konnte, mal nicht zuzuhören, um Alex was zu erklären. Aber er hat auch gut mitgearbeitet. Zu Hause nacharbeiten mussten wir trotzdem. Das war von Anfang an so. Manchmal gab es Ärger mit seinen Freunden. Die kamen, um ihn zum Spielen abzuholen, und Alex musste wieder nacharbeiten.

Alexander Bley: Irgendwann kamen nachmittags noch meine Sporttermine dazu.

Wie fing es mit dem Sport an?

Kerstin Eisold: Gleich mit Leichtathletik. Da war Alexander so sechs oder sieben. Wir wohnen auf dem Dorf, da sind Sportvereine sehr wichtig. Alex war mit einigen Jungs befreundet, die zur Leichtathletik gingen. Da sind wir mit. Irgendwann ließ seine Lust etwas nach, aber dann kam eine sehr gute Trainerin.

Alexander Bley: Sie war damals erst in den Ort gezogen und war früher 800-Meter-Läuferin. Sie kannte sich aus, hat mich gefördert und ist mit mir zu Wettkämpfen gefahren. Es macht viel aus, wenn man im Sport so jemanden hat.

Kerstin Eisold: Und dann hast du noch mit Tennis angefangen, weil die Freunde alle dort waren.

Hatten Sie Sorge, dass das CI beim Sport Schaden nehmen könnte?
Kerstin Eisold: Deswegen fand ich Leichtathletik so gut. Alexander wollte immer Fußball spielen, aber ich wollte nicht. Irgendwann gab's den Kontakt zu einem Fußballtrainer, Kurt. Er meinte: »Lass ihn doch spielen! Ich pass schon auf.« Alex hat dann zwei Saisons gespielt. Ich saß bei jedem Spiel wie auf dem Pulverfass und dachte, gleich haut ihm einer an den Kopf. Oder er geht doch mal mit einem Kopfball rein, weil er ja so bei der Sache war. – Das CI hat keinen Schaden genommen, aber es gab einen verstauchten Fuß und eine gebrochene Hand. Er hat verletzungsbedingt aufgehört.

Sie haben also schon Einfluss auf die Wahl der Sportart genommen?
Kerstin Eisold: Na ja. Er hat es ausprobiert und für sich selbst festgestellt …

Alexander Bley: Aber das durfte ich erst mit 17, als ich schon eigenmächtig entscheiden konnte.

Kerstin Eisold: Nein, du warst 14 oder 15.

Alexander Bley: Nein, das war später. Du hast den Riegel vorgeschoben. Ich weiß, ich habe sogar nach Kopfschutz gegoogelt und mir einen zu Weihnachten gewünscht, damit ich Fußball spielen kann. Das wurde alles abgelehnt.

Kerstin Eisold: Das war beim Skifahren so, dass Alex immer einen Helm trug. Sein jüngerer Bruder hatte keinen, aber Alex immer. »Wenn du Ski fahren willst, dann setzt du einen Helm auf!« Das hat er gemacht. Also würde ich sagen, er hat das eigentlich eingesehen. Und beim Fußball …

Alexander Bley: … da hatte ich keinen auf, weil ich gesagt habe, das mache ich nicht. Und es war mit 17; Übergang von Jugend B zu Jugend A.

Kerstin Eisold: Was? So lange hast du noch auf mich gehört? (lacht)

Alexander Bley: Es ging ja nicht ohne die Unterstützung der Eltern. Beim Fußball hatte ich den Prozessor unter einem Stirnband fixiert, damit er in Zweikämpfen nicht abfällt. Und ich habe meiner Mutter versprochen, keine Kopfbälle zu machen.

Kerstin Eisold: Das war der Nachteil beim Sprachprozessor hinter dem Ohr (HdO). Den gab es erstmals, als Alex sechste oder siebte Klasse war. Der konnte bei einer Rangelei viel leichter heruntergerissen werden.

Ein anderes Problem war, dass sich beim ersten HdO sein Hörverstehen deutlich verschlechterte. Alex hatte das Gerät zur Probe und wollte es unbedingt behalten, weil es natürlich Freiheit war. Aber es ging nicht. Er musste sich viel mehr anstrengen und wurde richtig nervös. Ich habe dann gesagt: »Tu dir selbst den Gefallen und nimm noch einmal das Kabelgerät!« Dann fand er auch, dass das andere gar nicht geht. Er ist von sich aus wieder zum Kabelgerät gewechselt und das HdO haben wir zurückgegeben. Das nächste HdO-Gerät war das G3, damit ging es besser.

Alex, wie gut kannst du eigentlich telefonieren?

Alexander Bley: Das war noch nie ein Problem. Ich telefoniere normal mit Handy am Ohr – also am Mikrofon.

Kerstin Eisold: Alexander war von uns derjenige, der am meisten telefoniert hat. Wenn wir das Telefon gesucht haben, lag es immer in seinem Zimmer. Bevor er irgendwas getippt hat, hat er lieber angerufen.

Und wie ist es mit Musik?
Alexander Bley: Da habe ich eher nicht so die Bindung. Das erlebe ich gerade bei beidseitig Implantierten. Bei den Jüngeren ist die Musikwahrnehmung viel sensibler als bei mir. Ich denke, es liegt aber auch daran, dass meine Eltern keine große Affinität für Musik haben. Mein Vater gar nicht; und meine Mutter hört nur so was wie Prinzen oder Grönemeyer. (lacht)

Kerstin Eisold: Aber als kleiner Junge warst du immerhin in der Musikschule …

Alexander Bley: Ja, und in der zehnten Klasse hatte ich Musik als mündliche Prüfung. Aber es hat mich nie so interessiert. Andererseits ist es für mich eine Herausforderung zu verstehen, wenn nebenbei Musik läuft. Und bei Musik verstehe ich die Texte oft nicht, aus denen viele ja auch ihre Emotionen ziehen, denke ich. Bei Musik halte ich mich mehr an die Melodie. Deshalb mag ich noch eher elektronische Musik.

Frau Eisold, inwiefern haben Sie damals festgestellt, dass Alexander an Grenzen seiner Hörfähigkeit stieß?
Kerstin Eisold: Man hat schon gemerkt, dass er manchmal nicht reagiert. Oder dass er nicht verstanden hat, wenn etwas erklärt oder gesungen wurde. Oder wenn man ihn von der falschen Seite rief. Ich habe früh gemerkt, dass es Grenzen gibt. Aber man gewöhnt sich daran. Man ruft nicht über den Platz, sondern geht hin, achtet darauf, auf welcher Seite man sitzt. Außerhalb des häuslichen Umfelds waren die Grenzen mitunter schon deutlich.

Auch manches, was Frau von der Pahlen von uns wollte, funktionierte nicht immer. Ich sollte neben ihm sitzen und etwas vormachen, er sollte es nachmachen. Zusammen mit dem Input von Benita von der Pahlen haben wir dann unseren Weg gefunden, Wörter zu lernen und in die Sprache zu kommen. Jeder Handgriff zu Hause wurde kommentiert. »Wir räumen jetzt die blaue Tasse in die Spülmaschine.« »Alexander, bring mir bitte den grünen Teller!«

Alexander Bley: Dass ich meinen jüngeren Bruder hatte, mit dem ich spielen konnte, war sicher ebenfalls gut für mein Sprach- und Hörvermögen.

Kerstin Eisold: Das waren oft solche Rollenspiele. Mutter geht mit den Rittern zum Essen. Das fanden die Jungs eher langweilig; die wollen ja kämpfen. Aber Sprache lernen ging dabei sicherlich auch. Sein Bruder hat da gleichfalls mitgemacht.

Und die Freunde? Inwieweit war ihnen die Hörschädigung bewusst?

Kerstin Eisold: Sie wussten, dass Alex nur rechts hört. Und dass er ohne das CI gar nichts hört. Das kannten sie schon vom Kindergarten und sie sind sozusagen damit groß geworden. Natürlich gab es auch Situationen, in denen er heulend nach Hause kam, weil welche im Bus wieder eklig zu ihm waren. Das waren Kinder aus anderen Klassen. Die hatten ihn beleidigt oder provoziert, absichtlich sehr leise gesprochen … Das kam häufig vor.

Alexander Bley: Das war auch ein Grund, warum ich mit dem Fußball aufgehört habe. Ein Mannschaftssport ist viel mehr von Kommunikation geprägt. Auf dem Spielfeld ist es ein Problem, wenn man kein Richtungshören hat; da wird ja extrem viel gesprochen. Aber auch in der Kabine ist es schwierig; wenn du zum Beispiel in der Dusche als einziger nicht hörst. Da gab es schon so ein, zwei Charaktere, die mich vor der Gruppe gern mal bloßgestellt haben. Die das ausgenutzt haben, sodass andere anfingen zu lachen.

Ich habe es eigentlich geschafft, gut mit so etwas umzugehen, es auszublenden oder meine Meinung zu sagen. Aber das hat mir damals schon ein bisschen die Lust genommen.

Noch mal zu einem ganz anderen Thema: Alex, du hattest mal erzählt, dass du beim 80. Geburtstag von Professor Lehnhardt ein Gedicht aufsagen musstest.
Alexander Bley: Ja, das war im Mercure Hotel. Ich war ungefähr 13 und mit meinem Papa dort. Viele Kinder, die er operiert hat, haben was aufgeführt. Ich weiß, dass ich vorher sehr aufgeregt war. Und es gab was Leckeres zu essen.

Sind Sie Professor Lehnhardt später auch noch begegnet, Frau Eisold?
Kerstin Eisold: Ja. Er hat ja dann an der MHH aufgehört und Professor Lenarz hat übernommen. Aber bei den Jubiläen des CIC und ähnlichen Veranstaltungen, da waren wir ja immer und sind ihm häufiger begegnet. Ich bin ihm heute noch dankbar, denn er hat Alexander viel Gutes getan, indem er damals so schnell gehandelt hat. Er war immer sehr glücklich, Alex zu sehen, und wollte wissen, wie es so geht. Immer total sympathisch und warmherzig – bis ins hohe Alter.

Alexander Bley: Ich habe mich auch immer gefreut, ihn zu sehen.

Frau Eisold, haben Sie im Nachhinein jemals an Ihrer Entscheidung für das CI gezweifelt?
Kerstin Eisold: Nein. Ich habe mir unser Leben ohne das CI nie vorstellen können. Und damals hatten wir ja gar keinen Kontakt zu Gehörlosen. 2017 habe ich Alex zu den Deaflympics in die Türkei begleitet und dort auch Gehörlose erlebt – die Sportler und deren Familien. Das hat mich in meiner damaligen Entscheidung bestätigt. Bei den Deaflympics waren wir Hörenden wohl ähnlich isoliert, wie es die Gehörlosen sonst in der Gesellschaft der Hörenden sind. Die Sprachbarriere war zu hoch. Wir haben ja nie Gebärdensprache gelernt – erst durch den Gehörlosenverband ein bisschen.

Ich war immer nur glücklich darüber, dass Alex hört. Wenn ich heute an die Zeit seiner Ertaubung denke, war das natürlich ein prägendes Erlebnis. Auch diese Nacht, als die Ärzte sagten, dass er vielleicht stirbt. Ich habe häufiger darüber nachgedacht, wie es wäre, wenn er nicht hören könnte. Dann hätte er vielleicht früh Kontakt zur gehörlosen Welt gehabt. Er wäre ins Landesbildungszentrum nach Hildesheim oder zur Schwerhörigenschule in Hannover gekommen. Morgens abgeholt und abends wieder nach Hause gebracht oder ins Internat. Mit sozialen Kontakten zu Hörenden wäre es sehr schwierig gewesen.

Und aus deiner Sicht, Alex? War es die richtige Entscheidung?
Alexander Bley: Ja klar. Durch meine sportlichen Erfolge kam ich ja 2013 in Kontakt mit dem Deutschen Gehörlosen-Sportverband (DGS) und bin seitdem sowohl für den DGS als auch bei Wettkämpfen hörender Sportler gestartet. Mein Kontakt zu den Gehörlosen gab mir schon Einblick in eine Art Parallelwelt. Ich finde es wichtig, mich mit dieser Welt auseinanderzusetzen. Man muss sich integrieren und auf die anderen zugehen, wenn man für einen solchen Verband antritt. Aber ich bin sehr froh, dass ich hören kann. Und ich bin meinen Eltern sehr dankbar für diese Entscheidung, die man als kleines Kind ja nicht treffen kann – und auch im Nachhinein nicht mehr.

Verständnis habe ich aber auch für diejenigen, die sich kein CI implantieren lassen möchten. Eine Sportlerfreundin aus München habe ich gefragt, warum sie sich nicht implantieren lässt. Sie erwiderte: »Warum? Ich vermisse doch nichts.« Sie weiß ja nicht, wie es ist, wenn man hört. Und sie lebt in ihrer eigenen Gesellschaft, in der sie sich wohlfühlt.

Kerstin Eisold: Aber sie sind dann meist in einer bestimmten Gruppe unterwegs.

Alexander Bley: Es ist begrenzter; auch die Möglichkeiten zur Bildung sind eingeschränkt. Man merkt, dass viele Gehörlose nicht so viel aufnehmen können und sich anders entwickeln, gerade auch in den ersten Lebensjahren, die ja entscheidend sind. Und es gibt soziale Situationen, in denen es Gehörlose deutlich schwieriger haben – etwa bei der Lösung von Konflikten.

Wie meinst du das?
Alexander Bley: Ich habe das selbst im Trainingslager erlebt und manchmal auch versucht, zwischen den Gehörlosen zu vermitteln. Es gibt eine Besprechung zu einem Problem und es wird etwas kritisiert. In einer solchen Situation würden wir Hörenden uns alles anhören: Was hat der zu sagen und was der? Bei den Gehörlosen ist es aber so, dass sich alle immer nur auf einen Redner konzentrieren können. Wenn jemand einen Einwand hat, müssen sie ihn alle anschauen. Wirft jemand ein Argument dazwischen, dann funktioniert das nicht. Man muss sich melden, alle müssen dich ansehen, dann kannst du dich äußern und danach wieder zurück. Man braucht eigentlich immer einen Moderator. Es ist extrem schwierig.

Dr. Bertram sagte auch, dass viele Gehörlose große Probleme mit der Schriftsprache haben.
Alexander Bley: Wenn man die Gebärdensprache kennt, versteht man das auch. Sie ist viel weiter weg von der Schriftsprache als die Lautsprache. Die Sätze sind einfach strukturiert und kurz. Es gibt viele Punkte. Wenn du in Gebärdensprache einen Satz mit fünf Kommata machst, kann dir niemand mehr folgen.

Kerstin Eisold: Ich habe mich gefragt, was alles weggefallen wäre, wenn Alexander nicht gehört hätte. Wie hätte ich ihm zum Beispiel Sonne und Mond erklären können?

Alexander Bley: Aber ich kenne auch Leute, die trotz CI nicht gut in die Lautsprache gefunden haben. Etwa weil die Eltern sich nicht genug engagiert haben, um ihr Kind bestmöglich zu fördern. Der Erfolg beim Hören hängt von dieser Unterstützung wesentlich ab. Das ist etwas, was ich gern auch weitergebe.

Du trittst häufig auf Infoveranstaltungen zum Cochlea-Implantat auf?

Alexander Bley: Ja. Wobei ich heute vor allem Ansprechpartner für Eltern bin. Mit Blick auf die CI-Kandidaten ist meine Situation inzwischen ja schon die Ausnahme, weil sie meist auf zwei Seiten ein CI bekommen oder das CI in Verbindung mit einem Hörgerät nutzen. Aber die Eltern sind ja auch in einer besonderen Situation. Meine Eltern hatten damals ein Kind, das plötzlich gehörlos war. Sie wussten nicht, was das bedeutet, und ob man jemals wieder normal leben kann. Viele andere Eltern gehörloser Kinder sind in der gleichen Situation. Ich will ihnen zeigen, dass es sich lohnt, ein Cochlea-Implantat zu bekommen – und die nötige Förderung.

Kerstin Eisold: Was das angeht, war Alexander schon immer aktiv. Er ist ja auch Hörpate. (Die Cochlear-Hörpaten beraten Menschen, die selbst eine CI-Versorgung mit einem CI erwägen, und berichten von ihren Erfahrungen. – Anm. d. Red.) Und er war schon häufig bei Vorlesungen in der MHH. Da wir in Hannover wohnen, war er auch früher immer schnell verfügbar – als »Vorzeigekind«. Oder jetzt als »Vorzeigeerwachsener«. Auch Dr. Bertram war immer froh, wenn wir kommen konnten. Wenn wieder ein Besuch da war und Alexander mal schnell im CIC vorbeikommen konnte. Oder wenn ein Kind mit CI für Journalisten gebraucht wurde.

Gab es häufig Medienanfragen?

Kerstin Eisold: Ja. Auch Fernsehsender kamen öfter zu uns nach Hause. Es wurde stundenlang gedreht – in der Wohnung oder auf dem Spielplatz. Und dann wurden drei Minuten Beitrag daraus. Aber Alex bekam mal ein Stofftier geschenkt oder Eis.

Alexander Bley: Das weiß ich noch. Über das Eis habe ich mich immer sehr gefreut. (lacht)

Alex, wie siehst du eigentlich deine eigene Identität zwischen hörender und gehörloser Welt?
Alexander Bley: Ich sage immer, ich bin eine Art Hybrid. Einerseits empfinde ich mich selbst als normal hörenden Menschen. Andererseits gibt es Situationen, die für mich sehr schwierig sind – also Feiern, Restaurants oder Gruppen, in denen diskutiert wird. Dann merke ich mein Handicap, und das lässt sich nicht vermeiden, weil ich nur einseitig implantiert werden konnte, und weil es ein technisches Hören ist, welches das normale Gehör nicht eins zu eins ersetzen kann.

Bei den Wettkämpfen der Gehörlosen muss man das CI ablegen?
Alexander Bley: Ja, das war anfangs eine ziemliche Umstellung. Wenn du gehörlos läufst, musst du im Rennen extrem wachsam sein, immer nach links und rechts gucken, um sofort reagieren zu können, falls jemand einen Angriff startet. Es ist ohne CI viel anspruchsvoller. Wenn du nicht hörst, dass jemand hinter dir kommt, und zu spät schaltest, ist der andere vielleicht schon davongelaufen.

Letztlich definiere ich mich als Hörenden. Aber es wäre auch unfair, bei den Gehörlosenwettkämpfen anzutreten und zu sagen: »Ich bin aber hörend.« Die Bezeichnung »hybrid« trifft es ganz gut. Und natürlich respektiere ich die Gebärdenkultur. Das muss man definitiv.

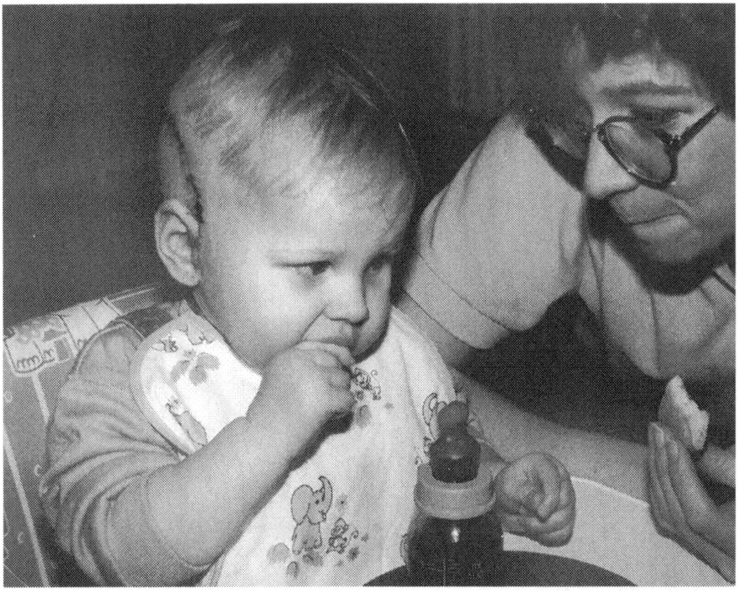

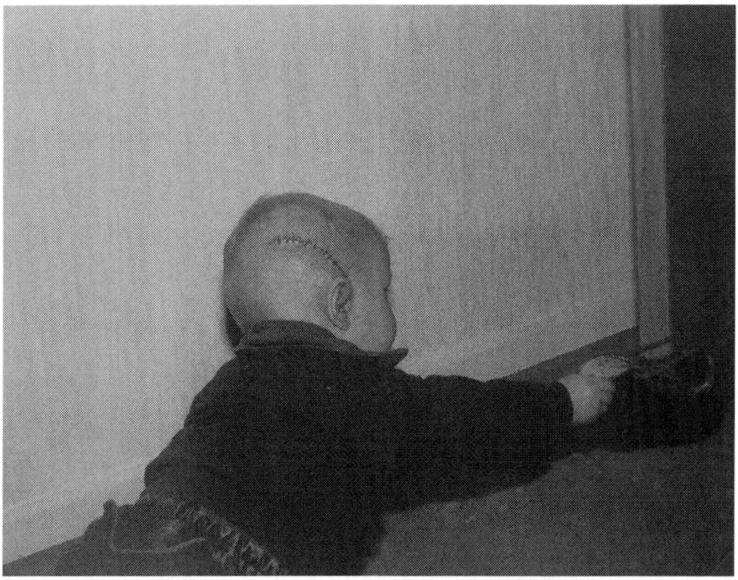

Alexander Bley unmittelbar nach der Cochlea-Implantat-OP, die er im Alter von 13 Monaten erhielt. Fotos: privat

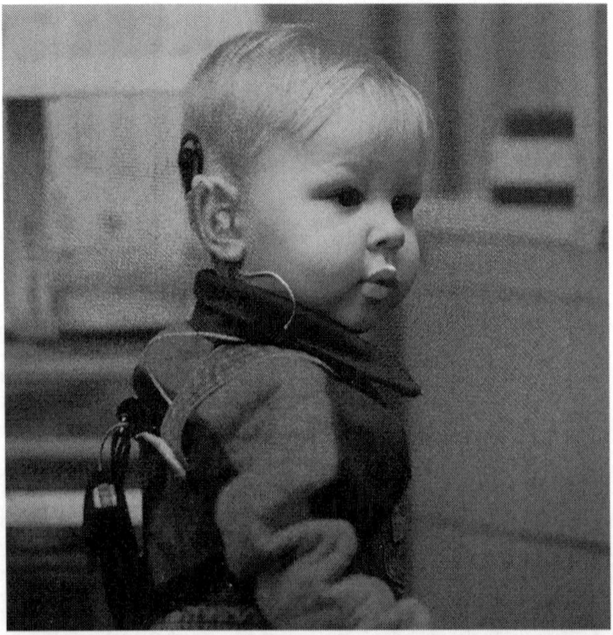

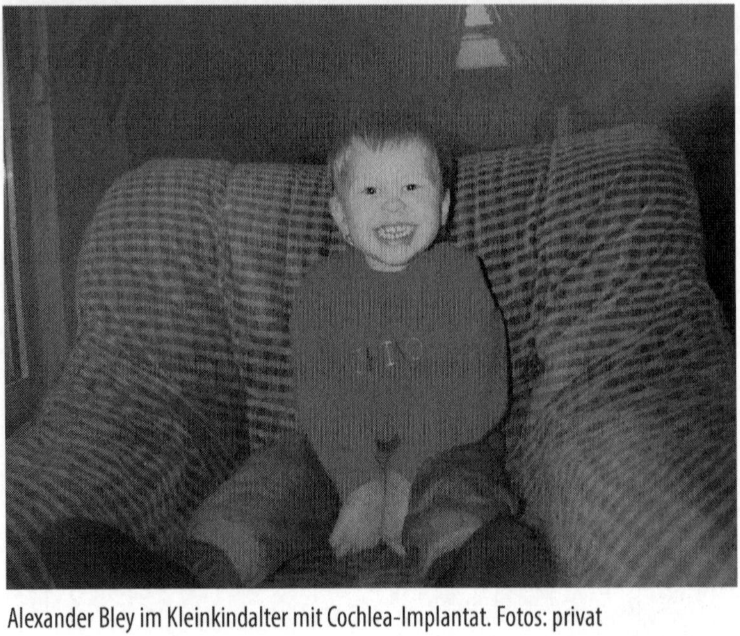

Alexander Bley im Kleinkindalter mit Cochlea-Implantat. Fotos: privat

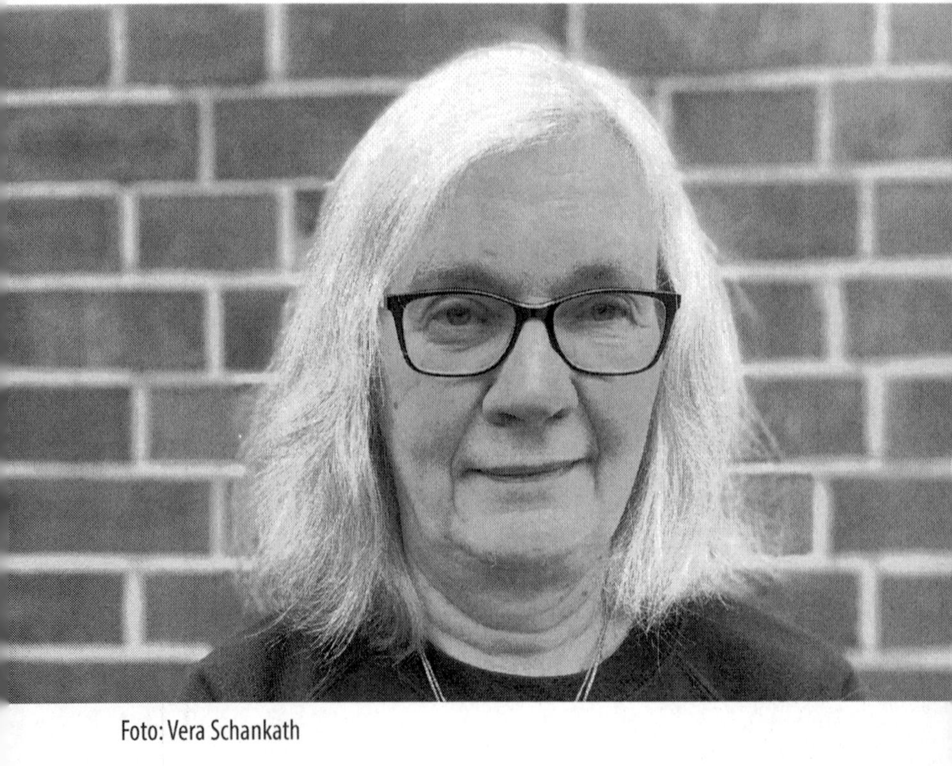

Foto: Vera Schankath

»Es motiviert mich mitzuerleben, wie die Kinder von damals heute ihr Leben meistern«

Im Gespräch mit Ingeborg Maneke

Wie sich taube Kinder mit dem Cochlea-Implantat (CI) entwickeln und ob sie tatsächlich einen Zugang zur Lautsprache finden würden, war Ende der 80er-Jahre längst nicht klar. Es gab weder Erfahrungen noch geeignete Konzepte. Doch ohne gezielte Förderung hätten die Kinder das Potenzial der Technik nicht nutzen können. Das Cochlear Implant Centrum (CIC) »Wilhelm Hirte« in Hannover, das 1990 auf Initiative von Professor Ernst Lehnhardt sowie unter Leitung des Gehörlosenpädagogen Dr. Bodo Bertram eröffnet wurde, war die erste Einrichtung, die sich dieser Herausforderung stellte. Mehr erfuhr ich von Ingeborg Maneke, seit den Gründungstagen Pädagogin im CIC.

Frau Maneke, wie sind Sie damals zum Thema Cochlea-Implantat gekommen?

Durch einen Zufall. Einen vorgezeichneten Weg, der mich zum CI geführt hätte, gab es ja noch gar nicht. Ich las eine Stellenanzeige, die ich interessant fand. Ich bin eigentlich Lehrerin, hatte nach dem Referendariat in einem Kindergarten gearbeitet, dann noch vier Semester Medizin studiert. Ich wollte nach Hannover zurück, wo ich geboren und aufgewachsen bin, und die ausgeschriebene Stelle reizte mich, weil hier Medizin und Pädagogik zusammenkamen. Entweder weiter Medizin studieren oder diese Stelle, habe ich gedacht und eine Bewerbung abgegeben. Ich bekam ein Vorstellungsgespräch bei Professor Lehnhardt. Es gab wohl etwa 70 Bewerbungen, aber wir kamen schnell überein, dass ich anfangen könnte. Ich hatte eben Glück. Ob mein begonnenes Medizinstudium bei seiner Entscheidung eine Rolle spielte, weiß ich nicht.

Sie gehörten ab 1990 dem Team von Bodo Bertram an, der damals das erste Konzept für die Rehabilitation von CI-Kindern entwickelte. Wie sah diese Anfangszeit aus?
Unsere Gruppe fand gerade erst zueinander. Herrn Bertram lernte ich einige Wochen später kennen, wir passten gut zusammen. Insgesamt waren wir zu sechst. Herr Dr. Bertram und Herr Kogge, die beide aus der DDR gekommen waren, hatten bereits Erfahrung mit hörgeschädigten Kindern. Sie konnten auch gebärden. Sie brachten also gute Voraussetzungen mit, um überhaupt erst einmal den Einstieg in diese neue Aufgabe zu finden. Dann gab es noch zwei Ingenieure, eine Erzieherin und mich, später noch die Sekretärin. Ich selbst hatte keinerlei Erfahrungen mit Hörgeschädigten.

Wo war das CIC damals untergebracht?
Wir bekamen ein Haus in der Neue-Land-Straße. Es war ein Einfamilienhaus, das wir zuerst mal gemeinsam vorbereitet haben. Von den Stühlen bis zu den Gardinen haben wir alles bestellt und eingerichtet. Schließlich kamen die ersten Eltern mit ihren Kindern. Anfangs waren es nur wenige Kinder. Die ersten Eltern haben sogar noch im Haus geschlafen. Ich glaube, wir haben sogar gemeinsam gegessen. Es war wirklich ein enger Kontakt. Die Kinder waren schon etwas älter, drei bis vier Jahre.

Wie wir mit ihnen arbeiten würden, mussten wir erst herausfinden. Es gab keine Vorbilder, die gezeigt hätten, wie das läuft. Aber wir hatten Eltern, die mutig genug waren, es mit uns gemeinsam zu erkunden. Wir als Gruppe haben sehr viel mit den Kindern gemacht – viel Musik, Bewegung, Spaß. Da das Haus nicht sehr groß war, blieb man viel zusammen. Morgens fingen wir den Tag gemeinsam an. Man war ständig im Austausch. Und wir haben vor allem viel beobachtet: Wie reagiert ein Kind? Was muss man ihm anbieten, damit es hört und spricht? Da konnte man nur versuchen. Das ist ja bei Kindern so.

Es gibt alte Videos, die Therapiestunden bei Dr. Bertram zeigen. Er spielt zum Beispiel gemeinsam mit einem Kind in einer Puppenstube. Jeder führt eine Puppe, die dann etwas tut und spricht.

Ja, so in der Art habe ich das auch gemacht. Er war da das Vorbild. Und ich konnte mich in diese spielerische Art gut reinfinden. Es war auch meins. Wie schnell man damit vorankam, hing natürlich vom Kind ab. Es gab Kinder, die sehr aufnahmefähig und sehr bereit waren, sich auf das einzulassen, was wir ihnen anboten. Ich muss zum Beispiel an ein Kind aus Österreich denken. Es war vier Jahre alt und noch nicht in der Sprache, aber es kam sehr schnell rein. Anderen Kindern fiel das schwerer; etwa, weil sie eine zusätzliche Behinderung hatten. Auch die Eltern waren wichtig. Bei den Sitzungen waren sie immer mit dabei. Meine Sitzungen waren eins zu eins mit dem Kind. Unsere Erzieherin hat mit den Kindern mehr in der Gruppe gearbeitet, gemeinsam Musik gemacht, mit ihnen gebastelt. Und die Kinder haben ihre Geräte getragen und hatten ihren Spaß.

Der Spaß war wichtig?

Der ist sehr wichtig. Da sind hörgeschädigte Kinder nicht anders als andere. Nur sind sie erst einmal sehr visuell orientiert. Man braucht den Augenkontakt, muss ihre Aufmerksamkeit gewinnen, Quatsch machen. Man lässt zum Beispiel einen Luftballon platzen und reißt dann erschrocken die Augen auf. Man agiert miteinander, und daraus ergibt sich die Kommunikation. Doch jedes Kind ist anders. Man muss also erst mal Material finden, das das Kind anspricht.

Die Gruppe arbeitete von Beginn an interdisziplinär – Pädagogen bzw. Erzieher und Ingenieure. Wie passte das zusammen?
Wie gesagt, weil das Haus so überschaubar war, war man ständig mit den anderen Kollegen im Austausch. Ich habe bei den Anpassungen zugeguckt oder mitgemacht. Ich habe auch Hörtestungen durchgeführt oder aufseiten des Kindes gesessen, ihm vorgemacht, was es tun soll. Also einfach das Prinzip »Reaktion auf erfolgten Reiz«. Man gibt dem Kind etwas zu hören und beobachtet, ob es gehört hat oder nicht. So arbeiten wir ja bis heute.

In der Gruppe haben wir einander berichtet, wie es lief und wo es Schwierigkeiten gab. Das dabei unterschiedliche Sichtweisen aufeinandertrafen, war nie ein Problem. Das konnte nur helfen. Man hat zusammen überlegt, warum ein Kind nicht reagiert. – Hört es generell nicht auf Geräusche? Sind es nur bestimmte Laute? – Wir saßen oft im Team zusammen, oder man hat den anderen gefragt, was man machen kann. Dr. Bertram war da immer ein guter Ansprechpartner.

Das CIC war auch Vorbild für andere CI-Zentren. Inwieweit waren Sie in diesen Austausch eingebunden?
Ansprechpartner war da hauptsächlich Dr. Bertram. Er und Professor Lehnhardt sind viel gereist – zu sämtlichen Hörgeschädigtenschulen in Deutschland. Anfangs waren sie ständig unterwegs. In der Folge gab es auch jede Menge Hospitationen – Therapeuten, Pädagogen, Kollegen aus anderen Institutionen. Die kamen auch zu uns. Die Besucher waren überall dabei.

Anfangs hatten verschiedene Seiten große Vorbehalte gegenüber der CI-Versorgung von Kindern. Sind Sie solchen Vorbehalten begegnet?
Ja. Aber ich glaube, die rührten daher, dass man noch nicht wusste, wie man das CI einordnen soll. Viele konnten sich nicht vorstellen,

dass das klappen könnte. Irgendwie war es ja auch unvorstellbar, mit so einem Gerät ins Hören zu kommen. Und wie weit man damit kommt, wussten wir natürlich auch nicht. Es ist ja auch kein Allheilmittel. Heute weiß man, dass es tatsächlich funktioniert, aber auch, dass es nicht immer hilft. Damals wusste auch wir nicht, wie es weitergeht. – Machen wir das weiter? Oder kommen wir an einen Punkt, an dem man sich eingestehen muss, dass es gescheitert ist? Das konnte uns ja niemand sagen.

Sie selbst hatten damals die Vorstellung, dass sich die CI-Versorgung von Kindern nicht durchsetzen könnte?
Natürlich hofften wir, dass sie sich durchsetzt. Und es war ein guter Ansatz. Aber wissen konnte man es nicht. Wir hatten Kinder, die sehr gut geeignet waren. Aber wir erlebten auch andere Kinder, die nicht so schnell vorankamen, obwohl sie noch jünger waren. Der Erfolg war sehr individuell.

Wie hat sich die Arbeit im CIC weiterentwickelt?
Das ging Schritt für Schritt. Wir hatten dann ein Extrahaus, in dem die Eltern mit den Kindern wohnen konnten. Es konnten mehr Kinder kommen, es blieb aber immer noch recht übersichtlich. Vor der Entscheidung für die Operation führte Dr. Bertram mit den Eltern auch ausführliche Beratungsgespräche.

Nach der Wiedervereinigung kamen dann auch Kinder von »drüben«. Einmal sogar eine ganze Schulklasse, also fünf oder sechs Kinder aus einer Hörgeschädigtenschule. In der DDR gab es ja mehrere sehr gute Schulen, etwa in Halberstadt und in Güstrow. Die Kinder waren allerdings schon älter, und das machte es schwierig. Heute ist es logisch: Je jünger die Kinder sind, desto besser. Auch das war damals noch nicht so klar.

Es kamen Kinder aus ganz Deutschland, aus der Schweiz, aus Österreich und von noch weiter weg. Und das CIC wurde zum ersten

Ort, an dem sich Eltern von CI-Kindern begegnen und austauschen konnten. Später kamen auch Eltern von Kindern mit zusätzlichen Behinderungen und fragten, ob es möglich ist, ihre Kinder ebenfalls zu versorgen. Das haben wir auf jeden Fall befürwortet. Aber mit den Eltern wurden auch lange, intensive Gespräche geführt. Dr. Bertram hat ihnen sehr deutlich gemacht, dass wir sie zwar unterstützen, dass es jedoch Grenzen des Machbaren gibt. Letztlich war es immer die Entscheidung der Eltern; doch uns war wichtig, dass sie nicht zu viel erwarten, wenn sie sich entscheiden.

Wie lange dauerten die Aufenthalte?
Anfangs kamen die Kinder für eine Woche. Das waren ja noch Größere. Alle hatten einen festen Tagesplan. Die Eltern wussten immer genau, was als Nächstes folgt und wann Pause ist. Als die Kinder später immer jünger wurden, musste man das Programm anpassen. Die Aufenthalte wurden auf drei Tage reduziert. Alle vier Wochen kamen die Kinder erneut.

Welche Erinnerungen haben Sie an Professor Ernst Lehnhardt?
Mit ihm gab es eine sehr gute Zusammenarbeit, sehr vertrauensvoll. Was er getan hat, war ja Pionierarbeit. Wir alle leisteten Pionierarbeit. Vor allem anfangs hat er oft nachgefragt: Welche Ergebnisse gibt es? Wo lässt sich noch was ändern? Diese Verständigung wird es insbesondere zwischen ihm und Dr. Bertram gegeben haben, da die beiden ja ständig gemeinsam unterwegs waren und sich dabei austauschen konnten.

Wir alle haben die Arbeit gemacht, sie haben die Erkenntnisse anschließend in die Schulen gebracht. Und es gab noch andere, die Pionierarbeit leisteten. Zum Beispiel Susann Schmid-Giovannini, eine Schweizer Pionierin der auditiv-verbalen Erziehung, die viele Bücher geschrieben hat und auch zu uns kam. Wir haben viel Zeit miteinander verbracht, viel überlegt, was man noch tun kann, und dadurch wohl auch viel auf den Weg gebracht. Das war das Schönste daran.

Sie sind jetzt über 30 Jahre im CIC. Was hat Sie all diese Jahre hier gehalten?

Dass ich immer noch Freude an der Arbeit mit den Kindern habe; also eigentlich ganz profan. Wobei sich die Arbeit schon etwas gewandelt hat. Früher lief es mehr über den einfachen Austausch, etwa über Bilderbücher; die technischen Möglichkeiten sind da heute ganz andere.

Ich habe noch Kontakt zu einer ganzen Reihe von Kindern, die wir damals betreut haben. Manche kommen hin und wieder vorbei. Und wenn man sieht, dass sie ihr Leben meistern, ein Studium geschafft haben, eigene Kinder haben und sich in ihren Möglichkeiten nicht von hörenden Kindern unterscheiden … Das motiviert mich. Dann weiß ich, dass es sich lohnt, dafür zu arbeiten. Und ich bin dankbar für das, was ich in all der Zeit miterlebt habe. Ein großer Dank gilt da meinen Kollegen für die jahrzehntelange, vertrauensvolle und erfüllende Zusammenarbeit. Oft war es auch eine sehr kreative Zusammenarbeit, durch die wir Kindern mit Cochlea-Implantat ermöglichten, in die Welt der Hörenden hineinzuwachsen. Und ein ganz besonderes Dankeschön möchte ich Dr. Bodo Bertram sagen, dem langjährigen Leiter des CIC »Wilhelm Hirte«.

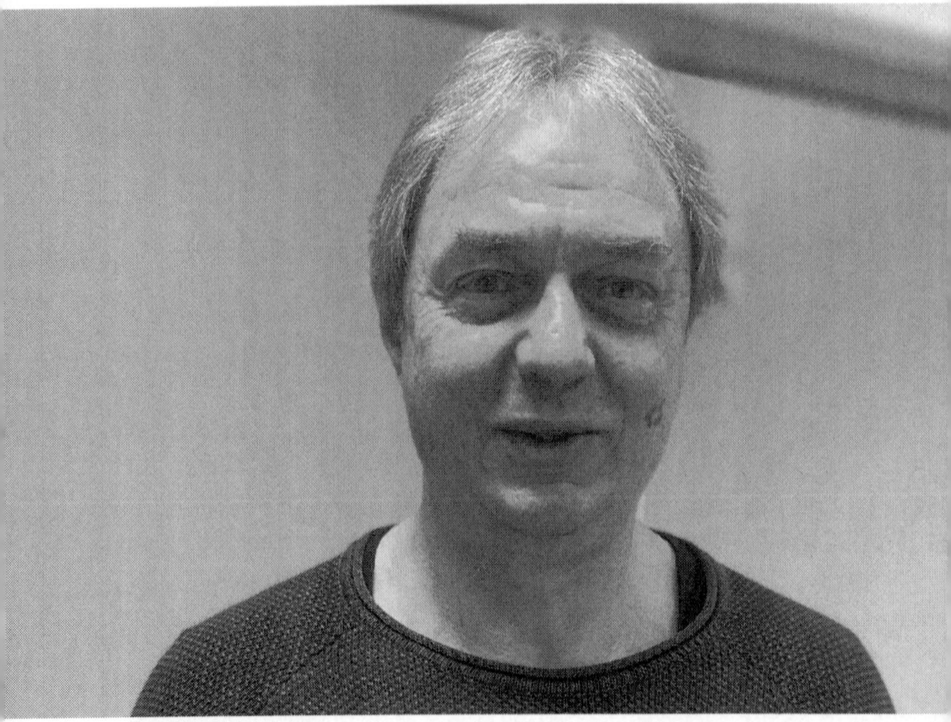

Foto: Vera Schankath

»Das Entscheidende war das Zusammenspiel«

Im Gespräch mit Volker Meyer

Für die Etablierung der CI-Therapie bei gehörlos geborenen und früh ertaubten Kindern spielte das interdisziplinäre Team des Cochlear Implant Centrums (CIC) in Hannover eine entscheidende Rolle: Erstmals wurde bewiesen, dass eine CI-Versorgung diesen Kindern den Zugang in die Welt des Hörens eröffnen kann. Ab Anfang der 90er-Jahre bot das CIC auch wichtige Orientierung für den Aufbau weiterer Zentren in Deutschland und darüber hinaus. Der Diplom-Ingenieur Volker Meyer war von Beginn an Audiologe im Cochlear Implant Centrum.

Herr Meyer, als Audiologe gehörten Sie zum Gründungsteam des CIC, in dem sie bis heute tätig sind. Wie fanden Sie damals zu dieser Aufgabe?
Ich habe in Hannover Elektrotechnik studiert, gemeinsam mit meinem späteren langjährigen Kollegen Wolfgang Kanert. Wir hatten das Studium abgeschlossen, gingen zu unserem Erstprüfer und fragten, ob er eine Idee hätte, was wir jetzt tun könnten. Daraufhin erzählte er uns von seinem Kontakt zu Professor Lehnhardt. Der sei Chefarzt in der Medizinischen Hochschule, einer der ganz Großen in der HNO-Szene, und er würde gerade Ingenieure suchen. Er fragte, ob wir interessiert wären, und wir bejahten. Dann fingen wir beide 1990 im CIC an, anfangs in dem Einfamilienhaus.

Dort gab es noch keinerlei Gerätschaften. Unsere erste Aufgabe war, Professor Lehnhardt zurückzumelden, was alles benötigt wird, um die Anpassungen am Computer vornehmen zu können. Das wurde dann besorgt. Bevor die Arbeit mit den Patienten begann, bekamen wir eine Schulung von Dr. Dianne Mecklenburg. Sie war damals maßgeblich an den Forschungen zum Nucleus-Implantat beteiligt. Sie verstand ganz gut Deutsch und mein Englisch ist auch nicht so schlecht. Die Verständigung war also kein Problem und wir wurden fünf Tage lang geschult. Sie hat uns alles gezeigt und erklärt. Wir durften selbst mit einer Patientin arbeiten. Das waren Tage, die ich nie vergessen werde. So intensiv, wie das heute wohl kein Ingenieur mehr bekommt.

Wie sah die Arbeit mit den ersten Patienten aus?
Anfangs hatten wir noch wenige Kinder, vielleicht vier oder fünf am Tag. Genau weiß ich es nicht mehr. Aber mit der heutigen Arbeit im CIC kann man es kaum vergleichen. Die Kinder wurden in der Klinik von Professor Lehnhardt implantiert. Nach fünf bis sechs Wochen kamen sie zur Erstanpassung zu uns, manchmal schon nach vier. Die Erstanpassung hat einer von uns Ingenieuren zusammen mit Dr. Bodo Bertram gemacht. Er war immer dabei. Er hatte schon viel Erfahrung mit hörgeschädigten Kindern, die er in der DDR gesammelt hatte. Und er entwickelte im Auftrag von Professor Lehnhardt ein Reha-Konzept für CI-Kinder, das dann wegweisend für Deutschland und vielleicht auch weit darüber hinaus war.

Bei den Anpassungen saßen wir Ingenieure am Computer und Dr. Bertram beobachtete, ob das Kind etwas hört oder nicht. Wir waren immer in enger Abstimmung. Damals gab es noch keine Implantattelemetrie. Wir hatten keinerlei Daten. Wir stimulierten das Implantat, und die Reaktion des Kindes war unser einziger Anhaltspunkt. Hat es längere Zeit nicht reagiert, gab es noch die Möglichkeit einer Ableitung von Nervenpotenzialen. Aber die hätte 30 Minuten gedauert. Und ob ein kleines Kind, vielleicht sogar mit zusätzlichen Einschränkungen, das zugelassen hätte, war keinesfalls sicher.

Was war das Entscheidende am Konzept von Dr. Bertram?
Das Zusammenspiel dreier Bereiche, von denen jeder für sich genommen entscheidend war. Den ersten Schritt, die Operation, übernahm die Medizin. Zweitens folgte die Einstellung der Technik und damit die Voraussetzung für den dritten Schritt – für die Therapie, mit der die Kinder überhaupt erst einmal an das Hören herangeführt wurden.

Diese Zusammenarbeit fand ständig statt. Es war gar nicht nötig, sich dafür zu treffen, weil wir eigentlich immer zusammen waren. Dr. Bertram war täglich im Haus. Professor Lehnhardt kam sehr oft zu uns in die Neue-Land-Straße, und ich war wöchentlich ein- bis zweimal in der Klinik. Die Wege waren superkurz. Wir stellten die Technik ein, und die Therapeuten sahen unmittelbar danach, ob wir auf dem richtigen Weg waren oder nicht.

Hatten Sie in der Anfangszeit auch schon mit Professor Battmer zu tun?
Das weiß ich ehrlich gesagt nicht mehr. Professor Battmer – damals noch Dr. Battmer – und Detlev Gnadeberg waren die zwei Ingenieure in der Klinik, die die erwachsenen Patienten betreuten. Damit war bereits 1984 begonnen worden. Etwa zur gleichen Zeit gab es Bemühungen um erste CI-Versorgungen in Aachen und Kiel; außerdem Professor Banfai, der besser beizeiten aufgehört hätte, als offensichtlich war, dass sein Implantat nicht funktioniert. Damals wurden extracochleäre Lösungen mit Steckverbindung genutzt und auch ein paar intracochleäre Versuche unternommen. Aber die erste richtig gute Prothese, die zuverlässig und auch leistungsfähig war, war die von der Firma Cochlear. Bevor sie sich für die Versorgung von Erwachsenen und später auch von Kindern entschieden, sind Professor Lehnhardt und Professor Battmer extra nach Australien geflogen, um sich das anzuschauen.

Bei Australien dachte man damals eher an Kängurus. Dass sie dort auch Hightech können, war neu. Die ersten Implantate für die Erwachsenen waren noch ohne Magnet, dafür mit Kopfbügel. Teilweise wurde der Magnet später noch nachimplantiert. Den Durchbruch brachte das Mini-22-Implantat von Cochlear – auch für die Versorgung von Kindern.

Wie entwickelte sich das CIC weiter?

Anfangs fand alles im Haus in der Neue-Land-Straße statt. Die Zahl der Patienten war klein. Und die Atmosphäre im Haus erinnerte mich an eine kleine, intensive Familie. Man hat zusammengearbeitet, zusammen gegessen ... Weil die Zahl der Patienten bald stieg, wurde für die Unterbringung von Kindern und Eltern das sogenannte Stadthaus angemietet. Schließlich wechselten wir zum heutigen Standort. Der befindet sich ja auf ehemaligem britischen Militärgelände. Unser Haupthaus, das heute unter Denkmalschutz steht, war ein Sergeants-Haus.

Das Gebäude hatte lange leer gestanden, zeitweise war es zur Unterbringung von Kriegsflüchtlingen aus Jugoslawien genutzt worden. Ich weiß noch, wie wir es gemeinsam mit Professor Lehnhardt zum ersten Mal besichtigt haben. Das muss im April 1994 gewesen sein. Es sah ziemlich schlimm aus und musste komplett saniert werden. Anfangs gab es im Obergeschoss noch Räume, in denen die Eltern wohnten. Aber weil die Patientenzahlen deutlich anzogen, reichte das bald nicht mehr, und es entstanden die drei Gästehäuser, für deren Finanzierung Professor Lehnhardt Stifter fand. Er hatte die große Gabe, immer wieder Gelder aufzutreiben und für alles Lösungen zu finden.

In den Anfangsjahren der CI-Versorgung von Kindern gab es viele Gegner und Kritiker der Therapie. Können Sie sich an Erlebnisse erinnern?
Sehr starke Widerstände gab es aus der Gehörlosenszene. Wobei es in Deutschland noch weniger war als in Frankreich und in Skandinavien. Das hatte mit Fehlern der Operateure bzw. schlechten Erfahrungen mit extracochleären Implantaten zu tun. Ich kann mich an einen Kongress in Paris erinnern, bei dem ein abendliches Kirchenkonzert derart mit Trillerpfeifen gestört wurde, dass es abgebrochen werden musste. Bei einer anderen Veranstaltung in Frankreich mussten wir regelrecht von der Polizei beschützt werden. Ich war damals ein junger Mann und hatte keine große Angst. Aber es war schon das Gefühl, dass es zu tätlichen Übergriffen kommen könnte. Wohlgefühlt habe ich mich nicht.

Und die Kritiker aufseiten der Ärzteschaft?
Einmal waren Dr. Bertram und ich bei einer Fortbildung für HNO-Fachärzte. Dr. Bertram hatte ja von seinen Therapiesitzungen immer Videos gemacht, weil man die Entwicklung der Kinder so am besten erleben konnte. Also wollte er auch hier einen Film zeigen. Es gab einen Röhrenfernseher mit Videorekorder, in den er die Kassette schob, aber aus irgendeinem Grund kam kein Ton. Der Versammlungsleiter kommentierte dann, das sei ja nicht so schlimm, die Kinder würden sowieso nichts hören.

Es gab Skepsis und auch Unkenntnis. Ärgerlich fand ich vor allem, wenn die zulasten der Patienten gingen. Wenn eigentlich klar war, dass Hörgeräte nicht mehr helfen. Und wenn Ärzte oder Hörakustiker dann nicht sagten, da braucht man etwas anderes, sondern lieber das nächste Hörgerät verordnet bzw. angepasst haben. Es kommt auch heute noch vor, dass Patienten berichten, dass sie auf diese Art hingehalten wurden. Zum Glück passiert es nur noch selten.

Ab 1993 entstanden in Deutschland weitere CI-Zentren. Das CIC in Hannover bot diesen wichtige Orientierung, es gab vielfältigen Wissenstransfer. Inwieweit waren Sie dabei involviert?
Ich weiß noch, dass ich mit Dr. Bertram in Dresden und in Hamburg war, um dort Erstanpassungen durchzuführen. Wir waren auch in anderen Orten, aber das kriege ich nicht mehr zusammen. Auf jeden Fall gab es von uns Unterstützung beim Aufbau weiterer CI-Zentren. Wir haben ihnen gezeigt, worauf sie achten sollten.

Leider ist ein bisschen in Vergessenheit geraten, was Professor Lehnhardt und Dr. Bertram damals für das CI geleistet haben. Professor Lehnhardt bekam viel Kritik. Er war nicht für jeden bequem, aber er hat den Weg zur CI-Versorgung gebahnt, mit den Krankenkassen gekämpft, damit die Versorgung finanziert wurde usw. Und die CI-Versorgung der Kinder wäre ohne diese beiden nicht dahin gekommen, wo sie heute ist. Das Reha-Konzept von Dr. Bertram wäre ohne Professor Lehnhardt nicht beauftragt und auch nicht umgesetzt worden. Beide waren oft rund um die Uhr unterwegs, haben sehr weite Reisen unternommen, um überall Vorträge zu halten und die Leute von ihrem Konzept zu überzeugen. Das kann man gar nicht genug schätzen. Ich verdanke beiden sehr viel. Und sie waren immer Vorbilder für mich, vor denen ich mich wirklich verneige.

Sie sind jetzt über 30 Jahre als Audiologe im CIC tätig. Wie hat sich Ihre Arbeitsweise in dieser Zeit verändert?
Inzwischen ist die CI-Versorgung natürlich ein medizinisches Standardverfahren. Hannover ist immer noch die Klinik mit den weltweit größten Implantationszahlen. Rückblickend kann ich sicher sagen, dass wir Techniker damals einiges noch nicht wussten, was erst durch unsere Arbeit entdeckt werden konnte. So, wie man damals eben auch noch nicht wusste, dass eine Schnecke verknöchern kann. Das hat erst Professor Lehnhardt entdeckt, vorher war es einfach nicht bekannt.

Und was meine eigene Arbeitsweise betrifft – ich bin weder Arzt noch Pädagoge. Aber ich habe seit diesen Anfangsjahren über 2.000 Patienten versorgt – vom fünf Monate alten Säugling bis zur 89-jährigen Dame. Deshalb glaube ich schon, dass ich heute in der Lage bin, ein bisschen einzuschätzen, ob sich die Wünsche, mit denen ein Patient sich für das CI entscheidet, zumindest näherungsweise erfüllen lassen oder nicht.

Wann ist aus Ihrer Sicht eine Enttäuschung vorprogrammiert?
Das ist je nach Patient individuell und hängt immer von vielen Faktoren ab. Ich denke, dass es weiterhin wichtig bleibt, vor jeder Implantation genau abzuwägen und die Patienten bzw. deren Eltern gut zu informieren. Es muss im Vorfeld gut aufgeklärt werden. Und es sollte gefragt werden, inwieweit bei jemandem, der etwa starke autistische Züge hat, eine CI-Versorgung vertretbar ist. Oder was diese Versorgung einem Jugendlichen bringt, der zuvor 15 Jahre gehörlos gelebt hat. Da stellt sich für mich auch eine ethische Frage. So, wie die Situation jetzt ist, dass es an vielen Kliniken teilweise sehr geringe Zahlen von CI-Versorgungen gibt, das ist sicherlich nicht gut. Denn bei geringen Patientenzahlen bleibt auch die Expertise gering. Und es ist nicht gut, dass der Klinikbetrieb heute derart stark auf Wirtschaftlichkeit ausgerichtet ist.

Auch eine Anpassung, die im Schnellverfahren durchgeführt wird, ist nicht in Ordnung. Da werden einfach die Antworten gemessen oder das Programm stellt etwas zur Verfügung. Das mag bei einer Reihe von Patienten durchaus passen. Aber optimal ist es sicherlich nicht. Eines der schönsten Gespräche, die ich je in meinem Berufsleben hatte, war das mit Herrn Dr. Lai von der ETH Zürich. Er war damals maßgeblich an der Entwicklung eines Programms zur Messung von Antworten des Hörnerven beteiligt. Das Programm spielt auch heute noch eine Rolle. Und er hat mir damals schon erklärt, dass es zahlreiche Fälle gibt, in denen eine Versorgung nach Standardparametern nicht erfolgreich ist. Weil es einfach zu komplex und zu vielfältig ist.

Eine letzte Frage: Was hat Sie über drei Jahrzehnte in Ihrer Arbeit motiviert?

Zum einen natürlich das, was das CI Menschen ermöglicht. Das habe ich nicht nur als Audiologe erlebt. Durch eine frühere Lebensgefährtin habe ich auch vier Jahre mit einem Kind zusammengelebt, das 1990 von Professor Lehnhardt mit einem CI versorgt wurde. Ich kenne also auch die andere Perspektive.

Und eine wichtige Motivation waren sicherlich die Vorbilder, von denen ich schon sprach: Professor Lehnhardt und Dr. Bertram, die beide Enormes für das CI geleistet haben. Genauso Professor Battmer, von dem ich sehr viel gelernt habe. Und Detlev Gnadeberg, von dem ich ebenfalls viel gelernt habe. Ich habe immer versucht, dem nachzueifern. Und ich denke, wenn ich mich von meiner Tätigkeit hier irgendwann doch verabschiede, wird mich die Erinnerung an diese Vorbilder nicht verlassen.

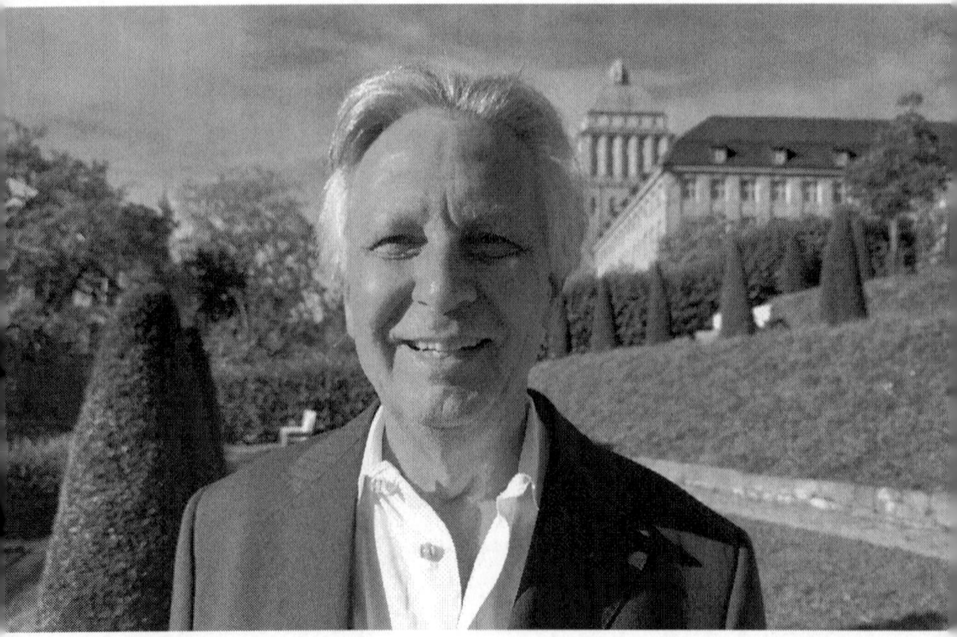

Foto: privat

»Wir sagten uns, wir machen so eine Art Mondlandung«

Im Gespräch mit Professor Dr. Norbert Dillier

Für das Hören mit dem Cochlea-Implantat waren die 70er- und 80er-Jahre des letzten Jahrhunderts eine Pionierzeit. Ob San Francisco, Los Angeles, Boston, Paris, Melbourne, Wien – an zahlreichen Orten der Welt arbeiteten kleine Gruppen aus Ingenieuren und HNO-Chirurgen an der Entwicklung eines Cochlea-Implantats. Zu ihnen zählte auch die Züricher Gruppe um Professor Ugo Fisch (1931–2019) und Norbert Dillier, die 1977 eine erste CI-Implantation vornahm, maßgeblich an der Etablierung der CI-Therapie in der Schweiz mitwirkte, mit ihrer Forschungsarbeit zur Entwicklung der CI-Technik beitrug und in vielfältigem Austausch mit den deutschen CI-Pionieren stand. Ich sprach mit Professor Dr. Norbert Dillier.

Herr Professor Dillier, wie sind Sie zum Thema Cochlea-Implantat gekommen?
Ich bin Elektroingenieur, habe ab Anfang der 70er-Jahre an der Eidgenössischen Technischen Hochschule (ETH) Elektrotechnik studiert. Schon in der Gymnasialzeit interessierte ich mich für Elektronik, für Mathematik und Kybernetik. Grundprinzip der Kybernetik ist ja, technisches Wissen in Medizin, Biologie usw. zu übertragen.

An der ETH hörte ich Vorlesungen über Kybernetik und biomedizinische Technik, auch den Vortrag von Professor Larry Leifer aus den USA, der eine Assistenzprofessur am Institut für Biomedizinische Technik der ETH hatte. Schon der Beginn seines Vortrags hat mich beeindruckt, denn er sprach anfangs ohne Ton. Er wollte uns vermitteln, wie es ist, nicht zu hören. Und ich erfuhr das erste Mal von der Möglichkeit eines künstlichen Gehörs bzw. von der Möglichkeit, den Hörnerven durch Elektrostimulation zu aktivieren. Er berichtete von Versuchen, welche er im Labor von Nelson Kiang in Boston verfolgt hatte, und von Blair Simmons von der Stanford University, wo er ursprünglich herkam. Mich hat das so interessiert, dass ich gemeinsam mit einem Studienkollegen in sein Büro ging. Wir fragten, ob wir bei ihm eine Studienarbeit schreiben könnten. Und er meinte, dass es tatsächlich eine Möglichkeit gebe. Er sei im Gespräch mit Professor Fisch, dem Direktor der Ohrenklinik.

Mit ihm bildeten Sie später viele Jahre den Kern der Züricher Gruppe. Wann genau war das?
Im Frühjahr 1974. Der Kollege und ich haben eine Semesterarbeit geschrieben. Und Professor Fisch hat uns Räumlichkeiten in der Klink zur Verfügung gestellt. Das war mehr oder weniger alles; also ein sehr kleines Team. Wir haben unsere Versuche gemacht und viel diskutiert.

Unser Projekt begann damit, dass wir zuerst einmal die Literatur studierten und dann an uns selbst erste Stimulationsversuche vornahmen. Das ist ja auch bei normal hörenden Versuchspersonen möglich. Zum einen kann man elektrische Potenziale in mechanische Schwingungen umwandeln, die das Gehör aufnimmt – die sogenannte Elektrophonie. Und die zweite Möglichkeit ist, den Hörnerven direkt anzuregen, so wie es Alessandro Volta schon vor über 200 Jahren gemacht hat. Dessen Ansatz war schon mehrfach fortgeführt worden – in den 30er- und 40er-Jahren von russischen Forschern, dann auch von Amerikanern sowie von Norwegern, die in einer größeren Studie die Stimulation an verschiedenen Positionen des Kopfes untersucht hatten.

Sie haben diese früheren Versuche reproduziert?

Ja. Wir waren mehrere Studenten, die regelmäßig an der Ohrenklinik zusammenkamen. Für die Elektrostimulation wurden uns Nadeln durch das Trommelfell gesteckt, sodass wir selbst erleben konnten, dass das funktioniert. Es war allerdings keine angenehme Empfindung. Den Patienten wollten wir das nicht zumuten. Deshalb gingen wir dazu über, im Gehörgang zu stimulieren. Wenn man Salzlösung in den Gehörgang gibt und in dieser eine Elektrode platziert, lässt sich ebenfalls eine Hörempfindung auslösen. Das haben wir dann mit normal Hörenden und mit Gehörlosen versucht.

Wie fanden Sie Ihre Probanden?

Meine damalige Frau war Leiterin eines Gehörlosenwohnheims. Dessen Betreuerinnen und Betreuer vermittelten uns Versuchspersonen. Und tatsächlich ließ sich auch bei diesen eine Hörempfindung auslösen, die wir dann gemessen haben.

Der Kollege ist nach der Semesterarbeit in andere Gebiete gewechselt. Ich blieb dabei und schrieb zum Abschluss des Studiums eine Diplomarbeit, in der ich an einem Modell beschrieb, wie ein Gehör im Normalfall funktioniert und wie es mit elektrischer Stimulation funktioniert, wenn die Haarzellen nicht mehr übertragen und der Hörnerv direkt aktiviert wird. Ich zeigte, wie die Nervenaktionspotenziale aussehen, wie man sie messen kann.

Wie ging es nach Ihrem Studium weiter?

Das Thema hat mich so fasziniert, dass ich mich im nächsten Schritt bei Professor Leifer um eine Dissertationsstelle bemühte. Dann begannen wir, ein Implantat zu bauen – oder besser gesagt: es zusammenzubasteln. Wir bekamen Unterstützung von Assistenten und Doktoranden des Instituts für biomedizinische Technik. Es war alles recht schwierig, aber eine spannende Zeit.

Larry Leifer betreute noch andere Doktoranden, die zu anderen Themen forschten – zur Neurologie, zur Augenheilkunde. Insgesamt waren wir vier Doktoranden. Und die Computer des Instituts mussten wir uns mit anderen teilen. Mitunter ging man auch nachts ins Institut, um an den Computern arbeiten zu können. Danach waren wieder andere Gruppen an der Reihe. Es war eben eine Pionierzeit. Wir hatten wenige Ressourcen und versuchten, das Beste aus ihnen zu machen.

Ihre Gruppe war also eine Kooperation zwischen dem Institut für biomedizinische Technik der ETH und dem HNO-Chirurgen Professor Fisch bzw. der Ohrenklinik des Universitätsspitals Zürich (USZ)?

Ja. Ugo Fisch hatte zuvor lange Zeit in den USA gearbeitet und dort auch seine Weiterbildung absolviert – unter anderem bei William F. House in Los Angeles. Nun wollte er in Zürich etwas Ähnliches machen, und er benötigte dafür einen wissenschaftlich-technischen Partner. Das war Leifer, der dann jedoch wieder zurück in die USA ging. Ich hingegen blieb und bekam eine Anstellung an der Klinik.

Medizinisch war die Gruppe an die Klinik angebunden. Es gab noch einen Oberarzt, der jedoch nicht stark in unser Projekt involviert war. Er hat nur geschaut, dass bei unserer Arbeit mit den Patienten alles mit rechten Dingen zuging. Als der Oberarzt später die Klinik verließ, stieß Dr. Thomas Spillmann zu uns, der damals die Audiometrieabteilung übernommen hat. Er war ebenfalls sehr an unseren Forschungen interessiert. Und es ergab sich über Jahre eine fruchtbare Zusammenarbeit im Bereich Audiologie; wir haben gemeinsam eine Reihe von Projekten realisiert.

Welches Ziel strebten Sie damals bei der Entwicklung Ihres Implantats an? Was schien Ihnen mit Ihrer Forschungsarbeit erreichbar?
Professor Leifer ging davon aus, dass wir mindestens zehn Jahre brauchen würden und dass es auch dann noch nicht möglich wäre, tatsächlich Sprache zu übertragen. Aber es würde die Leute beim Lippenlesen unterstützen.

Als wir ein erstes System hatten, suchten wir den Kontakt zur Hörgeräteindustrie, insbesondere zur Firma Rexton. Wir zeigten ihnen unser Gerät. Sie schlugen die Hände überm Kopf zusammen und meinten: »Das kann man doch nicht machen! Da müssen wir was Besseres zur Verfügung stellen.« Also bekamen wir bessere Geräte, die wir als Headset nutzen konnten, und 1977 implantierten wir einen Patienten. Das alles war zugleich Teil meiner Dissertation an der ETH.

Welche Vorarbeiten gab es bis zu dieser Implantation? Wie haben Sie sie vorbereitet?
Wir begannen mit Versuchen akuter Stimulation über temporäre Elektroden. In einer kleinen Operation legte Professor Fisch den Versuchspersonen eine Kugelelektrode vor das runde Fenster. Die Elektrode saß an einem Draht und wurde nach zwei bis drei Tagen wieder entnommen. In dieser Zeit konnten wir messen, inwieweit es gelingt, Hörempfindungen zu erzeugen.

Beim eigentlichen Implantat verwendeten wir zwei bipolare Elektroden. Es gab also vier Kontakte, die in die Cochlea eingeführt wurden. Jedoch nicht wie heute durch das runde Fenster, sondern durch spezielle Bohrlöcher an zwei verschiedenen Orten.

Wie sah das Implantatsystem aus?
Es gab die vier Spezialelektroden, die wir aus den USA bezogen. Und es gab das Stimulationsgerät. Das Gerät hatte in etwa die Größe

einer Zigarettenschachtel. Wir hatten verschiedene Möglichkeiten eingebaut, um die Codierung wechseln zu können. Dafür mussten Schalter umgelegt werden. Man konnte die Reizrate ändern, um sie an die Sprachmelodie und den Sprachrhythmus anzupassen. Und man konnte die Amplitude ändern.

Stimulationsgerät und Elektroden waren über ein Kabel verbunden; und wir verwendeten einen Hautstecker. Im Institut gab es einen Mechaniker. Der hat den Hautstecker montiert und ihn auch angepasst. Ich hatte den Stecker noch isoliert. Mein Vater war Zahnarzt, also konnte ich dafür sein Zahnlabor nutzen. Und dann haben wir das ganze unterm Mikroskop zusammengelötet und dann getestet und gemessen. Es war also viel Handarbeit, keine strukturierte Entwicklung eines Medizinprodukts, wie man das heute hat. Aber es hat funktioniert.

Und wie fanden Sie den Patienten für diese Implantation?
Den gewann der bereits erwähnte Oberarzt für uns. Es war einer seiner Patienten, den er für uns auswählte und mit dem er die Möglichkeit eines solchen Versuchs besprach. Auch wir führten vorab Gespräche mit dem Patienten. Natürlich gab es auch eine Ethikkommission, die entscheiden musste, ob wir die Operation überhaupt durchführen können. Die Kommission hat unser Vorhaben jedoch gutgeheißen. Heutzutage wäre wohl etwas mehr nötig gewesen, um so ein Unterfangen voranzutreiben.

Der Patient kam aus der französischen Schweiz, dorther stammte auch der Oberarzt. Im Rückblick war die Wahl des Patienten vielleicht nicht die beste Entscheidung. Aber er war ein sehr netter Mensch, ein Bäcker. Nach der Implantation war er über Monate immer wieder bei uns. Er fuhr zu jeder Untersuchung aus seinem Heimatort nach Zürich, immer in Begleitung seiner Mutter. Und er brachte immer Kuchen für den Kaffee mit.

Erzählen Sie bitte von den Untersuchungen. Was passierte da?
Wir haben mit diesem Patienten gearbeitet, nahmen Labormessungen vor, bei denen wir Hirnströme (EEG) ableiteten, um zu sehen, inwieweit Tonhöhen und Lautstärken unterschieden werden. Wir testeten auch das Erkennen von Geräuschen.

Bei den Versuchen setzten wir die Mutter hinter eine Glasscheibe. Dort sprach sie dann Wörter oder Sätze, und der Patient sollte versuchen, sie zu verstehen – mit und ohne ihr Lippenbild. Standardisierte Sprachtests gab es ja noch nicht, schon gar nicht auf Französisch. Es war keine einfache Situation. Aber eigentlich war es ganz erfolgreich.

Inwiefern? Was konnte der Patient mit Ihrem System hören?
Er konnte unterschiedliche Tonhöhen wahrnehmen, je nachdem, welche Elektrode stimuliert wurde. Er erkannte auch einen gewissen Sprachrhythmus. Und es gab eine gewisse Verbesserung beim Lippenlesen. Er benutzte das Gerät zu Hause und hat im Alltag ein wenig davon profitiert. Das hat er uns auch gesagt. Und wir haben durch ihn verschiedene Dinge gelernt.

Haben Sie ihn auch gezielt trainiert?
Ein strukturiertes Training gab es nicht. Das beschränkte sich darauf, ihm mit Unterstützung der Mutter französische Sprache anzubieten – also mit einer vertrauten Stimme. Wir hatten auch überlegt, ob man ihm aus einem Buch vorlesen könnte. Und es gab Kontakte zu Schwerhörigenlehrerinnen, von denen wir erfuhren, wie sie vorgehen, um Schwerhörige im Lippenlesen zu trainieren, und wie sie sie befähigen, aus wenigen sprachlichen Merkmalen das Optimum herauszuholen.

Doch dann endete die Versorgung des Patienten mit einem etwas zwiespältigen Ergebnis. Beim Duschen löste sich der Hautstecker aus seiner Verankerung. Das funktionierte noch einige Wochen.

Dann musste das Implantat entfernt werden, um eine Infektion zu vermeiden. Für uns führte das zur Entscheidung, nicht mehr mit einem Hautstecker zu arbeiten. Wir brauchten ein drahtloses System, das die Signale induktiv durch die Haut überträgt. Und natürlich sollte es mehrere Elektrodenkanäle nutzen. Aber die Technik war da noch nicht sehr fortgeschritten.

Inwieweit standen Sie zu dieser Zeit bereits im Austausch mit anderen CI-Pionieren?
Wir hatten den Kontakt zu Ingeborg und Erwin Hochmair in Wien, die ja an einem solchen induktiven System arbeiteten. Und es gab den Kontakt zu Professor Robert White in Stanford, der uns auch besuchte. Wir entschieden dann, unsere Versuche einer einkanaligen Stimulation fortzusetzen, bis die besseren, mehrkanaligen Systeme entwickelt wären. Und wir gingen so vor, dass unsere einkanalige Lösung zu einem späteren Zeitpunkt ausgetauscht werden kann. Das heißt, wir platzierten die Elektrode jetzt außerhalb der Cochlea vor dem runden Fenster. So hatten wir es ja schon bei unseren temporären Versuchen getan, bei denen die Elektrode nach ein bis zwei Tagen wieder entfernt worden war. Diese Platzierung hatte sich aus unserer Sicht sehr gut bewährt. Man brauchte hier auch nicht viel Elektronik, um die Signale zu übertragen.

Zudem nahmen wir Kontakt zum Institut für Elektronik der Uhrenindustrie in Neuchâtel (CSEM) auf, um ein gemeinsames Projekt zur Entwicklung eines Mehrkanalsystems zu starten. Doch das Projekt scheiterte leider an der erforderlichen Finanzierung. Der Schweizerische Nationalfonds hat das nicht unterstützt. Für die Folgejahre blieb uns daher nur, unsere Forschungsarbeit auf die Signalverarbeitung zu beschränken und mit den einkanaligen Systemen fortzufahren, von denen wir wussten, dass sie keine Lösung für die Zukunft sein können. Also haben wir verschiedene Prozessoren gebaut und versucht, diese zu verbessern. Auch dazu gab es Diplom- und Semesterarbeiten von Studenten der ETH. Und wir nahmen Kontakt zum Ehepaar Hochmair auf: »Wir haben unsere Rundfensterelektrode und ihr habt ein induktives System. Baut uns doch euer System auch mit so einer Kugelelektrode.«

Und das hat die Wiener Gruppe dann für Sie gefertigt?
Sie haben uns fünf solcher Systeme gebaut. Das Implantat war also ein Hochmair-Implantat aus Wien; nur war es nicht intracochleär, sondern mit Kugelelektrode am runden Fenster. Die Prozessoren bauten wir selbst. Und auf diese Weise haben wir die nächsten Jahre weitere Versuche mit Patienten gemacht.

Kooperierten Ingeborg und Erwin Hochmair zu dieser Zeit nicht mit der US-amerikanischen Firma 3M, die auch das House Implantat vertrieb?
3M hat eine einkanalige Lösung der Hochmairs später lizenziert und vertrieb sie dann als 3M-Vienna-Implantat – neben dem einkanaligen 3M-Implantat von William F. House aus Los Angeles. Das 3M-House-Implantat verwendete zur Übertragung eine 16-Kilohertz-Amplitudenmodulation; es war also ein recht primitives System. Es kam sehr darauf an, wie die Spule auf das Implantat gelegt wurde. Wenn sie sich nur ein bisschen verschob, änderte sich sofort die Stärke der Übertragung.

Die Hochmairs hatten hingegen sehr viel Erfahrung mit Hochfrequenztechnik. Die Übertragung erfolgte frequenzmoduliert. Das war anspruchsvoller und weniger empfindlich, wenn sich die Spule verschob. Also entschieden wir uns für dieses System. Erstmals implantiert haben wir es so 1979 oder 1980. 3M hat diese einkanalige Stimulationsmethode mit dem extracochleären Implantat dann auch noch für uns hergestellt – und auch für einige andere. Die haben wir dann ebenfalls mit unseren Prozessoren bedient. Bei 3M war ich auch mal für einige Monate und habe in deren Bioscience Laboratory gearbeitet.

War diese induktive Lösung langlebiger als das Implantat mit Hautstecker?
Es war ein deutlicher Fortschritt. Ingeborg Hochmair hatte uns gesagt: »Ihr wisst, dass das mit Epoxidharz verkapselt ist wie bei den ersten Herzschrittmachern. Das heißt, es hält ein paar Jahre, dann geht es nicht mehr.« Aber diese Systeme hielten zum Teil zehn Jahre. Das war also schon sehr gut ausgeklügelt; ein gutes Design und gut fabriziert. Solange es noch keine Mehrkanal-Elektroden-Systeme gab, war es eine sehr gute Lösung.

Doch Mitte der 80er brachte die Firma Cochlear, die damals noch Nucleus hieß, ihre Mehrkanalsysteme mit induktiver Übertragung auf den Markt. Die gefielen uns recht gut. Beim ursprünglichen System, das an der Universität Melbourne entstanden war, hatten wir noch Schwachpunkte gesehen und uns gesagt: »Das könnten wir besser.« Aber Nucleus hatte die Schwachpunkte natürlich auch bemerkt und das System nun verbessert. Ihre erste Version hatte bereits 22 Elektroden, jedoch noch keinen Magneten. Die Spule wurde durch einen Kopfbügel gehalten, und das machte die Kopplung immer etwas störanfällig und mühsam für die Patienten. Also haben wir noch ein bisschen gewartet, bis es das Nucleus-CI22-Implantat gab – mit Magneten. Das war dann das Mini-System, das sich auch für die Versorgung von Kindern eignete.

Wie kamen Sie in Kontakt mit dem Unternehmen?
Wir trafen uns mit Michael Hirshorn, dem damaligen Vertreter von Cochlear für Europa. Und wir erklärten ihm, dass wir gern mit Cochlear zusammenarbeiten und zugleich unsere Forschung fortsetzen möchten. Um unsere eigene Signalverarbeitung einbauen zu können, brauchten wir einen Zugang zum System. Der wurde uns zugesagt. Also wechselten wir 1986 zu Nucleus und haben fortan nur noch dieses System verwendet.

Tatsächlich konnten wir eine Reihe Patienten, die wir zuvor mit dem einkanaligen System versorgt hatten, nun auf Nucleus umrüsten.

Sie erzielten danach alle deutlich bessere Ergebnisse – sowohl beim Sprachverstehen als auch sonst in der akustischen Wahrnehmung.

Wie viele Versorgungen mit dem Nucleus-CI haben Sie anfangs gemacht?

Die erste Versorgung nahmen wir 1986 vor. In den ersten Jahren beschränkten wir uns auf wenige Erwachsene, vielleicht drei bis vier im Jahr. Aber wir verbrachten sehr viel Zeit mit jedem von ihnen. Wir empfingen sie in unserem Labor, einer Außenstelle des Universitätsspitals, im Haus »Ulysses«. Das Haus hat seinen Namen von James Joyce, der damals dort gewohnt und einen Teil seines Romans »Ulysses« darin geschrieben hat. Insgesamt durften wir 14 Jahre dort Gast sein.

Unser Labor war mit Spannteppichen akustisch gut gedämpft. Dort machten wir gemeinsam mit den Patienten viele Versuche – Tests zu Sprache und zu anderen Signalen. Wir haben sie auf Herz und Nieren geprüft. Sie berichteten gern von ihren Erfahrungen. Wir sammelten gleichzeitig Erfahrungen. Und wir erhielten Hinweise, wie man das System noch verbessern kann. Die Leute sind gern gekommen und es gab sehr enge Kontakte. In den Pausen trank man zusammen Kaffee. Und ich muss sagen, dass diese Patienten sehr schnell und sehr gut vorankamen.

Wie gingen Sie bei der Anpassung vor?

Es gab ein Programm, das ausgehend von der Unbehaglichkeitsschwelle eingestellt wurde. Zum Programmieren gab es eine Holzkiste, in die der Prozessor eingesteckt wurde. Dann bekamen die Patienten ihren Prozessor mit nach Hause. Teilweise kamen sie wieder und meinten: »Das tönt noch nicht so richtig.« Dann mussten wir neu programmieren. Dafür musste zuerst das alte Programm vollständig gelöscht werden. Dazu steckte man den Prozessor erneut in die Kiste. Dort wurde der Speicher mit ultraviolettem Licht komplett gelöscht – in einer halben Stunde, was natürlich sehr lang war. Deshalb nahmen wir dann eine Flash Erasure Pistol, also ultraviolette Blitze, die den Speicher innerhalb weniger Sekunden löschten. So ließ sich das Programm relativ schnell ändern; ein Fortschritt in der Programmierung.

Der erste Prozessor von Cochlear hatte ein relativ großes Metallgehäuse; etwas mehr als eine Zigarettenschachtel. Das Problem war, dass sie noch keine elektrisch programmierbaren Speicher hatten, sondern ein UV-EPROM (Ultraviolet Erasable Programmable Read-Only Memory – Anm. d. Red.). Wir haben versucht, das etwas zu verbessern, wie oben erwähnt. Wir blieben also weiterhin interessiert, unsere eigene Signalverarbeitung zu entwickeln. Auch hier gab es wieder Studien an der ETH. Und wir haben eng mit Cochlear zusammengearbeitet. Eine Zeit lang war ich auch in Sydney und Melbourne. Es gab intensive Diskussionen und ich konnte dort die Eigenschaften der neuen Implantatgeneration genau studieren. Danach wussten wir, wie Cochlear die Implantate einstellt. Und wir sahen Möglichkeiten, das für unsere Zwecke vielleicht noch ein bisschen zu vereinfachen. Wir arbeiteten also weiter an eigenen Strategien zur Signalcodierung und versuchten diese in die Prozessoren zu integrieren. Auch das beschäftigte uns wieder einige Jahre.

Wie haben Sie das Sprachverstehen der Patienten evaluiert?
Mit den Testverfahren, die es bereits für die Audiometrie bei der Hörgeräteanpassung gab, vor allem mit dem Freiburger Sprachtest. Natürlich haben wir auch Aufblähkurven gemacht, um zu sehen, wo die Hörschwellen liegen. Und generell wurde erst immer versucht, mit Hörgeräten zu helfen. Die Patienten, die zu uns kamen, hatten meist schon Hörgeräte, die ihnen jedoch nicht mehr viel halfen. Wir haben geschaut, ob es am Hörgerät oder am Gehör lag. Wer beim Freiburger Test weniger als 10 oder 15 Prozent erreichte, war Kandidat für die Implantation. Für eine Indikation mussten die Ergebnisse also noch deutlich schlechter ausfallen als heute.

Und die Evaluation des Hörens mit CI?
Die erfolgte erst mal auf die gleiche Art. Dann sahen wir uns an, wie es an anderen Kliniken gemacht wird, und stießen auf die Testbatterie für die Minimal Auditory Capabilities (MAC) von Owens in San Francisco. Das sind eine ganze Reihe von Tests, die für den amerikanischen Sprachraum entwickelt wurden: Worte und Sätze, Unterscheidung von Männer- und Frauenstimmen, von Vokalen und Konsonanten, von Geräuschen … Die haben wir übersetzt und sie ergänzend zum Freiburger Test mit den Patienten vor und nach der OP absolviert. Wir bestimmten Mittelwerte für alle Patienten und stellten diese in einem Balkendiagramm dar. Damit konnten wir zeigen, in welchen Bereich man mit den aktuellen Systemen durchschnittlich kommen konnte. Lag jemand vor der Operation mit Hörgerät deutlich darunter, war er ein Kandidat. Die Ergebnisse des MAC-Tests flossen dann auch in Auswahl und Beratung ein.

War Ihre Gruppe in dieser Zeit schon gewachsen?
Sie war eigentlich immer noch sehr klein. Professor Fisch operierte und ich nahm die Anpassungen vor. Vom Nationalfonds bekamen wir nun mehrere Doktorandenstellen zur Unterstützung. Und es kamen weitere Studenten der ETH, die im Rahmen von Semester- und Diplomarbeiten in die Gruppe integriert waren. In der Audiometrie gab es noch Techniker, die uns halfen.

Zudem gab es mehrere Ansätze, eine Rehabilitation zu etablieren. Generell empfahlen wir den Patienten, ein Hörtraining zu machen. Die Logopädieabteilung der Klinik unternahm Versuche, strukturiert ein Sprachverständnis aufzubauen. Vor allem aber kooperierten wir mit Schwerhörigenlehrerinnen außerhalb der Klinik; heute heißen sie in der Schweiz Audiagogen bzw. Audiagoginnen. Wir vermittelten den Patienten den Kontakt. Anfangs bekamen sie einige Stunden, die die Invalidenversicherung bezahlte. Später bekam jeder 50 Stunden.

Ab wann haben Sie begonnen, auch Kinder mit dem CI zu versorgen?
Das erste Kind operierten wir Ende der 80er. Zuvor hatten wir etwa ein Dutzend Erwachsene implantiert. Dieses erste Kind war bereits elf Jahre alt und nach Meningitis ertaubt. Der Vater hat sich sehr engagiert. Wir hatten ihm gesagt, dass wir keine Kinder operieren, weil wir dafür noch zu wenig Erfahrung haben. Aber er wollte unbedingt. Er hat alle Hebel in Bewegung gesetzt, bis wir uns schließlich bereit erklärten.

Das Kind besuchte eine Schwerhörigenschule, in der es sehr gut betreut wurde. Ein, zwei Jahre später begannen wir dann, auch kleinere Kinder zu operieren, Drei- bis Vierjährige. Auch sie waren meist nach Meningitis ertaubt. Und sie waren alle bereits im Kontakt mit Frau Schmid-Giovannini, die in ihrer Praxis in Meggen die Kinder und deren Eltern betreute. Sie kam auch zu uns, war bei der ersten und weiteren Anpassungen dabei, hat mit den Kindern geübt und die Familien einbezogen. Das war eine sehr intensive Zusammenarbeit. Auch andere Betreuerinnen der Kinder kamen zu uns.

Inwiefern gab es in den 80er-Jahren bereits Veranstaltungen bzw. Kongresse, auf denen sich die Forschergruppen austauschten?
Zu dieser Zeit standen wir bereits weltweit in Kontakt. Robert White, der Dekan des Electrical Engineering Departments in Stanford wurde, organisierte die erste Gordon Research Conference in Tilton, New Hampshire. Daraus entstand eine Serie von Konferenzen (CIAP, Conference on Implantable Auditory Prosthesis – Anm. d. Red.), welche alle zwei Jahre stattfanden, lange Zeit in Asilomar, Kalifornien, und später in Lake Tahoe. Thomas Spillmann und ich besuchten schon 1982 eine Konferenz in New York, und wir lernten dort Leute aus England und aus Australien kennen, Jim Patrick war dabei und viele andere. Dann folgten ein Kongress in San Francisco und wie erwähnt alle zwei Jahre die CIAP-Treffen. Anfangs kam immer nur

eine relativ kleine Gruppe zusammen, so 40 bis 50 Personen. Aber es gab intensive Diskussionen und sehr viele Kontaktmöglichkeiten.

Kontakte gab es damals sogar zu Projektgruppen hinter dem Eisernen Vorhang. Gleichfalls in den 80ern war ich zu einem Kongress in Prag. Dort arbeitete eine Gruppe unter sehr schwierigen Bedingungen an der Entwicklung eines eigenen Cochlea-Implantats. Sie mussten sich alle Einzelteile in den Läden der Stadt zusammenkaufen und zusammenbasteln. Nach heutiger Meinung hat sich das System technologisch nicht richtig bewährt. Aber sie waren sehr interessiert und sehr gastfreundlich, wir hatten viele Gespräche. Korrespondenz hatten wir außerdem mit der Gruppe an der Ost-Berliner Charité, mit Herrn Professor Gerhard und Herrn Wagner. Wir arbeiteten an einem Messverfahren und sie hatten ein ganz ähnliches Projekt. Es war überhaupt eine interessante Zeit.

Inwieweit haben Sie – abgesehen vom erwähnten Projekt in Ost-Berlin – die frühe Entwicklung der CI-Therapie in Deutschland mitverfolgt?
Das haben wir schon verfolgt, aber die Anfänge haben uns nicht gerade beeindruckt. Die waren eher fragwürdig. Das war ja die Gruppe um Professor Banfai in Düren, der übrigens auch mit einem Anatomen aus Zürich zusammenarbeitete. Generell ist Anatomie natürlich sehr wichtig, um den optimalen Zugang für den Chirurgen zu finden. Aber wie in Düren gearbeitet wurde, das hat uns eher schockiert.

Inwiefern?
Herr Banfai lud damals gleichfalls zu einem Kongress ein. Dort wurde auch ein Patient vorgestellt. Es war eher abschreckend. Zum einen die verwendete Technik. Für die Implantate wurden Steckverbindungen genutzt, die führten zu Infektionen und die Systeme mussten wieder entfernt werden. Dann hatte er eine Elektrode, die wie ein Igel aufgebaut war. Sie saß in ein paar Löchern im Knochen,

ging jedoch nicht in die Cochlea. Und die Elektroden hatten sehr hohe Widerstände. Man musste daher sehr lange Impulsbreiten verwenden, sodass gar keine Möglichkeit blieb, Konsonanten oder Vokalübergänge zeitlich aufzulösen.

Hinzu kam, dass diese Behandlungen ohne wissenschaftliche Begleitung erfolgten. Es gab keine richtige Evaluation. Es wurde einfach versucht. Kinder wurden trainiert, um irgendetwas herauszuholen. Schlussendlich fand die Gruppe heraus, dass es am besten funktioniert, wenn man eine Elektrode am runden Fenster platziert und nur einen Kanal verwendet. Sie kamen also dort an, wo man zehn Jahre zuvor schon mal war. Seriös wurde die Versorgung in Deutschland erst, als die Gruppe um Professor Lehnhardt mit dem Nucleus-System begann.

Wann kamen Sie mit ihm in Kontakt?
Das war von Anfang an. Wir waren auch gemeinsam in Australien, zusammen mit Herrn Battmer und anderen Audiologen. Die deutschen Audiologen haben durchaus auf die Physiologie geschaut. Die hatten ein Verständnis von den Grundlagen und wussten, wie eine solide Lösung aussehen müsste. Chirurgen, die Konzepte ohne Hand und Fuß einfach mal durchsetzen – davon ließen sich die Audiologen in Deutschland ebenso wenig beeindrucken wie wir.

In diesem Zusammenhang muss ich den Physiologen Rainer Klinke erwähnen, dem ich 1975 erstmals begegnete. Beim Neuroscience-Meeting in München stellte ich ein Poster mit den Ergebnissen meiner Diplomarbeit aus – direkt neben dem von Klinke und Hartmann. Es kamen kaum Leute, die sich das ansahen. Aber dafür deckten wir uns gegenseitig mit Fragen ein und tauschten uns aus. Daraus entstand dann eine recht gute Beziehung. Klinke lud mich nach Frankfurt ein, damit ich ein Übersichtsreferat zum Thema Cochlea-Implantat halte. Und wir waren mit unserem System im Labor von Herrn Hartmann und haben physiologische Experimente gemacht – Einzelnervableitungen mit unserem Sprachprozessor. Auch später gab es immer wieder Kontakte, dann vor allem im Rahmen der Deutschen Gesellschaft für Audiologie (DGA). Klinke war immer ein sehr kritischer Beobachter; aber meiner Meinung nach auch sehr fair und korrekt. Schlussendlich hat er sich von den Ergebnissen, die mit dem Implantat erreicht wurden, überzeugen lassen. Wahrscheinlich war er auch wichtig für die seriöse wissenschaftliche Weiterentwicklung der Systeme.

Ende der 80er soll Professor Klinke bei einer Veranstaltung erklärt haben, dass derjenige, der einem Kind ein CI implantiert, ein Verbrecher ist.

Ja, das ist denkbar, dass so ein Ausspruch gefallen ist. Aber wie gesagt, auch wir waren vorsichtig bei Kindern. Und was Banfai mit den Kindern gemacht hat, war abschreckend. Was ich im House Institute in Los Angeles erlebt habe, war übrigens ganz ähnlich. Ich war dabei, als eine Mutter mit ihrem Kind beraten wurde. Alle waren enthusiastisch. Man hat sie mit Emotionen überzeugt – für ein System, das aus Sicht des Elektroingenieurs völlig unausgereift war. Eigentlich konnte es nicht funktionieren. Die Physiologen hatten recht, dass auf dieser Basis kein gutes Ergebnis zu erreichen war. Und alles andere war nur PR.

Das House Institute wurde ja damals von Walt Disney gesponsert. So hat es manchmal auch getönt – eine Stimmung wie bei Mickey Mouse. Das wurde erst besser, als Herr House dort nicht mehr aktiv war. Da war Kritik schon berechtigt. Natürlich muss man anerkennen, dass die Chirurgen auch Pioniere waren. Sie haben Widerstände überwunden und einfach versucht, was möglich ist: »Ich bin überzeugt, es muss funktionieren. Also mache ich das.« Aber Chirurgen wie Graeme Clark oder auch Blair Simmons aus Stanford, die haben nicht einfach auf gut Glück experimentiert. Die waren von anderem Kaliber und haben seriös Grundlagen untersucht, um zu schauen, wie das System funktioniert und wie man es verbessern kann.

Inwieweit haben Sie mit der Gruppe um Professor Lehnhardt zusammengearbeitet?
Da kann ich von einer Begebenheit erzählen, die ein wichtiger Schritt bei der Etablierung der CI-Therapie in der Schweiz war – nämlich von der Anerkennung der Finanzierung. Wenn ein Patient implantiert werden sollte, musste es irgendwie finanziert werden. Auch damals stellte man einen Antrag bei der Krankenkasse. In der Schweiz gibt es Kantone. Und bis Ende der 80er, Anfang der 90er wurden die Kosten in einem Kanton übernommen und im anderen nicht. Also gab es Klagen, denen die Gerichte stattgaben. Und die Gesundheitsbehörden stellten fest, dass es so nicht weitergehen kann und eine generelle Klärung erforderlich ist.

Das führte 1992 zu einer Konsensus-Konferenz; Basis war eine Evaluation. Wir stellten alle unsere Daten zusammen, verfassten gemeinsam mit einem Institut für soziale und präventive Medizin einen Bericht und organisierten in Zürich die Konferenz. Zu dieser luden wir auch Professor Lehnhardt und Dr. Battmer ein. Hannover hatte ja schon größere Patientenzahlen. Und die Erfahrungen aus Deutschland haben uns sehr geholfen. Hinzu kamen unsere Zahlen aus Zürich sowie die der Kliniken in Genf, Luzern, Bern und Basel. Beteiligt waren außerdem noch die Schwerhörigenverbände. Auch die Gehörlosen hatten wir eingeladen. Die haben dann allerdings vor der Klinik eine große Demonstration abgehalten: Man nehme gehörlosen Eltern mit dem CI ihre Kinder weg. Während die Elternvereinigungen pro CI sagten: »Die Gehörlosen nehmen uns die Kinder weg. Wir wollen unseren Kindern diese Möglichkeit geben.«

Welches Ergebnis stand am Ende der Konferenz?
Die Sozialversicherung gab die Empfehlung, das CI zu finanzieren. Damit waren die Kantone verpflichtet, zu zahlen. Und wir als Kliniken wurden beauflagt, alle Daten zu Implantationen in einem gemeinsamen CI-Register zu erfassen. Auch das war eine gute Entscheidung. Denn seitdem gibt es in der Schweiz eine vollständige Datenerfassung zu Cochlea-Implantationen.

Aber um noch einmal auf Professor Lehnhardt zurückzukommen: Wie gesagt, gab es den Kontakt schon lange. Wir haben uns auf Tagungen unterhalten. Ich habe Hannover besucht. Es gab einen sehr engen und fruchtbaren Austausch mit ihm, ebenso mit Herrn Battmer und später mit Herrn Lenarz. Auch mit Herrn Bertram habe ich mich ausgetauscht und seine Videos von den Sitzungen mit den Kindern gesehen.

Auch 30 Jahre nach Schaffung des Schweizer CI-Registers müht man sich in Deutschland immer noch, gleichfalls ein landesweites CI-Register zu ermöglichen.
Eine gesicherte Datenlage ist natürlich enorm wichtig. Diese Daten lassen sich ja vielfältig nutzen. Auch gemeinsam mit Australien haben wir damals eine größere Studie durchgeführt und dafür Daten aus der Schweiz zur Verfügung gestellt. Da ging es um die Faktoren, die zum Erfolg einer CI-Versorgung führen. Welche wesentlichen Kriterien führen zu guter oder weniger guter Sprachverständlichkeit?

Wie entwickelte sich die Schweizer CI-Versorgung ab den 90er-Jahren weiter? Nutzten die anderen Kliniken dann gleichfalls das Nucleus-Implantat?
Das war verschieden. In Genf nutzte man anfangs das Ineraid-System[18]. Das lag an engen Verbindungen von Professor Montandon zu Donald Eddington und der Gruppe in Boston, die dieses System bevorzugte. Für das System wurde dann von MED-EL ein Sprachprozessor generiert; dann kam das Advanced-Bionics-System, auf das die Genfer Patienten umgerüstet wurden. Genf hatte vor allem AB. Basel hatte Nucleus; sie hatten jedoch das sehr frühe System ohne Magneten und waren unzufrieden. Also setzten sie MED-EL ein, doch da gab es Probleme mit der Zuverlässigkeit und sie

[18] siehe https://cochlearimplanthelp.com/2013/10/15/the-ineraid-cochlear-implant/

kehrten zu Nucleus zurück. Bern hatte anfangs eher MED-EL, dann Nucleus, und Luzern anfangs ausschließlich Nucleus, dann auch MED-EL.

Wie sah es in den Zentren mit der Nachsorge aus – insbesondere bei den Kindern?
Die Betreuung der Kinder lief vor allem über die Schulen, und sie unterschied sich je nach Einrichtung. Die Schule in Wollishofen war traditionell eine Gehörlosenschule und stark gebärdensprachlich ausgerichtet. Für das Implantieren gab es dort anfangs wenig Verständnis. Mit den implantierten Kindern wurde nur gebärdet. Es kam dann jedoch zu einem recht intensiven Austausch mit der Schule und auch zu einem Wechsel in der Leitung. Damit stieg das Verständnis und es gab gesonderte Programme.

Die Schule in Unterentfelden hingegen war eine Schwerhörigenschule; hier wurden die Kinder mit CI nicht anders als die mit Hörgeräten behandelt. Ganz ähnlich in St. Gallen. Und in Zürich sind auch viele Kinder mit Migrationshintergrund und viele mit zusätzlichen Behinderungen. Natürlich hängt der Reha-Erfolg auch davon ab, welches Kind ich habe und wie die Betreuung in der Familie sowie vonseiten der Lehrerinnen und Lehrer ist.

Sie hatten vorhin schon erwähnt, dass das Cochlea-Implantat auch in der Schweiz von vielen Gehörlosen abgelehnt wurde.
Das war so. Und diese Reaktion der Gehörlosen war ja auch verständlich. Sie fürchteten, dass durch die neue Technologie ihre Errungenschaften verschwinden und der Stellenwert der Gebärdensprache zurückgeht. Dass es dann heißt: »Wozu braucht ihr noch Gebärdendolmetscher? Es gibt doch das Implantat.« Man muss berücksichtigen, dass sich die Gehörlosen vieles erst erkämpfen mussten. Die Situation vor 50 Jahren an Gehörlosenschulen war sicherlich nicht schön. Und natürlich hatten sie Angst, das Errungene wieder zu verlieren.

Hinzu kamen die negativen Berichte – die Implantationen von Banfai in Deutschland oder auch von Claude-Henri Chouard in Frankreich. Das hat die Leute auch abgeschreckt. Es hieß dann: »Die Chirurgen benehmen sich so, als könnten sie über andere Menschen bestimmen.« Diese Auseinandersetzungen haben die Entwicklung schon mitgeprägt – auch bei uns in der Schweiz.

Und heute?

Inzwischen hat sich viel getan. Die Situation ist entspannter. Es gibt keine größeren Konflikte mehr. Niemandem soll die Gebärdensprache verwehrt bleiben. Andererseits weiß man, dass es keinen Sinn macht, gehörlos Geborene im Erwachsenenalter noch zu implantieren. Gehörlosendolmetscher sind akzeptiert. Daneben bietet die elektronische Kommunikation heute viele zusätzliche Möglichkeiten, um die Gehörlosen zu integrieren.

Und auch die Möglichkeiten, die das Implantat bietet, werden gesehen und sind akzeptiert. Mittlerweile gibt es so viele Patienten, dass fast jeder jemanden kennt. Betroffene berichten, wie gut es ist, durch das CI wieder bei den Leuten zu sein, oder dass sie sich besser schon früher für ihre Implantation entschieden hätten.

Wie hat sich die CI-Indikation in der Schweiz über die Jahre weiterentwickelt?

Da war der Kontakt zu den Gesundheitsbehörden wichtig, und der war eigentlich immer recht gut. Neben dem CI-Register gab es jedes Jahr einen Bericht. Gerade im CI-Bereich waren die Behörden mit den Kliniken immer sehr zufrieden – anders als bei anderen Gesundheitsbereichen, die nicht so gut organisiert waren. Als dann die Frage stand, ob es eine Indikation für beidseitige Versorgungen gibt, waren die Behörden erstaunlich offen. Sie empfahlen, auch das zu finanzieren; und zwar bereits 2002 – also zu einer Zeit, zu der das in anderen Ländern noch länger unmöglich blieb. Vor allem bei Kindern wurde es gleich diskussionslos akzeptiert. Erwachsene mussten in besonderen Umständen sein, beispielsweise in einem sehr kommunikativen Beruf arbeiten oder noch in der Ausbildung sein. Später wurde es auch für ältere Erwachsene immer problemloser akzeptiert.

Die Indikation zur bilateralen Versorgung war ein weiterer wichtiger Entwicklungsschritt. Er hat letztlich auch dazu geführt, dass bei den Kindern die beidseitige Implantation die Standardversorgung wurde.

Sie waren auch daran beteiligt, einheitliche Standards für die Zuverlässigkeit der Cochlea-Implantate zu etablieren?
Auch dazu gab es damals eine Konsensus-Konferenz – und zwar in Frankfurt unter Leitung von Herrn Battmer und Professor Lenarz. Hannover war das Zentrum mit sehr vielen Implantationen und entsprechend vielen Daten. Also hatte Hannover die Initiative ergriffen und gesagt: »Wir müssen unsere Daten zusammentragen und analysieren.« Gibt es bestimmte Muster? Können wir die Industrie dazu bringen, einheitlich mitzuteilen, wie zuverlässig die Implantate nach welchem Zeitraum noch funktionieren?

Die meisten Kliniken haben ihre Daten damals geliefert – wie viele Implantationen wurden durchgeführt, wie viele Implantate sind ausgefallen usw. Dann wurden entsprechende Kriterien diskutiert: Gibt es medizinische Probleme, weshalb ein Implantat nicht funktioniert? Gibt es technische Probleme? Wie sollten diese Angaben zugänglich gemacht werden? Diese Verständigung war recht erfolgreich. Damals kamen alle deutschen Kliniken zusammen – unter Mitwirkung der Schweiz.

Und in der Folge kam es auch zu einem europäischen Standard?
Ja, das wurde dann auch international angewandt. Da gab es ein Meeting in Hongkong, an dem die USA, Australien und Europa be-

teiligt waren. Die haben sich gleichfalls auf den Standard geeinigt, der zuerst in Deutschland vorgeschlagen worden war. Ich denke, der gilt auch heute noch.

Hatten Sie auch mit Professor Clark zu tun?
Ja. Ich war mehrfach in Melbourne, und er ist ein sehr gastfreundlicher Host von Meetings. Er hat mich immer nett und zuvorkommend begrüßt. Wir haben uns auch bei anderen Gelegenheiten getroffen, diskutiert und korrespondiert. Mit Dr. Wai Kong Lai hatte ich viele Jahre einen ehemaligen Doktoranden von ihm als Mitarbeiter in meinem Labor. Auch andere Mitarbeiter von ihm habe ich intensiver kennengelernt, habe Dissertationen begutachtet … Es gibt nach wie vor eine sehr enge Kooperation mit Melbourne und einen engen Austausch mit den Leuten dort.

Was wurde aus der Signalverarbeitung, die Sie damals in den 80ern entwickelt haben?
Diese Forschung wurde einerseits durch den Nationalfonds und durch die EU unterstützt, andererseits auch direkt durch Cochlear. Wir bekamen Mittel, Software und Tools, damit wir Experimente vorbereiten und etwas ausprobieren konnten. Verschiedene Versionen wurden auch implementiert und getestet. Erst kürzlich wurde wieder eine Dissertation abgeschlossen, die möglicherweise dazu beitragen kann, die Wahrnehmung von Musik zu verbessern. Ob sie tatsächlich in ein Produkt einfließt, weiß ich nicht. Aber auch hier hat Cochlear mit unterstützt.

Außerdem nahmen wir an Studien zu neuen Sprachprozessoren teil, mitunter haben wir sie auch selbst initiiert. Oder ein neues und ein altes Anpassverfahren wurden miteinander verglichen. Kürzlich ist eine Studie unter Leitung von Herrn Müller-Deile aus Kiel und Andreas Büchner aus Hannover veröffentlicht worden[19], an der wir

[19] siehe https://www.zora.uzh.ch/id/eprint/211477/

beteiligt waren. Da ging es um Anpassungen basierend auf NRT-Messungen (Neurale-Reizantwort-Telemetrie – Anm. d. Red.). Wir sind da nach wie vor aktiv. Und wir hoffen, dass wir so vielleicht noch mehr Einblick bekommen, wie die Nervenaktionspotenziale funktionieren, damit wir dann die Codierung entsprechend optimieren können.

Wie viele Jahre beschäftigen Sie sich jetzt eigentlich schon mit dem Cochlea-Implantat?

Das waren jetzt 48 Jahre. Mein Diplom habe ich 1974 gemacht. Seitdem war ich hier in der Klinik. Hier habe ich auch jetzt noch einen Arbeitsplatz und eine kleine Anstellung – jedoch nur noch bis Ende dieses Monats, dann gibt es noch Projekte, die ich begleite, und ich habe noch meine Kontakte. Aber meine Zeit an der Klinik ist dann vorbei. Und es waren viele spannende Jahre dabei. Als wir 1977 unsere erste Implantation planten, sagten wir uns, wir machen so eine Art Mondlandung. Man bereitet alles vor, und am Ende landet man auf dem Mond. Sicherlich ist eine Mondlandung noch eine andere Größenordnung. Aber in den Jahrzehnten danach ist doch viel passiert.

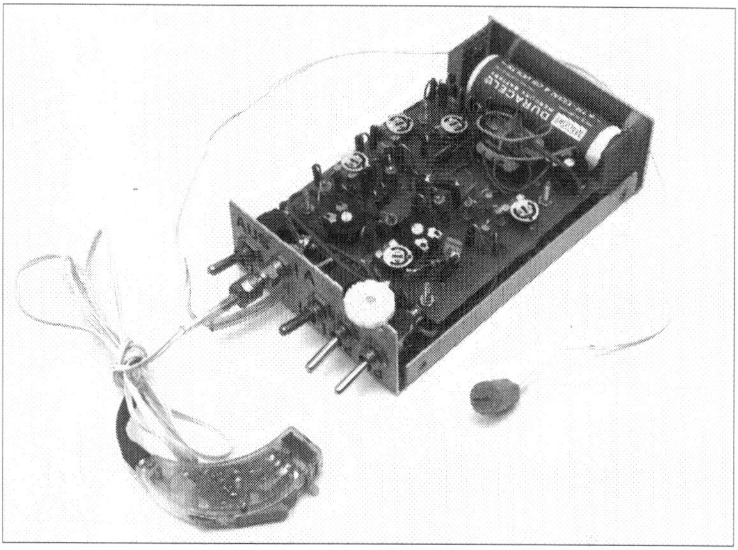

Der von der Züricher Gruppe entwickelte Sprachprozessor von 1977. Foto: USZ

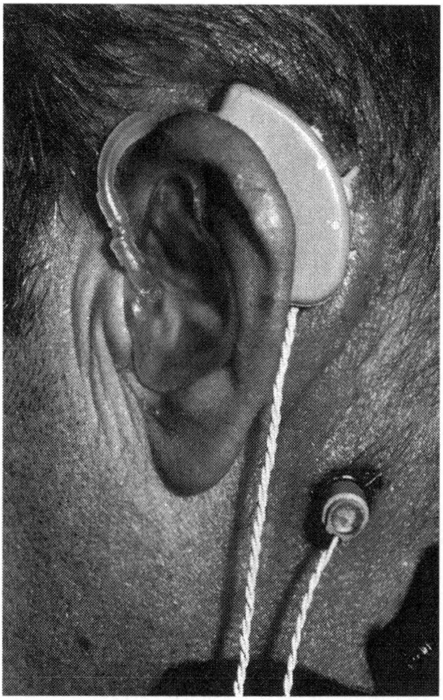

Beim Cochlea-Implantat der Züricher Gruppe von 1977 wurde ein Hautstecker genutzt. Foto: USZ

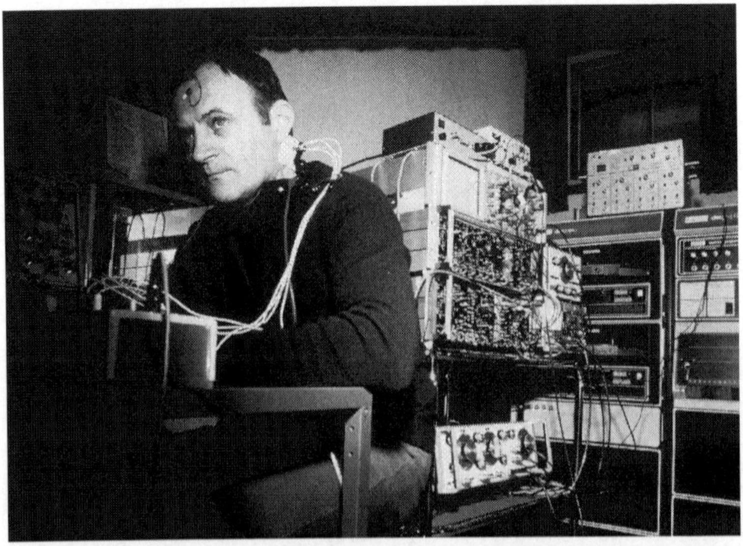

1977 bei einer Hörtestmessung – damals versorgte die Gruppe erstmals in der Schweiz einen Patienten mit einem Cochlea-Implantat. Foto: USZ

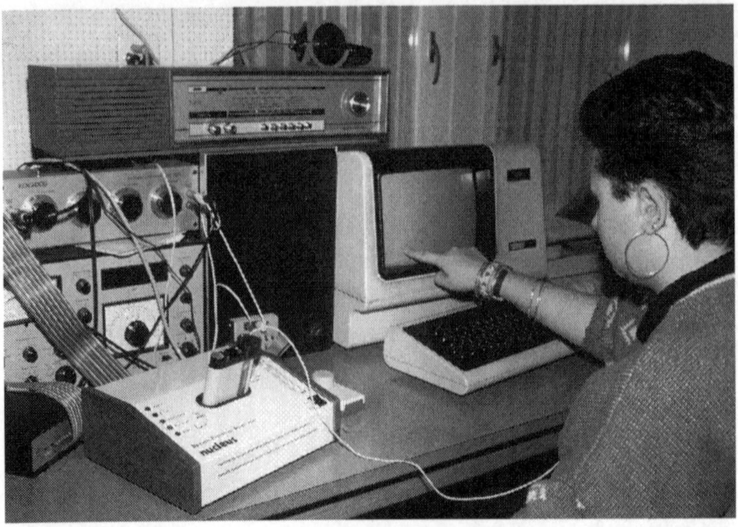

Eine der ersten Patientinnen, die in Zürich mit dem Nucleus-Cochlea-Implantat versorgt wurden, 1987 bei der Hörmessung. Foto: USZ

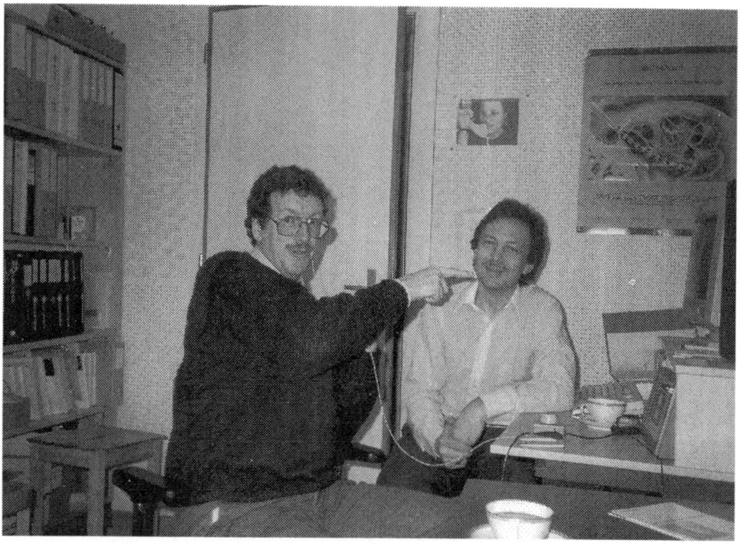

Eine Anpass-Sitzung 1991 – Norbert Dillier (re.) mit einem Cochlea-Implantat-Patienten (li.). Foto: USZ

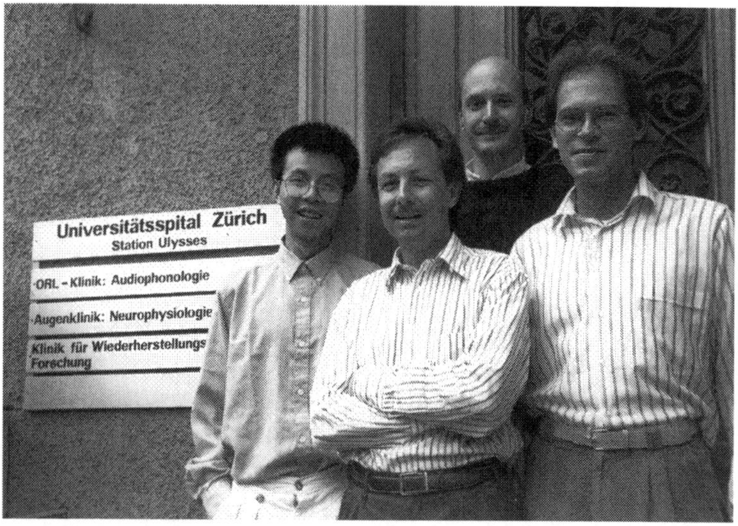

Das Züricher Audiologenteam 1992 vor der Station »Ulysses« des Universitätsspitals Zürich (v. li.): Wai Kong Lai, Norbert Dillier, Hans Bögli und Thomas Fröhlich. Foto: USZ

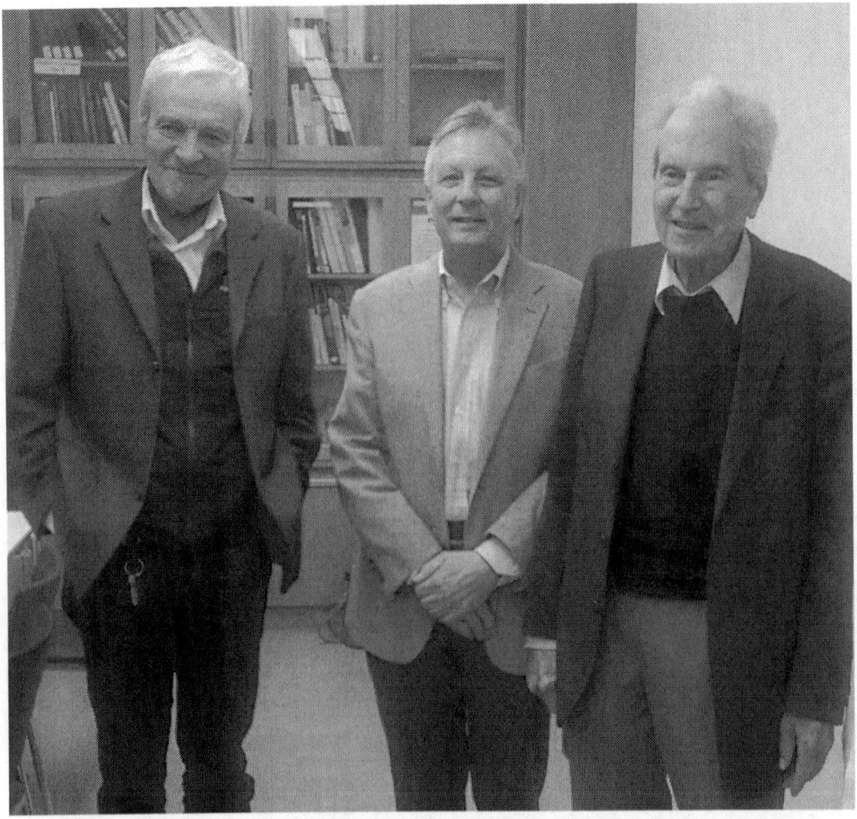

Bauten die Züricher Cochlea-Implantat-Gruppe ab Mitte der 1970er-Jahre auf (v. li.): Dr. Thomas Spillmann, Professor Norbert Dillier und Professor Ugo Fisch (1931–2019). Foto: privat

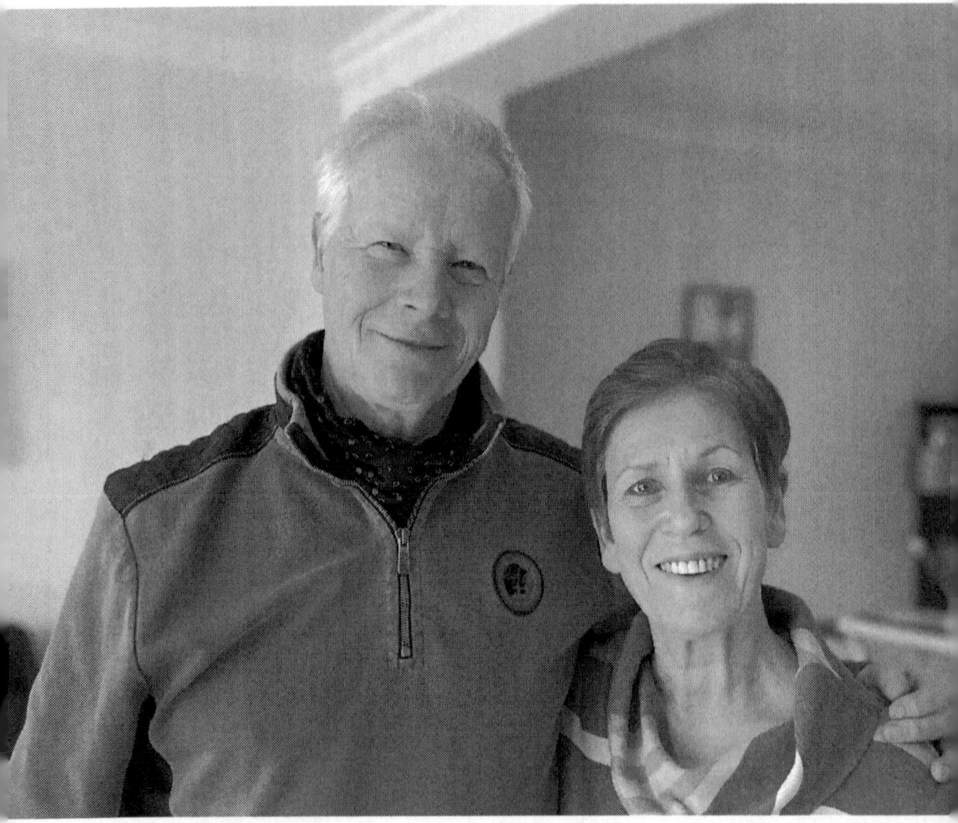

Foto: Schaarschmidt

»Ich wollte raus aus dieser absoluten Stille«

Im Gespräch mit Heidi und Egbert Rothe

Nichts oder nur sehr wenig hören zu können, das begleitete Heidi und Egbert Rothe seit früher Kindheit und lange, bevor sie sich erstmals trafen. Beide wuchsen in der DDR auf und beide sind heute CI-Träger – Heidi Rothe seit über 30 Jahren. Sie war eine der wenigen Nutzerinnen des Berliner Implantats, das in den 80er-Jahren an der Ost-Berliner Charité entwickelt wurde. Doch das war erst der Anfang eines Weges zum neuen Hören, den die beiden gemeinsam gegangen sind.

Herr und Frau Rothe, Sie haben beide seit früher Kindheit mit einer Schwerhörigkeit gelebt. Bitte erzählen Sie uns doch, wie das damals war.
Heidi Rothe: Aufgewachsen bin ich in Franzburg, einer kleinen Stadt bei Stralsund. Ich bin Baujahr 1950, wurde normal hörend geboren und mit sechs Jahren eingeschult. Zuvor war bereits aufgefallen, dass ich hin und wieder nicht höre. Aber meine Eltern sagten sich, das sei schon das Flegelalter und ich will einfach nicht hören.

Doch in der Schule bemerkten die Lehrer, dass ich tatsächlich nicht höre. Ich wurde untersucht und man stellte fest, dass ich schwerhörig bin. Also hat man versucht, mit einem Hörgerät weiter zu helfen. Doch Mitte der 50er-Jahre gab es in der DDR so gut wie nichts auf dem Markt. Ich bekam ein Taschenhörgerät, das mir nicht half. Und mit meinem Gehör ging es rapide bergab. Mit elf Jahren war ich vollkommen taub. Ich saß in einer großen Klasse und konnte dem Unterricht nicht mehr folgen. Also musste ich ins Internat nach Potsdam-Wilhelmshorst.

Das ist circa 300 Kilometer entfernt von Ihrem damaligen Zuhause. Und Wilhelmshorst war damals eine Schwerhörigenschule, also eigentlich nicht für gehörlose Kinder gedacht.

Heidi Rothe: Ja, das stimmt. Ich war dort die einzige Taube. Meine Eltern hatten sich verschiedene Schulen angeschaut, auch Gehörlosenschulen. Doch von denen waren sie entsetzt, weil sie nicht lautsprachlich ausgerichtet waren. Ich hätte Gebärdensprache lernen müssen. Ich hatte jedoch noch eine gute Aussprache und konnte trotz der Taubheit lautsprachlich kommunizieren. Das wollten meine Eltern für mich beibehalten. Also entschieden sie sich für die Schwerhörigenschule.

Dort gab es kleinere Klassen und die Kinder saßen im Halbkreis zum Lehrerpult, damit sie das Mundbild des Lehrers absehen konnten. Gebärdensprache gab es nicht. Alle anderen konnten ja noch hören. Sie trugen Hörgeräte und kamen zurecht. Hörgeräte hatte ich nie. Ich hätte gern gehört, wenigstens die Geräusche. Aber alle Hörgeräte, die es gab, hätte ich dafür auf die höchste Stufe stellen müssen, und dann fiepten sie. Gleich kamen alle angerannt und meinten: »Mach das aus! Mach bloß aus!« Und ich konnte nicht mal von den Lippen absehen. Mir fehlte die Geduld. Es war so schwer. Erst nach und nach habe ich absehen gelernt, und dann ging es besser.

Sie haben es geschafft, dem Unterricht ohne Gehör zu folgen?

Heidi Rothe: Was ich nicht verstand, habe ich nachmittags im Internat nachgeholt – die anderen gefragt, viel in Lehrbüchern nachgelesen, mir alles angeeignet. Das ging eigentlich. Ich hatte gute Noten, sogar in Russisch. Das war damals ja die wichtigste Zensur. (lacht)

Sie haben Russisch gelernt, ohne die Sprache hören zu können?

Heidi Rothe: Das musste ich ja. Manchmal kamen Touristengruppen in unsere Schule – Schwerhörige und auch normal Hörende. Es gab da so einen Austausch über die Deutsch-Sowjetische Freundschaft. Wenn sie kamen, musste ich Russisch dolmetschen oder auch russische Artikel vorlesen, was ich gehasst habe.

Ich schloss die zehnte Klasse mit »sehr gut« ab, durfte jedoch kein Abitur machen. Ich war kein Arbeiter-und-Bauern-Kind. Mein Vater war in leitender Position und hatte ständig die Stasi am Hals. Wenn ich heute daran zurückdenke, was ich als taubes Kind erlebt habe … Ich habe ja immer alles von der Leber weg gesagt. Auch vieles, was mich irgendwie an der DDR verwundert hat. Ich ging mit meiner Mutter auf der Straße, fragte sie was und sie meinte gleich: »So was darfst du doch nicht sagen!« – »Aber du hast das neulich doch selbst gesagt?« – »Aber das darf doch niemand hören!« – »Wieso darf das niemand hören?« – So liefen unsere Gespräche in Endlosschleife.

Wie ging es nach der Schulzeit weiter?

Heidi Rothe: Ich zog nach Leipzig und begann an der damaligen Karl-Marx-Uni ein Studium zur medizinisch-technischen Assistentin (MTA). Ich war dann also nur noch unter Hörenden, und das war wirklich heftig. Ich saß im Hörsaal. Die Professoren redeten über ihre Themen, die Studenten meldeten sich, es wurde diskutiert. Hin und wieder stand mal ein Satz an der Tafel. Aber das half mir nicht. Die Themen waren zu komplex, um sich aus ein paar Stichworten ein Bild machen zu können.

Meine Kommilitonen haben für mich mitgeschrieben – mit solchem blauen Pauspapier. Abends im Internat habe ich alles nachgearbeitet und dicke Fachbücher gelesen. Ich glaube, weil ich taub war, blieb das, was ich gelernt habe, besser in meinem Kopf. Ich hatte nicht so viel Ablenkung. Vom Zickenkrieg unter den Studentinnen bekam ich nichts mit. Ich hatte gute Noten.

War das nicht extrem anstrengend?
Heidi Rothe: Es war zum Verzweifeln. Zum Glück hatte ich einen guten Ausgleich. Ich war damals Kunstturnerin. Mit dem Turnen hatte ich schon als Elfjährige in der Schwerhörigenschule begonnen. Ich durfte immer allein zum Training nach Potsdam fahren; eine Freiheit, die mir von allen Internatskindern geneidet wurde. Und in Leipzig gab es die Hochschulsportgemeinschaft der DHfK (Deutsche Hochschule für Körperkultur – Anm. d. Red.). Dort ging ich auch zum Kunstturnen, und ich war glücklich. Ich hatte tolle Freundinnen, die mir halfen, wenn ich mal verzweifelt war. Wir hatten auch Wettkämpfe. Doch vor allem bekam ich durch den Sport den Kopf wieder frei.

Und Sie haben Ihren späteren Mann kennengelernt?
Egbert Rothe: Ja. Ich war auch bei der DHfK, beim Fechten. Aber es kann sein, dass wir uns zuvor schon begegnet sind. Ich war in der Berliner Schwerhörigenschule, einer Erweiterten Oberschule, die eine Anbindung an die Schule in Potsdam hatte. Deshalb fuhren wir manchmal nach Potsdam-Wilhelmshorst, um »die Kleinen« zu besuchen. Aber kennengelernt haben wir uns erst in Leipzig.

Heidi Rothe: Ich weiß noch genau, du hattest großes Interesse an mir, aber ich nicht an dir. (lacht) Du warst manchmal ein bisschen aufdringlich.

Egbert Rothe: Aber wir haben doch zusammengefunden. Sport war damals auch für mich ein Ausgleich.

Wie war denn Ihr Weg bis zu diesem Zeitpunkt verlaufen, Herr Rothe?
Egbert Rothe: Auch meine Schwerhörigkeit stellte sich in der Kindheit ein. Erste Probleme bekam ich mit drei Jahren, wahrscheinlich durch eine Kinderkrankheit. Wir lebten in einem Dorf im Harz, in

der Mansfelder Ecke. Damals eine Bergbauregion. Meine Großeltern waren noch im Bergwerk tätig.

Ich kam dort in die Schule, aber nach ein, zwei Jahren ging es nicht mehr. 1954 wechselte ich in die Schwerhörigenschule nach Halle, die damals ziemlich neu war. Es war die nächstgelegene Schule. Und meine Eltern zogen vom Dorf in die Großstadt, damit ich dort lernen konnte. Später wechselte ich an die Schule in Berlin.

Hatten Sie Hörgeräte?
Egbert Rothe: Die hatte ich von Anfang an. Mein Gehör ließ ja auch weiter nach. Mein erstes Gerät war ein Taschenhörgerät mit echten Röhren, in Kölleda gebaut. Dann bekam ich zwei Hinter-dem-Ohr-Geräte (HdO). In der DDR mussten Hörgeräte ja verordnet werden. Wenn man zwei Geräte bekam, hatte man damals richtig Glück. Mein eines Ohr ließ jedoch so sehr nach, bis es taub war. Dann trug ich nur noch auf einer Seite das HdO, und die andere blieb 20 Jahre lang taub.

Ich habe auch viel mit den Geräten gebastelt. Ein bisschen technikversiert war ich schon immer. Ich habe zum Beispiel aus dem Hörgerät ein Radio gebaut. Das geht ganz einfach. Dann saß ich in der Schule und hörte heimlich Radio.

Wie ging es bei Ihnen nach der Schulzeit weiter?
Egbert Rothe: Mit dem Abitur verhielt es sich bei mir ganz ähnlich wie bei meiner Frau. Mein jüngerer Bruder durfte nach dem Abi studieren. Ich sollte aufgrund meiner Hörschädigung einen etwas anderen Weg nehmen. Ich machte eine Fachausbildung zum Medizintechniker. Ich lernte also, medizinische Instrumente zu bauen und mit ihnen umzugehen. Auch meine Ausbildung war an der Leipziger Universität. Nach dem Abschluss wechselte ich an die Universität in Halle und arbeitete dort in der Pharmakologie. Schließlich

haben wir geheiratet und sind gemeinsam auf die Forschungsinsel Riems gezogen.

Die Forschungsinsel Riems?
Egbert Rothe: Das Friedrich-Löffler-Institut, die älteste virologische Forschungsstätte der Welt auf der Insel Riems im Greifswalder Bodden. Aufgrund der gefährlichen Virenerkrankungen, zu denen dort geforscht wurde, war die gesamte Insel isoliert. Wobei es damals noch nicht um Menschen ging, sondern um Tiere. Um Maul-und-Klauen-Seuche zum Beispiel. Auf die Insel kam man nur mit Passierschein. Aber es war auch schön, weil wir alle unter uns waren. Jeder kannte jeden. Unsere beiden Kinder sind dort aufgewachsen, haben den Kindergarten und die Grundschule besucht, ab der fünften Klasse fuhren sie mit dem Bus nach Greifswald. Wir haben 20 Jahre dort gelebt und gearbeitet – ich bei der Herstellung von Impfstoff und sie die ersten Jahre im Labor; wobei das nicht so ganz ihrer Ausbildung entsprach.

Heidi Rothe: Ich hatte mit verschiedenen Abteilungen zu tun – Pathologie, Biochemie, Histologie. Das war interessant. Aber es gab auch Dinge, die nicht so schön waren. Wenn man morgens zur Arbeit kam, musste man durch die Seuchenschleuse. Man zog sich splitterfasernackt aus, kam in einen Duschraum, der für zehn Minuten automatisch verriegelte. Dann mussten wir uns mit einem speziellen Mittel abseifen. Das war schlimm für die Haut. Wenn die andere Tür öffnete, kam man in den sterilen Bereich. Dort gab es dann betriebseigene Kleidung. Die BHs passten mir nie, ich musste alles hochkrempeln und es gab Kopftücher und für die Männer Mützen. Musste man während der Arbeitszeit mal weg, ging es wieder nur durch die Schleuse, zurück ebenso.

Dann wurde ich gefragt, ob ich als MTA in die betriebseigene Praxis wechseln möchte. Die war außerhalb des Seuchenbereichs und ich habe das gern angenommen. Schon wegen unserer Kinder, die damals noch klein waren. Dass ich taub war, war auch hier kein Problem. Es gab eine Ärztin, zwei Krankenschwestern und mich. Zusammen kümmerten wir uns um die betriebsärztliche Betreuung der Mitarbeiter. Ich hatte guten Kontakt zu den Patienten, hab auch in der Sprechstunde geholfen.

Dann bekamen Sie, Frau Rothe, Ende der 80er-Jahre in der DDR ein Cochlea-Implantat – und zwar eines, das an der Ost-Berliner Charité entwickelt worden war. Dass es ein »DDR-CI« gab, ist vermutlich kaum jemandem bekannt. Wie haben Sie damals davon erfahren?
Heidi Rothe: Über die Presse. Es gab auch einen Fernsehbeitrag.

Egbert Rothe: Das muss 1986 oder 1987 gewesen sein. Im Westen gab es das CI ja schon. Dann hat man versucht, auch eines zu bauen. Allerdings hatten sie gar nicht die nötigen Mittel.

Heidi Rothe: Aber die Charité war damals die renommierteste Klinik. Wir sind dorthin und haben uns kundig gemacht. Tatsächlich waren sie dabei, mit der CI-Versorgung zu beginnen. Sie haben die Geräte selbst zusammengebaut. Der Ingenieur war Dr. Wagner. Und Professor Gerhard war der Chirurg. Als es dann hieß, dass ich tatsächlich implantiert werden kann, war ich einfach nur froh und habe bedenkenlos zugestimmt. Ich wollte hören, egal was, und raus aus dieser absoluten Stille.

Operiert wurde ich 1988. Die Vorgehensweise war eine ganz andere als im Westen; sehr aufwendig und riskant. Es blieb eine große Narbe, die über meinen ganzen Schädel geht. Mein Gesichtsnerv wurde freigelegt und das Mittelohr vollständig leer geräumt. Ich weiß nicht, ob er das gemacht hat, um einen besseren Zugang zu haben, oder ob sich dort etwas befand, was entfernt werden musste. Darüber wurde auch nicht geredet. In Hannover haben sie später gestaunt, was in meinem Ohr los ist.

Wissen Sie, wie das Implantat aufgebaut war?
Heidi Rothe: Zwei Elektroden waren auf der Schnecke platziert und übertrugen die elektrischen Impulse. In die Schnecke selbst kam nichts.

Nach der OP ging es mir schlecht. Eine Woche lang Übelkeit, immer gespuckt. Vor allem aber hatte ich eine Gesichtsnervenlähmung. Heute ist da nur noch ein bisschen Taubheit, aber damals blieb mein ganzes Gesicht ein halbes Jahr lang schief. Ich konnte nicht richtig essen, es floss alles wieder raus. Mein eines Auge schloss nicht mehr. Vor dem Schlafen musste ich es mit den Fingern zuklappen und morgens ebenso öffnen. Jeden Morgen stand ich vor dem Spiegel, um zu sehen, ob es besser ist. Aber ich sah immer noch so aus … Ich habe gebangt, jemals wieder ein normales Gesicht zu bekommen. Ganz schlimm wurde es bei hohen Tönen. Dann begann meine ganze Gesichtshälfte zu flattern. Mir war das so peinlich, dass ich es immer schnell mit der Hand verdeckte.

Was konnten Sie mit dem Implantat hören?
Heidi Rothe: Ich konnte Geräusche wahrnehmen. Auch Geräusche zu unterscheiden hatte ich über die Zeit gut gelernt. Es gab ein besonderes Erlebnis im Berliner Dom. Dort gab es ein Konzert und ein guter Freund von uns meinte: »Heidi, komm, wir gehen mal hin. Du hast ja jetzt das Implantat. Mal sehen, wie sich das anhört.«

Also sind wir dortrein. Mein Gesicht flatterte wieder und ich habe es schnell verdeckt. Aber dann war ich fasziniert von den Tönen. Ich habe ja eigentlich nie in meinem Leben Musik gehört. Nur die Kinderlieder aus meiner Kindheit; da weiß ich auch heute noch die Melodien. Aber bei diesem Konzert hatte ich zum ersten Mal so ein Gesamtbild. Ich sah die Instrumente und es gab so einen umfassenden Klang. Am ehesten konnte ich noch etwas den Takt erkennen. Wenn man jedoch noch keine Musik gehört hat, fehlt einem jeder Vergleich. Ich stand da und habe geheult, weil das so schön war.

Und das Verstehen?
Heidi Rothe: Verstehen ging nur in Verbindung mit dem Lippenbild und unvollständig. Richtiges Sprachverstehen, Unterscheiden von Vokalen, Konsonanten oder gar Silben, Worten, Zahlen, das war alles unmöglich. Wenn man da mal richtig lag, war es Zufall.

Egbert Rothe: Wir haben damals lange geübt. Aber selbst die Differenzierung von Zahlen war schwierig.

Heidi Rothe: Bis zum Umfallen haben wir geübt, weil ich besser hören wollte. Und als ich später die ersten Patienten traf, die in Hannover implantiert worden waren … Manche hatten freies Sprachverständnis ohne Mundablesen. Ich habe mich erkundigt: »Ihr habt doch bestimmt jeden Tag bis zum Umfallen geübt?« Aber sie meinten: »Nein, nur anfangs etwas. Wir hören doch alles, warum sollten wir da noch üben?« Ich habe nur gedacht: »Da stimmt was nicht.«

Ihr damaliges Implantat ist dann sehr bald ausgefallen?
Heidi Rothe: Ja, nach anderthalb Jahren war alles schon wieder vorbei. In der Charité wollten sie mir gleich ein neues CI implantieren. Sie haben mir gut zugeredet, dass diesmal alles besser wird. Aber da hatte ich schon den Kontakt zu den West-Berliner Patienten. Ich habe mich nur umgedreht und bin weg.

Was waren das für Kontakte?
Heidi Rothe: Zuerst einmal der Kontakt zu Christel Pothmann. Sie war 1985 von Professor Lehnhardt in Hannover implantiert worden, und sie war die erste CI-Patientin aus dem Westen, der ich begegnete. Wir sind bis zu ihrem Tod in Verbindung geblieben. Und unsere erste Begegnung war ein Schlüsselerlebnis für mich.

Erzählen Sie bitte!
Egbert Rothe: Wir trafen uns damals an der Friedrichstraße – noch vor dem Mauerfall. Die Adresse hatte meine Frau von Frau Ilchmann, der Logopädin aus der Charité, die Beziehungen zu den West-Berliner CI-Patienten hatte.

Heidi Rothe: Sie meinte zu mir: »Frau Rothe, erzählen Sie auf gar keinen Fall, dass ich Ihnen den Kontakt nach West-Berlin gegeben habe. Ich darf das gar nicht.«

Egbert Rothe: Wir hatten dann die Nummer und ich rief an. Ihr Mann war hörend. Mit ihm habe ich ausgemacht, wo sie hinkommen sollte und wie sie uns erkennt. Alles klappte. In der Friedrichstraße suchten wir uns dann ein Café, das relativ ruhig war. Dort saßen wir dann – ich neben meiner Frau, Christel Pothmann uns gegenüber, und die beiden unterhielten sich über ihr Hauptthema: Wie war es nach der OP? Wie haben Sie trainiert? Zwischendurch stieß mich meine Frau immer wieder an.

Heidi Rothe: Ich begriff nicht, warum sie mich nicht anguckt. Sie guckte immer so runter und verstand trotzdem. Schließlich habe ich gefragt: »Du verstehst alles? Und ich muss mir so viel Mühe geben, vom Mund abzulesen?«

Sie hatte Unterlagen dabei, in denen das CI groß aufgemalt war. Das sah nicht so schick wie heute aus, aber doch sehr genau beschrieben. Ich habe mir alles ganz genau angeguckt, und dann sah ich es: Da geht ein Draht in die Schnecke rein. Damals noch mit 20 Elektroden, und genau dorthin, wo die kaputten Haarzellen sind. Und jede Elektrode hat ja verschiedene Frequenzen. Also, mit einem Schlag war mir alles klar. Auch wenn ich bis heute nicht verstehe, wie ein paar Elektroden den Höreindruck von Tausenden Hörzellen ersetzen können. Das ist für mich immer noch ein Wunder.

Wie ging es nach dieser ersten Begegnung weiter?
Egbert Rothe: Christel Pothmann hat sofort angeboten, sich mit Professor Lehnhardt in Verbindung zu setzen, um ihn zu fragen, ob er meine Frau mal untersucht. Als Schwerbehinderte hätten wir sogar reisen können. Aber wir schrieben ihm erst mal, und er antwortete uns, sie könne sofort kommen. Wir hätten sogar Verwandtschaft im Westen gehabt, die für die OP aufgekommen wäre. Doch dann kam die Wende. Gleich nach dem Mauerfall fuhren wir zum ersten Mal nach Hannover. Und die Untersuchung ergab, dass meine Frau für die Implantation geeignet ist.

Heidi Rothe: Auf dieser Fahrt war alles Glücksseligkeit. Ich war wieder taub, mein Implantat war bereits ausgefallen. Aber Professor Lehnhardt war so lieb und besorgt. Ein Herzensmensch. Und ein ausgezeichneter Handwerker. Ich habe mir mal seine Finger angeschaut: lang und schlank.

Er hat mir gleich erzählt, dass er aus Crivitz stammt – also auch aus der DDR. Das gab gleich so eine Art Verbindung. Er meinte, das Ohr, das in der Charité implantiert wurde, operiert er auf keinen Fall; er nimmt das andere Ohr. Und er sagte: »Frau Rothe, Sie waren viel zu lange taub. Ihre Aussichten, ein freies Sprachverständnis zu erreichen, sind daher schlecht. Sie werden wohl Zeit Ihres Lebens das Mundbild zu Hilfe nehmen müssen.«

Er hat Ihnen 1991 auf dem anderen Ohr ein Nucleus-CI implantiert?
Heidi Rothe: Ja, und zwar ziemlich überraschend. Wir fuhren nochmals hin – für eine Voruntersuchung. Nach der Untersuchung holte mich mein Mann ab und wir wollten heimfahren. Doch dann kam Professor Lehnhardt und rief mich erneut ins Behandlungszimmer: »Frau Rothe, gehen Sie noch nicht! Setzen Sie sich mal hin!« Er erzählte uns, dass er eigentlich morgen einen Patienten für eine Implantation hätte, doch der hätte aus Krankheitsgründen absagen müssen, aber das Implantat sei bereit. »Frau Rothe, ich würde Ihnen

gern die Heimreise ersparen. Wollen Sie nicht gleich bei uns bleiben und morgen operiere ich Sie?«

Da war ich schon etwas überrumpelt. Ich hatte nicht mal Nachtwäsche und Zahnbürste dabei. Aber nichts lieber als das! Ich habe zugesagt. Mein Mann ist noch mal zurück, um mir die Sachen zu bringen. Und die OP war kein Vergleich zu dem, was ich in der Charité erlebt hatte. Keine Übelkeit, kein schiefes Gesicht, nicht mal diese vielen Schläuche und Katheter. Ich habe bloß noch gestaunt.

Wie war es, als Ihr Sprachprozessor aktiviert wurde?
Heidi Rothe: Das war vier Wochen nach der OP. Damals war es noch üblich, dass Patienten, die weiter weg wohnten, erneut stationär aufgenommen wurden. Nach der Erstanpassung bei Herrn Battmer kam ich zurück ins Krankenzimmer. Für uns aus Ostdeutschland war damals schon so ein Zimmer beeindruckend. Die Klinikbetten, die Ausrüstung, das kannten wir so noch nicht. Also fragte ich meine Bettnachbarin, was das für Technik über meinem Bett ist. Und sie meinte: »Ein Radio. Kennen Sie das nicht?« – »Doch, Radio kenne ich schon, aber so was nicht.« Dann hat sie es für mich angestellt. Und auf einmal hörte ich Musik.

Das war nicht wie im Berliner Dom. Mit dem Charité-Implantat konnte man es sowieso kaum vergleichen, so groß war der Unterschied. Ich hatte so was in meinem Leben noch nicht gehört, so klar und melodisch. Ich habe nur noch dagesessen und geheult. Als die Schwester kam, wollte sie wissen, ob mir was wehtut. Ich habe ihr gesagt, dass ich nur weine, weil ich glücklich bin. Ich bekomme jetzt noch Gänsehaut, wenn ich daran zurückdenke. Und dieses Erlebnis hat mich enorm angeschoben.

Wie haben Sie Ihr neues Hören geübt? Wie war Ihr Sprachverstehen?

Heidi Rothe: Ich bekam Hörtraining und habe auch außerhalb der Stunden nur geübt. Nach der Wende hatte ich in Stralsund in einem Labor gearbeitet. Es gab einen westdeutschen Betreiber, der grauenhaft für Ordnung sorgte; viele wurden entlassen. Ich wollte auch nicht mehr, habe gekündigt und beim Arbeitsamt erklärt, dass ich jetzt operiert werde und Zeit brauche, um richtig hören zu lernen. Ein halbes Jahr lang habe ich Arbeitslosengeld bezogen und ausschließlich trainiert.

Das Reha-Programm aus Hannover habe ich zu Hause gemacht. Es gab damals Angebote, die eine Woche liefen, täglich zwei Stunden. Das fand ich viel zu wenig. Wir haben uns das Programm geben und uns alles erklären lassen. Dann haben wir das zu Hause gemacht. Es hat bestens geklappt. Mit meinem Mann habe ich das Sprachverstehen ohne Lippenablesen geübt. Er nahm ein Blatt vor den Mund und gab mir ein Thema vor, die Wochentage zum Beispiel. Er hat einen Tag gesagt und ich habe wiederholt. Das hat nicht immer geklappt, aber es wurde besser. Es war ein langer Übungsweg.

Abgesehen von den anderthalb Jahren mit dem DDR-CI hatten Sie 30 Jahre nichts gehört. Wie lange haben Sie gebraucht, bis Sie Sprache einigermaßen verstehen konnten?

Heidi Rothe: Ein Jahr, würde ich sagen. Durch meine lange Taubheit war ich geübt darin, logisch zu kombinieren. Wenn ich in einem Satz drei Wörter verstand, wusste ich, worum es ging. Hätte ich den Satz Wort für Wort wiederholen müssen, hätte ich das noch nicht gekonnt. So weit kam ich erst später.

Was haben Sie bei der Erstanpassung hören können?
Heidi Rothe: Hören konnte ich eigentlich alles. Aber die Sprache war wie so ein Mischmasch. Als wenn man sich einen Blechtopf über den Kopf setzt: in alle Richtungen Schall. Da war ich im ersten Moment sogar etwas enttäuscht. Ich dachte: »Um Gottes willen, das soll Hören sein? Das ist ja fürchterlich!« Es war zu viel auf einmal.

Sie erwähnten bereits die West-Berliner CI-Träger und den Kontakt zu Frau Pothmann. War das eine Selbsthilfegruppe?
Egbert Rothe: Damals gab es noch gar nicht so viele Selbsthilfegruppen. Es war eher eine private Gruppe von vielleicht zehn Leuten. Man kannte sich aus Hannover, und wir haben uns die Berliner Gruppe genannt. Einige kamen auch von weiter weg und schlossen sich uns an.

Heidi Rothe: Das erste Treffen mit uns aus dem Osten gab es unmittelbar nach dem Mauerfall im November 1989 in der Wohnung der Pothmanns. Eigentlich war Frau Ilchmann, die Logopädin, über die MHH nach West-Berlin eingeladen worden, um an diesem Treffen teilnehmen zu können, ihren Reiseantrag hatte man jedoch abgelehnt. Nun war plötzlich die Mauer weg. Also konnten wir gemeinsam dorthin – Frau Ilchmann, ich und Burkhard Jeschke, bei dem das Charité-Implantat zur gleichen Zeit ausfiel wie meines. Dieses erste Ost-West-Treffen war traumhaft schön. Es gab sofort ein Gefühl der Zusammengehörigkeit, weil wir ja alle CI-Träger waren – außer ein paar Ehepartnern, die auch dabei waren.

Die Gruppe hat dann mehr als zehn Jahre bestanden. Christel Pothmann war die Initiatorin und die Treffen waren meist in ihrer Wohnung. Auch Professor Battmer war häufiger da, weil ihm die Gruppe wohl ans Herz gewachsen war. Wir haben viel unternommen, waren zusammen im Urlaub, in der Skifreizeit und an der Ostsee. Christel Pothmann hat für alle rote Stirnbänder gestrickt, mit einer Schnecke drauf.

Wie ging es nach der Implantation mit Ihrem Leben weiter?
Heidi Rothe: Das Cochlea-Implantat hatte mich verändert. Ich wurde freier, offener. Seit der Schwerhörigenschule hatte ich nur unter Hörenden gelebt. Ich hatte mich immer durchsetzen und verteidigen müssen. Als Internatskind lernst du das sowieso. Ich hatte als Kind und als Jugendliche neun Jahre in Internaten gewohnt, und seit ich elf war, hatte ich eigentlich kein richtiges Elternhaus mehr.

Als Kind war ich noch fröhlich. Da macht man sich noch keine Gedanken, außerdem hatte ich den Sport. Aber als Jugendliche wurde es schwierig. Wenn sich die anderen unterhielten, war ich außen vor. Ich war dann oft sehr traurig. Man wird ja oft für doof gehalten, wenn man nicht hören kann. Doch nun, mit dem Implantat, konnte ich darauf reagieren. Ich habe keinem was vorgeworfen, aber ich habe aufgeklärt.

Wie ging es bei Ihnen beruflich weiter?
Heidi Rothe: Nach dem Tod meines Vaters zogen wir zu meiner Mutter nach Franzburg. Daher mussten wir uns beide neu orientieren. Mit meinem Beruf war es kein Problem, schnell wieder Arbeit zu finden.

Egbert Rothe: Ich machte noch eine Umschulung zum Sozialreferenten und war dann in Greifswald bei der Diakonie. Dort habe ich mit Jugendlichen gearbeitet. Wir mussten also beide ziemlich viel pendeln, aber das ging.

Heidi Rothe: Und ich fing im Labor eines Landkrankenhauses in Bartmannshagen an – einem kleinen Ort zwischen Stralsund und Greifswald. Ohne das CI hätte ich dort gar nicht anfangen können. Doch ich hatte bereits das Gefühl, ausreichend verstehen und sogar etwas telefonieren zu können. Auch dem Patientenbetrieb fühlte ich mich gewachsen. Ich hatte noch keine Ahnung, was tatsächlich auf mich zukommen würde.

Inwiefern?

Heidi Rothe: Ich hatte Bereitschaftsdienste. Da es auch ein Unfallkrankenhaus war, musste das Labor rund um die Uhr besetzt sein, auch an Feiertagen und nachts. Wenn ich im Nachtdienst zum Schlafen kam, musste ich immer mit CI schlafen, falls etwas los ist. Damals hatte ich noch das Kabel am Bauch. Kaum war man eingeschlafen, ging das Telefon: »Kommen Sie gleich auf Station! Wir brauchen unbedingt ein Blutbild. Der Patient ist halb tot.«

Das Labor war hoch spezialisiert, mit entsprechenden Automaten. Blut musste vorbereitet und getrennt werden, Reagenzien mussten aufbereitet werden, alles kam in Maschinen. Es gab 14 verschiedene Automaten, die alle bestimmte Signaltöne hatten. Oft musste man sofort reagieren. Und es lief nicht nur ein Automat, sondern gleichzeitig fünf oder sechs. Hinzu kam die Arbeit auf der Station, das Versorgen der Patienten, Blutzuckermessungen … In der Woche waren wir zu zweit, aber am Wochenende allein.

Egbert Rothe: Wenn es gar nicht mehr ging, weil sie etwa ein Signal nicht erkennen konnte, rief sie an und fragte: »Kannst du mal kommen?« Dann fuhr ich hin und habe versucht, ein bisschen zu helfen. Am schlimmsten war es, wenn Patienten zu verbluten drohten. Dann brauchten sie gleich Konserven. Mitunter musste das Blut noch nach Stralsund in eine erweiterte Blutbank, um dort die Antikörper herauszufiltern, und dann wieder zurück. Dann musste sie die Blutspende noch mal kreuzen, ehe der Patient sie bekam. Es war große Verantwortung und extremer Druck.

Heidi Rothe: Aber damit umzugehen hatte ich eigentlich schon als Kind gelernt. Immer selbst Lösungen finden zu müssen, mir alles aus den dicken Büchern zu holen, was ich nicht mitbekam. Anders ging es eben nicht.

Herr Rothe, wann haben Sie entschieden, sich ebenfalls mit einem CI versorgen zu lassen?
Egbert Rothe: Meine Implantation war 2003. Da war das eine Ohr ja schon lange taub, und mein Hörgeräteohr ließ immer mehr nach. Ich hatte Schwierigkeiten, die jungen Leute, mit denen ich arbeitete, zu verstehen. Meine Frau hingegen hatte ihr CI und kam super klar damit. Sie meinte: »Mein Gott, nun lass dich doch endlich implantieren!«

Also ließ ich mich in der Klinik in Rostock untersuchen. Sie sagten: »Das Innenohr ist zwar zerstört, aber die Cochlea und der Hörnerv sind in Ordnung.« Nach langer Überlegung ließ ich mich auf der einen Seite implantieren. Auf meinem Hörgeräteohr war es hingegen zu einer Verknöcherung der Gehörknöchelchen gekommen. Dort wurden mir dann Knöchelchen aus Titan sowie ein künstliches Trommelfell eingesetzt, damit die Schallschwingungen wieder besser übertragen werden. Für dieses Ohr brachte das einen Gewinn von 30 Prozent.

Und Ihr CI-Ohr?
Egbert Rothe: Mit der OP hatte ich keine Probleme. Die Erstanpassung übernahm Dr. Dahl, der auch schon meine Frau betreut hatte. Anschließend saß ich im Auto neben meiner Frau und meinte: »Du hast recht, es klingt anfangs wirklich wie in einem Blecheimer, also wie so ein Roboter, der spricht.« – Man hört eben viele Frequenzen, die lange weg waren. Und man kann noch nicht filtern.

Ich habe meine Frau dann gebeten, ein paar Zahlen zu sprechen. Ich nahm das Hörgerät raus und wollte nur mal sehen, ob ich schon was verstehe. Tatsächlich konnte ich bereits eine Stunde nach der Erstanpassung Zahlworte erkennen, obwohl das Ohr so lange taub war. Das zeigt doch, wie schnell die Schaltzentrale da oben reagieren kann.

Heidi Rothe: Genau das habe ich später bei der Implantation meines zweiten CI am eigenen Körper erlebt: Gleich nach der Anpassung wurde das andere CI weggeschaltet, und dann habe ich mit dem Ohr, dass 45 Jahre lang taub war, sofort etwas verstehen können. Hat das Gehirn erst mal gelernt, einen Eindruck zu verarbeiten, kann es schnell auch einen anderen verarbeiten. Vorher hatte ich befürchtet, dass der Übungsweg für das zweite Ohr genauso mühsam wird wie beim ersten.

Wann haben Sie das zweite Implantat bekommen?

Heidi Rothe: 2008. Bis dahin hatte ich das Uraltimplantat aus der Charité immer noch im Kopf. Ich hatte Sorge, dass die alten Teile in das umliegende Gewebe diffundieren könnten. Deshalb fuhr ich nach Rostock zu Professor Pau, der auch meinen Mann implantiert hat, und fragte ihn, ob er mir das alte Implantat rausnehmen kann. Er bejahte das, also fragte ich ihn, ob er mir dann vielleicht gleich ein neues Implantat einsetzen könnte. – »Das kann ich Ihnen aus dem Stegreif nicht sagen. Aber wir können es versuchen. Ich werde ein Implantat bestellen und lege es auf den OP-Tisch. Dann schauen wir, was wir vorfinden.«

Er hat dann das alte Implantat herausoperiert, außerdem noch ein Cholesteatom entfernt. Solche Geschwüre bilden sich häufiger, wenn am Innenohr schon operiert wurde. Das Implantat jedoch konnte er mir nicht einsetzen: Das sei ihm zu riskant. Sie wären technisch noch nicht so weit. Er empfahl mir, mich in Hannover vorzustellen.

Das haben Sie dann getan?

Heide Rothe: Ja. Sie haben mein Ohr untersucht. Dann hieß es: »Frau Rothe, wir sind hier zwar sehr spezialisiert. Aber Ihr Gesichtsnerv liegt so frei. Wir sind uns nicht sicher und wollen da nichts falsch machen. Setzen sie sich doch mal mit Freiburg in Verbindung. Die haben dort ganz spezielle Geräte und neueste Methoden. Sie operieren alles, was wir uns hier nicht zutrauen.«

Im Freiburg wurde ich von Professor Laszig und Frau Professor Aschendorff untersucht. Professor Laszig hatte Professor Lehnhardt schon bei meiner Implantation in Hannover assistiert. Er und Frau Professor Aschendorff meinten: »Okay, das können wir.« Ich bekam einen OP-Termin. Die Operation hat Frau Professor Aschendorff selbst durchgeführt.

Wie ist es gelaufen?

Heidi Rothe: Mit der OP hatte ich keine Probleme. Sie hatte mich vor der Operation noch bezüglich des Gesichtsnervs beruhigt und mir genau den Operationsweg erklärt. Sie nutzten so eine Art Navigationsgerät, das immer aufschreit, wenn es brenzlig wird.

Als ich aus der Narkose erwachte, stand Frau Aschendorff an meinem Bett und fragte, wie es mir geht. Ich sagte: »Prima, gut.« Darauf sie: »Das wird sich bald ändern.« Ich verstand sie nicht. Es ging mir wirklich gut. Dann meinte sie: »Frau Rothe, ich habe eine gute und eine schlechte Nachricht. Welche wollen Sie zuerst hören?« – »Natürlich die gute.« – Da erklärte sie mir: »Wir haben Ihnen das Implantat eingesetzt.« – »Dafür bin ich doch hier«, dachte ich.

Aber es fehlte ja noch die schlechte Nachricht. Sie erzählte mir dann, dass sie während der OP ein großflächiges, bösartiges Geschwür entdeckt hatten, das versteckt zwischen Schnecke und Gleichgewichtsorgan saß und deshalb bei der CT-Untersuchung nicht aufgefallen war. »Das mussten wir herausschneiden«, versicherte sie mir, »und wir mussten dabei leider auch Ihr gesamtes Gleichgewichtsorgan entfernen. Deshalb wird es Ihnen in nächster Zeit wahrscheinlich nicht so gut gehen.« – Sie verabschiedete sich und wünschte mir alles Gute.

Was ist dann passiert?
Heidi Rothe: Bevor ich einschlafen konnte, gingen mir tausend Gedanken durch den Kopf, sonst schien alles normal. Fünf Stunden später wachte ich auf und nichts war mehr normal. Um mich herum drehte sich alles. Die Wände schwankten. Alles schwankte. Ich klammerte mich am Bett fest, weil ich dachte, ich fliege jeden Moment heraus. Dann musste ich auch noch aufs Klo und wusste nicht, wie. Ich klingelte und die Schwester kam. Doch auch mit ihrer Hilfe war ich nicht in der Lage, aufzustehen. Mir wurde übel. Alles kam raus. Es war Horror.

Wie lange hielt dieser Zustand an?
Heidi Rothe: Ein halbes Jahr lang hat alles geschwankt. Ich lief wie ein Seemann, der wieder an Land ist, musste mich überall festhalten und brauchte ständig eine Toilette in meiner Nähe, weil mir ständig übel war. Eine Zeit lang wurde ich intravenös ernährt, weil ich das Essen nicht behalten konnte. Es wurde sehr langsam besser. Weil das andere Ohr das Gleichgewicht mit übernommen hat.

Ich habe heute noch Schwindel. Lange, schmale Gänge sind schwierig. Dunkelheit geht überhaupt nicht. Aber ich habe gelernt, damit zu leben. Sogar Fahrrad fahren habe ich wieder gelernt. Die erste Zeit bin ich dabei oft auf die Schnauze gefallen.

Egbert Rothe: Fahrrad fahren ist wahrscheinlich die beste Übung, weil man da Gleichgewicht braucht.

Heidi Rothe: In Freiburg meinten sie: »Frau Rothe, dafür, dass wir ihr komplettes Gleichgewichtsorgan herausgenommen haben, laufen Sie aber ziemlich gut.« Ich war empört: »Das nennen Sie gut?« Aber sie versicherten mir, dass andere Patienten noch viel stärker beeinträchtigt sind. Und sie wollten wissen, ob ich früher Sport gemacht habe. Als ich erzählte, dass ich Kunstturnerin war, meinten sie: »Das sagt alles. Deshalb können Sie vom Körper her so eine Balance halten. Das hilft Ihnen jetzt.«

Egbert Rothe: In Freiburg waren wir neulich wieder – wegen ihres alten Implantats.

Worum ging es da genau?
Heidi Rothe: Wir wollten nur auf Nummer sicher gehen. Das Implantat habe ich jetzt schon 30 Jahre. Nicht, dass auch da etwas wächst. Ansonsten funktioniert es ja noch. Und das ist entscheidend. Deshalb wird es auch nicht gewechselt. Der Arzt hat mir erklärt, dass bei einem Wechsel Elektroden des alten Implantats abbrechen können. Die bleiben dann für immer in der Schnecke. Je nachdem, wie viele es sind, bleibt kein Platz mehr für neue Elektroden. Ich würde entsprechend schlechter hören.

Also lassen wir jetzt alles so. Sollte das alte Implantat irgendwann ganz ausfallen, habe ich immer noch mein zweites Ohr. Das war auch ein Grund, warum ich das zweite CI unbedingt wollte.

Sie hören jetzt so viele Jahre mit dem CI. Wie hat sich diese Technik aus Ihrer Sicht weiterentwickelt?
Heidi Rothe: Da konnte ich ja wirklich alles auskosten; neben meinen verschiedenen Implantaten auch die Entwicklung der Sprachprozessoren. Mit jedem neuen Prozessor wurde es noch besser. Anfangs das Kästchen mit der Schnur war schon ein bisschen mühselig. Was meinen Sie, wie oft mir das Kästchen ins Klo gerutscht ist?

Der größte Entwicklungsschritt war natürlich der vom Taschengerät zum Sprachprozessor hinter dem Ohr. Ohne Kabel, das war damals die große Freiheit. Aber auch sonst habe ich die Verbesserung eigentlich immer sofort erlebt. Oder die Einstellung musste noch optimiert werden, und dann war die Verbesserung da. Wie ist das bei dir? Du hattest ja auch schon einige Generationen an Sprachprozessoren.

Egbert Rothe: Doch, das habe ich auch so erlebt. Zum Beispiel beim Vergleich von Nucleus 6 und Nucleus 7. Ich habe sofort gedacht, ich höre ja viel besser. Mitunter bildet die Hörkurve diese Verbesserung gar nicht so ab. Es ist mehr das subjektive Erleben. Aber das heißt ja nicht, dass es nur Einbildung ist. Es ist ganz sicher ein deutlich besserer Höreindruck.

Sind Sie Professor Lehnhardt später noch einmal begegnet?
Egbert Rothe: Sogar häufiger. Wir hatten sehr viel persönlichen Kontakt. Er hat uns auch eingeladen. Zu seinem 80. Geburtstag gab es in Güstrow eine Geburtstagsfeier. Dort hatte er ja das CIC mit aufgebaut, das heute auch seinen Namen trägt. Nachdem auch in Rostock mit CI-Implantationen begonnen wurde, hat er es initiiert, sich um die Finanzierung gekümmert und das Gebäude gesucht.

Zur Geburtstagsfeier waren die Mitarbeiter und wir beide eingeladen. Das war schön. Wir fuhren dann nach Dobbertin, wo er ein Schiff für uns gemietet hatte. Er saß bei uns im Pkw. Und plötzlich fängt er an mit einer Geschichte: »Frau Rothe, ich muss Ihnen doch mal was beichten …«

Heidi Rothe: Er hat gesagt: »Ich habe ein bisschen gemogelt, als ich Sie damals sofort implantiert habe. Der Patient war tatsächlich ausgefallen. Aber es war nicht irgendein Patient, sondern ein Kind. Und es war auch nicht irgendein Implantat, sondern ein ganz neues mit einer Referenzelektrode und einer Zusatzelektrode. Das war für Kinder bestimmt, aber es passte von der Größe gut in Ihren kleinen Kopf, deshalb wollte ich das mal versuchen. Sie waren einverstanden, ich habe es eingesetzt und bin nun überglücklich, dass das bei Ihnen so gut funktioniert hat.«

Egbert Rothe: Er hat immer gestaunt, dass sie nach so langer Taubheit noch so ein gutes Hörverstehen gewonnen hatte.

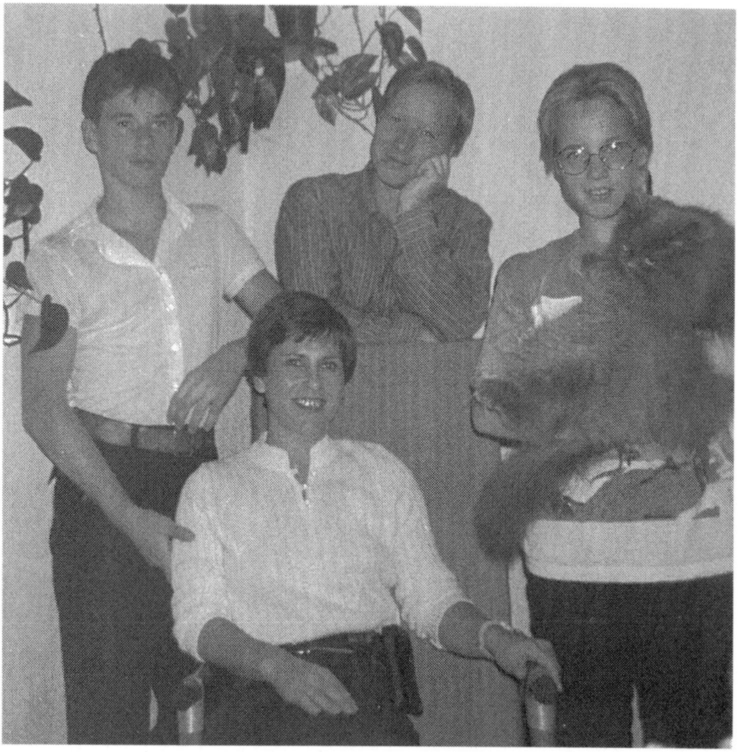

Familie Rothe 1989 – Heidi Rothe (sitzend) nutzte zu dieser Zeit das Cochlea-Implantat der Ost-Berliner Charité (siehe Sprachprozessor an ihrem Gürtel).
Foto: privat

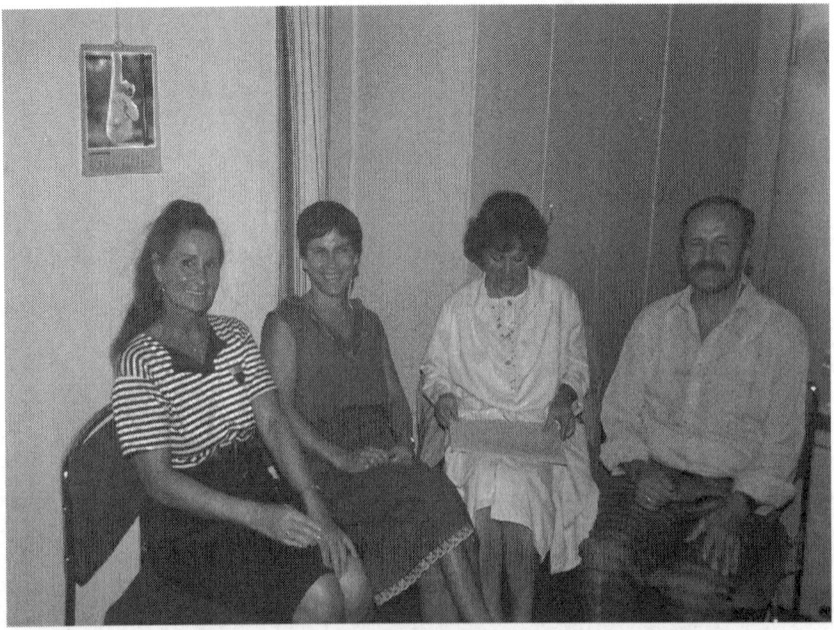

Bei einem Treffen in der Ost-Berliner Charité kurz nach dem Mauerfall 1989 – Heidi Rothe (2. v. li.) mit ihrer langjährigen Freundin Christel Pothmann (li.), die im Oktober 1985 an der Medizinischen Hochschule Hannover (MHH) ein Cochlea-Implantat erhalten hatte, sowie mit der Logopädin Frau Dr. Ilchmann (2. v. re.) und mit Burkhard Jeschke (re.), der damals ebenfalls das Ost-Berliner CI trug. Foto: privat

Christel Pothmann
Wörtherstr. 17
1000 Berlin 20
Tel. 030/ 3626160

Berlin, den 12.12.89

Bericht für die CI-Zeitung

" CI-Treff" aus Ost und West.

Am 18. November 1989 fand bei mir in der Wohnung, ein CI-Treffen statt.
Was ich schon vor Monaten als besonderes Treffen,mit Beteiligung einer CI-Patientin aus der DDR und einer Hörgeschädigtenpädagogin von der Charité in Ostberlin, mit Dr. Battmer und Herrn Bertram von der MHH plante,das war nur mit besonderem Aufwand und mit offiziellen Schreiben von der MHH möglich.

Leider reichte auch das Schreiben der MHH nicht aus und die Einreise, für Frau Dr. Ilchmann, nach Westberlin, wurde eine Woche vor dem Treffen von der DDR abgelehnt.
Dann kam der 9.November, die Mauer wurde durchlässig, von da an, war alles anders.
Alle Genehmigungen waren nun überflüssig und so konnte das Treffen sogar mit 2 CI-Patienten von der Charité und auch Frau Dr. Ilchmann, stattfinden;es wurde zu einem echten "Ost-West-Fest"

Alle waren in überschäumender Laune,die selbst durch die großen Verkehrsprobleme und damit verbundenen langen Wartezeiten und Verspätungen, nicht gemindert wurde.
Auch Dr.Battmer,mit seiner Frau,haben es geschaft, nach Berlin zu kommen.
Auch war ein Gast anwesend,der in Berlin-West (Charlottenburg) ein Cochlear-Implant bekommen hat; Herr Hafner ist aber mit der Patientenbetreuung sehr unzufrieden aber durch die "CI-Gruppe--Berlin", hat er neuen Mut und auch schon viel Hilfe bekommen.
Auch Frau Funke, Logopädin vom Klinikum Steglitz,nahm an diesem Treffen teil.

Von den Patienten aus Hannover,der "Gruppe-Berlin",waren Frau Willkomm,Frau Stelzer und die Kinder Jennifer Beringhoff und Lennart Lechner gekommen.
Dazu noch die Ehepartner und die Eltern, so kamen wir auf die stolze Zahl von 19 Personen.
Entsprechent laut und anregend war die Unterhaltung,die für die Ostbesucher sehr interessant war und auch uns viel gebracht hat.

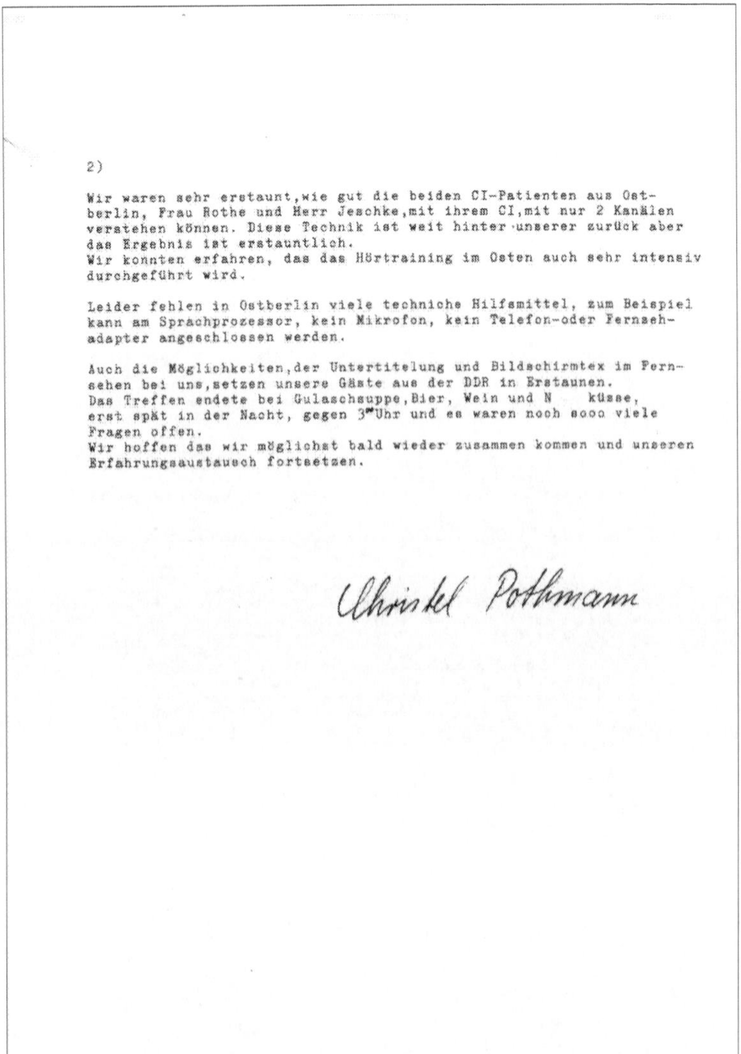

2)

Wir waren sehr erstaunt,wie gut die beiden CI-Patienten aus Ost-berlin, Frau Rothe und Herr Jeschke,mit ihrem CI,mit nur 2 Kanälen verstehen können. Diese Technik ist weit hinter unserer zurück aber das Ergebnis ist erstauntlich.
Wir konnten erfahren, das das Hörtraining im Osten auch sehr intensiv durchgeführt wird.

Leider fehlen in Ostberlin viele techniche Hilfsmittel, zum Beispiel kann am Sprachprozessor, kein Mikrofon, kein Telefon-oder Fernseh-adapter angeschlossen werden.

Auch die Möglichkeiten,der Untertitelung und Bildschirmtex im Fern-sehen bei uns,setzen unsere Gäste aus der DDR in Erstaunen.
Das Treffen endete bei Gulaschsuppe,Bier, Wein und N küsse, erst spät in der Nacht, gegen 3°° Uhr und es waren noch sooo viele Fragen offen.
Wir hoffen das wir möglichst bald wieder zusammen kommen und unseren Erfahrungsaustausch fortsetzen.

Christel Pothmann

Erstes Treffen von West-Berliner und Ost-Berliner Cochlea-Implantat-Trägern 1989 – Bericht von Christel Pothmann, verfasst für die Zeitschrift »Schnecke«. Quelle: privat

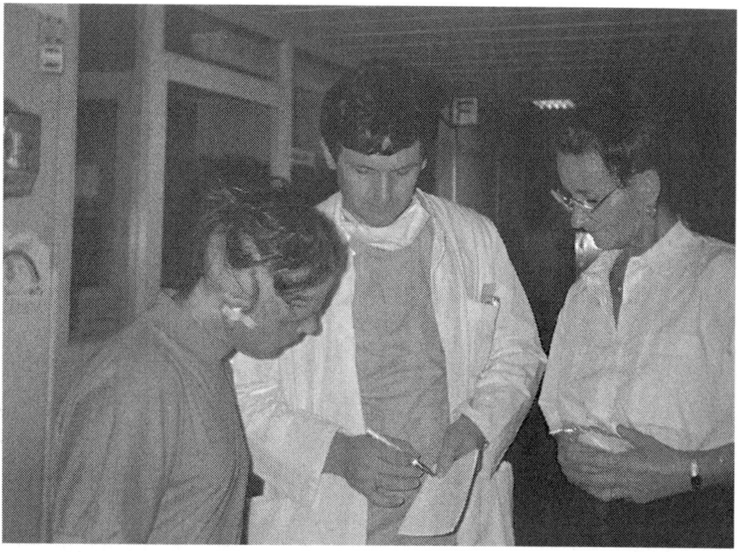

Heidi Rothe (li.) unmittelbar nach ihrer Cochlea-Implantation 1991 in Hannover mit dem damaligen Oberarzt Dr. Roland Laszig (Mitte) und Christel Pothmann (re.). Foto: privat

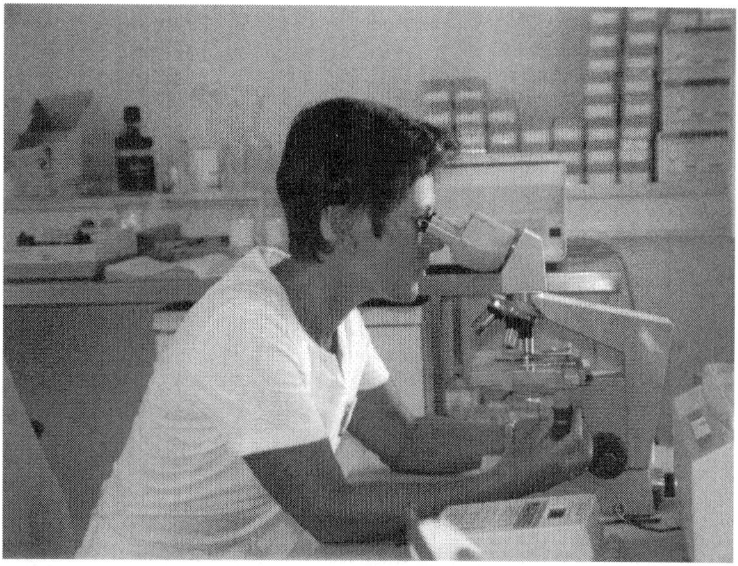

Heidi Rothe Anfang der 1990er-Jahre bei der Arbeit im Krankenhaus in Bartmannshagen, Mecklenburg-Vorpommern. Foto: privat

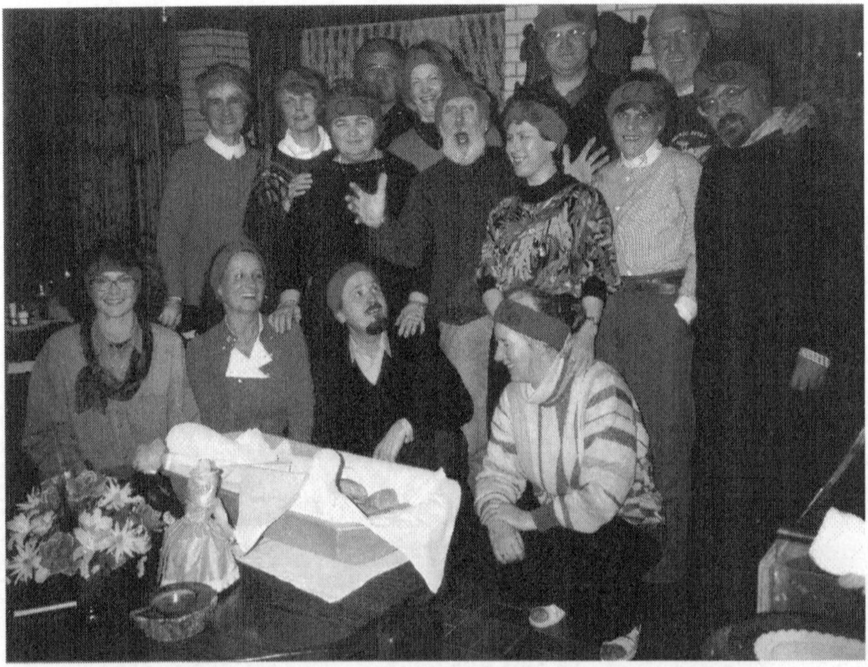

»Christel Pothmann hat für alle rote Stirnbänder gestrickt, mit einer Schnecke drauf« – die »Berliner Gruppe« in den 1990er-Jahren. Foto: privat

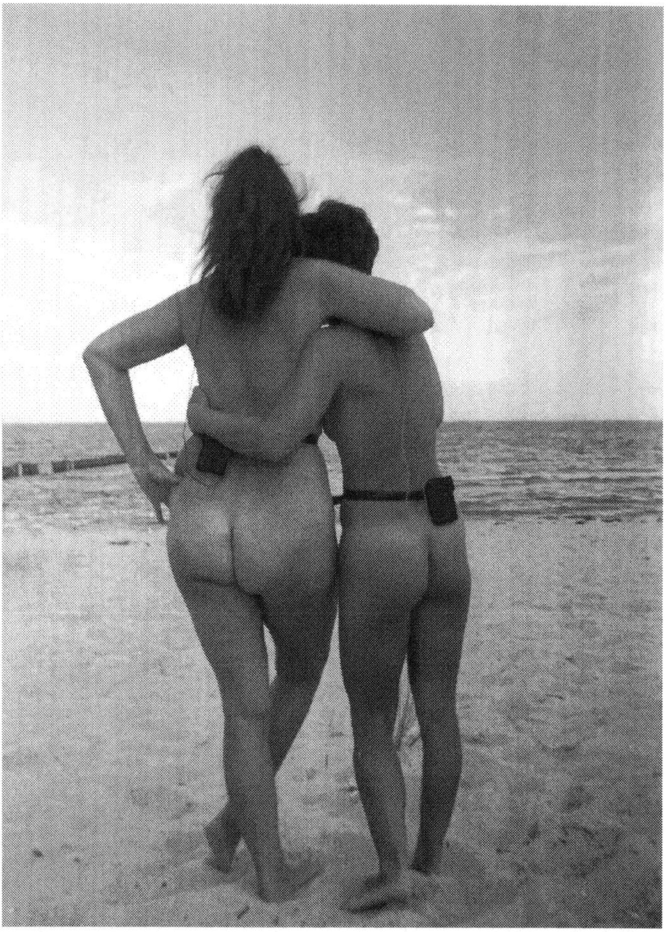

Cl-Treffen an der Ostsee in den frühen 90er-Jahren – »zwei Cl-Trägerinnen hören das Meer«. Foto: privat

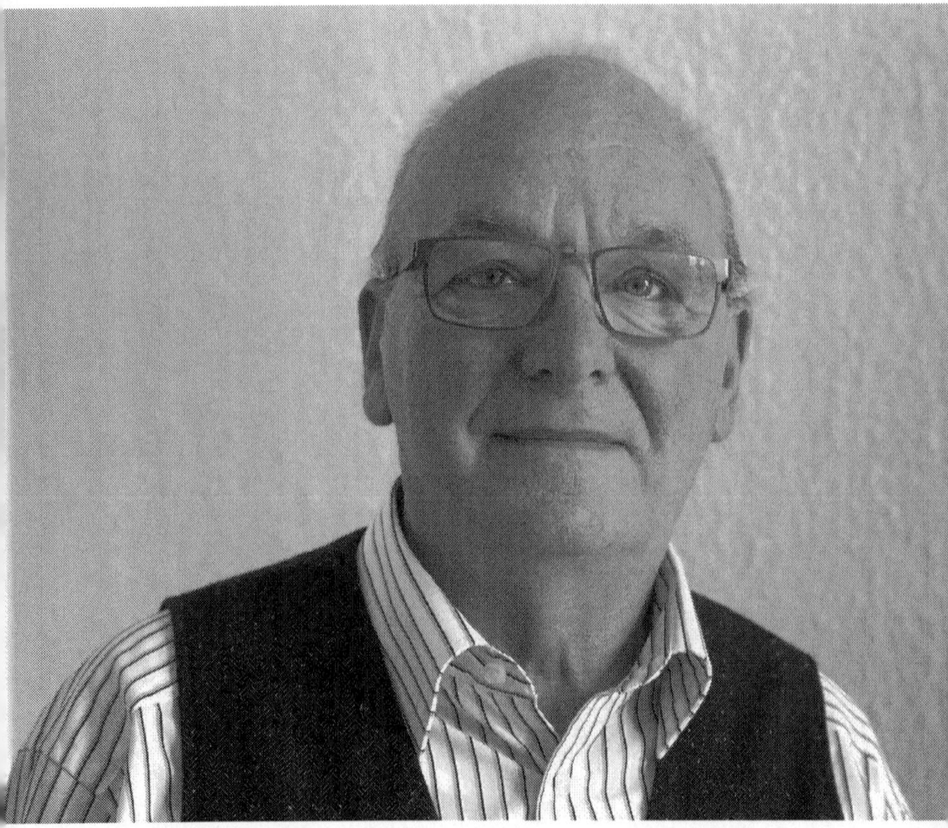

Foto: Schaarschmidt

»In gewisser Weise muss man dafür brennen«

Im Gespräch mit Professor Dr. Klaus Begall

Die Pionierleistung, die die CI-Pioniere um Professor Ernst Lehnhardt in den 80er-Jahren erbrachten, war Vorbild für weitere CI-Standorte – auch auf dem Gebiet der ehemaligen DDR. In Magdeburg und Halberstadt begann die Versorgung bereits in den frühen 90er-Jahren in enger und partnerschaftlicher Zusammenarbeit mit Hannover. Professor Dr. Klaus Begall, ärztlicher Direktor des Ameos Klinikums Halberstadt, berichtet davon.

Herr Professor Begall, bitte erzählen Sie, wie Ihr Weg zum Cochlea-Implantat aussah.
Ich bin gebürtiger Magdeburger; und wenn man so will, habe ich es in meinem Leben bis nach Halberstadt geschafft – das sind circa 50 Kilometer. In Magdeburg habe ich an der damaligen Medizinischen Akademie studiert. In der Universitätsklinik habe ich die Ausbildung zum HNO-Facharzt absolviert, war dort Oberarzt und wurde zum Universitätsprofessor berufen.

Das Cochlea-Implantat begegnete mir schon recht früh. Als Assistenzarzt hat man ja meist mit Themen zu tun, die der Chef vorgibt. Wenn einem diese Themen gefallen, wird es richtig gut. So war es auch bei mir. Anfang der 80er-Jahre bekam ich den Auftrag, mich um die damalige Schwerhörigen- und Gehörlosenschule »Tamara Bunke« in Halberstadt zu kümmern – eine Bildungseinrichtung mit fast 200-jähriger Geschichte, das heutige Landesbildungszentrum »Carl Kehr«. In der DDR hatte jeder Bezirk eine Gehörlosen- und Schwerhörigenschule. Und die in Halberstadt war schon damals vorneweg. Es gab eine avantgardistische Pädagogin, Dorothea Pfitzmann, die sehr gute Sachen gemacht hat. Es gab sogar einen Bereich für Taubblinde mit Internat. Zu dieser Schule schickte mich mein Chef. Und meine Aufgabe war es, sie als HNO-ärztlicher Ansprechpartner fachlich zu betreuen.

Was haben Sie da genau gemacht?

Damals in der DDR fand die Hörgeräteanpassung in der Klinik oder in HNO-Praxen statt. Ich ging zu Elternabenden in die Schule, hielt Vorträge über Hörrehabilitation, beantwortete Fragen. Und eine Frage war die nach dem Cochlea-Implantat. Hannover war nicht weit weg. Und Eltern hatten gehört, dass sie dort das CI operieren.

Wurde das Thema auch unter Ihren Kollegen diskutiert?

Eher nicht. Da hatte man zu dieser Zeit andere Sorgen. Die Diskussionen gab es mit den Eltern und mit den Lehrern der Schule. Das war keinesfalls ablehnend, eher offen und suchend. Militante CI-Gegner sind mir in unserer Region sowieso niemals begegnet. Und den Eltern habe ich damals empfohlen: »Lasst uns das einfach weiterverfolgen. Noch können wir nicht implantieren. Aber wir sollten offen bleiben und uns diesen zukünftigen Möglichkeiten nicht verschließen.«

Ich begann, mich mit dem Thema zu beschäftigen. Ich war nicht gleich Feuer und Flamme, hatte noch keine klare Meinung. Es gab ja auch widersprüchliche Informationen. Aber es ließ mich nicht los, und ich las alles, was ich bekommen konnte. In der Bibliothek der Akademie gab es auch ausländische Fachzeitschriften. Ich habe jedes Mal geschaut, ob wieder etwas über das CI drinsteht; wobei darüber damals längst nicht so viel geschrieben wurde wie heute. Dann erfuhren wir kurz vor der Wende sogar, dass Professor Gerhard in der Ost-Berliner Charité CI-Versorgungen vornahm – mit dem dort entwickelten Berliner Implantat. Als die Mauer fiel, folgte erst mal eine Phase, in der sich alles wandelte und neu strukturierte.

Aus der Medizinischen Akademie wurde die Medizinische Fakultät. Das Thema CI musste warten, bis sich alles stabilisiert hatte. Dann aber sagte ich mir: »Jetzt gehst du es an.«

Wie sind Sie gestartet?
Mit einem phänomenalen Erlebnis. Ich rief das Sekretariat von Professor Lehnhardt in Hannover an und habe ihm mein Interesse bekundet. Ich bezweifelte, dass er das gut findet, wenn wir in Magdeburg auch CI-Versorgungen machen – 120 Kilometer weg von Hannover. Aber er meinte: »Kommen Sie doch mal rum.«

Das tat ich dann auch. Und er sagte mir: »Herr Begall, wenn Sie es gut machen wollen, dann müssen Sie das von der Pike auf lernen.« Das wollte ich. Und ich war dann ständig bei ihm; vielleicht 20-mal. Bei jedem Besuch nahm ich andere Kollegen mit – Physiker, Ingenieure, Pädagoginnen. Wir haben uns alles angesehen: von der Audiometrie und der Indikationsstellung bis zur OP. Ich habe Professor Lehnhardt und seinem damaligen Oberarzt Professor Laszig beim Operieren zugeschaut. Wir haben die Anpassung miterlebt, das intraoperative Monitoring. Alles war offen und sehr kollegial. Nebenbei gab es anfangs auch noch so ein paar unterschiedliche Dinge zwischen Ost und West. Wir waren gewohnt, sehr früh zu starten, und saßen dann oft schon halb sieben in der MHH auf dem Flur. Um die Zeit kam jedoch noch niemand.

Wie begann es mit Ihren eigenen CI-Versorgungen?
Vorher waren noch mehrere Hürden zu nehmen. In der damaligen Medizinischen Akademie Magdeburg wurden einige Stellen neu ausgeschrieben. Ich bewarb mich, bekam eine Professur für klinische Audiologie an der HNO-Klinik und sagte Professor Lehnhardt, dass ich nun gern auch in Magdeburg mit der CI-Versorgung beginnen würde. Er fand das in Ordnung, aber wir sollten uns gut vorbereiten. Dazu gehörte für ihn unbedingt ein gutes Reha-Kon-

zept. Und wir mussten absichern, dass die Krankenkassen die Kosten tragen.

Die Patienten zu finden war nicht das Thema. Erste Herausforderung war es, die HNO-Klinik in Magdeburg so einzurichten, das operiert werden konnte – die Instrumente, die Audiometrie. Die Krankenkassen waren grundsätzlich offen. Aber sie erklärten uns auch, dass es zwei Töpfe gibt – den für Akutmedizin und den Reha-Topf. Die medizinische Versorgung könnten wir in der Klinik machen, nicht jedoch die Reha. Und wir müssten ein Reha-Konzept vorlegen. Ohne das würden sie die Kosten nicht übernehmen. Da waren sich auch Kassen und Sozialministerium einig. Kein Ross ohne Reiter, sozusagen.

Im Grunde eine gute und nachvollziehbare Haltung.
Ja. Denn wenn man einen CI-Patienten operiert, ihn dann aber mit seinem Implantat alleinlässt, ist das das Schlimmste. Ein Operateur freut sich und ist stolz, wenn die OP geglückt und der Patient wohlauf ist. Für ihn ist ja dann auch die größte Hürde genommen. Aber Diagnostik und Operation dauern zusammengenommen nur ein paar Stunden. Die Reha hingegen dauert Jahre. Vor allem hier entscheidet Herzblut über den Erfolg. Auch Angehörigen muss man das oft vermitteln. – »Nun haben wir uns so bemüht, damit unsere Mutter ein CI bekommt, und jetzt hört sie immer noch nicht richtig …« – Auch bei Patienten ist oft das Gefühl, mit der OP das Schlimmste überstanden zu haben. Sie haben Angst vor der OP; anschließend sind sie euphorisch, denn nun wird schon alles klappen. Dabei beginnt dann bei jeder CI-Versorgung noch eine richtig schwere Phase.

Eine gute Reha sicherzustellen war für uns damals die größte Hürde. Wir brauchten einen Träger, denn Reha konnten wir nicht allein machen. Also ging ich in Magdeburg zu Caritas, Rotem Kreuz, Diakonie, zum Bischöflichen Amt und anderen. – Keine Chance. Bis ich eines Tages wieder in der Schule in Halberstadt saß und dem Direktor,

Herrn Friedrich, von meiner erfolglosen Suche erzählte. Er meinte: »Wir haben doch hier einen Diakonissenstift. Da gibt es eine ganz junge Oberin, Schwester Helga, die sehr offen für neue Ideen ist.« Wir sind zusammen zu ihr, haben ihr das Projekt vorgestellt, die Schule hat sich bereit erklärt, die Reha mit ihren Lehrkräften auf Honorarbasis zu unterstützen, und Schwester Helga war sofort dabei und meinte: »Dann kommt endlich wieder junges Leben in unser Stiftsgemäuer.« Ende 92 hatten wir die erste CI-Implantation und kurz danach die offizielle Zusage für die Trägerschaft des Reha-Zentrums.

Wie war Ihre erste eigene CI-OP?

Die erste Patientin sehe ich heute noch vor mir. Sie war 35, so eine lebensfrohe, sehr resolute Frau aus der Altmark. Sie kannte niemanden aus ihrer Schwerhörigen-Selbsthilfegruppe oder aus ihrem sonstigen Umfeld, der ein CI hat. Sie wusste auch, dass sie die Erste ist und dass wir kaum Erfahrungen hatten. Für sie war das kein Problem. Sie war offen, entschlossen und wollte wieder hören.

Ich habe mich gefreut, so eine Patientin zu haben. Sie bekam ein Cochlear-Nucleus-Implantat. Vor der OP rief ich in Hannover an und meinte, dass es schön wäre, wenn beim ersten Mal ein erfahrener Operateur in meiner Nähe sein könnte. Roland Laszig sagte nur: »Gar kein Problem.« Er kam nach Magdeburg und hat uns freundlich und kollegial begleitet. Und er meinte, falls es zukünftig einen schwierigen Patienten gebe, sollten wir ihn einfach anrufen. Dann würde er zur Hilfestellung bereit sein.

Es gibt einige Patienten, an die ich mich noch gut erinnere. Alle kann man nicht im Kopf behalten, dafür waren es zu viele. Prägend war auch die Begegnung mit einem jungen Mann. Der war so ein Hüne, arbeitete in einer Autowerkstatt. Und als er gar nichts mehr hören konnte, haben seine Kollegen sich über ihn lustig gemacht. Die haben gesagt: »Du bist ein dummer Esel.« Und er hat immer noch dazu gelächelt. Als er wieder hören konnte, meinte er zu mir:

»Professor, das CI ist das Beste, was mir je passiert ist. Die haben jahrelang dummes Zeug über mich erzählt, und ich hab's jetzt erst mitgekriegt. Da habe ich die erst mal fertiggemacht.« Ich konnte mir das alles gut ausmalen. Vor allem aber wurde mir da klar, dass es beim CI eben nicht nur ums Hören geht. Es ändert sich etwas in der gesamten Lebensqualität.

Sie erwähnten, dass Sie gleich genug Patienten hatten. Woher kamen die?
In der Medizinischen Akademie gab es eine ambulante HNO-Sprechstunde. Aber die Möglichkeiten waren sehr begrenzt. Man muss sich nur mal die Hörgerätetechnik der 80er-Jahre vorstellen – und dann noch den Mangel in der DDR. Hochgradig Schwerhörige oder solche mit massivem Hochtonhörverlust sind mit dem, was sie bei uns bekommen konnten, gar nicht klargekommen. Das wussten wir auch. Sie hatten nicht mal mehr ein soziales Gehör.

Für die Implantationen mussten wir also nur auf solche Patienten zurückgreifen. Die waren erfasst. Aber wir mussten dafür nicht mal Unterlagen durchforsten. Viel eher kamen sie von selbst auf uns zu. Und wenn jemand kam, der eigentlich eine andere Fragestellung hatte, also zum Beispiel eine chronische Entzündung, und wenn die Hörmessung dann ergab, dass die Indikation für ein CI bestand, haben wir das natürlich auch angesprochen. Außerdem waren auch die niedergelassenen Kollegen sehr offen gegenüber dem CI. Für die niedergelassenen HNO-Ärzte boten wir Weiterbindungen an. Sie überwiesen uns immer mehr Patienten.

Haben Sie von Anfang an auch Kinder implantiert?
Ja. Wobei diese Kinder anfangs häufig schon älter waren. Wir vertraten die Meinung, dass die Kinder aus der DDR schließlich nichts dafür können, nicht schon mit zwei Jahren implantiert worden zu sein. Also implantierten wir auch Sieben- oder Achtjährige. Natürlich gab es dann Unterschiede in der Entwicklung. Und es gab auch

Eltern, die keine OP mehr wollten, obwohl ihr Kind vielleicht noch ein paar Jahre jünger war. Das muss man akzeptieren. Außerdem durften wir anfangs ausschließlich Patienten aus Sachsen-Anhalt versorgen. Doch diese Regelung wurde relativ bald aufgeweicht.

Wie ging damals die Diagnostik vonstatten?
Erst einmal gab es eine klare Indikation: beidseits taub oder an Taubheit grenzend, ein intakter Hörnerv und eine mit Flüssigkeit gefüllte Cochlea, damit man die Elektroden auch gut platzieren kann. Und die Psychosomatik durfte nicht dagegensprechen. Also man musste ein CI nutzen können, ohne es etwa selbst zu zerstören. Gerade bei Menschen mit Mehrfachbehinderung wurde da damals diskutiert.

Für die Hördiagnostik nutzten wir dann eine ganze Palette subjektiver Tests; eine Hörprüfung oder Kinderaudiometrie, passend zum jeweiligen Alter. Als sehr zuverlässiger Faktor kam die BERA hinzu, also die Ableitung auditorisch evozierter Potenziale. Außerdem – ebenfalls in Anlehnung an Hannover – ein Promontoriumstest. Bei Kindern machten wir den in Narkose, bei Erwachsenen mit örtlicher Betäubung. Dann natürlich ein CT. Da nimmt man inzwischen ein DVT, das die Röntgenstrahlen reduziert. Auch das MRT kam erst Jahre später hinzu.

Wurden auch psychische Voraussetzungen betrachtet?
Das hat eine große Rolle gespielt. Vor der Implantation musste jeder Patient einen Tag lang ins Reha-Zentrum kommen, damit wir ihn kennenlernen konnten. Dazu gehörte ein Gespräch mit der Psychologin, die gleichfalls ihren Indikationsbeitrag leistete. Auch das wurde präoperativ berücksichtigt. In seltenen Fällen haben wir Patienten auch abgelehnt; am ehesten bei geistigen Behinderungen. Wenn jemand zum Beispiel schon sein Hörgerät nicht ertragen kann, ist es sehr unwahrscheinlich, dass er ein CI annehmen wird. Das muss man schweren Herzens akzeptieren.

Ganz am Anfang waren Mehrfachbehinderungen doch generell eine Kontraindikation?
Anfangs haben wir das auch nicht gemacht. Da guckt man erst mal, dass die Indikation lupenrein ist. War das nicht der Fall, haben wir eher gesagt: »Wir warten damit noch, wir müssen erst Erfahrungen sammeln.«

Wir haben immer offen kommuniziert. War es erst unser fünftes oder sechstes Implantat, dann haben wir das gesagt. Und wir haben nie gesagt, es wird alles super. Diese Ehrlichkeit hat sich bezahlt gemacht. Es ist wichtig, dass man die Erwartungshaltung nicht zu hochschraubt. Welches Reha-Ziel am Ende erreicht wird, weiß man ja nicht. Der eine kommt weiter als der andere. Das muss man akzeptieren. Ein Lehrer kann seiner Schulklasse auch nicht sagen: »In vier Jahren seit ihr alle auf Einserniveau.« Auch wer nicht »eins« ist, hat ja etwas erreicht.

Wie lief das mit der Anpassung in den ersten Jahren?
In Magdeburg gab es schon zu DDR-Zeiten eine recht große Abteilung für experimentelle Audiologie. Solche Abteilungen gab es in Berlin, Erfurt, Dresden und bei uns. Hier wurde vor allem am Thema BERA geforscht. Meine Diplomarbeit, meine Doktorarbeit und meine Habilitation hatten alle damit zu tun.

In der Abteilung, die von Professor von Specht geleitet wurde, gab es Audiologen, Elektroniker und Physiker. Als die Beschäftigung mit dem Cochlea-Implantat begann, bestand die Abteilung aus sechs Mitarbeitern, zwei davon schickte Professor von Specht in die Spur: Dr. Joachim Pethe und Michael Ziese. Sie kamen häufig mit nach Hannover, waren bei Professor Battmer und im OP. Dass sie alle so mitgezogen haben, war absolut entscheidend.

Warum?
Weil wir dadurch von Anfang an eine Truppe waren. Es gab nicht den Einzelkämpfer, der sagt: »Ich bin ein guter Operateur, jetzt könnte ich mal ein CI implantieren.« Es kann sein, dass er gut ist. Aber wenn das andere fehlt ... Diagnostik und OP, Anpassung, Reha – das muss alles aus einem Guss sein.

Die Bedingungen in Magdeburg waren da extrem günstig. Alle waren offen für das Thema. Vielleicht war es auch ein Vorteil, dass wir alle gerade erst die DDR hinter uns hatten. Wir waren hungrig nach neuen Dingen. Niemand hat sich daran gestört, wenn er abends wieder mal zwei, drei Stunden länger bei der Arbeit saß.

Wie sah die Reha im Cochlear-Implant-Rehazentrum (CIR) in Halberstadt anfangs aus?
Die Reha begann bei uns in einem viel kleineren Rahmen als in Hannover. Nicht, was die Zeit und den personellen Einsatz für den Patienten betraf. Aber wir hatten ja noch nicht so viele. Im ersten Jahr waren es vielleicht 15 Patienten. Es steigerte sich allmählich. In meiner Zeit in Magdeburg waren es insgesamt etwas mehr als 120.

Für den Anfang bekamen wir leer stehende Räume in einem Kindergarten direkt gegenüber der Schule. Wir hatten eine pädagogische Leiterin. Und die Lehrer, die mitarbeiteten, mussten nur einmal über die Straße. Auch sonst war diese Nähe gut für uns. Die Pädagogen konnten so ebenfalls beteiligt sein. Sie kamen in Kontakt mit den Kindern, die vielleicht demnächst ihre Schule besuchen würden.

Bei den Lehrern gab es auch zu dieser Zeit keine Vorbehalte?
Nicht alle waren Feuer und Flamme. Es war ja klar, dass die CI-Versorgung ihre Konzepte verändern würde; und es hat sich ja dann auch einiges verändert. Lautsprache rückte viel mehr in den Fokus. Und man muss bedenken, dass da auch ältere Lehrer waren, die die Veränderung scheuten. Es gab zum Beispiel einen Lehrer für das

Hörgerätekabinett. Zu DDR-Zeiten war es der Anlaufpunkt, wenn es ein technisches Problem gab. Da wurde dann fleißig gebastelt. Mit den Hörgeräten kam man halbwegs klar, aber wenn nun auch die CI kämen …

War das erste Reha-Angebot nur für Kinder?
Anfangs ja. Aber relativ schnell kamen auch die Erwachsenen dazu. Da gab es dann Tagessätze von der Kasse, natürlich weniger als für die Kinder. Günstig war auch, dass die Techniker, die die Einstellungen machten, tageweise aus der HNO-Klinik in Magdeburg kamen. Sie kannten viele der Patienten dann schon.

Zwei Jahre später wurde bereits ein Förderantrag gestellt und das Reha-Zentrum auf dem Stiftsgelände errichtet. Operiert wurde weiterhin in Magdeburg, bis 1998 die Chefarztstelle in Halberstadt frei wurde. Ich sagte mir: »Eigentlich ist doch das Cochlea-Implantat inzwischen dein Leben. Also warum nicht nach Halberstadt wechseln, um CI-Versorgung und Reha zusammenzubringen?« Ich bekam die Stelle, begann am 1. Juli und hatte drei Tage später die erste CI-Operation.

Inwieweit war auch beim Reha-Konzept Hannover das Vorbild?
Auch da gab es regen Austausch. Und ich glaube, dass unser Reha-Konzept sehr stark an Hannover orientiert war. Wir waren das erste eigenständige CI-Reha-Zentrum in der ehemaligen DDR. Und Hannover war für uns damals die Leiteinrichtung. Das ist ja heute noch so. Und in den Anfangsjahren war die kurze Distanz zur MHH ein wirklicher Segen.

Außerdem hatten wir ziemlich bald eine pädagogische Leiterin, Frau Marianne Fogarasi. Sie hatte dann guten Kontakt zu Herrn Bertram.

Wie haben Sie damals den Erfolg der CI-Versorgung evaluiert?
Nach jedem Reha-Zyklus gab es audiologische Tests, in der Regel Sprachtests. Die Tonaudiometrie rückte etwas nach hinten. Es war gleich komplexer. Und es gab nach jeder Reha-Woche die gleichen Tests, damit wir die Entwicklung sehen konnten.

Auch hier hatten wir den Vorteil, dass wir nicht erst Erfahrungen sammeln mussten, weil es sie in Hannover schon gab. Hannover war offen für uns. Wir mussten uns nicht den Kopf zerbrechen, haben es ähnlich gemacht wie dort, etwas angepasst an unsere Bedingungen. Viele technische Möglichkeiten der MHH gab es bei uns nicht, und im Reha-Zentrum gab es auch nicht jeden Test. Der Erfolg ließ sich jedoch sehr gut dokumentieren. Außerdem schrieb der Therapeut nach jeder Reha-Woche eine verbale Einschätzung. In der stand, was erreicht wurde und wie weit man ist. – Auch in der Reha ist wichtig, dass man die Ziele nicht überzieht.

Wie meinen Sie das?
Die Frage ist ja, was wir erreichen wollen. Es geht immer um die Aufnahme akustischer Signale, um einfache oder komplexe Situationen und Verstehen. Das soziale Hören ist wichtig. Ob man das Lippenbild noch braucht oder nicht, finde ich weniger wichtig. Wenn jemand nuschelt, nutzt auch ein gut Hörender das Lippenbild, um mehr zu verstehen.

In dem Zusammenhang muss ich an eine Familie denken, die 1994 zu mir kam – mit ihren beiden Kindern.

Erzählen Sie bitte!
Beide Kinder waren taub – und ihre Eltern ebenfalls. Die Eltern kannte ich, weil sie die Halberstädter Schule besucht hatten. Und nun fragten sie mich, ob ich ihre Kinder mit einem CI versorgen könnte. Aber ich war skeptisch. Wie sollten diese Eltern die Lautsprachentwicklung ihrer Kinder fördern?

Ich kam nicht weiter und dachte schließlich: Jetzt rufst du Professor Lehnhardt an. Ich schilderte ihm das, er hörte geduldig zu. Schließlich meinte er: »Begall, wenn du das machen willst, dann implantiere sie alle vier. Auch die Eltern werden davon profitieren. Anders als die Kinder, aber die Kinder werden gut profitieren. Und es macht auch Sinn, wenn die Eltern den Kindern ein Beispiel geben.«

Das haben Sie dann gemacht?
Ja. Zuerst den Vater, der am mutigsten war, dann die beiden Kinder und zum Schluss ihre Mutti. Die Kinder haben die Sprache super gelernt. Und die Eltern haben sicher nicht alles erreicht, was sie für sich selbst erhofft hatten. Aber sie hören heute Alltagsgeräusche. Sie können wahrnehmen, was in ihrem Umfeld geschieht.

Ich war auch in Kontakt zur Oma der Kinder, also zur Mutter des Vaters. Sie ist nicht taub und war damals Schuldirektorin. Alle lebten zusammen in einem kleinen Dorf auf einem Bauernhof. Der Vater heißt Bert. Und seine Mutter meinte: »Wissen Sie, was das für ein Segen ist, dass der Bert auch ein Implantat hat? Wenn der früher im Garten war, musste ich jedes Mal hin und ihn am Ärmel ziehen, damit er zum Essen kommt. Und jetzt rufe ich nur und er dreht sich um.«

Frau Professor Annette Leonhardt aus München hat die Entwicklung der Familie dann noch länger begleitet. Sicherlich gibt es innerhalb der Familie unterschiedlichen Reha-Erfolg. Aber auf unterschiedlichem Level hat sich die Lebensqualität dennoch für jeden erhöht.

Wie viele CI-Patienten wurden seit Ihrem Start in Halberstadt versorgt?
Etwa 1.600, in den letzten Jahren etwa 100 pro Jahr. Für so ein Pensum braucht man natürlich ein gutes Team an Operateuren. In Magdeburg hatte ich alles noch selbst operiert. Hier in Halberstadt

habe ich vier Operateure so weiterentwickelt, dass sie die CI operieren können. Auch zu meiner Zeit haben wir schon zu dritt operiert. Und inzwischen bin ich ja Rentner. Ich fungiere zwar noch als ärztlicher Direktor, habe die ärztliche Leitung der Klinik jedoch an Dr. Langer übergeben.

Anmerken sollte man mit Blick auf die Patientenzahlen noch, dass ins Reha-Zentrum auch CI-Patienten aus anderen Einrichtungen kommen. Es werden zum Beispiel auch alle aus den Kliniken in Magdeburg, Halle und Dessau dort rehabilitiert. Für Patienten aus Sachsen-Anhalt ist das Angebot stationär. Kinder kommen mit je einem Elternteil. Häufiger fahren aber auch die Patienten, die in der Nähe wohnen, abends nach Hause.

Für die Unterbringung im Zentrum gab es anfangs sechs oder sieben Zimmer, dazu eine ganze Etage mit einer Art gemeinsamem Wohnbereich. Das war gerade Anfang der 90er sehr schön. Damals gab es noch nicht überall Computer und Handys. Es gab einen gemeinsamen Fernseher. Man traf sich zum Abendessen. Es entstand so eine richtige Community. Eltern tauschten Erfahrungen aus, die Kinder freundeten sich an. Inzwischen ist es leider häufig so, dass jeder für sich mit Fernseher und Smartphone im Zimmer bleibt.

War das CIR auch ein Ort, an dem Strukturen der regionalen Selbsthilfe entstanden?

Wir haben uns früh an die bereits bestehenden Strukturen angeschlossen. Später entstand auch eine Gruppe für die Region Harz. Und es gibt den Kontakt zur Selbsthilfegruppe in Magdeburg. Das CIR war da schon so ein gemeinsamer Nucleus. Es gibt hier jährlich auch einen Tag der offenen Tür, an dem die Ehemaligen kommen. Das ist immer interessant. Man trifft sich nach einem Jahr wieder und erzählt sich, was inzwischen gewesen ist. Es kommen aber auch viele, die keiner Gruppe angehören.

Inwieweit gibt es in Halberstadt eine Zusammenarbeit mit Hörakustikern?
Auf dem Gelände des Cochlear-Implant-Rehazentrums (CIR) arbeitet auch ein Hörakustiker. Der kümmert sich um die Hörgeräte, teilweise auch um technische Gegebenheiten beim CI.

Was die Hörakustiker betrifft, muss man zwei Seiten berücksichtigen. Hörakustiker begegnen sicherlich Patienten, die an der Grenze zur CI-Indikation sind. Und es ist klar, dass sie die Möglichkeiten konventioneller Hörgeräte dann maximal ausreizen wollen. Denn andererseits sind sie in die CI-Versorgung nicht in gleichem Maße eingebunden wie in die Hörgeräteversorgung. Diese Diskrepanzen in den Versorgungen müssen noch überwunden werden. Auch der Hörakustiker ist doch genervt, wenn ein Patient mit der Versorgung unzufrieden ist. Dann kommt er auch nicht weiter. Also ist es gut, wenn man neue Wege geht. Natürlich gibt es auch ganz forsche Hörakustiker. Die fragen gleich, ob sie die Anpassung mit übernehmen dürfen. Das muss im Team der Mediziner und Therapeuten sowie auch mit den CI-Firmen abgestimmt werden.

Apropos CI-Firmen, 1992 hatten Sie mit dem Cochlear-Nucleus-Implantat begonnen. Ab wann gab es auch Lösungen anderer Hersteller?
Anfangs gab es nur Cochlear. In Magdeburg habe ich später auch CIs anderer Firmen implantiert. Anfang der 90er war Cochlear für uns alternativlos.

Zudem hatte ich auch andere Erfahrungen aus der Ohrchirurgie, etwa mit passiven Implantaten. Schon vor diesem Hintergrund war es mir wichtig, nicht ständig die Pferde zu wechseln. Ich habe das auch häufig in Vorträgen erklärt: Wenn man eine Lösung hat, die gut funktioniert, dann muss man nicht ständig was Neues probieren. Erst mal mit dem einen gute Erfolge erringen und dann kann man auch mal weiter gucken, was es noch gibt. Aber am Anfang ist das nichts. Die ersten zwei Jahre in Magdeburg gab es ausschließlich Cochlear.

Sie mussten sozusagen erst mal laufen lernen?
Ja. Und mit der Unterstützung, die wir dabei von Cochlear bekamen, waren wir sehr zufrieden. Auch bei Problemen gab es immer ein offenes Ohr. Es gab aber nicht viele Probleme.

Cochlear hat auch heute super Implantate. Aber die Situation änderte sich, als noch weitere ernst zu nehmende Anbieter kamen. Die Betroffenen tauschten sich aus. Es gab immer mehr Informationen über das Internet. Da kommt dann beispielsweise ein Patient und will das Implantat von Firma A. Ich hingegen sage: »Nehmen Sie lieber das von B.« Also nimmt er B. Doch dann hat er mit ebenjenem Implantat ein Problem. Dann erklärt er mir vielleicht noch in 20 Jahren: »Sehen Sie, ich wollte damals A und habe mich von Ihnen umstimmen lassen. Und jetzt haben wir den Salat.«

Das heißt, ich kann nicht über die Köpfe der Patienten hinweg irgendwas empfehlen, wenn es dafür nicht triftige medizinische Gründe gibt. Es war dann eine andere Situation, die sich über Jahre entwickelt hatte. Es gibt seitdem mehrere Lösungen, die man den Patienten empfehlen kann. Man muss diese Vielfalt akzeptieren. Und man muss sinnvoll mit ihr umgehen. Bei der Vielfalt der Implantate ist das Auswählen des optimalen Implantats eine gemeinsame Aufgabe, der sich Patient, Therapeut und Chirurg stellen müssen.

Vielfältiger als damals sind heute auch die Indikationen für das CI.
Und das ist gut so. Der entscheidende Unterschied ist, dass es nicht mehr nur um die Rehabilitation von Ertaubten geht. Es geht um eine Hörrehabilitation. Die kommt dann infrage, wenn konventionelle Hörgeräte nicht mehr ausreichen – vor allem beim Sprachverstehen. So steht es ja auch in den Leitlinien.

Das betrifft zum Beispiel auch alle, die im Tieftonbereich noch gut hören, jedoch einen massiven Hochtonhörverlust haben. Für die haben wir heute die EAS-Versorgung (elektroakustische Versorgung – Anm. d. Red.). Und besonders spannende Entwicklungen sind für mich die bilaterale Versorgung sowie die Versorgung einseitig Ertaubter.

Aus welchem Grund?
Das geht schon zurück auf meine Jahre als Assistenzarzt in der DDR. Dort gab es ja keine Hörgeräteakustiker, wie man sie heute hat. Die, die es gab, waren bei der Sozialversicherung angestellt. Meist kamen sie mit einem großen Koffer, glichen unsere Audiogramme ab, teilten ein entsprechendes Hörgerät zu und stellten es noch ein bisschen ein. Dann schickte man ihnen erneut ein Audiogramm, damit sie prüfen konnten, was es gebracht hat.

Die strikte Regel hieß: ein Hörgerät. Das gab mir damals schon zu denken. Da kam jemand mit beiderseits massivem Hörverlust, bekam ein Gerät und gut war es. Was war mit der anderen Seite? Wie war es mit Richtungshören? Es herrschte eben Mangel. Die Ressourcen waren knapp, und die Patienten sollten froh sein, ein Hörgerät zu bekommen. Bei der beidseitigen CI-Versorgung haben Krankenkassen anfangs ganz ähnlich argumentiert. Dabei ist die bilaterale Versorgung wirklich extrem sinnvoll – wenn sie indiziert ist und der Patient es wünscht.

Sie hatten auch Patienten mit Indikation, die kein zweites CI wollten?
Es gibt solche Patienten. – »Ach wissen Sie, ich höre jetzt so gut, dass mir das eigentlich reicht; noch eine Operation will ich nicht.« – Eine ältere Dame, eine Pastorin vom Lande und weit über 80, hat mir einmal erklärt: »Der liebe Gott hat das doch so geregelt. Wenn man nicht mehr so viel hört, dann wird man nicht mehr so nervös. Und ich will nicht mehr so nervös sein.«

Wenn Patienten nicht wollen, muss man das akzeptieren. Dann kann man ihnen noch mitgeben: »Sie wissen, wenn es hart kommt, können Sie jederzeit wiederkommen.« Aber die meisten wollen die bilaterale Versorgung. Und dann gibt es auch die Patienten mit den ganz hohen Ansprüchen. Die wollen alles hören. Und auf alle diese individuellen Bedürfnisse muss man sich einstellen. Sicherlich kostet das die Kassen mehr Geld. Aber wenn wir unsere Menschen hier in Deutschland gut versorgen wollen, dann gehört das dazu.

Sie hatten vorhin schon mal das Berliner Implantat erwähnt, dass es kurz vor der Wende gab. Haben Sie darüber später noch mehr erfahren?
Ich war damals ein junger Assistenzarzt und allgemein hat man wenig darüber erfahren. Aber mein damaliger Chef, Professor Freigang, war eine Zeit lang an der Charité tätig und berichtete darüber. Ich habe später lediglich bei einem Patienten in Magdeburg ein Berliner Implantat explantiert. Möglicherweise wäre dieses Implantat sogar eine spannende Entwicklung geworden, wenn es nicht zur politischen Wende gekommen wäre. Doch manchmal ist man vielleicht auch froh, dass man anders schneller ans Ziel kommt.

Noch eine letzte Frage: Wie sehen Sie – auch vor dem Hintergrund Ihrer Anfangsjahre – die heutige CI-Versorgung in Deutschland?
Die Möglichkeiten sind ganz andere. Aber ich sehe auch große Herausforderungen. Nachdem wir damals in Magdeburg mit der Versorgung begannen, zog irgendwann Halle nach. Dann folgte durch meinen Wechsel die Klinik in Halberstadt und fortan gab es in Sachsen-Anhalt drei implantierende Kliniken, die sich ein Reha-Zentrum teilten. Heute jedoch gibt es allein bei uns in Sachsen-Anhalt circa acht Kliniken, teilweise sogar zwei in einer Stadt. Ich denke schon, dass man sich fragen muss, wie sinnvoll das ist. Und wenn wir heute über Zentrenbildung und Qualitätssicherung reden, dann muss man auch fragen, was diese vielen Standorte mit

Qualitätssicherung zu tun haben. Eigentlich müssten sie in manch einer Klinik selbst zu der Erkenntnis kommen: »Da lassen wir lieber die Finger von.« Aber so ist es leider nicht. Vor allem, weil das CI für die Klinken eine große Attraktivität hat.

Frau Professor Lesinski-Schiedat ist in dieser Frage ja eine sehr gute und sehr stringente Vorkämpferin. Ich stimme zwar nicht mit ihr überein, wenn sie sagt, dass nur sehr wenige deutsche CI-Kliniken ausreichend sind. Das ist überzogen. Aber das man sagt: »Wenn eine Klinik implantiert, dann muss es auch qualitätsgerecht sein.« – Dieser Dreiklang von Indikation, von Operation und Reha ist einfach ein Muss. Eine CI-Versorgung ist eben etwas ganz anderes, als Mandeln zu entfernen.

Wo liegt der entscheidende Unterschied?
In der großen Komplexität. Man kann nicht mal eben sagen, ich mache jetzt CI, damit ich das auch im Portfolio habe. Es steckt viel mehr dahinter. Und die Mediziner und Therapeuten müssen sich mit Herzblut einbringen. In gewisser Weise muss man dafür brennen. Und erst dann kommt auch der anhaltende Erfolg.

Es geht um die Idee, die weitergetragen werden muss. Und die ja nun schon viele vorgelebt haben. Allen voran Ernst Lehnhardt, der für mich ein Idol ist, ein total toller Mann. Er ist uns aufgeschlossen begegnet, unverstellt und warmherzig. Und er war bis zum Schluss aktiv, kam häufiger zu unseren Veranstaltungen. Ich glaube, dass er sich wirklich darüber gefreut hat, wie wir das in Magdeburg/Halberstadt geschafft haben – so, wie für ihn eine CI-Versorgung sein sollte. Und Professor Laszig ganz ähnlich. Auch er war immer offen, wenn wir Fragen hatten. Das war niemals von oben herab, immer kollegial und freundschaftlich. – Für mich waren diese beiden die Lehrer. Und das Wichtigste, was ich über CI-Versorgung gelernt habe, ist, dass sie nicht vorbei ist, wenn man das Skalpell aus der Hand legt. Bei einem CI näht man die OP-Wunde nicht einfach zu, und dann ist es gut. Danach folgt noch die große Herausforderung der CI-Rehabilitation.

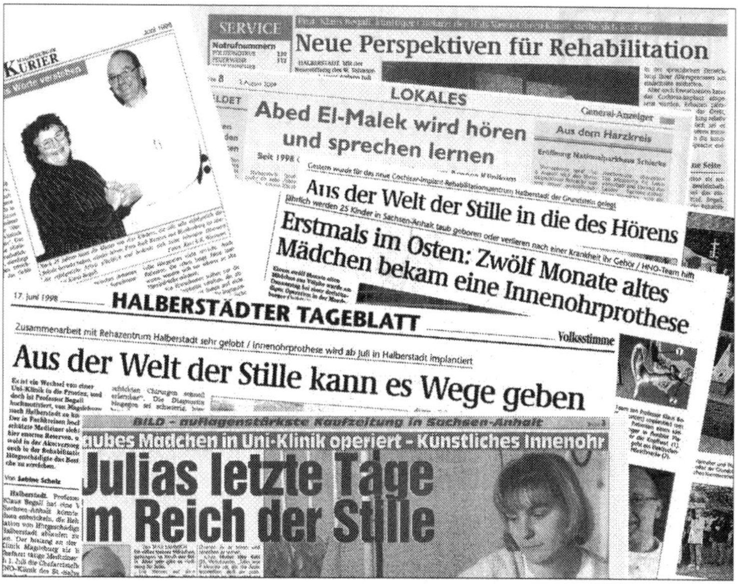
Kurier
Service
Neue Perspektiven für Rehabilitation
Lokales
Abed El-Malek wird hören und sprechen lernen
General-Anzeiger
Aus dem Harzkreis
Aus der Welt der Stille in die des Hörens
Erstmals im Osten: Zwölf Monate altes Mädchen bekam eine Innenohrprothese
Halberstädter Tageblatt
Volksstimme
Zusammenarbeit mit Rehazentrum Halberstadt sehr gelobt / Innenohrprothese wird ab Juli in Halberstadt implantiert
Aus der Welt der Stille kann es Wege geben
Bild – auflagenstärkste Kaufzeitung in Sachsen-Anhalt
aubes Mädchen in Uni-Klinik operiert – Künstliches Innenohr
Julias letzte Tage im Reich der Stille

Beginn der Cochlea-Implantat-Versorgung in Sachsen-Anhalt – Schlagzeilen aus lokalen Tageszeitungen.

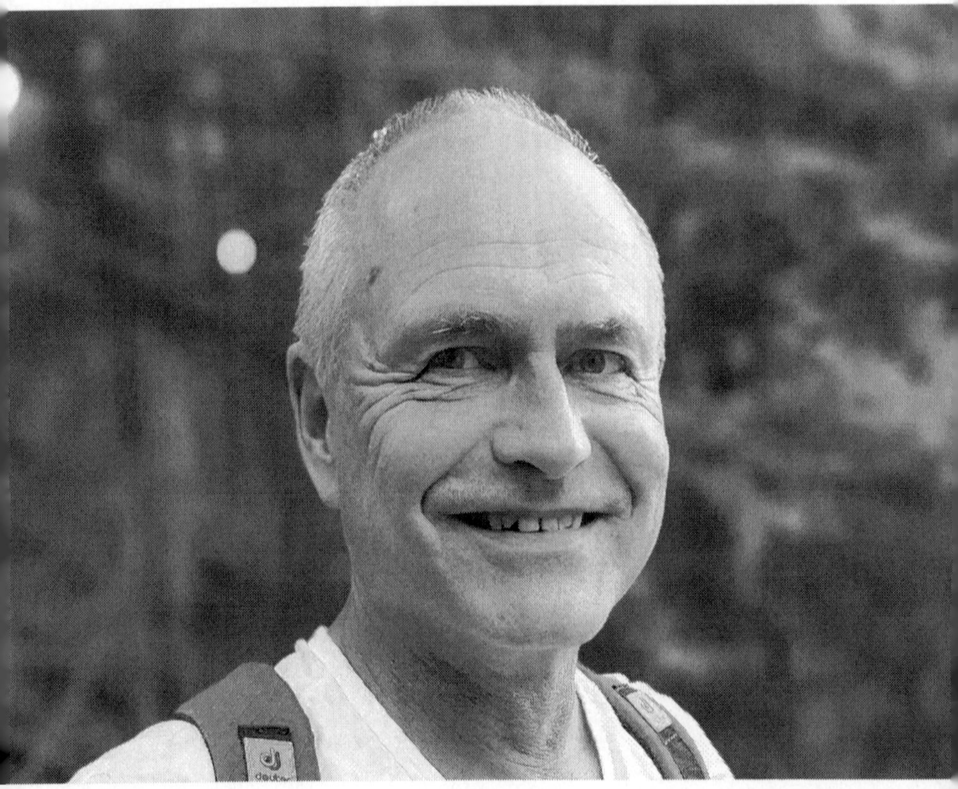

Foto: privat

»Das CI stellte mich wieder in den Mittelpunkt des Raumes«

Im Gespräch mit Dr. Norbert Schmiedl

Dr. Norbert Schmiedl ist pensionierter Kinderarzt. Im Frühjahr 2007 eröffnete er in seiner Heimatstadt Passau eine eigene Praxis, in der er als Kinderkardiologe arbeitete. Doch im Jahr darauf stand sein Leben plötzlich kopf: Durch einen Hörsturz ertaubte sein linkes Ohr vollständig; und nach erfolglosen Therapieversuchen machten ihm die Ärzte keinerlei Hoffnung. Doch Norbert Schmiedl suchte nach einer Lösung und er hatte Erfolg: Im Rahmen einer Studie zur Cochlea-Implantat-Versorgung bei Single-sided Deafness (SSD; deutsch einseitige Taubheit) gehört er zu den weltweit ersten einseitig tauben Menschen, die ein CI bekamen. Wir trafen uns zum Onlineinterview.

Herr Dr. Schmiedl, Ihr linkes Ohr ist 2008 plötzlich vollständig ertaubt. Bis dahin hatten Sie keinerlei Einschränkungen beim Hören?

Nein, bis zu diesem Tag war mein Gehör völlig intakt. Das weiß ich deshalb so sicher, weil ich drei Wochen vorher links einen zeitweisen Hörverlust hatte, der sich vollständig zurückbildete. Mein Audiogramm zeigte anschließend für beide Ohren über den gesamten Frequenzbereich null bis zehn Dezibel – also im Prinzip keinerlei Einschränkung. Nach der Ertaubung zeigten alle Audiogramme für mein linkes Ohr einen vollständigen Hörverlust. Bei Tests über 120 Dezibel spürte ich links eine Vibration; ich hörte aber keinen Ton mehr.

Wie ging es Ihnen mit diesem Befund?
Es war furchtbar. Nach der Ertaubung begab ich mich sofort in ärztliche Behandlung. Ich bekam Kortison und nach zehn Tagen eine Tympanoskopie mit lokaler Kortisoninjektion. Als das nichts brachte, empfahl man mir, mich mit meiner Situation abzufinden.

Doch mein Leben veränderte sich komplett. In ruhiger Umgebung konnte ich zwar noch gut hören. Aber sobald es laut war – unter Menschen, im Gasthaus, im Kino, bei Veranstaltungen – war nichts mehr zu verstehen. Zuvor waren wir abends oft ausgegangen, nun ging ich nirgendwo mehr hin. Unternahmen wir in der Freizeit was Schönes, gingen wir zum Beispiel auf eine Party, dann war es gleich zappenduster. Ich verstand nichts. Es war nur langweilig. Auch die Musik war keine Freude mehr.

Musik hören mit einem Ohr ging nicht?
Nein. Ich hatte vorher sehr viel Musik gehört, vor allem Popmusik. Doch jetzt war Musik nur noch unangenehm. Ich hatte sehr teure Kopfhörer, elektrostatische Kopfhörer der Spitzenklasse. Die schenkte ich meinem Sohn. Ich dachte: Die brauchst du ja doch nie wieder.

Und ich bekam einen Tinnitus, der nicht mehr aufhörte. Das war schlimm. Je lauter es um mich her war und je mehr mein rechtes Ohr hörte, desto schlimmer war anschließend in ruhiger Umgebung der Tinnitus. Doch mit Abstand am schlimmsten war das Gefühl, wie in einer Halbkugel zu sitzen.

Wie muss man sich dieses Gefühl vorstellen?
Ich habe nur noch auf der rechten Seite gehört; links war die Welt wie tot. Mir schien es, als säße ich in einem Käfig, aus dem ich den Rest meines Lebens nicht mehr rauskomme. Darüber hinaus ist es aber auch schlimm, wenn man ein Geräusch hört, jedoch nicht weiß, woher es kommt. Man fühlt sich unsicher und verloren. Ich

habe zum Beispiel Angst vor Hunden; es ist sehr unangenehm, wenn man das Bellen hört, aber nicht weiß, wo der Hund steckt.

Inwieweit hat Sie die Ertaubung auch in Ihrem Beruf eingeschränkt?
In der Arbeit wog das eher am wenigsten. Auf dem rechten Ohr hörte ich ja ohne Einschränkung; das ist bis heute so. Bei den Gesprächen im Behandlungszimmer war es nicht laut. Auch das Abhören mit dem Stethoskop war kein Problem. Als Kinderkardiologe muss man da nicht nur hören; man muss auch wahrnehmen, wie es klingt. Aber es ist ja keine Stereoinformation. Ich hörte das mit einem Ohr genauso gut. Auch später hatte ich nie ein spezielles Stethoskop.

Hinzu kam, dass mich die Arbeit ganz gut ablenkte – auch vom Tinnitus. Es war ein bisschen wie mit einem Schmerz. Wenn man arbeitet, nimmt man ihn weniger wahr. Doch wenn man nach der Arbeit zu Hause sitzt, kommt er wieder. Und vor allem weiß man, das bleibt jetzt so. Es war schon ein Gefühl der Verzweiflung.

Aber Sie suchten nach einer Lösung. Wussten Sie bereits, was ein Cochlea-Implantat ist?
Anfangs nicht. Ich ging in eine Klinik und wurde dort mit einer Tympanoplastik versorgt. Man sagte mir, es würde einige Monate dauern, bis dadurch eine Verbesserung eintritt. Doch es wurde nicht besser.

Inzwischen hatte ich erstmals vom Cochlea-Implantat erfahren und ich wandte mich erneut an die Klinik. Doch dort sagte man mir, dass ein CI für mich nicht infrage kommt. Es hieß, auf einer Seite normal und auf der anderen elektrisch stimuliert zu hören, daran könnte sich das Gehirn nicht gewöhnen. Es schien also klar, dass es keinerlei Möglichkeit gibt. Vielleicht hätte ich mich irgendwann tatsächlich abgefunden. Was wäre mir auch übrig geblieben?

Was ließ Sie dennoch weitersuchen?
Vermutlich nur, dass diese Suche meine Situation etwas erträglicher machte. Ich wälzte Literatur und stieß auf einen Artikel in der Zeitschrift »Schnecke«, einen enthusiastischen Bericht von einem einseitig ertaubten Patienten, der gerade erfolgreich mit einem CI implantiert worden war – im Bundeswehrkrankenhaus in Koblenz. Für mich war das ein Hoffnungsschimmer.

Ich habe dann verschiedene Kliniken kontaktiert. Ich fuhr nach Würzburg, und dort hieß es erstmals: »Ja, Ihr Hörverlust ist eine Indikation für eine CI-Versorgung.« Auch nach Freiburg hatte ich mich telefonisch gewandt, obwohl das 600 Kilometer von Passau entfernt ist, sozusagen genau auf der anderen Seite Deutschlands. Aber ich wusste, dass dort eine sehr renommierte Klinik ist. Eines Tages rief Frau Dr. Arndt an und erzählte mir, dass sie in Freiburg einseitig ertaubte Patienten für eine Studie zur Cochlea-Implantat-Versorgung suchen. Da gab es für mich nichts zu überlegen. Ich war sofort dabei.

Sie hatten keinerlei Zweifel? Gab es keine Bedenken im Familien- und Freundeskreis?
Nein. Als Arzt hatte ich eine Vorstellung davon, was dieser operative Eingriff bedeutet und welche Risiken es gibt. Und ich hatte vor der Operation mehrere ausführliche Gespräche mit Frau Dr. Arndt. Ich gewann volles Vertrauen. Natürlich ist es auch wichtig, mit etwas Zuversicht in so eine Behandlung zu gehen.

Und in meinem Umfeld wusste eigentlich nur meine Frau Bescheid. Sie erlebte Tag für Tag, dass ich wie ein geprügelter Hund herumlief. Bei der Aussicht, dass sich das noch mal ändern lässt, kamen auch bei ihr keine Vorbehalte auf.

Bei der Studie[20] ging es um die Cochlea-Implantat-Versorgung bei Patienten mit Single-sided Deafness (SSD). Eine solche Versorgung war zum damaligen Zeitpunkt medizinisches Neuland.
Ich glaube, insgesamt nahmen 16 Patienten an dieser Studie teil. Wir gehörten zu den weltweit ersten einseitig Ertaubten, die ein CI bekamen. Dass es diese Studie gab, war mein Glück. Sonst hätte sich die Krankenkasse zum damaligen Zeitpunkt sicherlich geweigert, die Kosten zu übernehmen. Es wäre ein jahrelanger Kampf geworden.

So jedoch wurde ich am 1. Juli 2009 in Freiburg von Frau Dr. Arndt implantiert. Die OP dauerte damals noch vier bis fünf Stunden. Alles lief perfekt. Auch die Narkose war kein Problem. Vier Tage später war ich wieder zu Hause und etwa vier bis sechs Wochen nach der OP wurde der Prozessor angepasst. Dafür ging ich erneut für eine Woche in die Klinik.

Hatten Sie vor der OP die bis dahin üblichen Versorgungen bei SSD erlebt? Haben Sie mal eine Hörgeräte-CROS-Versorgung[21] probiert?
Das habe ich tatsächlich, und zwar im Rahmen der Studie. Vor der Implantation habe ich in Freiburg zwei Tage lang eine CROS-Versorgung mit Knochenleitung getestet. Der Schall wurde an meinem ertaubten linken Ohr aufgenommen und auf das hörende rechte

---

[20] Siehe dazu Arndt et al. 2010, Comparison of Pseudobinaural Hearing to Real Binaural Hearing Rehabilitation After Cochlear Implantation in Patients With Unilateral Deafness and Tinnitus, Otol Neurotol 32:39–47, 2010; Arndt et al. 2011, The University of Freiburg Asymmetric Hearing Loss Study, Audiol Neurotol 2011;16 (suppl 1):3–25; Arndt et al. 2017, Cochlear implant treatment of patients with single-sided deafness or asymmetric hearing loss., HNO 2017; 65 Suppl 2: 98–108.

[21] CROS steht für Contralateral Routing Of Signal. Bei einer Hörgeräte-CROS-Versorgung wird der Schall mit einem Mikrofon am tauben Ohr aufgenommen und dann an das hörende Ohr übermittelt.

Ohr übertragen. Das machte es etwas besser. Es war jedoch kein Vergleich zum späteren Hören mit dem CI.

Ich erinnere mich, dass ich mit dieser Technik in die Stadt ging, Geschäfte aufsuchte, in denen sich Leute unterhielten und Musik spielte. Das war schon ein anderer Höreindruck als vorher. Es war neu und anfangs auch toll. Doch dann folgte schnell Ernüchterung. Es war kein wirkliches, differenziertes Hören mit beiden Ohren. Es lässt sich vielleicht mit dem Unterschied zwischen echtem Stereo und sogenanntem Pseudostereo beschreiben: Bei Letzterem empfängt man auf beiden Ohren den gleichen Sound, nur ist er minimal zeitlich versetzt. Es entsteht die Illusion eines räumlichen Eindrucks; aber es ist kein räumlicher Eindruck. Die CROS-Versorgung schuf auch eine Illusion. Doch die enttäuschte mich schnell. Das Cochlea-Implantat erwies sich bald darauf als wesentlich bessere Lösung.

Wie erlebten Sie das neue Hören mit dem CI?
Anfangs war es sehr spannend: Werde ich überhaupt etwas hören? Wie wird es sein? Dann war ich froh, dass ich sofort Töne wahrnahm. Schon bei der Erstanpassung erlebte ich beidseitiges, räumliches Hören. Es war sofort deutlich besser als zuvor ohne CI. Am Ende der Woche verstand mein linkes Ohr bereits einen gesprochenen Text. Er war einfach und wurde klar und langsam gesprochen. Aber ich verstand ihn. Nachdem ich auf dem Ohr so lange überhaupt nichts gehört hatte, war das richtig cool.

Anfangs klang das CI wie ein schlechter Lautsprecher, der alles grell und verzerrt wiedergibt. Doch links wieder Stimmen zu hören, das war wunderbar. Ich hatte erwartet, dass sie wie Micky-Maus-Stimmen klingen; aber sie klangen nur nicht so voll. Anfangs war es anstrengend; so als ob man sich auf eine Fremdsprache konzentrieren muss. Bald klangen die Stimmen wieder fast normal. Die Verzerrungen verschwanden.

Und das Gefühl vom »Hören in der Halbkugel«?
Das verschwand auch. Das CI sprengte sozusagen den Käfig und stellte mich wieder in den Mittelpunkt des Raumes. Dieser Raum kann still oder laut sein, die Situation ist in jedem Fall deutlich besser als vorher. Doch in einer lauten Umgebung, in der Stimmen und Geräusche von überallher kommen, ist dieser Vorteil noch größer.

In der ersten Zeit habe ich das Hören sehr viel geübt. Ich denke, der Erfolg kommt nur, wenn man motiviert ist. Vielleicht wird auch derjenige etwas vom CI profitieren, der nicht gezielt trainiert. Aber der Erfolg wird dann längst nicht so groß sein. Für mein damaliges Training hatte ich statt des Minimikrofons, das ich heute nutze, eine Induktionsschleife, die man um den Hals trug und die den Sound ins CI sendete. So habe ich viele Hörbücher gehört, oft stundenlang. Zusätzlich hätte ich beim Training den Text mitlesen können, aber das war gar nicht nötig. Ich habe meist von Anfang an verstanden und musste nur selten zurückspulen. Und schließlich konnte ich sogar heraushören, ob jemand österreichischen, schweizerischen oder schwäbischen Dialekt spricht. Das ist erstaunlich. Aber man gewöhnt sich daran und nimmt es schnell als gegeben hin.

Verstehe ich richtig, Sie haben gezielt mit Ihrem CI-Ohr trainiert – also ohne das intakte rechte Ohr?
Ja. Dieses gezielte Üben mit einem Ohr ist schon deshalb wichtig, weil man sonst gar nicht weiß, was man über das CI hört. Es zählt aber noch ein anderer Punkt: Ich vergleiche das immer mit dem Sehen. Kinder mit einem Strabismus sehen einseitig schlecht. Eine Brille allein hilft da oft nicht. Sie orientieren sich nur mit dem guten Auge. Es besteht sogar die Gefahr, dass sich das andere Auge immer weiter verschlechtert. Will man das ändern, muss man das bessere Auge abkleben; dann wird das Schlechtere gezielt trainiert.

Ich denke, mit den Ohren ist es genauso. Letztlich geht es darum, die Verarbeitung im Gehirn zu üben. Und das Gehirn ist ja sehr flexibel. Das erklärt auch, wie es möglich ist, dass 22 Elektroden einen

Höreindruck erzeugen, für den normalerweise 20.000 Hörzellen erforderlich sind. – Übrigens, bis jetzt habe ich unser Gespräch nur mit dem CI verfolgt, das über mein Minimikrofon mit dem Computer gekoppelt ist; mein anderes Ohr hat Sie die ganze Zeit nicht gehört. Also, ich höre mit dem CI wirklich gut. Aber allmählich wird mir das etwas zu anstrengend. Also verfolge ich unser Gespräch ab jetzt wieder mit beiden Ohren.

Wie hören Sie, wenn Sie heute mit Ihrem CI und zugleich mit dem intakten Ohr hören?

Heute verschmelzen die Schallinformationen beider Ohren zu einem Klang, der wirklich angenehm ist. Etwa bei Soundeffekten, die mit einem Kunstkopf aufgenommenen wurden und die ich dann über den Kopfhörer höre. Jemandem werden zum Beispiel die Haare geschnitten und ich höre das Geräusch der Schere mal von links, von rechts, von hinten oder von oben … Diese räumliche Differenzierung kann ich problemlos wahrnehmen.

Und Ihr Tinnitus?

Der ist manchmal morgens noch lästig. Doch sobald ich das CI anschalte, verschwindet er, selbst, wenn es absolut still ist.

Hören Sie auch wieder Musik?

In den ersten Monaten war Musik enttäuschend. Auf dem CI-Ohr war da praktisch nur ein Rauschen. Mit CI konnte ich keine Melodien erkennen; nicht mal dann, wenn ich Musikstücke sehr gut kannte. Doch dann machte ich eine Entdeckung: Der Gesang von Vögeln klang auf meinem CI-Ohr fast so natürlich wie auf dem gesunden. Vermutlich sind Vogelstimmen eher nicht komplex. Also suchte ich auf Youtube Melodien, die dem Vogelgesang ähneln – einfache Kinderlieder oder populäre Songs wie »Greensleeves«, die nur auf einem Instrument gespielt wurden.

Klavier, Gitarre oder Saxofon klangen dabei wesentlich besser als zum Beispiel eine Violine. Ich habe mir die Videos immer wieder angehört. Und schon nach kurzer Zeit konnte ich eine auf- oder absteigende Tonleiter oder eine bekannte Melodie erkennen. Sogar die Instrumente konnte ich bald unterscheiden.

Und heute?

Heute kann ich Musik genießen – auch mit dem CI-Ohr allein. Mit dem höre ich sie anders; tiefere Stimmen klingen gut, höhere eher nicht so gut. Klassische Musik ist meist schwierig. Vielleicht hat es damit zu tun, dass das CI nur bis 8.000 Hertz hört und ich deshalb die Obertöne nicht wahrnehmen kann. Aber viele Ohrwürmer, die ich im Kopf habe, kann ich allein mit dem CI sehr gut miterleben; »Suzanne« von Leonard Cohen oder »The Universal Soldier« in der Version von Donovan zum Beispiel. Charles Gounods »Ave Maria« hingegen kann ich mit CI überhaupt nicht nachvollziehen. Obwohl es ebenso ein Ohrwurm ist, den ich abgespeichert habe. Das ist komisch; ich weiß nicht, woran es liegt. Interessant ist hingegen, dass ein Hauch der Musik an meinem gesunden Ohr ausreicht, um das volle Musikspektrum mit meinem CI wahrnehmen zu können. Das erlebe ich etwa, wenn ich die Musik in das CI streame und dieselbe Musik leise auf einem entfernt liegenden Kopfhörer läuft.

Auch Differenzen in den Tonhöhen kann ich mit dem CI erstaunlich gut erkennen. Das habe ich ebenfalls viel geübt. Natürlich kann ich das mit meinem gesunden Ohr sehr viel besser. Aber angesichts von nur 22 Elektroden ist es schon bemerkenswert, dass ich unter voller Konzentration und optimalen Bedingungen Tonhöhenunterschiede von weniger als einem Halbtonschritt differenzieren kann. Das gelingt mir bei Sinustönen im mittleren Frequenzbereich.

Mittlerweile hören Sie seit 13 Jahren mit dem CI. Inwieweit hat sich Ihr Hören in dieser Zeit weiterentwickelt?
Der eigentliche Lernprozess fand vor allem in den ersten beiden Jahren statt. Damals habe ich viel mehr geübt und dadurch mehr oder weniger den Stand erreicht, den ich heute noch habe. Mein Training ist inzwischen eher der Alltag.

Ein klares Plus brachte sicherlich der Wechsel auf einen neuen Soundprozessor. 2015 bekam ich den Nucleus 6. Das war schon eine deutliche Verbesserung, insbesondere wegen der deutlich besseren Toleranz gegenüber Störlärm. Außerdem wurde die Technik kleiner und einfacher. Vorher hatte ich die Induktionsspule, um selektiv mit dem CI zu hören. Seit dem Wechsel muss ich nur noch das Minimikrofon an einen Audioausgang anstöpseln, schon habe ich den Sound direkt auf dem CI-Ohr.

Wo stoßen Sie heute an Grenzen Ihres Hörvermögens?
In extrem lauten Situationen höre ich nicht so gut wie früher mit zwei gesunden Ohren. Außerdem gibt es die beschriebenen Grenzen beim Musikhören mit dem CI.

Doch wenn ich die Musik auch mit meinem gesunden Ohr höre, zählt dieses Limit nicht. In einem Konzert zum Beispiel fühle ich mich pudelwohl. Ebenso geht es mir in einer Umgebung mit Dolby Surround, sowohl im Kino als auch zu Hause vor der Surround-Anlage.

Mitunter gibt es auch heute noch Meinungen wie: »Wenn man nur mit einem Ohr hören kann, dann ist das nicht so dramatisch, weil man dann ja immer noch hört.« Was würden Sie jemandem entgegnen, der so etwas vertritt?
Zum Zeitpunkt meiner Versorgung war diese Meinung weit verbreitet. Anfangs gab es ja nur ganz wenige Kliniken, die einseitig

ertaubte Patienten implantierten. Auch einer meiner Kollegen hat sich damals so geäußert. Er ist ebenfalls Kinderarzt. An Tagen, an denen es sehr nass war, trug ich mein CI manchmal nicht. Ich bin da sehr vorsichtig. Er sah das und meinte: »Du hörst doch auch so ganz normal!« – Sicherlich, wenn man den anderen sieht, wenn kein Störlärm ist, man kein räumliches Hören braucht, dann geht es. Zumal auch der Tinnitus meist unterdrückt war, wenn ich mich mit jemandem unterhielt.

Ein Stück weit kann ich seine Vorbehalte sogar nachvollziehen. Nach der Pensionierung hat er sich lange Zeit in Ländern der Dritten Welt engagiert. Dort geht es um elementare medizinische Versorgung, ums nackte Überleben, und nicht um die Optimierung eines Sinnes, der zumindest teilweise noch vorhanden ist. Dennoch ist es falsch anzunehmen, dass die CI-Versorgung bei einseitiger Taubheit überflüssig sei.

Warum?
Ich denke, es ist nicht anders als bei einer beidseitigen Taubheit. Auch hier ist es viel besser, beidseitig mit einem CI versorgt zu werden.

2011 nahm ich an einem Symposium der Universitätsklinik Freiburg in Interlaken teil und ich berichtete dort über meine Erfahrungen. In der Diskussion meinte ein Teilnehmer aus England, dass es die CI-Therapie bei einseitiger Taubheit in Großbritannien niemals geben würde. Es sei einfach zu teuer. Ich finde jedoch, auch mit Blick auf die Kosten, die der Allgemeinheit entstehen, machen solche Versorgungen Sinn. Etwa wenn man daran denkt, wie viele Berufe man ohne gutes Hören weder erlernen noch ausüben kann.

In den USA hat die Food and Drug Administration (FDA), also die Behörde, die für die Zulassung von Medizinprodukten

verantwortlich ist, Cochlea-Implantationen bei einseitiger Taubheit erst Mitte 2019 genehmigt.
Also zehn Jahre nach meiner Implantation. Beim Symposium waren nur europäische Länder vertreten. Aber es gab klare Aussagen von Teilnehmern aus mehreren Ländern: So etwas wird in unserem Land niemals finanziert werden.

Inzwischen sieht man das vielerorts zum Glück anders. Aber mitunter mahlen die Mühlen sehr langsam. Wie bewerten Sie Ihre Entscheidung für das CI aus heutiger Sicht?
Uneingeschränkt positiv. Was mir das CI ermöglicht, das erlebe ich, wenn ich es abnehme und nach längerer Zeit wieder einsetze. Wenn ich dann zum Beispiel in ruhiger Umgebung sehr konzentriert Musik höre, ist der Unterschied massiv.

Es kommt vor, dass mich andere einseitig Ertaubte nach meinen Erfahrungen fragen. Ich rede gern darüber, erzähle ihnen, wie zufrieden ich bin, dass das CI ein fantastisches Gerät ist, das ich nie wieder hergeben werde. Aber ich erkläre auch, wie wichtig die Motivation bei der CI-Versorgung ist. Man muss es wirklich wollen, damit es funktioniert. Zumindest glaube ich, dass es bei mir so war und dass es deshalb so hervorragend läuft.

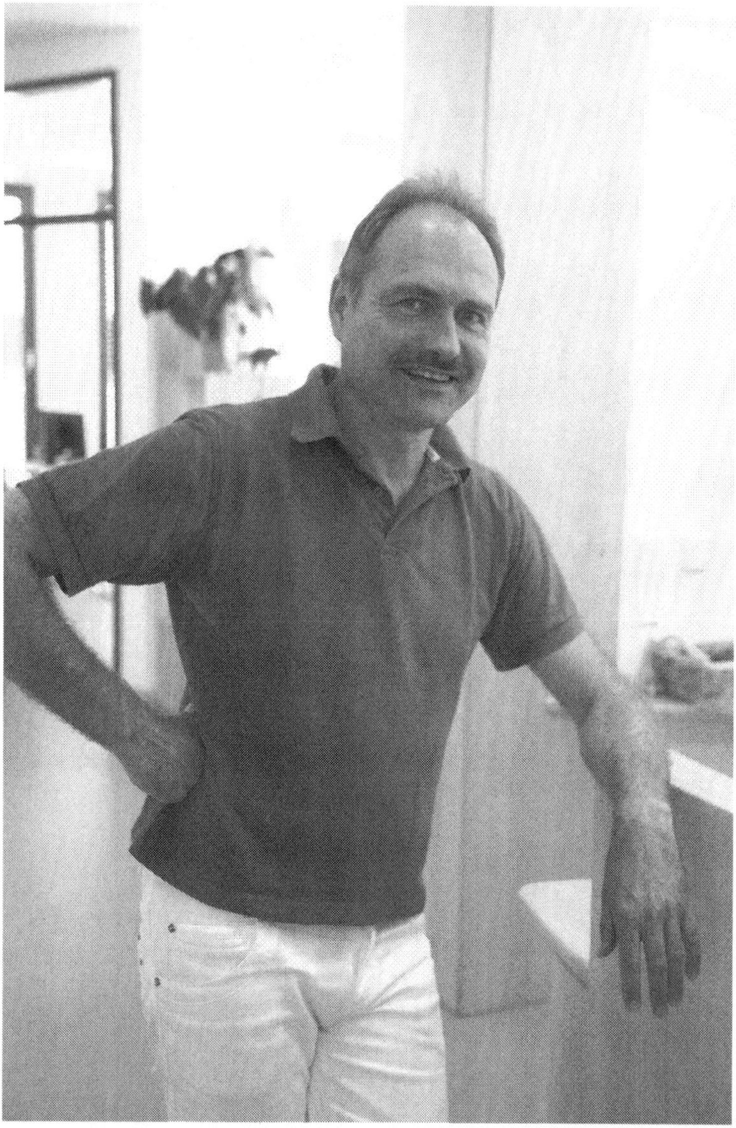

Dr. Norbert Schmiedl im Sommer 2008 in seiner Praxis in Passau. Foto: privat

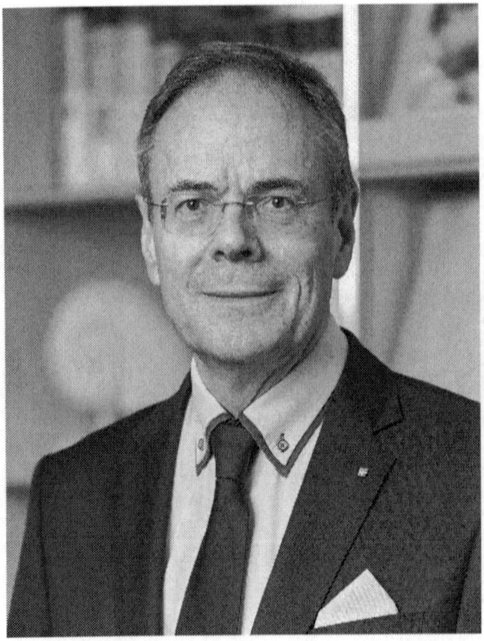

Foto: Christian Horn

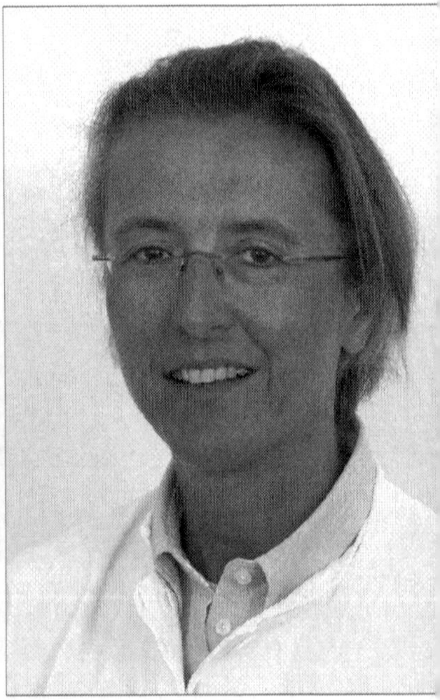

Foto: Deutsches Hörzentrum

»Damals wurden Benchmarks gesetzt, die wir dann weiterentwickelt haben«

Im Gespräch mit Professor Professor h. c. Dr. Thomas Lenarz und Professorin Dr. Anke Lesinski-Schiedat

Professor Thomas Lenarz ist Direktor der HNO-Klinik der Medizinischen Hochschule Hannover (MHH), deren Leitung er Anfang 1993 vom CI-Pionier Professor Ernst Lehnhardt übernahm. Nur wenige Monate später wechselte auch Professorin Anke Lesinski-Schiedat, ärztliche Leiterin des Deutschen Hörzentrums Hannover (DHZ), an die MHH. Beide setzten den eingeschlagenen Weg fort. Gemeinsam mit ihrem Team entwickelten sie die CI-Therapie maßgeblich weiter. Heute genießen die Klinik sowie das 2003 geschaffene Deutsche HörZentrum (DHZ) nicht nur den Ruf einer weltweit führenden Einrichtung für Hörimplantatversorgungen. Unter Führung von Professor Lenarz etablierte sich die Medizinische Hochschule Hannover (MHH) auch als international renommierte Einrichtung der Hörforschung, die zahlreiche Disziplinen zusammenführt. Beim Interview mit den beiden CI-Spezialisten wollte ich mehr über die frühen Jahre der Cochlea-Implantation sowie über zukünftige Herausforderungen erfahren.

Herr Professor Lenarz, Frau Professorin Lesinski-Schiedat, es freut mich sehr, dass wir dieses Gespräch gemeinsam führen können. Im ersten Teil des Interviews hoffe ich jedoch insbesondere auf Antworten von Ihnen, Herr Professor: Bitte

erzählen Sie doch, wie die Cochlea-Implantat-Versorgung zu Beginn Ihres beruflichen Weges aussah?
Thomas Lenarz: Anfang der 1980er-Jahre gab es weltweit einige Zentren, die sich damit beschäftigten. Solche CI-Zentren waren kleine Forschungsabteilungen, die Kliniken angeschlossen waren. Die Teams bestanden meist aus einem Ohrchirurgen und einem Ingenieur, also aus zwei Personen, vielleicht auch mal drei. Diese entwickelten – zum Beispiel mit Mitteln eines Universitätsinstituts – eigene Cochlea-Implantat-Systeme und setzten diese bei wenigen Patienten ein. Dann wurden mit den Patienten verschiedene Dinge erprobt und dabei grundlegende Entdeckungen gemacht.

Es war also ein auf die Forschung ausgerichtetes, nicht kommerzielles Vorgehen. Das änderte sich mit dem Implantat der damaligen Firma Nucleus, dem ersten kommerziellen Produkt. 1982 wurde es auf der ADANO-Tagung in Karlsruhe von zwei Herren aus Australien vorgestellt – neben anderen, nicht kommerziellen Ansätzen. Da gab es ja noch die Gruppe aus Wien mit dem Vienna Implant, das Züricher Implantat, Lösungen aus Frankreich und England. Es war eine Pionierzeit. Die Zentren berichteten, was man mit ihren Implantaten hören würde bzw. was die Patienten hörten. Auf der anderen Seite gab es Physiologen, die meinten, das Cochlea-Implantat wird nie funktionieren, das sei gar nicht möglich. Es gab also kontroverse Diskussionen.

Wie waren Ihre ersten Kontakte zu diesen Entwicklungen?
Thomas Lenarz: Ich selbst habe solche Lösungen zu dieser frühen Zeit nicht nur gesehen, sondern sogar mal eingesetzt. Ich arbeitete damals an der Universitätsklinik in Heidelberg. Und mein Chef, Professor Hans-Georg Boenninghaus, beauftragte mich, gemeinsam mit Professor Hoth eine Versorgung mit einem Hortmann-Device vorzunehmen – einem extracochleären Implantat, das es schon lange nicht mehr gibt.

Die weitere Entwicklung wurde durch das Produkt der Firma Nucleus, später dann Cochlear, bestimmt, die mit ihrer Lösung einen neuen Standard setzte. Erstmals gab es ein zuverlässiges System. Es leitete sich von der Herzschrittmachertechnologie her. Die Gehäuse waren dicht und die Elektroden entsprechend gefertigt. Schon das verbesserte die Situation für die Patienten erheblich, auch wenn der Sprachprozessor noch groß war und anfangs ein Bügel getragen werden musste, weil es noch keinen Magneten für die Spule gab.

Es war sozusagen der Beginn einer CI-Versorgung, die sich nicht mehr im Bereich des Experiments bewegte, sondern als Therapieangebot etabliert werden konnte?
Thomas Lenarz: Ja. Und damit stellte sich die Frage der Indikation: Welche Patienten sind dafür geeignet? Geht es um solche, die Geräusche und Sprachanteile noch wahrnehmen, die Vokale und bestimmte Konsonanten noch differenzieren? Oder geht es um solche, die komplett taub sind und nur von den Lippen lesen?

Hier hat Professor Lehnhardt systematisch nach Antworten gesucht. Er hat gesagt, dass Voruntersuchungen nötig sind, Promontorialtests, ein CT als bildgebendes Verfahren … Das MRT gab es ja noch nicht. Mitunter wurden auch Patienten versorgt, von denen man heute wüsste, dass ihre Voraussetzungen eher ungünstig sind – Patienten, die schon lange ertaubt waren, auch einige, die von Geburt an gehörlos waren. Doch dann überzeugten die Erfolge. Es gab Pionierpatienten wie Frau Hermann und Herrn Berghaus, die tatsächlich mehr hörten und eine Art offenes Sprachverstehen erreichten.

Dann stellte sich die Frage, ob man auch Kinder versorgt. Und das hat Lehnhardt in hervorragender Weise gelöst. Auch vor dem Hintergrund, dass es diesbezüglich in Deutschland bereits schlechte Erfahrungen gab, etwa durch Banfai, der einfach operiert hat, obwohl die Ergebnisse schlecht waren. Das hatte zu einer Abwehrhaltung bei den Gehörlosen geführt. Es gab eine richtige Opposition, die in Deutschland zum Glück nie so stark war wie in anderen Ländern.

Abgesehen von der Verwendung eines zuverlässigen Implantats – was waren die entscheidenden Schritte, die Professor Lehnhardt unternahm, um die CI-Versorgung von Kindern zum Erfolg zu führen?

Thomas Lenarz: Sicherlich die Einbindung des Pädagogen Bodo Bertram, der ja aus der DDR gekommen war. Auch die meisten Pädagogen waren dagegen, Kinder implantieren zu lassen. Dennoch gab es Eltern, die ihre Kinder implantieren ließen; oft waren es schon etwas ältere Kinder. Die Eltern brachten sich und ihre Kinder damit in eine Ausnahmesituation. Anfangs war keine Einrichtung auf diese Kinder vorbereitet; es gab keine adäquaten pädagogischen Angebote. Die Eltern mussten alles selbst machen.

Das war die Situation, die zur Gründung des ersten Cochlea-Implantat-Zentrums für Kinder führte. Lehnhardt konnte sich vorstellen, gemeinsam mit Bodo Bertram Kinder zu versorgen. Er hat sie operiert. Herr Bertram hat intensiv mit ihnen geübt. Und es zeigte sich, dass die Kinder tatsächlich Sprache entwickelten: Sie sprachen praktisch normal, mit Dialekt usw.

Wie viele CI-Patienten hatte die MHH, als Sie die Klinik von Ihrem Vorgänger übernahmen?

Thomas Lenarz: Es gab bereits sehr viele. Jährlich kamen 60 hinzu, dann sogar 80. Und das Programm hat sich relativ schnell weiterentwickelt. Das spiegelt schon die Entwicklung der räumlichen Situation beim CIC wider. Wir waren Modelleinrichtung. Kollegen aus aller Welt kamen, um sich bei uns zu informieren. Und Patienten aus aller Welt kamen, um sich implantieren zu lassen. In der Folge hat Hannover seine herausragende Stellung gefestigt und die Zahl der Patienten noch deutlich gesteigert.

Dafür waren auch Widerstände aufseiten der Kostenträger zu überwinden. Anfangs konnten wir zwar ausländische Kinder versorgen, jedoch kaum deutsche. Das habe ich dann der Bild-Zeitung erzählt: »Das Kind von einem Scheich kann ich implantieren, aber ein deutsches Kind …« Es gab einen Aufschrei bei den Kassen, aber es führte letztlich dazu, dass die Zahl der Kinder, die wir versorgen durften, nach oben ging.

Wie sah die weitere Entwicklung der Implantate aus?
Thomas Lenarz: Anfangs gab es wie gesagt nur dieses eine Produkt. Und das war gut, weil es im Gegensatz zu anderen Lösungen zuverlässig funktionierte. Es schaffte die Vertrauensbasis, auf der man die Versorgung der Erwachsenen und auch der Kinder entwickeln konnte.

Später kamen andere Hersteller dazu. Ich selbst hatte vor meinem Wechsel von Tübingen an die MHH einen Forschungsaufenthalt in San Francisco. Dort gab es ebenfalls eine Gruppe, die ihr Implantat zu einem kommerziellen Produkt entwickelte. Das wurde von Alfred E. Mann, einem Entrepreneur in der Medizintechnik, ab 1993 als Advanced Bionics vermarktet. Und MED-EL, das 1990 gegründet wurde, kam ebenfalls noch dazu. Also hatte man jetzt drei Modelle.

Wie sind Sie mit dieser neuen Produktvielfalt umgegangen?
Thomas Lenarz: Ich habe gesagt: »Okay, wir müssen Erfahrungen mit allen Implantaten sammeln. Wenn wir es vertreten können, setzen wir sie auch ein.« So haben wir es dann auch gemacht. Erst gingen wir von einem Produkt auf zwei. Wir konnten somit sehen, welche Vor- und Nachteile jede der Lösungen hat. Es war gut für die Patienten, die nun wählen konnten, und für uns Ärzte, weil wir Verschiedenes ausprobieren konnten. Zugleich hat es die Produktentwicklung stimuliert.

Damals war der Austausch zwischen uns und den Herstellern verhältnismäßig einfach: Wir gaben ihnen Rückmeldung, wenn wir Möglichkeiten zur Verbesserung sahen. Nach drei Monaten kamen die Entwickler, hatten unsere Wünsche umgesetzt und wir konnten damit arbeiten. Auf diese Weise konnten wir in schneller Folge eine ganze Reihe von Spezialimplantaten entwickeln, beispielsweise das Double Array. Später folgten atraumatische Elektroden, die keine Ringe mehr hatten. Es gab Positioner, die mit eingeschoben wurden, um die Elektroden an den Modiolus zu schieben. Es kamen magnetfreie Implantate für Patienten, die aus verschiedenen Gründen keinen Magneten tragen durften. Diese gemeinsame Entwicklungsarbeit ging bis hin zu Hirnstamm- und Mittelhirnimplantaten. Und es entstanden immer mehr Spezialimplantate, mit denen sich spezielle Probleme lösen lassen: ein fehlender Hörnerv, eine zugewachsene Schnecke, Missbildungen ...

Wie haben sich die Kapazitäten der Klinik weiterentwickelt?
Thomas Lenarz: Je mehr Patienten implantiert wurden, umso mehr Nachsorge war erforderlich. Das hieß, mit der Patientenzahl wuchs auch das Team – und damit erst mal die Platznot. Es gab den berühmten dritten Stock, in dem sich alles abspielte. Schreibtische von Doktoren und Ingenieuren standen in den Fluren, gleich gegenüber die Tierversuche von Professor Günter Reuter. Die größte Brain Density per Square Meter, also die größte Gehirndichte, die man sich innerhalb eines Arbeitsraumes vorstellen kann.

Das änderte sich mit der Gründung des Deutschen HörZentrums und dem Umzug in das andere Gebäude. Das hat uns auch deshalb nach vorn gebracht, weil wir nun gemeinsam mit den Herstellern an einem Ort tätig sein konnten und sich medizinische Studien seitdem unter viel besseren Bedingungen durchführen lassen. Dann entstand der Sonderforschungsbereich für medizinische Implantate, der unsere Forschung erheblich erweitert hat. Es ging nun auch um Grundlagenforschung zum Material und zum Design der Elektroden. Später entstand daraus das NIFE, also das Niedersächsische Zentrum für Biomedizintechnik, Implantatforschung und Entwicklung. Und es entstand das Institute of Audioneurotechnology (VIANNA), in dem die Firmen heute mit eigenen Forschungs- und Entwicklungsteams tätig sind, hier auch neue Produkte entwickeln, die wir ausprobieren können. Durch unsere hohen Patientenzahlen sind inzwischen sehr viele klinische Studien entstanden.

Neben der Entwicklung neuer Implantate ist auch die Zuverlässigkeit der bereits implantierten Lösungen wichtig. Hier waren Sie ebenfalls aktiv?

Thomas Lenarz: Das ist richtig. Wir haben auch gesehen, dass Implantate kaputtgehen können. Anfangs kannten wir die Fehlerquote natürlich noch nicht. Doch es war für uns und insbesondere für die Patienten wichtig, dass Transparenz bezüglich der Zuverlässigkeit besteht. Deshalb initiierten wir gemeinsam mit Gerard M. O'Donoghue vom Nottingham University Hospital einen europäischen Konsensus[22], der beschreibt, wie die Hersteller über die Ausfallraten berichten sollen. Professor Battmer hat sich hier große Verdienste erworben; auch durch die Entwicklung verschiedener Testverfahren, mit denen man die Implantate prüfen kann.

Der Konsensus war ein Meilenstein, weil er einen Vergleich der Zuverlässigkeit der Implantate möglich macht. Cochlear hat auch hier sicherlich Maßstäbe gesetzt – sowohl mit den Implantaten als auch mit der Art und Weise, wie bereits vor diesem Konsensus Fehler in Datenbanken erfasst und transparent gemacht wurden.

---

[22] Battmer R.-D., O'Donoghue G. M. and Lenarz T., A Multicenter Study of Device Failure in European Cochlear Implant Centers, EAR & HEARING, April 2007 sowie Battmer R.-D., Linz B. und Lenarz T., A Review of Device Failure in More Than 23 Years of Clinical Experience of a Cochlear Implant Program With More Than 3,400 Implantees, Otology & Neurotology 2009 und Battmer R.-D., Backous D. D., Balkany T. J. u. a., International Classification of Reliability for Implanted Cochlear Implant Receiver Stimulators, Otology & Neurotology, 2010.

Datenbanken sind ein wichtiges Stichwort. Inwieweit wurde die CI-Versorgung der Patienten von Beginn an erfasst?

Thomas Lenarz: Wir verfügen über eine klinikinterne Datenbank, ein sogenanntes CI-Register, dass seit 1984 aufgebaut wurde und in dem alle Patienten enthalten sind. Wir können somit auch jederzeit Langzeitbetrachtungen anstellen. Das gehört zur Verantwortung, die wir gegenüber den Patienten haben – mit Blick auf eventuelle Komplikationen und Ausfälle, aber auch mit Blick auf ihr Hören. Wie verändert sich das in 10, 15 oder 20 Jahren? Das wusste damals ja niemand. Heute haben wir große Teams für klinische und auch für Grundlagenforschung; mit Professor Andrej Kral als Forschungsleiter, Professor Andreas Büchner als technischem Leiter des HörZentrums und Frau Professor Anke Lesinski-Schiedat, die die medizinische Seite abdeckt und einen super Job mit den Patienten macht.

Diese Expertise und die vielen Möglichkeiten zum Forschen verdanken wir dem Zusammenspiel aller. Und wir wurden belohnt durch das Exzellenz-Cluster Hearing4All, das uns gemeinsam mit den Kollegen aus Oldenburg und der Leibniz-Universität Hannover in eine Situation versetzt, die weltweit einmalig ist. An einem Ort wird die gesamte Forschung und Entwicklung zusammengeführt – von der Grundlagenforschung bis zu klinischen Studien.

Kehren wir zurück in die frühen 1990er: Frau Professorin Lesinski-Schiedat, wie sind Sie zum Cochlea-Implantat gekommen?

Anke Lesinski-Schiedat: An die MHH kam ich im Sommer 1993, also nur wenige Monate nach Professor Lenarz. Zuvor hatte ich eine Facharztausbildung in einem Lehrkrankenhaus in Bayern begonnen, mir dann jedoch gesagt: »Das kann irgendwie noch nicht alles sein!« Wobei ich noch keinerlei Spezialisierung im Auge hatte, also nicht etwa nur auf Akustikusneurinom und Cochlea-Implantat fokussiert war. Ich sah das ganze Spektrum der HNO und stellte mir als junge Ärztin die Frage, wo ich in den nächsten 40 Jahren am meisten lernen und den Blick weiten kann.

Das sprach für eine Universitätsklinik. Und dann hörte ich, dass »der Thomas« – wie man mir damals sagte – so ein junger und sehr aktiver »Typ« Ordinarius sei. Das hat sich auch bewahrheitet. Zugleich sah ich, dass man sich in der Universitätsklinik in Hannover unter Professor Lenarz mit einem breiten thematischen Spektrum an HNO-Medizin beschäftigen kann.

Das Hören stand für Sie auch in der MMH anfangs noch nicht im Mittelpunkt?

Anke Lesinski-Schiedat: Sicherlich nicht. Vom Cochlea-Implantat hatte ich zwar gehört. Aber ich fand es nicht so faszinierend. Also mehr so im Sinne von: »Das macht Taube wieder hörend; ja, das ist auch was. Und ein Messer schneidet einen Tumor raus, das ist auch gut.« Das CI war für mich eben eines von vielen therapeutischen Verfahren für unterschiedliche Erkrankungen.

Erst im Kontakt mit Professor Lenarz begriff ich, was das wirklich Spektakuläre an dieser Klinik war: die Geschichte des Ordinarius Lehnhardt, die nun von einem jungen HNO-Arzt fortgeführt wurde. Daraus ergab sich für mich eine Aufgabe, die thematisch einschränkend und zugleich faszinierend war. In Amerika gibt es ja schon lange das Fach Audiology. Die drei Bereiche Hals, Nase und Ohr haben eben auch jedes für sich eine große Faszination – ohne dass man dabei den Blick auf die anderen beiden verlieren muss. Und es gibt eine Baseline, die ich für unseren Bereich wie auch für viele andere Fachbereiche sehe: Man kann bei einer Sache immer nur gut sein, wenn man sich wirklich auf sie konzentriert und sie häufig macht. – Nicht in dem Sinne, dass man alles an sich rafft. Aber man konzentriert sich auf etwas und macht es dadurch automatisch auch mehr. Für mich gipfelte das in einem Satz, den mir Professor Lenarz 1994 sagte: »Frau Lesinski, Sie machen jetzt Ohr!«

Wie sind Sie in diese Spezialisierung gestartet?
Anke Lesinski-Schiedat: Etwa, indem ich die ADANO-Tagung organisieren musste. Dafür hat mich mancher damals belächelt. Aber für mich war diese Aufgabe ein großes Glück, weil ich durch sie all den historischen Größen der Audiologie noch begegnet bin und von ihnen auch sehr viel lernen durfte. Und wir haben anhand des CI-Archivs von Professor Lehnhardt die Basis für unsere Datenbank geschaffen.

Das war der Beginn einer großen Faszination, die ich bis heute habe. Ich bin immer noch fasziniert, wenn ein vierjähriges Kind, das vor dreieinhalb Jahren implantiert wurde, auf mich zukommt und mit mir redet. Und ebenso, wenn eine Mutter kommt, die mit ihren Hörgeräten nie zurechtkam und nun seit zwei Jahren gut mit Cochlea-Implantaten versorgt ist; wenn sie mir sagt, dass ihr Leben nun schöner und leichter ist, und sich fragt, warum sie das nicht eher gemacht hat. – Wobei natürlich auch heute nicht alle Patienten glücklich und zufrieden sind. Das ist es ja, was uns antreibt. Das motiviert auch die jungen Mitarbeiter, die hier im HörZentrum anfangen.

Herr Professor Lenarz, Sie sprachen schon über den interdisziplinären Ansatz, mit dem die CI-Versorgung in Hannover begann. Wie wurde dieser Ansatz fortgeführt?
Thomas Lenarz: Ein wichtiger Punkt war, dass es nicht allein darum geht, dass sowohl der Chirurg als auch der Audiologe und der Pädagoge wichtig sind. Ob bei der Auswahl der Patienten, bei der Therapie oder in der Nachsorge – in Hannover haben alle bei jedem Schritt zusammengearbeitet. Dadurch wurden bestimmte Benchmarks gesetzt, die wir dann weiterentwickelt haben – etwa durch Messungen während der Operation, ebenso bei Anpassung und pädagogischem Konzept. Da wurden Standards gesetzt, die sowohl in Deutschland als auch weltweit von anderen übernommen wurden.

Sicherlich gibt es heute auch andere Versorgungsformen außerhalb einer Einrichtung wie dem CIC. Aber diese Entwicklungen rühren auch daher, dass die Patienten heute oft noch geeigneter sind. Und dass sich die Technologie weiterentwickelt hat und das Hören besser geworden ist. Heute haben wir Möglichkeiten wie Fernkontrolle oder Fernanpassung; Dinge, die wir hier in der MHH ebenfalls mit auf den Weg gebracht haben.

Welche weiteren Punkte sind im interdisziplinären Zusammenspiel entscheidend?

Thomas Lenarz: Ein zweiter Punkt sind die Experten innerhalb des Teams. Der eine kennt sich mit Hirnstammimplantaten aus, der andere mit Kindern oder mit Erwachsenen, wieder ein anderer mit Sprachverarbeitungsstrategien. Durch weitergehende Spezialisierung hat sich auch das Team weiter differenziert. Und die gesamte Expertise ist gewachsen. Dazu gehört gleichfalls, dass wir heute nicht mehr alles in Hannover machen, sondern ein Partnernetzwerk haben. Die Partner übernehmen Aufgaben in der Nachsorge und sie folgen dabei bestimmten Standards – etwa bei der Einstellung oder bei der Auswahl der Tests. Damit ist sichergestellt, dass wir uns hier ebenfalls auf die Daten verlassen können – auch im Interesse der Patienten.

Hinzu kommt, dass wir durch die Spezialisierungen im Team Neuerungen sehr schnell einführen können. Ein Teil unserer Ärzte ist ausschließlich im Ohrenbereich tätig, sie machen entsprechend viele CI-Operationen und verfügen über die nötige Routine, um Neues ausprobieren zu können. Andererseits sind sie oft an der Verbesserung von Produkten beteiligt. Das gilt ebenso für unsere Ingenieure. Und es gilt nicht nur für die OP, sondern auch für Diagnostik, Anpassung und begleitende Reha.

Vermutlich ergibt sich die hohe Spezialisierung einzelner im Team auch aus der großen Zahl der Patienten. Inwieweit hat diese hohe Zahl es ermöglicht, dass sich Hannover ab den 1990er-Jahren immer mehr auch als Forschungsstandort etablierte?

Thomas Lenarz: Eine große Zahl an Patienten gibt immer auch Anlass zu fragen, was sich verbessern lässt. Andererseits führt sie auch zu großem Forschungsinteresse. Wir suchen nach Lösungen – und das nicht nur im OP. Wir probieren zum Beispiel am Felsenbein-Modell, wie sich ein Implantat bei der Elektrodeninsertion verhält. Das ist ein Thema, das wir nach wie vor intensiv gemeinsam mit den Firmen bearbeiten. Ebenso die Sprachverarbeitungsstrategien. Wie kann man Signale für den Hörnerv so aufbereiten, dass das Spracherkennen noch besser wird? Oder nehmen Sie die objektiven Messungen, die es anfangs noch gar nicht gab: Wie können wir Implantate überprüfen? Da wurde erst die Möglichkeit zur Messung von Impedanzen geschaffen, dann die zur Messung des Stapediusreflexes während der Operation. Irgendwann kamen NRT-Messungen (Neurale-Reizantwort-Telemetrie – Anm. d. Red.) , sodass man auch Nervenantworten messen konnte. Heute nutzen wir cochleäres Monitoring (ECochG), um das Restgehör während der Operation zu schützen. Und es geht weiter in Richtung EEG-Ableitung. Dann wird das CI selbst EEGs ableiten, und dann können wir mitverfolgen, wie das Gehörte verarbeitet wird. Das wiederum kann als eine Art Closed-Loop-System genutzt werden. Dann kümmert sich das Implantat anhand objektiver Messungen sozusagen selbst darum, dass die Einstellung für den Patienten in jeder Hörsituation optimal ist.

Letzten Endes führt die große Patientenzahl auch zu enger Interaktion zwischen denjenigen, die die Implantate einsetzen, die ein wissenschaftliches Interesse haben, und denjenigen, die Forschung und Entwicklung in den Firmen betreiben. Diese Interaktion ist ein wesentliches Element für Fortschritt. Und die Firmen sagen: »Zu denen gehen wir. Die haben viele Patienten, und dann bekommen wir auch relativ schnell Ergebnisse. Da können wir auch Studien mit

50 Patienten machen, die woanders wesentlich länger dauern.« Es ist also eine Win-win-Situation.

Wenn es darum geht, die Indikation zu erweitern, müssen zuerst einmal Kostenträger überzeugt werden. Inwieweit hat Hannover eine Rolle gespielt, wenn es darum ging, Grenzen der Indikation zu verschieben? Und wie kommt es überhaupt zu neuen Indikationen?
Anke Lesinski-Schiedat: Motor jeder Indikation ist die Frage: Was kann man besser machen? Das heißt, eigentlich ist der Patient die treibende Kraft. Charakteristisch ist, dass gut informierte Patienten – Erwachsene oder auch Eltern von Kindern – kommen und sagen: »Ich habe gehört, da gibt es was. Hilft mir das auch?« Bei uns sind das sehr oft Patienten, die außerhalb der üblichen Indikation liegen und bei denen wir uns dann sagen: »Eigentlich hat er recht. Könnten wir das nicht? Haben wir da eine Idee? Und so weiter.«

Hinzu kommt die eigene Erfahrung mit dem, was wir gestern getan und erlebt haben und was uns eventuell nicht zufriedenstellte, weil es hinter unseren Erwartungen blieb. Das heißt, es geht um eigene Erfahrung und um die Patienten. Und es klingt jetzt vielleicht etwas nach Beweihräucherung von Hannover, aber ich glaube, es gibt tatsächlich nur sehr wenige Kliniken, die wie wir ehrlich, neugierig und – im positiven Sinne – ehrgeizig versuchen, ihre vielen Erfahrungen systematisch für weitere Entwicklungen zu nutzen. Es gibt nämlich keine Entwicklung, wenn ich zwar 100 CI implantiere, diese Erfahrungen jedoch nicht sammle. Genau dieses Sammeln hat Hannover mit großer Konsequenz getan. Denn im Grunde wissen wir bis heute nicht, was das Cochlea-Implantat wirklich ist.

Warum das nicht?
Anke Lesinski-Schiedat: Weil wir noch gar keine Generation mit Cochlea-Implantat über ihr gesamtes Leben mitverfolgen konnten. Es ist vieles auch heute noch nicht klar. Andererseits gibt es Ärzte,

die bei uns gelernt haben, und dann lieber in die Stadt X oder Y wechseln, damit dort auch begonnen wird, Cochlea-Implantate zu operieren. Sie verkennen dabei jedoch drei Dinge. Zum einen, dass Patienten bestmöglich versorgt werden sollten und dass ein guter Arzt allein dafür nicht ausreicht. Zum anderen verhindern sie, dass Erfahrungen mit Patienten in die Entwicklung einfließen können. Und zum Dritten verhindern sie auch, dass derjenige, der die Erfahrungen sammelt, noch Zugang zu diesen Patienten hat.

Ich bin der festen Überzeugung, dass es ein großer Vorteil von Hannover und auch von Freiburg ist, dass die Erfahrungen jedes einzelnen Patienten dokumentiert werden, um sie für nachfolgende Patienten zu nutzen. Aus meiner Sicht hat das entscheidend zur Indikationserweiterung und zur Produktentwicklung beigetragen. Deshalb ist Hannover ein Ausgangspunkt für neue Indikationen weltweit. Ob das die Prozessoren betrifft oder die Frage, welche Patienten – vom Baby bis zum Senior – implantiert werden. Ebenso bei der Elektrodenentwicklung, bei der operativen Entwicklung oder beim Erkennen von Komplikationen.

Ich glaube, es gibt niemanden sonst, der seine Patienten derart akribisch sozusagen zwingt, immer wieder eigene Erfahrungen beizutragen und zu sagen, was gut oder schlecht ist. Auch das ist sehr wichtig: Nicht nur zu sagen, was schlecht war, sondern auch die Erfolge festzuhalten.

Thomas Lenarz: Eine Erweiterung in der Chirurgie, an der wir maßgeblich mitentwickelt haben, war beispielsweise die Versorgung mit kurzen Elektroden, mit denen die Strukturen der Cochlea möglichst erhalten bleiben – etwa auch bei Kindern, damit man nichts zerstört, was vielleicht für zukünftige Therapieformen gebraucht wird. Auch da haben wir eine Studie gemacht.

Und es gibt zahlreiche andere Beispiele: das erwähnte Double Array, Hirnstamm- und Mittelhirnimplantate, die Kombination von elektrischer und akustischer Stimulation. Alles Dinge, die wir schrittweise und basierend auf unseren klinischen Erfahrungen sowie den gewonnenen Daten weiterentwickelt haben, immer mit dem nötigen Verantwortungsbewusstsein. Verantwortung für die Patienten bedeutet immer, dass man nicht irgendwas ausprobiert. Sondern dass es Hand und Fuß hat, also datenbasiert und wissenschaftlich ist.

Geht es um die Zahl der CI-Träger in Deutschland, liest man seit mindestens zehn Jahren, es seien etwa 50.000. Andererseits heißt es, jährlich kämen 4.000 CI-Träger dazu. Sind diese Ungenauigkeiten damit zu erklären, dass es zwar bei Ihnen ein CI-Register gibt, aber kein bundesweites CI-Register?
Anke Lesinski-Schiedat: Ja, genau. Viele implantieren und sagen es nicht. Und den Patienten gegenüber verweisen sie auf ihre Erfahrungen; deshalb kommen die Patienten auch zu ihnen. Man könnte ja auch sagen: »Okay, wir füttern unsere gemeinsame Erfahrungsbank.« Aber so ist es leider nicht. Und ich finde das den Patienten gegenüber nicht richtig und ungerecht. Es wird Qualität behauptet, die nicht existiert, weil sie nicht erfahrungsbasiert ist.

In den 1980ern wurde sehr viel Know-how zur Cochlea-Implantation von Hannover an andere Standorte transferiert. Gab es das in den 1990ern auch noch? Oder gab es eher schon den Vorsatz, die Strukturen der Versorgung nicht ausufern zu lassen?
Thomas Lenarz: Der Wissenstransfer setzt sich bis heute fort. Zum einen haben wir viele Leute ausgebildet, die dann woandershin gegangen sind – innerhalb Deutschlands oder in andere Länder. Zudem kommen auch weiterhin Gäste zu uns. Anfang der 1990er gab es immer noch richtige Cochlea-Implantat-OP-Kurse. Daraus wurde dann das »Otology Update«, bei dem wir Besuchern das Spektrum unserer Operationen vorstellen. Wir zeigen, wie wir es machen, und lassen sie machen. Das ist bis heute geblieben.

Natürlich gibt es mittlerweile auch in anderen Ländern viel mehr Zentren, die gut sind und Benchmarks setzen. Aber ich kann mich noch gut daran erinnern, dass die Niederländer zu uns kamen. Sie hatten anfangs nur zwei Zentren in Nijmegen und Utrecht, hatten auch noch keine Kinder operiert und wollten sich das alles bei uns angucken. Dänemark und Norwegen ebenso. Es ist heute insofern anders, dass es in den Ländern selbst nationale Zentren gibt. Aber es kommen nach wie vor viele Kollegen, um sich bei uns neue Dinge anzusehen. Der Transfer geht also weiter. Und das zeigt ja auch, dass man ein Maßstab ist.

Anke Lesinski-Schiedat: Ich muss ehrlich sagen, dass ich da schon in den 1990ern anderer Meinung war als Professor Lenarz. Ich kann mich noch an eine Kooperation erinnern, bei der ich ihn kritisch begleitet habe. Ich weiß nicht, ob ich da schon Oberärztin war; auf jeden Fall war ich längst nicht so erfahren wie er. Er hat im Rahmen dieser Kooperation an einer anderen deutschen Klinik ausgebildet. Ich hingegen meinte, dass wir aus dieser Region zukünftig keine Patienten mehr bekommen werden, weil diejenigen, die er geschult hat, dortbleiben werden. Genau so kam es auch.

Ich denke, die Ärzte in Deutschland – und damit meine ich alle, auch uns – haben ein generelles Problem: Hinsichtlich unserer eigenen medizinischen Qualität fehlt es uns an einer kritischen Kultur. Aus meiner Sicht hat das etwas damit zu tun, dass wir dank der gesetzlichen Krankenkassen Medizin konsumieren dürfen. Das ist in anderen Ländern nicht so. Ich glaube, dass wir eine andere Kultur bzw. ein selbstkritischeres Verhältnis zur eigenen Arbeit brauchen. Ich verstehe, dass Professor Lenarz in seiner Position anders agiert und bei solchen Anfragen nicht Nein sagt. Doch in meiner Position in der zweiten Reihe finde ich, dass man die fehlende Selbstkritik von uns Ärzten respektvoll, aber doch klar ansprechen muss. Und ich halte es für ein wirkliches Desaster, dass wir in Deutschland so viele CI-Standorte haben.

Aktuell sollen es bundesweit mehr als 120 sein. Was halten Sie davon, Herr Professor Lenarz?
Thomas Lenarz: Das ist sicherlich nicht gut. Wir haben zwar nach wie vor eine Unterversorgung. Noch immer werden in Deutschland nur etwa fünf Prozent der Menschen versorgt, die von einer guten CI-Versorgung profitieren könnten. Aber eine solche gute Versorgung ist nur möglich, wenn die Klinik eine Mindestmenge an Patienten hat. Andernfalls entwickelt man keine Routine. Und man kann nicht die erforderliche Infrastruktur vorhalten, weder personell noch operativ noch sonst wie.

Eine Cochlea-Implantation ist ein typischer Eingriff für eine Mindestmenge. Für so einen Eingriff lassen sich klare Standards definieren – auch mit Blick auf die erforderliche Patientenzahl. Die lässt sich ganz einfach ausrechnen: Wenn ich pro Woche ein CI implantiere, dann sind das bei einem Operateur 50 pro Jahr. Und wenn es zwei Operateure gibt, dann macht das 100. Alles, was unter dieser Grenze liegt, kann unter Umständen schon problematisch werden. Denn es kommen eben auch die Spezialfälle – das Kind mit Missbildungen, die Obliteration. Und was mache ich dann, wenn ich keinerlei Erfahrungen habe? Wir könnten Bücher über Fälle schreiben, bei denen wir hier in Hannover die Fehler von Kollegen korrigiert haben. Und man muss es klar sagen: Nicht immer ist es dann noch möglich, ein optimales Ergebnis zu erreichen. Wenn es erst mal versaut ist, ist es versaut.

Lassen Sie uns bitte nochmals zu den Anfängen der CI-Versorgung wechseln: In den 1980er-Jahren gab es starke Ressentiments gegenüber dem Cochlea-Implantat, und zwar sowohl vonseiten der Gehörlosen als auch von Ärzten und Pädagogen. Inwieweit gab es das in den 1990ern auch noch?
Thomas Lenarz: Es stimmt, anfangs gab es starke Angriffe gegen das Team in Hannover, und zwar von allen genannten Seiten. Ich habe das damals miterlebt. Aber das legte sich, als die Erfolge sichtbar wurden, und insbesondere, als die Patienten bzw. deren Eltern

in den Ring stiegen. Die haben dann erklärt: »Was da erzählt wird, stimmt nicht. Wir haben unser Kind implantieren lassen. Und jetzt kann es eine normale Schule besuchen.«

In Deutschland gab es sicherlich einen Vorteil. Es gab hier nie die starke Gehörlosenkultur, die es in vielen anderen Ländern gibt. Das hat historische Ursachen.

Sie sehen hier einen Zusammenhang zu den unterschiedlichen Konzepten, die Abbé de L'Epée und Samuel Heinicke im 18. Jahrhundert einführten?

Thomas Lenarz: Durchaus. In der Hörgeschädigtenpädagogik gab es die Dichotomie zwischen dem französischen und dem deutschen Weg. Frankreich setzte traditionell stark auf Gebärdensprache. Während man in Deutschland auf das Konzept von Samuel Heinicke setzte – also lautsprachlich orientiert. In den Ländern, die traditionell vom französischen Weg geprägt sind, waren die Widerstände gegen das CI deutlich größer als dort, wo traditionell die lautsprachliche Ausrichtung vorherrschte. Aber Widerstände gab es natürlich auch bei uns. Sie betrafen meinen Vorgänger noch mehr als mich. Aber es gab Presse- und Fernsehbeiträge. Und Bodo Bertram und ich sind mitunter beschimpft und regelrecht bedroht worden.

Irgendwann hatte sich das weitgehend von selbst erledigt. Trotzdem bleibt es auch diesbezüglich wichtig, dass man eine kritische Indikationsstellung beibehält und nicht wahllos CI implantiert. Wenn man nicht die erwarteten Ergebnisse erzielt, weil man grundlegende Dinge nicht beachtet, gibt es immer die Gefahr, dass dadurch die ganze Therapie in Misskredit gerät. So etwas gibt immer den Kritikern recht.

Haben Sie auch mal erwachsene Gehörlose implantiert, wenn diese das unbedingt wollten?

Thomas Lenarz: Auch das haben wir mal gemacht. Wobei immer die Frage ist, ob sie wirklich komplett gehörlos sind. Haben sie nie gehört, nie Hörgeräte und nie Lautsprache genutzt, immer nur die Gebärdensprache? Oder konnten sie minimale Hörreste nutzen? Das macht einen großen Unterschied.

In sehr geringen Zahlen haben wir solche Versorgungen vorgenommen. Meist, weil sich der Patient in einer besonderen Situation befand, in der das Hören – also nicht das Sprachverstehen – für ihn wichtig war. Aber gepusht haben wir solche Versorgungen nie. Das wäre auch nicht gerechtfertigt.

Anke Lesinski-Schiedat: Die damaligen Ressentiments der Gehörlosen gegenüber dem CI hatten auch mit einer falschen Erwartungshaltung zu tun. In den 1980er-Jahren war ihre Erwartungshaltung ganz oben und die Realität ganz unten. Die Gehörlosen, die heute zu uns kommen, die selbst kein auditives Sprachverstehen haben, aber vielleicht hörende Kinder mit CI haben, die kommen mit ganz anderen Erwartungen. Sie erwarten nicht, einen Radiosprecher verfolgen zu können, sie erwarten überhaupt kein Sprachverstehen. Aber sie wollen das Babyphone hören. Wer diese Erwartung hat, wird auch nicht enttäuscht. Damals hingegen führte die Kluft zwischen Erwartung und Realität dazu, dass sich die Kritiker bestätigt sahen: »Siehst du, habe ich doch gleich gesagt.« Und die Emotionen auf beiden Seiten verhinderten, dass man in aller Ruhe geredet und Erfahrungen ausgetauscht hat.

Sie geben mir das Stichwort: Der Hannoversche CI-Kongress ist seit vielen Jahren eine wichtige Plattform für den Austausch – für alle an der Versorgung beteiligten Berufe, ebenso für

Patienten und interessierte Öffentlichkeit. Wie kam es zum Kongress und wie haben Sie ihn weiterentwickelt?

Thomas Lenarz: Als ich in Hannover anfing, haben wir relativ früh begonnen, Veranstaltungen zu organisieren, auf denen wir vorstellten, was wir tun. Zuerst ging es nur darum, möglichst viele Leute zu informieren. Doch mit der Zeit entwickelte sich dieses Forum. Wir haben dann bewusst auch Externe eingeladen und uns gesagt: »Wir stellen uns nicht nur der Diskussion mit den Patienten, sondern auch der mit anderen Experten.« Dazu gehörte es, kritisch zu diskutieren. Auch das war sicherlich ein Grund, warum der Kongress zu dem Forum wurde, das er heute ist. Dass Ingenieure und Audiologen, Ärzte, Pädagogen und Patienten gemeinsam die neuen Entwicklungen besprechen. Wir zeigen, was wir neu gemacht haben. Und wir diskutieren auch, ob Entwicklungen in die richtige Richtung gehen, und sehen, wie die Akzeptanz ist. Da ging es zum Beispiel um das Thema Telemedizin. Für viele ältere Patienten ein Unding. Die sagen: »Wenn ich was mit meinem Implantat hatte, bin ich immer nach Hannover gefahren. Und jetzt soll ich das plötzlich aus der Ferne machen?« Bei dieser Diskussion zeigte sich, dass die verschiedenen Generationen von CI-Trägern tatsächlich unterschiedliche Ansprüche und vielleicht auch Erwartungen haben.

Die Firmen waren natürlich auch von Beginn an bei den Kongressen dabei. Das gab uns die Möglichkeit, die neuesten Entwicklungen der Hersteller dort gleichfalls zu präsentieren – und dazu die entsprechenden Daten, die wir und andere erhoben hatten. Es gehört zur Transparenz, dass man über die Dinge spricht, das Positive und auch eventuelle Komplikationen benennt. Das ermöglicht der Kongress. Ebenso ermöglichen das unsere Jahresberichte, die online abrufbar sind. In denen steht, wie viele Stück von welchem Hersteller wir implantiert haben usw. Wie Frau Lesinski-Schiedat schon sagte, wir möchten, dass sich die Patienten und auch andere ein realistisches Bild machen können.

Anke Lesinski-Schiedat: Eine Besonderheit des Kongresses ist aus meiner Sicht auch, dass wir immer thematische Schwerpunkte setzen – und damit auch einen Benchmark. Das heißt, auch hier konzentrieren wir uns wieder. Wir berichten über unsere Erfahrungen. Gleichzeitig versuchen wir, ein Tor aufzureißen. Und wir haben immer darauf geachtet, dass alle vier Seiten beteiligt sind: Patienten und Ärzte, Audiologen und Pädagogen; und dass auch die Firmen respektiert und inkludiert sind. Alle gleichberechtigt an einem Tisch, und alle profitieren voneinander. Das ist die Besonderheit. Das zeigen auch die Rückmeldungen, die wir bekommen.

Eine wichtige Plattform für die Patienten ist insbesondere auch die Selbsthilfe. Professor Lehnhardt hatte in den 1980ern die Gründung der Deutschen Cochlea Implantat Gesellschaft (DCIG) initiiert. Jahre später kam es auch noch zur Gründung der Hannoverschen Cochlea-Implantat-Gesellschaft (HCIG). Kennen Sie die Hintergründe?

Thomas Lenarz: Genau weiß ich es auch nicht. Auf jeden Fall sind die Patienten unsere wichtigsten Partner. Ich würde sagen, sie sind unsere kritischen wohlgesonnenen Partner. Und sie brauchen ihre eigenen Vereinigungen, in denen sie Themen bearbeiten, die wir Profis gar nicht bearbeiten könnten. Das war der Grund, warum damals die DCIG hier in Hannover als Interessenvertretung gegründet wurde. Irgendwann gab es dann vonseiten der Patienten den starken Wunsch, auch noch eine Struktur zu haben, zu deren Identität die Anbindung an Hannover gehört. Das führte zur Entstehung der Hannoverschen Cochlea-Implantat-Gesellschaft (HCIG), für deren Gründung damals insbesondere Herr Berghaus maßgeblich war. Ich denke, heute haben beide Organisationen ihre Berechtigung. Auch wir bekommen hier sicherlich wertvollen Input.

Noch eine Frage an Frau Professorin Lesinski-Schiedat: Vorhin wurde bereits Ihr Partnernetzwerk erwähnt. Hier arbeiten Sie mit zahlreichen Hörakustikern zusammen, die eine

wohnortnahe CI-Nachsorge absichern. Wie hat sich diese Zusammenarbeit entwickelt?
Anke Lesinski-Schiedat: Da ging es anfangs um das Verhältnis von Cochlea-Implantat und Hörgerät. Lange Zeit bestand die Auffassung, dass Patienten mit Cochlea-Implantat nicht zugleich auf dem anderen Ohr ein Hörgerät tragen sollten. Warum das so sein muss, habe ich nie verstanden. Folge dieser Auffassung war jedoch auch, dass der Hörakustiker ab dem Zeitpunkt einer CI-Versorgung für diesen Patienten nicht mehr zuständig war. Er hatte diesen Patienten bzw. seinen Kunden sozusagen an uns verloren.

Ich weiß noch, wie ich Ende der 1990er mit einer unserer Pädagoginnen, die zuvor Hörakustiker gelernt hatte, darüber sprach. Wir hatten nämlich den einen oder anderen Patienten, der doch beides nutzte. Und wir stellten fest, dass das ab einer bestimmten Hörschwelle durchaus Vorteile bringt. Dann stellten wir auch noch fest, dass wir implantieren können, ohne dabei das Restgehör zu zerstören. Es stellte sich also die Frage, ob wir diese Patienten nicht gemeinsam mit den Hörakustikern versorgen könnten.

Sie sind dann auf die Akustiker zugegangen?
Anke Lesinski-Schiedat: Zuerst einmal mussten wir – ganz ähnlich wie bei den Gehörlosen – Vertrauen aufbauen. Die Hörakustiker mussten verstehen, dass es uns nicht darum geht, ihnen was wegzunehmen. Gelungen ist uns das einerseits durch unsere Neugier, und zum anderen durch unseren ersten, sehr guten Kooperationspartner, die Firma Bruckhoff. Von Heiner und Kerstin Bruckhoff habe ich damals extrem viel gelernt, auch über Pädakustik und den Umgang mit hörgeschädigten Kindern. Und ich habe das Hörakustikerhandwerk ein bisschen verstanden.

Durch diesen persönlichen Kontakt und durch Neugier entwickelte sich Vertrauen. Inzwischen sind wir regelmäßig Gäste beim Kongress der Europäischen Union der Hörakustiker (EUHA), und wir dürfen uns dort auch einbringen. Gemeinsam mit Frau Keil-Becker, der EUHA-Vizepräsidentin, biete ich dort seit mehreren Jahren CI-Workshops an.

Wie arbeiten Sie heute mit Ihren Hörakustikpartnern zusammen?

Anke Lesinski-Schiedat: Durch den Kontakt und die Einblicke kam mir die Idee, dass es bei dieser Zusammenarbeit – im positiven Sinne – eine Hierarchie geben muss. Das heißt, zuerst einmal sollten alle Hörakustiker ein Verständnis dafür haben, welche Hörsysteme es gibt – also sowohl konventionelle als auch operative Systeme. Das ist sozusagen die unterste Stufe der Hierarchie. Und auf der zweiten Stufe gibt es Hörakustiker, die zusätzlich das nötige Wissen haben, um zum Beispiel ein Kabel an einem CI-System zu tauschen oder einen Sprachprozessor zu verkaufen; sie bieten grundlegenden Service und können die Patienten auch noch besser beraten. Und Stufe drei sind die Spitzenhörakustiker, die auch eine CI-Einstellung machen können, weil sie sich dafür regelmäßig schulen. Das heißt, bei ihnen ist das breite Wissen. Aber auch bei ihnen ist eine Mindestmenge an Patienten wichtig. Außerdem sollten auch die Akustiker untereinander darauf vertrauen können, dass keiner dem anderen etwas wegnimmt.

Die Art und Weise, wie wir zusammenarbeiten, haben wir gemeinsam mit den Hörakustikern entwickelt. Das zeigt auch, wie eng die verschiedenen Hörversorgungen mittlerweile verzahnt sind, weil es einfach Sinn macht. Und es macht mir großen Spaß. Die Patienten profitieren davon. Und für uns als Klinik ist wichtig, dass die Patienten auch in ihrer Heimat versorgt werden können. Dafür nutzen wir Telemedizin, was wir schon lange vor Corona etabliert hatten – in einer Form, die auch bei Senioren funktioniert. Und wir erklären es den Patienten bereits, bevor sie zu uns kommen. Auch sie sollen vertrauen – und zwar nicht nur unserer medizinischen Versorgung, sondern auch unserem Konzept der Nachsorge.

Professor Lenarz: Ich stimme dem völlig zu. Wichtig ist, dass wir die Hörakustiker dazu befähigen, ihren Part im Prozess der CI-Versorgung zu übernehmen. So kommen wir auch weg von dieser Vorstellung »entweder – oder« und von Aussagen wie: »Wir haben gar keine Leute mit Indikation für ein CI.« Denn das stimmt ja nicht. Jährlich werden Zehntausende Patienten mit Hörverlust nach der Definition WHO4 mit Hörgeräten versorgt. Im Prinzip besteht bei all diesen Menschen die Indikation für das Cochlea-Implantat. Das heißt, sie wären nach heutigem Stand damit besser versorgt. Sie dahin zu bringen, können wir nur gemeinsam mit den Hörakustikern erreichen. Dafür brauchen wir diese Partnerschaft. Von der müssen alle drei Seiten – der Patient, wir als Klinik und ebenso der Hörakustiker – profitieren. Das zu erreichen ist nicht einfach. Aber wir müssen es schaffen, weil das für viele Patienten eine erhebliche Verbesserung ihrer Kommunikationsfähigkeit und ihrer Lebensqualität bedeutet.

Schätzungen gehen davon aus, dass es in Deutschland noch erheblich mehr Menschen mit Cochlea-Implantat geben würde, wenn der Großteil derjenigen mit CI-Indikation auch versorgt würde. Die Rede ist von einer Million und mehr. Ist diese Zahl realistisch?

Professor Lenarz: Durchaus. Dafür müssen wir nur die Zahl der Hörgeräte nach WHO4 nehmen, die hierzulande jährlich abgegeben werden. Das sind derzeit etwa 70.000. Das sind alles Patienten, die bereits die Indikationskriterien aus dem Jahr 2000 erfüllen; mittlerweile haben sich diese Kriterien sogar noch weiter nach unten verschoben. Es geht um Menschen, die ihre Hörsituation mit Hörgeräten nicht mehr verbessern können, weil einfach nichts mehr da ist, was diese Geräte noch verstärken könnten. Auch wenn man ihnen 120 Dezibel aufs Ohr gibt, hilft es ihnen nicht mehr. Also müssen wir sehen, wie wir es ändern. Und das geht nur gemeinsam.

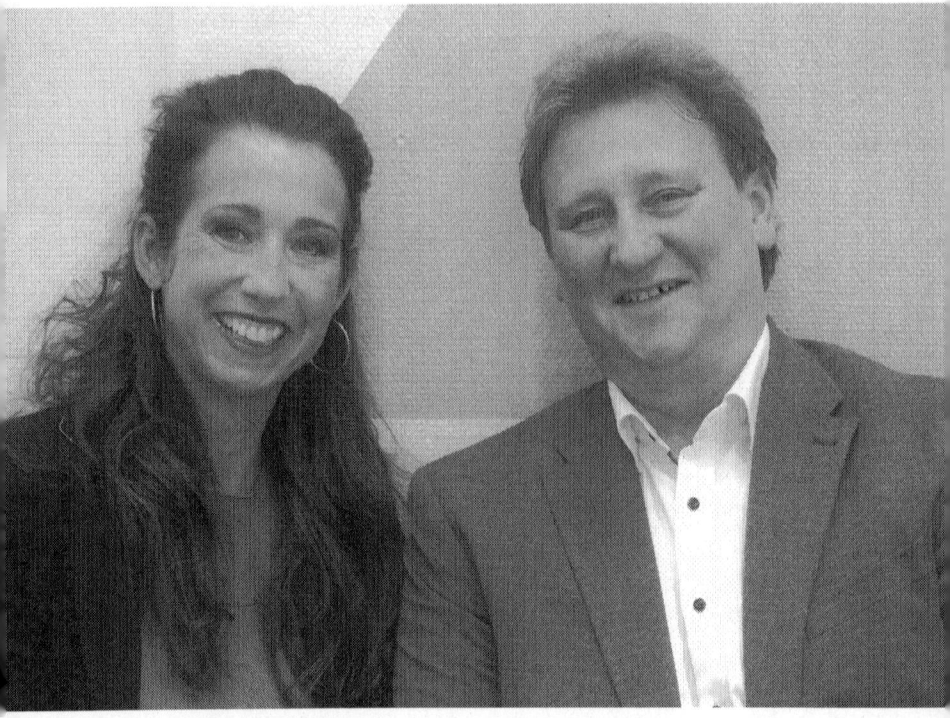

Foto: Becker Hörakustik

»Wir wollten nicht mehr an den Punkt kommen, an dem wir nicht mehr helfen können«

Im Gespräch mit Eva Keil-Becker und Stefan Saul

In den Anfangsjahren der CI-Therapie standen Hörgerät und Cochlea-Implantat (CI) für geradezu gegensätzliche Formen der Hörtherapie. Wer ein CI bekam, nutzte kein Hörgerät – auch nicht auf dem anderen Ohr. Für die Betreuung waren nach der CI-Operation nicht mehr Hörgeräteakustiker zuständig, sondern Arzt und Audiologe in der Klinik. Nur eine kleine Zahl engagierter und innovativer Hörakustikunternehmen sah das Potenzial der neuartigen Therapie und begann, sich auch in diesem Bereich zu engagieren. Ein Weg, der nicht nur Ideenreichtum und Leidenschaft verlangte, sondern auch einen langen Atem beim Überwinden von Hindernissen und Vorurteilen. Mehr erfuhr ich von Hörakustikmeisterin Eva Keil-Becker und Hörakustikmeister Stefan Saul von der BECKER Hörakustik in Koblenz.

Frau Keil-Becker, Herr Saul, die BECKER Hörakustik ist eines von sehr wenigen Hörakustik-Unternehmen, die bereits in den frühen 90er-Jahren das Thema Cochlea-Implantate für sich entdeckten; und Sie sind heute mehr denn je auch in diesem Bereich aktiv. Wie begann dieses Engagement?

Eva Keil-Becker: Entscheidend war wohl, dass es bei uns im Unternehmen schon damals keinerlei Denkverbote gab. Für unser Handwerk war das CI vor 30 Jahren absolutes Neuland. Initiator für die Beschäftigung mit diesem Thema war Stefan Saul, unser Hörakustikmeister in Neuwied.

Stefan Saul: Als Hörakustiker war es schon viele Jahre meine Aufgabe, die Schülerinnen und Schüler der Landesschule für Gehörlose und Schwerhörige (LGS) zu betreuen. Ich habe Hörgeräte angepasst und gegebenenfalls repariert, damit die Kinder bestmöglich versorgt sind. Das lag mir schon damals am Herzen. Und umso schrecklicher fand ich es, wenn ich erleben musste, dass ich diesen Kindern nicht mehr helfen konnte. Ich nahm die stärkste Technik, fertigte Ohrpassstücke mit superlangen Gehörgangszapfen … Es half nicht mehr. Doch dann gab es erste Kinder mit dem Nucleus-Cochlea-Implantat in Neuwied. Das muss so 1989/90 gewesen sein. So fing es an.

Zu dieser Zeit gab es in Fachkreisen – etwa auch unter den Pädagogen – erhebliche Vorbehalte gegen das CI. Wie haben Sie die neue Technologie damals erlebt?
Stefan Saul: Diese Vorbehalte haben wir natürlich auch wahrgenommen. Und als wir mit Cochlea-Implantaten begannen, fanden das viele total abgedreht. – »Was macht Ihr denn da für komische Sachen? Das setzt sich doch sowieso nicht durch und ist irgendwann wieder weg.« – Aber ich fand das Thema spannend und offen gesagt unglaublich berührend. Ich dachte: »Mensch, da gibt es jetzt etwas, was nach dem Hörgerät kommt! Und was diese Kinder akustisch wieder zurückholt!« In der Pädaudiologie der LGS in Neuwied war ich vor dieser Zeit als Zivildienstleistender regelmäßig im Einsatz. Da nutzten wir noch den Phonator.

Was war das?
Stefan Saul: Ein Gerät der Firma Siemens, das man am Arm des Kindes befestigte und das Schall in Vibrationen umwandelte. Mit diesem Gerät hatten wir damals noch Lautsprachübungen gemacht. Und dann kamen plötzlich die Implantate. Das war unglaublich. Auf einmal war es doch möglich, das Gehör dieser Kinder weiter zu fördern.

1991 konnten wir dann mit dem Ersatzteilservice beginnen. Die meisten der Kinder waren natürlich in Hannover operiert worden, weil die Klinik ja federführend war. Das hieß jedoch, schon wenn ein Kabel kaputtging, mussten die Kinder zurück nach Hannover, denn wir konnten ihnen nicht helfen. Also suchten wir den Kontakt zu den Firmen – zu Cochlear und zu MED-EL.

Eva Keil-Becker: Wir kontaktierten Cochlear in Hannover und die Geschäftsführung Basel und sie stellten uns verschiedene Dinge zur Verfügung, Mikrofonkabel usw. Die Patienten bekamen von Cochlear gesagt: »Wenn ihr die und die Probleme habt, dann spart euch die 300 Kilometer Fahrt und geht zu Becker.« Bei Cochlear waren sie froh, dass sie jemanden in unserer Ecke hatten. Vermutlich hat dabei eine Rolle gespielt, dass ein guter Service bei Kindern besonders wichtig ist. Gerade bei den Kindern gab es in den Anfangsjahren häufiger Reparaturen. Sie haben sich bewegt, sind nur mal unglücklich hängen geblieben oder irgendwo gegengestoßen, und plötzlich hörten sie nichts mehr.

Ergebnis unserer CI-Betreuung war auch, dass wir immer noch mehr übernehmen wollten. Also nicht nur defekte Kabel wechseln, sondern die Träger von Cochlea-Implantaten so weit wie möglich ganzheitlich betreuen. Wir wollten zum Beispiel auch Tests mit den Sprachprozessoren durchführen können, um Störungen schnell zu erkennen. Und vor allem wollten wir fundiertes Wissen. Das bekam man nämlich nicht so leicht. Wir haben nicht lockergelassen und sind von Pontius zu Pilatus. Mittlerweile waren auch andere in unserem Team mit dem CI-Thema infiziert. Wir erlebten ja schließlich mit, wie weit die Kinder mit ihren Implantaten kamen – mit dem Nucleus-22-Implantat und dann auch mit dem Combi 40 von MED-EL.

Cochlear und MED-EL waren die beiden Hersteller, deren Implantate an der Schule vertreten waren?

Stefan Saul: Anfangs war das so.

Eva Keil-Becker: Unsere Aufgeschlossenheit und unser Engagement waren wohl die Gründe, dass die Hersteller uns gegenüber offener wurden. Die merkten, dass es uns ernst war. Dass wir Arbeit und Zeit investieren wollten. So kamen wir immer tiefer in die CI-Szene rein.

Stefan Saul: Es bewegte sich oft sehr langsam, doch wir kamen vorwärts. Ein paar Jahre später ging es um das Programmieren der Sprachprozessoren. Zuerst war das nicht so gewünscht. Wir hatten jedoch viele Kinder, deren Prozessoren immer mal Störungen hatten. Dann bekamen wir eines Tages Besuch vom Geschäftsführer von MED-EL, der uns nicht nur vier, fünf Leihprozessoren überreichte, sondern auch ein Gerät, das nur ganz wenige bekamen. In dieses Gerät steckte man die defekten Taschenprozessoren ein. Dann konnte man deren Map auf einen Zwischenspeicher kopieren, um sie anschließend ins Leihgerät zu geben. Das war ein unheimlicher Fortschritt. Wir konnten den Kindern helfen, und MED-EL war auf der sicheren Seite, weil wir die Map zwar übertragen, jedoch noch nicht in die Programmierung eingreifen konnten.

Wir sind immer wieder auf die CI-Hersteller zugegangen. Ich stand damals sogar mal im Briefkontakt mit Frau Professor Hochmair, der Mitgründerin von MED-EL. In der Berufsbildenden Schule in Neuwied betreuten wir einen jungen Patienten aus Österreich, der das erste einkanalige Implantat aus Wien trug, mit einem Hinter-dem-Ohr-Sprachprozessor COM3 mit Viennatone-Gehäuse. Das war eine Lösung, die das Ehepaar Hochmair schon Jahre vor der Gründung von MED-EL entwickelt hatte. Der junge Mann kam zu uns, weil sein Gerät kaputt war. Es ging immer wieder um Vertrauen. Später haben die Hersteller auch Anregungen von uns aufgegriffen. Eine Anregung war, dass das CI-System die Verstärkung beim Aufsetzen leicht verzögert und innerhalb weniger Sekunden »hochfährt«. Früher bekam man nämlich gleich die volle Leistung. Die Leute erwachten morgens, hatten die ganze Nacht nichts gehört und dann gleich alles auf einen Schlag. Wir wussten, dass das bei akustischen

Hörgeräten viel komfortabler geht. Warum sollte es beim CI anders sein?

Wie bereits angesprochen, haben viele Pädagogen an den Gehörlosenschulen das CI anfangs nicht gerade mit Wohlwollen aufgenommen. Wie haben Sie solche Vorbehalte erlebt?
Stefan Saul: Es gab ein paar Lehrer in der Schule, die klare Befürworter waren und die Entwicklung, die die CI-Kinder nahmen, auch anerkannten. Ich erinnere mich aber auch an eine Lehrerin, die mir immer wieder erklärt hat: »Das taugt nichts.« Später sagte sie, sie hätte sich geirrt.

Die Diskussionen in den Schulen waren damals kontrovers. Man muss jedoch auch berücksichtigen, dass das CI die Gehörlosenpädagogik tatsächlich völlig umgeschrieben hat. Davor gab es lautsprachliche Bildung – mit dem Phonator und all diesen Hilfsmitteln. Die Kinder hatten Spiegel und übten Mundbild. Sie saßen auf Holzstühlen, damit die Vibrationen des Phonators besser auf den Körper übertragen wurden. Und es wurde Vokaltraining gemacht: A, O, U. Das Kind musste das dann am Mikrofon nachsprechen.

Eva Keil-Becker: Wir haben uns immer bemüht, aufzuklären und zu informieren – auch in Richtung Schule. Wir haben zum Beispiel den damaligen Leiter des Cochlear Implant Centrums in Friedberg, Professor Diller eingeladen und in der Aula des Schulgebäudes einen spannenden Vortrag zur CI-Rehabilitation organisiert. Fachleute und Interessenten kamen, der Saal war brechend voll. Sogar Fernsehen und Rundfunk waren dabei.

Sie erwähnten, dass es Ihnen wichtig war, sich zu qualifizieren. Welche Angebote gab es dafür?
Stefan Saul: Wir fragten damals bei den Herstellern an, ob es nicht einen Kurs gibt, den wir belegen könnten. Wir gehörten dann zu

den ersten, die von Cochlear eine Einladung zur Schulung erhielten. Den Ordner mit den Kursunterlagen habe ich noch. Es ging um den Spectra-22-Sprachprozessor, der 1994 auf den Markt kam.

Im Kurs lernten wir, wie man den Prozessor, das Mikrofon und die Sendespule prüft, wie man die Telefonschleife einsetzt, wie wichtig externe Audioquellen sind und was man beim Umgang mit CI-Trägern beachten sollte. Und es wurde erwartet, dass man sich hinsetzt und lernt.

Es wurde geprüft, ob Sie gelernt haben?
Stefan Saul: Ja. Die CI-Hersteller waren sehr kritisch bei der Auswahl von Partnern – zu Recht, wie ich finde. Bis wir so weit waren, dass wir die Implantate auch anpassen durften, vergingen etliche Jahre. Dann fuhren Frau Keil-Becker und ich gemeinsam mit Cochlear-Mitarbeitern zur Uni-Klinik nach Mainz zu Professor Maurer und Professor Mann. Wir bekamen das Fitting gezeigt und hatten danach gleich die erste Patientin, die wir bereits gut kannten. Wir hatten sie schon viele Jahre betreut, ihr jedoch mit Hörgeräten nicht mehr helfen können. Nun betreuten wir sie in der CI-Nachsorge.

Im Vergleich zur heutigen Software konnte die Software in den 90ern nur von Leuten bedient werden, die wirklich vorsichtig waren. Vorsichtigkeit zählt natürlich immer noch; der Hörnerv wird ja auch heute noch direkt mit Strom stimuliert. Aber damals gab es vieles noch nicht, was heute selbstverständlich ist, ID-Codes zum Beispiel. Wenn sich etwa an der Gehörlosenschule zwei Kinder, die beide mit Cochlear hörten, gesagt haben: »Komm, hör mal in mein CI! Und wie klingt denn deins?«, dann konnte so ein Prozessortausch bei einer sehr hohen Stimulationsrate auch mal schmerzhaft enden. Genauso musste man bei Reparaturen darauf achten, dass beide Seiten sauber voneinander getrennt werden, damit nichts passiert.

Mit welchen Kliniken haben Sie zusammengearbeitet?
Eva Keil-Becker: Anfangs mit Hannover, dann kam Mainz hinzu. Um die Jahrtausendwende begann Dr. Jacob am Bundeswehrzentralkrankenhaus (BwZrKhs) in Koblenz ebenfalls mit CI-Implantationen. Und dann ging es Schritt für Schritt weiter. 2003 gründeten wir zusammen mit dem Bundeswehrzentralkrankenhaus das CI-Centrum Rhein-Mosel-Lahn. Und heute haben wir sehr viele Kooperationen – Bonn, Frankfurt, Würzburg, Trier usw. Mitunter kommen Kliniken auch auf uns zu.

Wie muss man sich die Anfänge der Zusammenarbeit vorstellen? Gab es schriftliche Vereinbarungen, die Sie mit den Kliniken getroffen haben?
Stefan Saul: Es gab zunächst keine Verträge, aber saubere, klare Absprachen.

Eva Keil-Becker: Wir hatten Vereinbarungen mit den Herstellern. Und die Kliniken stellten schnell fest, dass unsere Einbindung Sinn macht und dass wir ihnen nicht die Butter vom Brot nehmen, sondern mit unserem Fachwissen für Entlastung sorgen.

Dass es für die Kliniken praktisch war, kann ich mir vorstellen. Aber was sagten Ärzte und Ingenieure dazu, dass Sie als Gesundheitshandwerker auch mit im Spiel waren?
Eva Keil-Becker: Da gab es durchaus viel Gegenwind. Den gab es auch vor zehn Jahren noch. Wenn wir als Hörakustiker einluden, um Interessenten über das CI zu informieren, haben sich bei manchen Ärzten die Nackenhaare aufgestellt. Ich denke, dass die Vorbehalte aufseiten der Ärzte und Ingenieure manche Hörakustiker davon abhielten, sich für das CI einzusetzen. Manch ein Kollege war vorsichtiger als wir. Aber wir wollten einfach nicht an den Punkt kommen, an dem wir unseren Kunden sagen: »Ab jetzt können wir nichts mehr für Sie tun.« Und wir hatten schon immer den Grundsatz: Wenn

etwas für unsere Kunden gut ist, dann machen wir es. Auch wenn andere meinen, so was dürfte es gar nicht geben.

Stefan Saul: Wobei wir nicht einfach gesagt haben: »Wir sind jetzt zuständig.« Sondern es war uns immer wichtig, alles von der Pike auf zu lernen, Fortbildungen zu besuchen, Referenzen zu haben. Auch wenn man uns als Handwerkern das manchmal nicht zugetraut hat. Ich erinnere mich an Schulungen, in denen man von den anderen nett begrüßt und aufgenommen wurde. Dann gab es die Vorstellungsrunde. Wir waren die einzigen Akustiker im Raum, und die Ingenieure haben erst mal die Augen verdreht; nach dem Motto: »Ob die wohl klarkommen mit dem, was wir hier besprechen werden?« Oder ich erinnere mich an ein freundliches Gespräch mit einer Dame aus einer Klinik. Hinterher sagte sie uns: »Mit euch wollen wir erst mal nichts mehr zu tun haben, denn ihr seid ja Akustiker, also Handwerker, und keine Ingenieure.«

Das Einzige, was gegen diese Vorurteile ankam, war gutes Wissen. Daran haben wir uns gehalten. Und in den Kliniken stellten sie fest, dass unser Interesse keinesfalls vor allem finanzieller Natur ist. Offen gesagt, haben wir damals auch eher draufgezahlt als verdient. Es war eine Investition in unser Know-how und unseren Service.

Also mehr eine Investition in die Zukunft?

Stefan Saul: Ja. Wir haben vieles getan, was sich anfangs überhaupt nicht auszahlte. Wenn die Kinder der LGS im Landschulheim waren, bin ich als technischer Support hinterhergefahren, falls es erforderlich war. Oder ich bin mit den Kindern und ihren Eltern nach Mainz gefahren, um mit Erlaubnis des Arztes beim Fitting zuzuschauen. Ich habe mich den Tag über hingesetzt und mir angeschaut, wie die Kinder eingestellt wurden. Das war hochinteressant. Weil es ganz anders ist als bei Erwachsenen, die sich äußern können.

Abgesehen von den Skeptikern gab es in den Kliniken aber auch damals schon Ärzte, die uns offen und wohlwollend begegnet sind.

Allen voran Professor Lehnhardt, der auch zu einer Veranstaltung 1993 zu uns kam. Ebenso wie Professor Laszig aus Freiburg und Professor Plath aus Bochum.

Was meinen Sie, wie Professor Lehnhardt Ihr Engagement erlebt hat?

Stefan Saul: Ich denke, er hat gespürt, dass wir mit Herzblut bei der Sache sind. Und ich glaube, wir konnten ihn begeistern. Wir waren damals über Cochlear an ihn herangetreten. Er war ein ganz ruhiger, aufgeweckter Mensch, hatte seinen Hund dabei; der musste immer mit. Und er konnte mit Menschen umgehen, sie sicherlich auch gut führen. Das musste er ja in der Klinik.

Er war unheimlich herzlich. Ich erinnere mich, dass in der Veranstaltung damals eine 85-Jährige saß, die sehr schlecht hörte. Sie fragte ihn, ob sie in ihrem Alter auch noch ein CI bekommen dürfte. Und er entgegnete: »Wissen Sie, auch mit 90 würde ich sie noch implantieren, wenn wir die Zusagen hätten.«

In den ersten Jahren der CI-Therapie wurden CI und Hörgerät klar getrennt. Dass es Sinn machen kann, beides gleichzeitig zu nutzen, hat sich erst später durchgesetzt. Wie haben Sie diese Verschiebung der Indikationen miterlebt?

Eva Keil-Becker: Ich würde sagen, an diesem Prozess waren wir ganz unmittelbar beteiligt. Als damals erstmals ein einseitig Ertaubter erfolgreich mit einem CI versorgt wurde, haben wir seine Anpassung begleitet. Das hat für ziemlich viel Aufsehen gesorgt.

Stefan Saul: Da haben wir sicherlich ein bisschen Geschichte mitschreiben dürfen. Der entscheidende Punkt ist der, an dem man mit einem Kunden nicht mehr weiterkommt. An diesem Punkt sagt sich manch einer vielleicht: »Ach, nehmen wir trotzdem noch mal ein superstarkes Hörgerät.« Oder im Falle eines SSD-Patienten (Single-sided Deafness; deutsch einseitige Taubheit – Anm. d. Red.): »Da reicht doch in jedem Fall eine CROS-Versorgung.« Wir haben zwar schon immer gesagt, dass vor jeder Implantation erst die bestmögliche Hörgeräteversorgung erreicht werden muss. Doch was, wenn das nicht ausreicht? Das war der Grund, warum wir im CI-Centrum Rhein-Mosel-Lahn damals gemeinsam mit diesem einseitig tauben Patienten über die Möglichkeit eines CIs bei einseitiger Taubheit beraten haben.

Und am Ende dieser Verständigung stand die Implantation?
Stefan Saul: Ja, in Koblenz und in Kooperation mit Würzburg. Als Dr. Jacob und Frau Dr. Stelzig im Bundeswehrzentralkrankenhaus anfingen, haben sie uns von Anfang an vertraut: »Ihr habt das nötige Know-how und den nötigen Drive.« Für SSD-Patienten haben wir uns damals eine vollkommen neue Form der Audiotherapie überlegt. Im Rückblick war die Versorgung eine perfekte Symbiose aus Hörakustik und CI-Fitting. Wir kannten ja jeden Bereich, der relevant war. Wir wussten über drahtlose akustische Übertragungsanlagen Bescheid, konnten einen Gehörschutz fertigen, um das gute Ohr für das Training des CI-Ohres »abzustellen« usw.

Als wir ihn dann versorgt hatten, waren wir in zahlreichen Kliniken, die erfahren wollten, wie sie solche Patienten versorgen können. Teilweise kamen die Kliniken von sich aus auf uns zu. Ich erinnere mich aber auch noch, dass einige Ärzte meinten: »So eine Luxusmedizin gibt es nur in Deutschland.« Das fand ich schon etwas stark dosiert. Wenn sich Medizin weiterentwickelt, kann ich einem Patienten doch nicht versagen, was ihm guttut. Früher mussten die Patienten an Taubheit grenzend schwerhörig sein, um ein CI zu bekommen. Heute liegt die Indikation bei unter 65 Prozent Einsilberverstehen. Und dass mit der Aussicht, dass die Sprachverständlichkeit später besser ist.

Die mögliche Kombination von Hörgerät und CI hat also auch den möglichen Stellenwert spezialisierter Hörakustiker für die CI-Versorgung erhöht?
Eva Keil-Becker: Auf jeden Fall. In dem Zusammenhang muss ich an einen Ausspruch des früheren bayerischen Ministerpräsidenten Günther Beckstein denken, der ja auch CI und Hörgerät nutzt. Als Gastredner beim EUHA-Kongress (Europäische Union der Hörakustiker – Anm. d. Red.) meinte er, dass die Anpassung von Hörgerät und CI Dienstleistungen sind, die er gern aus einer Hand hätte.

Stefan Saul: Wir hatten damals übrigens auch eine der ersten deutschen CI-Patientinnen mit elektrisch-akustischer Stimulation (EAS). Sie war in Frankfurt operiert worden und wir betreuen sie heute noch. Und die damalige Forderung von Professor Ernst Lehnhardt ist heute noch goldrichtig: Vor jeder Implantation muss zwingend eine optimale Hörgeräteversorgung erfolgen. Wie gesagt, dieser Grundsatz galt für uns immer. Also nicht ein zehn Jahre altes Hörgerät und dann schickt man den Kunden gleich in die Klinik. Aber wenn die Grenzen der akustischen Verstärkung ausgeschöpft sind, dann sollte man ihn schicken.

Und wenn das der Fall ist? Haben Sie dann eine Art Routine?
Stefan Saul: Ja absolut. Wir haben entsprechende Unterlagen und begleiten den Kunden. Nach der Operation kommt er wieder zu uns zurück. – Das ist ja auch so ein wichtiger Punkt: Wo bleibt derjenige? Sehe ich einen Kunden jemals wieder? Aber das funktioniert bei uns sehr gut.

Eva Keil-Becker: Natürlich ist es auch wichtig, rechtzeitig mit dem CI-Thema zu beginnen, damit der Kunde nicht unnötig Zeit verliert. Zudem punkten wir damit, ihm fundiertes Wissen zu bieten. Die Leute schreien nicht gleich Hurra, wenn wir ihnen das CI erstmals vorstellen. Und es ist ja auch kein Hören auf Knopfdruck. Bei Hörgeräten testet man ein, zwei Geräte, und dann gucken wir noch mal, wo es besser funktioniert. Bei einem CI kann man nicht probieren, und es ist aufwendig. Erst neulich meinte eine Kundin mit CI-Indikation zu mir: »Frau Keil-Becker, in diesem Jahr doch noch nicht. Wir schieben die Implantation besser auf das nächste Jahr.«

Stefan Saul: Sehr wichtig für die Vorabinformation ist außerdem die Selbsthilfe. Bei uns ist das der gemeinnützige Verein DSB-Treffpunkt Ohr e. V.

Was hat es damit auf sich?

Stefan Saul: Der Name »Treffpunkt Ohr«, das ist sozusagen Programm. Er soll Menschen zusammenführen und Hilfe zur Selbsthilfe bieten. Das betraf schon damals vor allem die hochgradig Schwerhörigen. Als ich 1982 in der Hörakustik begann, gab es infolge der Weltkriege viele sehr hochgradig Schwerhörige, also wirklich Kandidaten für Super-Power-Geräte mit 80 bis 100 Dezibel. Diese hochgradig Schwerhörigen kamen also zu »Treffpunkt Ohr« und sie übten dort zum Beispiel gemeinsam das Absehen. Wir hatten einen Kunden, Willibald Wagenbach, der das vom Verein herausgegebene und bis heute einzigartige Mundablesebuch in deutscher Sprache geschrieben hatte: »Wer nicht hören kann, muss (ab)sehen«. Er hat dann im Verein Gruppentrainings angeboten; wir Lehrlinge waren oft dabei.

Eva Keil-Becker: Ab den 90ern bot uns der Verein auch die Chance, das Thema CI an diejenigen heranzutragen, bei denen wir mit Hörgeräten nicht mehr weiterkamen. Damals kamen immer mehr erwachsene CI-Träger. Deshalb riefen wir 1997 unter Leitung von Stefan Saul im Verein »Treffpunkt Ohr« eine CI-Gruppe ins Leben. Dazu angeregt hatte uns Professor Lehnhardt, als er zu Besuch war. Die CI-Kinder waren durch die Schule in Neuwied gut vernetzt, aber die Erwachsenen brauchten auch ihre Extrastruktur.

Andererseits brauchten wir die Unterstützung der CI-Träger, damit unser Netzwerk vital ist und wachsen kann. Tatsächlich begann auch die Gruppe zu leben. Bald darauf kam Monika Becker dazu, eine CI-Trägerin, die die Gruppe seitdem mit organisiert. So ging es immer weiter. Heute gibt es den CI-Stammtisch, die CI-Kids, Veranstaltungen zu technischen Neuerungen, interessante Referenten ... Während der Corona-Zeit gab es solche Angebote via Zoom. Zugleich wollen wir gemeinsam mit der Gruppe aufklären und potenziellen CI-Kandidaten zeigen, was mit dem CI möglich ist. Wir laden sie in die CI-Gruppe ein, und dort können sie sich mit erfahrenen CI-Trägern austauschen. Sie werden ehrlich informiert, können sich ein eigenes Bild machen und Zweifel überdenken.

Geht die Gruppe auch in die Öffentlichkeit?
Eva Keil-Becker: Auf jeden Fall. Über den Verein laufen zahlreiche Aktivitäten, bei denen das CI oft Thema ist. Es gibt Veranstaltungen zum guten Hören. Und auch als BECKER Hörakustik gehen wir auf Messen und stellen dort natürlich auch das CI vor.

Früher hatte Cochlear ein Innenohrmodell mit Elektroden, die aufleuchteten, wenn man in ein Mikrofon sprach. Soweit ich mich erinnern kann, hatte Cochlear zwei solcher Modellkoffer zum Ausleihen und wir haben versucht, immer einen davon bei uns zu haben. Wir haben ihn Anfang des Jahres gebucht und dann bei jeder Gelegenheit ausgestellt. Und wir hatten immer CI-Träger dabei. Wenn Besucher wissen wollten, wie das Hören mit einem Cochlea-Implantat ist, haben wir jedes Mal erklärt: »Hier ist jemand, der Ihnen sagen kann, wie er hört.«

Stefan Saul: Da fällt mir ein, dass der Verein sogar mal eine Veranstaltung hatte, die eine Protestdemonstration auslöste.

Was für ein Protest war das?
Eva Keil-Becker: Da kamen Gehörlose; und ich glaube, es war bei einem Vortrag von Professor Laszig. Die Veranstaltung fand im Haus der Begegnung in Koblenz statt. Wir hatten alles organisiert. Wer interessiert war, war eingeladen. Als der Saal schließlich gut gefüllt

war, flog auf einmal die Tür auf und Trillerpfeifen ertönten. Es war richtig Radau.

Stefan Saul: Das war eine Gehörlosengruppe aus der Nähe. Sie hatten die Ankündigung in der Presse gelesen. Und zu dieser Zeit ging es gerade darum, dass der Schulunterricht für Gehörlose in Gebärdensprache stattfinden soll. An sich ein richtiges Anliegen. Aber sie stellten einen Zusammenhang zwischen ihren Forderungen und unserer CI-Veranstaltung her. Das Cochlea-Implantat war für sie Teufelswerk, das die Kultur der Gehörlosen zerstört.

Die Emotionen kochten hoch. Ein paar von ihnen waren ziemlich radikal. Aber es eskalierte nicht. Wir sind auf sie zugegangen und konnten uns zumindest so weit einigen, dass es unsere Veranstaltung ist. Sie sind dann friedlich abgezogen. Zu einigen hatten wir nach der Veranstaltung sogar noch Kontakt.

Ein anderes Thema: Inwieweit ist es wichtig, dass Ihre Empfehlung Richtung CI auch vom niedergelassenen HNO-Arzt mitgetragen wird?

Stefan Saul: Das ist sehr wichtig. Und auch hier haben wir viel Aufklärungsarbeit geleistet. Es gab niedergelassene Ärzte, die der Auffassung waren, dass Cochlea-Implantat sei immer noch experimentelle Medizin und keine ausgereifte Therapie. Solche Meinungen vertraten nicht nur die alten Ärzte. So etwas äußerten auch jüngere, deren Studium nicht lange zurücklag. Doch wenn man bei diesen Ärzten als Hörakustiker dagegenhält, geht man auf ganz dünnem Eis. Einmal wollte mir ein Arzt verbieten, das Wort »Cochlea-Implantat« überhaupt in den Mund zu nehmen. Er wäre der Arzt und wir nur Hörakustiker, die keine Ahnung hätten. Also sollten wir ihm überlassen, was seine Patienten benötigen.

Eva Keil-Becker: Ich kann mich an ein ähnliches Erlebnis erinnern. Ein Arzt, mit dem ich wiederholt telefoniert hatte, weil bei einem Kunden eine klare CI-Indikation bestand. Aber er nahm das wohl nicht ernst. Ich fuhr schließlich zu ihm und nahm einige Dokumente mit den Anpassbereichen mit. Das habe ich ihm dann gezeigt: »Sehen Sie, wenn jemand so hört, dann kommen wir mit Hörgeräten einfach an unsere Grenze.« Als er das schwarz auf weiß vor sich sah, hat er es sich endlich durch den Kopf gehen lassen. Letztlich war er dem CI gegenüber sehr aufgeschlossen.

Wieso wissen niedergelassene HNO-Ärzte oft wenig über das CI?
Eva Keil-Becker: Ein Problem ist, dass die Ärzte in ihrer Ausbildung früher nicht viel vom Cochlea-Implantat erfuhren. Da kann man den Ärzten gar keinen Vorwurf machen.

Stefan Saul: Unser Ansatz war in solchen Fällen immer, die niedergelassenen HNO-Ärzte einzubeziehen und zu überzeugen – Schritt für Schritt und vor allem gemeinsam mit den bereits versorgten CI-Patienten. Wir haben dargelegt: »Sehen Sie, so war die Hörkurve vor dem CI, und da kamen wir nicht weiter. Nach der Implantation ist die Kurve hier und der Patient ist glücklich.« Andererseits haben auch die Patienten beim Arzt über uns gesprochen. Welche Expertise wir haben. Und dass wir weder aufdringlich noch überheblich sind, sondern begleiten wollen. Mit diesem behutsamen Vorgehen ist es uns schließlich gelungen, das Bewusstsein für die Standards der CI-Versorgung im Raum Koblenz und der Region deutlich zu schärfen.

Darüber hinaus sind Sie, Frau Keil-Becker, auch berufspolitisch sehr aktiv. Sie sind die Vizepräsidentin der Europäischen Union der Hörakustiker (EUHA). Und Sie haben das Thema Cochlea-Implantat zum festen Bestandteil im Programm der jährlichen EUHA-Kongresse gemacht.
Eva Keil-Becker: Das ist richtig. Das war auch ein Ergebnis guter Kontakte zu Professorin Lesinski-Schiedat von der Medizinischen Hochschule Hannover. Sie hat gleichfalls frühzeitig gesehen, dass

die Einbindung der Hörakustiker in die CI-Versorgung Sinn macht. Und sie wirbt um Verständnis, dass diese Kooperation keine Einbahnstraße sein kann, bei der nur eine Seite profitiert.

Seit Jahren bieten wir gemeinsam im Rahmen des EUHA-Kongresses CI-Workshops an. Als wir damit begannen, wurde das von verschiedenen Seiten argwöhnisch beobachtet. Dabei war das Interesse aufseiten der Hörakustiker anfangs eher verhalten. Später gab es auch Veranstaltungen, bei denen die Leute auf den Tischen saßen und heiß diskutierten. Nicht jeder war dafür, dass solche Diskussionen ausgerechnet beim Kongress stattfinden. Ich denke jedoch, genau dafür ist so ein Kongress da. Wenn die Diskussionen nicht hier geführt werden, dann finden sie in Hinterzimmern statt. Unsere EUHA-Präsidentin Beate Gromke hat mir da immer den Rücken gestärkt.

Werden Hörakustiker in der zukünftigen CI-Versorgung eine größere Rolle spielen?
Stefan Saul: Angesichts des Patientenaufkommens können viele Kliniken die Nachsorge heute schon nicht abdecken. Und bei der CI-Versorgung kamen im Laufe der letzten 30 Jahre zahlreiche Anforderungen dazu, an die anfangs noch niemand gedacht hat. Allein das Thema Upgrade. Da wusste früher kein Mensch, wie man das umsetzen soll. Die Patienten wurden in der Klinik versorgt, irgendwann waren ihre Sprachprozessoren uralt und es hieß: »Wer kümmert sich um das Upgrade?« Ich habe dann gesagt: »Wir beschäftigen uns damit.« Dann haben wir uns Standards gesetzt – mit Vergleichsmessungen usw. Die wurden sogar von anderen übernommen .

Eva Keil-Becker: Schon heute sind deutlich mehr Hörakustiker in die CI-Versorgung eingebunden als damals. Auf der anderen Seite ist auch klar, dass nicht jeder Akustiker eingebunden werden kann. Man braucht viel Know-how, Beständigkeit und die Möglichkeit, ausreichend Erfahrungen zu sammeln. Auch in unserer Firma, in der es viel Herzblut für die CI-Nachsorge gibt, kann nicht jeder in gleicher Weise eingebunden werden. Einen Mitarbeiter für die CI-Nachsorge zu schulen macht nur dann Sinn, wenn man ihm regelmäßig praktische Erfahrungen bieten kann. Er muss sein Wissen fortlaufend anwenden und festigen können; andernfalls leidet die Qualität.

Unser großer Trumpf war, dass wir sehr früh fundiertes Wissen hatten. Wir waren nicht die einzigen Vorreiter in unserem Handwerk, aber es gab nur ganz wenige. Bagus, Enderle-Ammour und noch ein paar andere.

Eine letzte Frage: Wie unterscheiden sich die CI-Träger, die Sie betreuen, von Ihren üblichen Hörgerätekunden?
Eva Keil-Becker: Die CI-Patienten sind wahnsinnig dankbar. Hörgeräteträger sind natürlich auch dankbar. Aber man muss sich vergegenwärtigen, dass Menschen, die ein CI bekommen, ohne diese technische Hilfe taub sind. Wenn wir dann sagen, es gibt eine Lösung, und wenn wir sie später in der Anpassung weiter betreuen, dann erleben wir oft sehr, sehr berührende Momente.

Einmal meinte ein CI-Patient zu mir: »Wissen Sie, wenn es um das Einstellen technischer Werte geht, dann sind Ingenieure richtig gut. Aber wenn es darum geht, den Menschen mit seinen Problemen zu verstehen, dann sind das die Hörakustiker.« Sicherlich stimmt das nicht in jedem Fall. Und auch wir haben Ahnung von der Programmierung und der Technik. Dann bleibt aber immer noch die Frage, was die Hörtechnik mit dem Menschen macht, der sie trägt. Hier Verständnis und Fürsorge zu entwickeln, das lernt man in jedem Fall in der Ausbildung zum Hörakustiker.

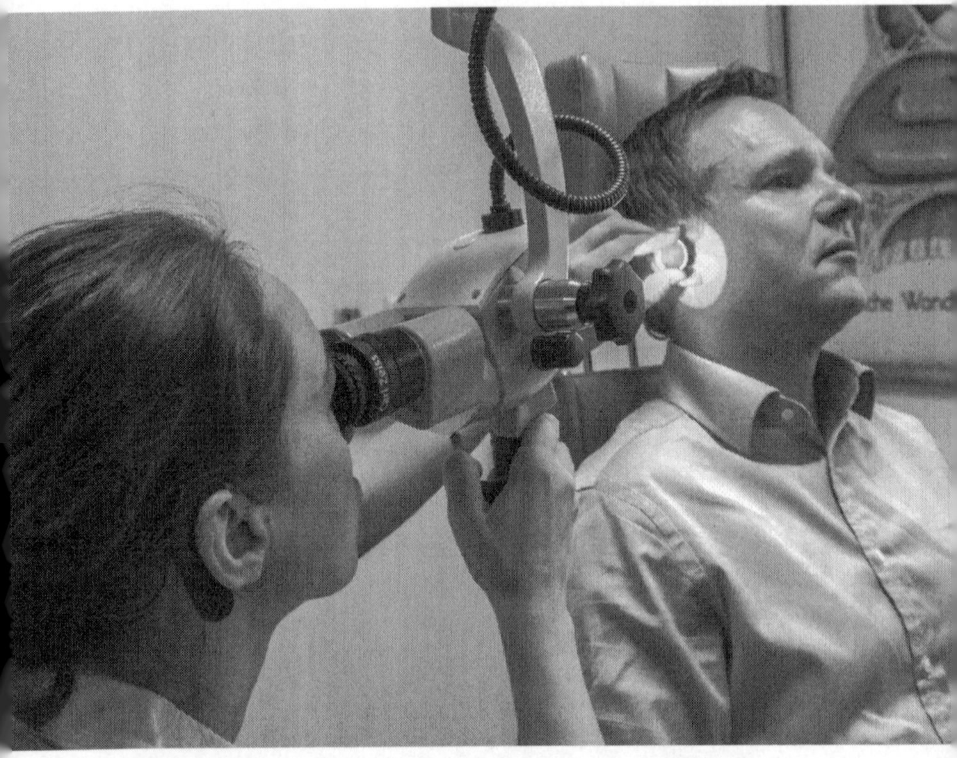

Voruntersuchung – Dr. Dietmar Steinicke (re.) mit Dr. Veronika Wolter (li.).
Foto: Schaarschmidt

Doktor Steinickes Weg zum neuen Hören

Reportage über eine Versorgung mit einem Cochlea-Implantat

Zum Abschluss des Buches wechseln wir von den Anfängen der CI-Versorgung in Deutschland nun vollends in die Gegenwart: Dr. Dietmar Steinicke ist Internist mit eigener Praxis in Lübeck. Und er ist seit seiner Jugend schwerhörig. Sein Hörverlust nahm über Jahre stetig weiter zu. Selbst mit starken Hörgeräten wurde die Verständigung mit seinen Patienten immer schwieriger und anstrengender. Schließlich entschied er sich für die Versorgung mit einem Nucleus-Cochlea-Implantat-System, welche im Hanseatischen CI-Zentrum (HCIZ) der Asklepios Klinik Nord Heidberg in Hamburg erfolgte. Ich durfte den damals 47-jährigen Dietmar Steinicke ein gutes Stück seines Weges zum neuen Hören begleiten – eine Reportage in fünf Teilen.

Dienstag, 19. Februar 2019, die Voruntersuchung

»Dass es bei mir irgendwann auf ein Cochlea-Implantat hinausläuft, war mir schon während meines Studiums klar, als das CI Thema in den Vorlesungen war«, erklärt mir Dr. Dietmar Steinicke. Es ist Ende Februar, als wir Seite an Seite in einem Wartezimmer der Asklepios Klinik Nord Heidberg in Hamburg sitzen. Niemand sonst ist im Raum. Vor dem Fenster steht ein grauer Dienstagmorgen.

Dietmar Steinicke und ich, wir sind ungefähr im gleichen Alter. Er ist Jahrgang 72, geboren und aufgewachsen in Lübeck, Medizinstudium, Facharzt für Innere Medizin. Seit sieben Jahren betreibt er eine Praxis im Lübecker Stadtteil Kücknitz. Die Praxis ist groß, es gibt immer viel zu tun, weil viele Hundert Patientinnen und Patienten »ihrem Arzt« vertrauen und seinen Rat schätzen. Doch Dr. Steinicke hat ein Problem: seine Schwerhörigkeit.

Dietmar Steinicke: »Mein Hörverlust fiel zum ersten Mal bei der Musterung auf«

Dass er nicht gut hört, ist meinem Gesprächspartner schon lange klar. »Nach dem Abitur bei der Musterung für die Bundeswehr fiel das erstmals auf. Funker ging nicht, weil mir Höhen fehlten. Aber das war kein Problem. Ich wollte ohnehin Zivildienst machen, war dann beim Rettungsdienst des DRK.«

Jahre später, nach einem beidseitigen Hörsturz, die ersten Hörgeräte. »Ich bekam Im-Ohr-Hörgeräte, die ich aber fast nur in den Vorlesungen getragen habe. Meine HNO-Ärztin bestärkte mich darin, trotz des Hörverlustes weiter Medizin zu studieren. Das war immer mein Traum. Eigentlich wollte ich Kinderarzt werden. Daraus wurde dann Internist.«

Das Studium bewältigt er problemlos. Nutzt er das Stethoskop, nimmt er vorher die Hörgeräte raus. Während der Arbeit an seiner Promotion dann weitere kleine Hörstürze – vermutlich stressbedingt. Nach dem Studium, als Assistenzarzt, gibt es manchmal Schwierigkeiten bei den Röntgengesprächen, denn der Raum hallt stark und der Arzt steht immer mit dem Rücken zu ihm. Weil das Gehör sich weiter verschlechtert, wechselt Dietmar Steinicke auf Hinter-dem-Ohr-Geräte; die sind erst analog, später digital.

Dietmar Steinicke: »Wie es in letzter Zeit bergab ging, hat mich doch überrascht«

»Als ich vor sieben Jahren in meiner Praxis anfing, hatte ich noch null Probleme. Heute muss ich doch häufiger nachfragen, wenn ich mich in der Sprechstunde mit meinen Patienten unterhalte. Und es ist anstrengend, zuzuhören. Am Abend bin ich total fertig. Wie es in der letzten Zeit mit meinem Gehör bergab ging, hat mich dann doch überrascht.«

Dann erzählt mir Dietmar Steinicke von Wiebke, seiner Hörakustikerin, die zugleich eine gute Freundin ist: Technisch hätte sie inzwischen alles aus seinen Geräten herausgeholt. Das Ende der Fahnenstange sei erreicht. Also hat er sich informiert. Wiebke hätte ihm Frau Dr. Wolter in der Asklepios Klinik empfohlen. »Und dann ging alles ganz schnell. Jetzt ziehen wir die Sache durch.«

»Die Sache« – damit ist der Weg gemeint, an dessen Anfang Dietmar Steinicke jetzt steht: sein Weg zum neuen Hören. Wir haben vereinbart, dass ich ihn in den kommenden Monaten ein Stück auf diesem Weg begleite. Der erste Diagnostiktermin war im Januar. Nach gründlicher Hördiagnostik steht die Entscheidung für die CI-Versorgung – erst einmal für das linke Ohr, seine »schlechtere« Seite. »Wenn, dann jetzt«, erklärt mein Gesprächspartner. »Ich sehe das alles sehr positiv.« Das Einzige, was ihm Sorgen macht, ist seine Arbeit in der Praxis: »Ich muss schnell wieder in den Job kommen. Die Patienten brauchen mich. Ich brauche Zeit für jeden einzelnen. Und ich muss ihnen zuhören können.«

In vier Wochen mit CI zurück in den Beruf: »Ich weiß, worauf ich mich einlasse«

»Die Zeit sitzt mir im Nacken«, so Dr. Steinicke. Seine Zeitplanung für die CI-Versorgung ist straff: Der OP-Termin am 20. Mai, die Erstanpassung drei Wochen später ab 11. Juni. Anpassung und Hörtherapie erstrecken sich über drei Tage. »Am Montag darauf, also nach vier Wochen, will ich wieder in der Praxis anfangen. Die vier Wochen sind nur für das CI, zwei davon nehme ich Urlaub und für die anderen zwei eine Vertretung. Reichen die vier Wochen nicht, habe ich notfalls für weitere zwei eine stundenweise Vertretung durch einen pensionierten Kollegen. Und zur Not muss ich mich erst mal ganz auf mein rechtes Hörgeräteohr verlassen. Die Vertretung muss ja auch nicht alles machen. Wenn ich zurückkomme, wird schon ein Stapel mit Gutachten warten. Um den abzuarbeiten, muss ich nicht hören können.«

Wie sieht es mit der Möglichkeit einer stationären Reha aus? »Die schaffe ich zeitlich nicht. Ich bin selbstständig; wie soll ich das machen? Sprache zu verstehen werde ich zu Hause trainieren. Ich habe mir die passenden Apps schon heruntergeladen. Ich weiß, worauf ich mich einlasse. Für die Einstellung meiner Hörgeräte habe ich drei Monate gebraucht. Um mit dem CI gut zu verstehen, dauert es sechs bis zwölf Monate.«

Offensichtlich hat sich mein Gesprächspartner wirklich schon gut informiert. Dennoch, auch von mir kann er gar nicht genug über das Cochlea-Implantat erfahren. Ich erzähle ihm von Interviews mit anderen CI-Trägern, von deren unterschiedlichen Erfahrungen, von ersten Schritten zum neuen Hören, von neuesten technischen Möglichkeiten – etwa durch die Kopplung von Soundprozessor und Handy. Auch in diesem Punkt ist Dr. Steinicke schon im Bilde: Eigentlich sei er ja »Samsung-Freak«. Aber für das CI würde er jetzt zum iPhone wechseln. Die Entscheidung, welcher CI-Hersteller es sein soll, hat er auch längst getroffen.

Dietmar Steinicke: »Vernetzung brauche ich insbesondere für zwei Dinge: Stethoskop und Telefon«

»Ich muss nicht unbedingt den Weltmarktführer nehmen«, so mein Gesprächspartner. »Aber Cochlear bietet mir die besten Möglichkeiten, externe Geräte zu koppeln. Auch die Optionen für Wassersport haben mich überzeugt. Aber am wichtigsten ist die Vernetzung, insbesondere für zwei Dinge: für das Stethoskop und fürs Telefonieren.«

Bei der Arbeit müsse er ständig telefonieren, so Dr. Steinicke: »Die Patienten kommen zur Untersuchung, und wenn ich im Anschluss

Laborwerte bekomme, besprechen wir das oft am Telefon. Da müssen sie nicht extra noch mal kommen – wenn das Telefonieren zuverlässig klappt. Bisher telefoniere ich mit meinem rechten Ohr und ohne das Hörgerät. In ruhiger Umgebung schaffe ich das noch, am besten über Festnetz. Im Auto und mit Freisprechanlage konnte ich vor einem Jahr noch telefonieren. Seitdem ist es schwierig.« Mindestens ebenso wichtig: das Stethoskop. »Im Moment benutze ich ein digitales Stethoskop mit Verstärkung.«

Zweifel an seiner Entscheidung für Cochlear hat Dr. Steinicke nicht. »Der Audiologe, Herr Nguyen-Dalinger, hat mir beim ersten Termin die Produkte aller CI-Firmen vorgestellt. Doch ich war schon sehr gut orientiert. Die Suche nach der optimalen Stethoskoplösung führte ganz klar zum Nucleus 7. Ich brauche die bestmögliche Anbindung – auch mobil für die Hausbesuche. Herr Nguyen-Dalinger und Frau Dr. Wolter haben mich in meiner Entscheidung auch noch einmal bestärkt.«

Dr. Veronika Wolter – renommierte HNO-Chirurgin und CI-Trägerin

Fürs Erste beenden wir unser Gespräch. Herr Steinicke muss jetzt zu Frau Dr. Wolter. Die Leiterin des Hanseatischen Cochlea Implantat Zentrums (HCIZ) wird ihn am 20. Mai implantieren. Für Dietmar Steinicke ist es heute der letzte große Vorbereitungstermin in der HNO-Klinik. Dann muss er nur ein paar Tage vor der OP noch mal kommen – für das Anästhesiegespräch, EKG und Blutabnahme.

Ein helles Behandlungszimmer. Dr. Veronika Wolter empfängt uns freundlich. Sie ist nicht nur eine bundesweit renommierte HNO-Chirurgin. Was Herrn Steinicke in den nächsten Monaten bevorsteht, weiß sie besser als nahezu alle ihre Kolleginnen und Kollegen: Die Ärztin trägt selbst auf beiden Ohren Cochlea-Implantate.

Dass ich Herrn Steinicke begleite, ist natürlich abgestimmt: »Ja, auch im OP«, bestätigt sie mir. Und ich darf dabei sein, wenn ihr

Herr Steinicke erzählt, was er sich noch von seiner CI-Versorgung wünscht: Auch bei schlechtem Wetter segeln und dabei hören können; gemeinsam mit seiner Frau einen Surfkurs machen. »Mit Hörgeräten ging das ja nicht. Wenn die ins Wasser fallen, riskiert man, dass man gleich zwei bis drei Wochen ausfällt.« Und er möchte mit seiner großen Tochter schwimmen gehen und sich dabei mit ihr unterhalten. Dr. Steinicke hat zwei Töchter: »Die Große ist sieben, die Kleine erst wenige Wochen alt.«

Vorgespräche, Hirnstammaudiometrie, CT, MRT – ein straffes Programm

Wie sieht die Ärztin Herrn Steinickes Pläne für eine schnelle Rückkehr in den Beruf? Dr. Wolter macht ihrem Patienten Mut: »Ich denke schon, dass Sie gleich nach der Erstanpassung besser hören werden. Wissen Sie, je schlechter das Restgehör ist, desto mehr hat man zu gewinnen und desto schneller wird es dann oft besser.« Aber sie rät ihm auch, unbedingt ein bisschen Ruhe einzuplanen: »Sie sollten da nicht so gestresst reingehen und sich den Rücken etwas frei halten.« – »Die vier Wochen mache ich nichts«, versichert Dietmar Steinicke.

Er hat noch weitere Fragen an die Ärztin notiert: »Wie ist es denn bei Ihnen mit dem Telefonieren?« – »Ich kann mit beiden Ohren telefonieren«, berichtet sie ihm. »Wobei mein linkes Ohr immer ein bisschen das bessere Ohr geblieben ist. Aber telefonieren ist definitiv möglich.« – »Und soll ich eine Schwerbehinderung beantragen? Sind Sie schwerbehindert?« – »Definitiv. Ich bin gehörlos«, entgegnet die Ärztin. »Das zu beantragen würde ich Ihnen auf jeden Fall empfehlen. Das macht das Landesamt für Soziale Dienste. Beantragen Sie aber bitte erst nach der Implantation, wenn wir noch mal gemessen haben. Auch einen Schwerbehindertenausweis zu beantragen würde ich Ihnen raten.«

Straff ist auch der Plan für die Untersuchungen, die heute noch anstehen. Jetzt nimmt die Ärztin Herrn Steinicke erst mal Blut ab.

Dann sollen wir pünktlich bei der HNO-Diagnostik sein – Hirnstammaudiometrie, Messung der Otoakustischen Emissionen(OAE) und Sprachaudiometrie im Störschall. 12:30 Uhr zur Radiologie am Haupteingang für CT und MRT. »Das geht schnell. Zwischen eins und zwei können Sie wahrscheinlich mal was essen gehen. 14 Uhr müssen Sie dann für circa eine Stunde zur Kernspintomografie. 15 Uhr kommen Sie noch einmal hierher, dann sehen wir uns gemeinsam die Aufnahmen an.«

»Ja, CT und MRT seien beide wichtig«, entgegnet die Ärztin Dr. Steinicke auf Herrn Steinickes Nachfrage. »Wir müssen wissen, wie das Mastoid aussieht, wo die Dura steht, wo der Sinus kommt, wie die Verhältnisse so sind. Für die OP-Planung ist das ganz wesentlich. Kernspin dauert länger, denn sie machen dort erst Bilder, geben dann das Kontrastmittel und machen noch mal Bilder, damit die Nerven auch schön dargestellt werden. Es geht vor allem darum, kein Akustikusneurinom zu übersehen. Und man sieht die Flüssigkeit in der Schnecke sehr schön. Ist sie gut gefüllt, gibt es auch keine Verknöcherungen, die die Implantation behindern. Ich weiß dann schon, dass die Elektrode gut reingehen wird.«

Dietmar Steinicke: »Ich brauche eben mehr als Routine, damit es passt«

»Von Frau Dr. Wolter hatte ich gleich einen sehr guten Eindruck«, versichert mir Dr. Steinicke auf dem Klinikflur der HNO-Diagnostik. Ebenso angetan ist er von David Nguyen-Dalinger. Der leitende Audiologe der HNO-Klinik wird sein CI im Juni anpassen: »Er ist so ein Tüftler«, erzählt Dietmar Steinicke. »Er erinnert mich an einen Hörakustiker, der mir früher mal Hörgeräte eingestellt hat. Als ich dem damals erzählte, dass ich Notarzteinsätze fahre und dabei durch die Sirene und den Fahrtwind schlecht verstehe, wollte er gleich einen Einsatz mitfahren, um die Frequenzen abzugreifen. Als ich Herrn Nguyen-Dalinger von meinem Problem mit dem Stethoskop erzählt habe, fing der auch gleich an, nach einer Lösung zu suchen. Ich brauche eben mehr als nur Routine, damit es passt.«

Beim ersten Diagnostiktermin vor einem Monat wurden bei Herrn Steinicke vor allem die subjektiven Hörmessungen vorgenommen. Heute stehen die objektiven Messverfahren an. Und auch nach der Erstanpassung wird David Nguyen-Dalinger der wichtigste Ansprechpartner für Herrn Steinicke sein, ihn weiter begleiten.

Die Messungen dauern diesmal nicht lang. In der Radiologie kommen wir ebenfalls zügig durch, wechseln zur Pause in die Cafeteria. Gelegenheit, Herrn Steinicke weitere Fragen zu stellen: Hatten Sie eigentlich schon Kontakt zu anderen CI-Trägern? »Nur zu Frau Dr. Wolter«, entgegnet er. »Und ich habe mehrere Patienten mit CI. Zwei wurden bereits als Kinder versorgt, und sie kommen gut zurecht. Eine andere Patientin, die vor einiger Zeit versorgt wurde, hat Schwierigkeiten mit dem Sprachverstehen. Aber das scheint mir erklärbar. Sie ist Mitte 70 und hat sich leider zu wenig damit auseinandergesetzt. Die Ärzte haben ihr die Versorgung empfohlen. Sie übt nicht und lässt Termine für die Nachanpassung verfallen. Sie ist unzufrieden, unternimmt aber auch nichts dagegen und engagiert sich viel zu wenig.«

Ein Blick in Dr. Steinickes Kopf: »Das sieht alles sehr gut aus«

Bei der Kernspintomografie bleibe ich vor der Tür. Anschließend warten wir gemeinsam auf das abschließende Gespräch mit Dr. Wolter. Wie geht es Herrn Steinicke eigentlich beim Musikhören oder Fernsehen? Was erhofft er sich diesbezüglich vom CI?

»Musik ist für mich nicht so entscheidend. Natürlich sind die Möglichkeiten der Musikwiedergabe mit einem CI begrenzt. Aber da habe ich keine hohen Ansprüche. Auch Fernsehen ist mir nicht so wichtig, da ich ohnehin kaum fernsehe. Wichtiger wäre mir, im Kino oder im Theater wieder besser zu verstehen – etwa im Lübecker Figurentheater. Aber am meisten zählt, dass ich arbeiten und die Existenz meiner Familie sichern kann; und dass es vielleicht wieder weniger anstrengend ist. Ich möchte einfach glücklich weiterleben.

Wenn ich das Sprachverstehen erreiche, das ich vor anderthalb Jahren noch hatte, wäre es gut.«

Bald darauf betrachten wir gemeinsam mit Dr. Wolter die Aufnahmen von Dr. Steinickes Kopf aus dem MRT. Ich erkenne seine Bogengänge, rechts daneben die Hörschnecke. »Das sieht alles sehr schön aus, sehr symmetrisch«, erklärt uns die Ärztin. »Schauen Sie, wie das da leuchtet! Bis in die Spitze alles mit Flüssigkeit gefüllt. Das sieht gut aus.«

Mit den Aufnahmen aus dem CT ist sie ebenfalls zufrieden: »Kein riesiges Mastoid, aber es ist sehr gut angelegt, gut belüftet. Wenn die Zellen im Knochen gut zu erkennen sind, weiß ich schon, dass es bei der OP nicht so schwierig wird. Man geht mit dem Bohrer Zelle für Zelle immer eine Schicht tiefer. Und man sieht dann immer gleich, was darunter liegt, und arbeitet sich Stück für Stück bis zu den Gehörknöchelchen vor.«

Dr. Veronika Wolter: »Den Hörrest auf jeden Fall erhalten, selbst wenn er nicht mehr bewusst wahrgenommen wird«

Auch Hammer, Amboss und Steigbügel sind gut zu erkennen. »Hier der Amboss zeigt genau in Richtung Hörschnecke«, erklärt die Ärztin. »Da weiß ich dann gleich, wo ich aufmachen muss. Alles ist gut abgegrenzt, sodass man schön rankommt. Ich möchte deshalb eine Rundfensterinsertion machen. Das heißt, ich muss beim runden Fenster nicht mehr viel bohren. Vielleicht etwas abtragen, dann mache ich mit einer feinen Nadel vorsichtig einen Schlitz in die Rundfenstermembran, damit Ihr Hörrest möglichst erhalten bleibt.«

Letzteres ist Frau Dr. Wolter wichtig, selbst bei Patienten, die den Hörrest später kaum bewusst wahrnehmen werden. Die Chirurgin will deshalb auch ein Implantat mit atraumatischer Elektrode verwenden – das neue Cochlear Nucleus Profile Plus. »Diese Elektrode ist nicht zu dick und nicht so lang. Sie wird bei den Ausmaßen dieser

Schnecke nicht bis ganz in die Spitze reichen. Daher können Hörreste dort meist gut erhalten werden.«

Nach dem Gespräch ist für heute Schluss. Wenn Herr Steinicke ein paar Tage vor der OP noch einmal vorbeikommt, soll er Akten und Papiere anschließend auf der Station abgeben. »Und dann kommen Sie erst am Morgen der OP wieder«, verabschiedet sich Frau Dr. Wolter. »Ich gebe Ihnen eine Telefonnummer, die sie am Abend vorher anrufen, um die genaue Uhrzeit zu erfragen. Sie sind gleich für 8 Uhr eingeteilt, aber mitunter drängelt sich auch mal ein kleines Kind oder ein Notfall vor.«

Vor dem Haupteingang des Klinikums verabschiede auch ich mich von Dietmar Steinicke bis zum 20. Mai. Ich verspreche, auf jeden Fall ganz früh in der Klinik zu sein. Wenigstens ein kurzes Gespräch, bevor es für uns beide in den OP geht. Mein Gegenüber ist guter Dinge: »Das wird schon.«

Montag, 20. Mai 2019, die Operation

Es ist morgens, viertel nach sieben, als ich Dietmar Steinicke in einem Patientenzimmer von Station 6 erneut gegenübersitze. Viel Zeit zum Reden bleibt uns heute nicht. Er trägt bereits ein OP-Hemd. In einer Viertelstunde bin ich mit Frau Dr. Wolter im Flur der HNO verabredet. Sie wird Herrn Steinicke heute sein CI implantieren. In einer Viertelstunde muss mein Gesprächspartner in die Anästhesie. »Das ist meine erste eigene OP, meine erste Narkose«, erzählt mir der Internist. »Aber ich kann nicht sagen, dass mein Herz deshalb schneller schlägt. Ich bin nur gespannt, wie sich die Narkose anfühlt.«

Tatsächlich wirkt Dietmar Steinicke ruhig und gelassen: »Als Notarzt und als Arzt im Praktikum in der Anästhesie habe ich ganz viele Narkosen gemacht. Jetzt erlebe ich das zum ersten Mal von der anderen Seite. Beim Notarzteinsatz ist das ja doch etwas anders. Man kann

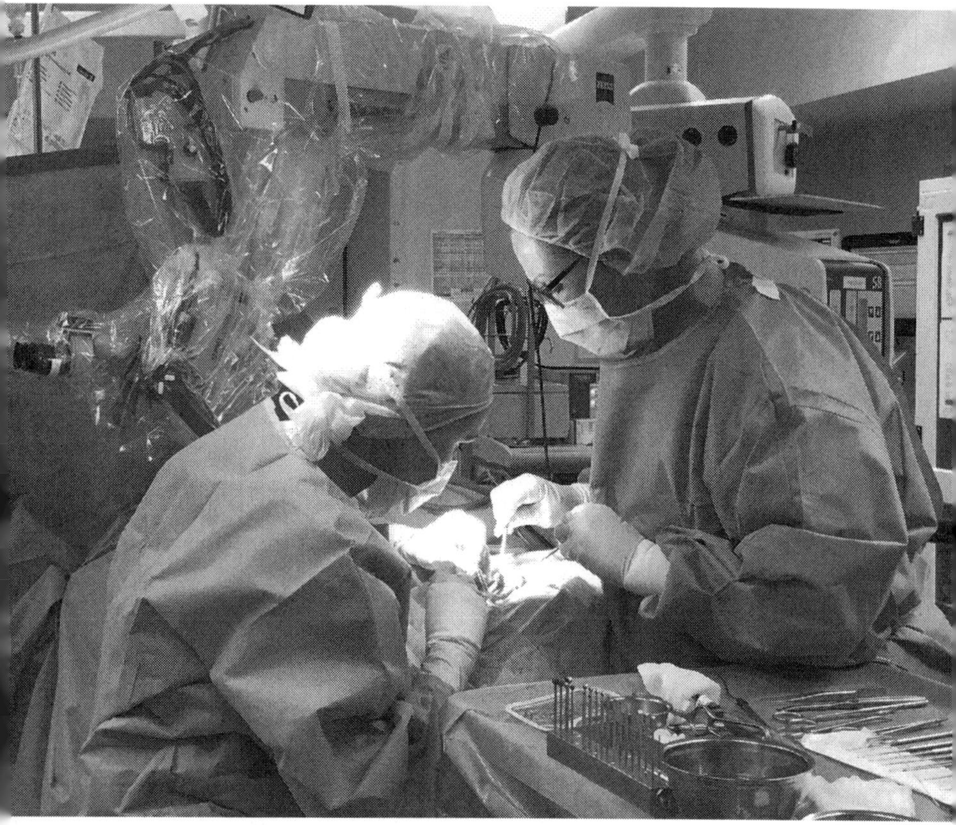

Operation – Dr. Veronika Wolter (li.) während der Cochlea-Implantat-OP von Dietmar Steinicke. Foto: Schaarschmidt

die Dosis der Medikamentierung nur ungefähr bestimmen; schon weil man da nicht exakt messen kann, wie schwer ein Patient ist. Es hat immer gut geklappt. Hier hingegen ist alles sehr kontrolliert. Sie haben meine Blutwerte, wissen genau, was bei mir Sache ist.«

Ebenso groß ist das Vertrauen in seine Ärztin: »Frau Wolter vertraue ich zu 100 Prozent. Natürlich gibt es bei jeder OP Risiken, etwa das Risiko einer Wundheilungsstörung. Aber damit hatte ich noch nie Probleme; und es gibt bei mir auch keine gesundheitliche Vorbelastung. Das minimale Restrisiko trage ich. Nichts im Leben ist ohne Risiko. Als ich heute früh mit dem Auto hierherfuhr, war die

Wahrscheinlichkeit, dass mir was zustößt, wahrscheinlich größer als jetzt bei der OP. Wirklich spannend wird es für mich sowieso erst am 11. Juni.«

Im OP: geschäftiges Treiben, nur Dr. Steinicke merkt davon nichts

Der 11. Juni, das ist der Tag, an dem der Soundprozessor von Herrn Steinicke erstmals aktiviert werden soll – ein Dienstag. An den zwei Folgetagen wird ebenfalls noch angepasst. Und am Montag darauf, also heute in vier Wochen, will der niedergelassene Arzt in seiner Praxis wieder Patienten empfangen. »Wie es aussieht, muss ich nicht einmal für die drei Erstanpasstage stationär aufgenommen werden, sondern darf zu Hause übernachten. Die Fahrt nach Lübeck ist nur eine Stunde, das geht.«

Wir verabschieden uns: Toi, toi, toi! Ich frage ihn noch, ob er mir nach der OP vielleicht ein Selfie für den Artikel schicken könnte – mit Kopfverband. »Natürlich schicke ich ein Selfie«, verspricht Dr. Steinicke. Dann ist die Zeit schon knapp. Ich eile durch Treppenhaus und Flure zurück zur Abteilung der HNO, wo Frau Dr. Wolter bereits wartet, und bin kurz darauf eine Etage tiefer vor der Schleuse zum OP-Bereich. Ein Kollege von Frau Dr. Wolter zeigt mir die Umkleide: So ziemlich alles ausziehen, dafür bekomme ich grüne OP-Kleidung, grüne Gummischuhe, Haube, Mundschutz. Ich verstaue mein Arbeitszeug in der ungewohnten Kleidung: Zettelblock, Diktiergerät; für Fotos muss diesmal das Smartphone reichen. Jenseits der Schleuse empfängt mich Frau Dr. Wolter, nun gleichfalls ganz in OP-Grün.

Im Operationssaal, in den sie mich führt, herrscht bereits geschäftiges Treiben. Nur Dr. Steinicke, der auf dem OP-Tisch liegt, merkt von alldem nichts. Mit der Haube und von Kopf bis Fuß abgedeckt erkenne ich ihn kaum wieder. Auf der anderen Seite des Raumes, umgeben von Apparaturen, überwachen die Anästhesieärzte seinen tiefen Schlaf.

Für alle anderen hier beginnt ein ganz normaler Arbeitstag

Es ist still; außer mir weiß hier jeder genau, was zu tun ist. Zu hören ist nur der Herzschlag von Dietmar Steinicke – als stetes Piepen, mit dem die Zeit voranschreitet. Frau Dr. Wolter zeigt mir noch einmal die Aufnahmen aus dem CT: alle schwarzen Bereiche Luft, alle weißen Knochen; Bogengang, Amboss, Hörschnecke, Hörnerv. »Dort beginnt das Gehirn. Und hier kann man das Trommelfell erahnen. Alles völlig normal. Das Mastoid ist super belüftet. Und hier müssen wir jetzt durch den Knochen.« Bis zu dreimal sieht sie die Aufnahmen im Vorfeld der OP an, bis es dann endlich losgeht, berichtet die Ärztin.

Dann versuche ich, möglichst niemandem im Weg zu stehen. Für alle anderen hier beginnt gerade ein ganz normaler Arbeitstag. Dr. Wolter und die OP-Schwester wechseln ein paar freundliche Worte. Sie haben nun ihre Plätze eingenommen – im sterilisierten Bereich. Eine weitere Schwester fungiert außerhalb dieses Bereiches als »Springerschwester«.

Ich stehe hinter der Operateurin und werde zudem alles auf einem großen Monitor mitverfolgen können. Wichtig ist, dass ich auf keinen Fall das Tablett mit dem Operationsbesteck berühre. Sonst müsste alles neu sterilisiert werden. Die »Springerschwester« bittet mich, ihr Bescheid zu geben, falls mir schlecht wird. Vorsorglich hat sie mir einen Stuhl an die Seite gestellt. Und ich bekomme Frau Dr. Wolters externes Mikrofon um den Hals, damit ich ihr gegebenenfalls Fragen stellen kann – durch den Mundschutz und direkt in ihre CI.

Mit winzigem Bohrer Millimeter für Millimeter in Richtung Innenohr

»Operateur, was haben Sie vor?« Bevor es losgeht, die obligatorische Meldung an den OP-Pfleger, der das Team-Time-out durchführt: »Das wird ein Cochlea-Implantat auf der linken Seite«, entgegnet ihm Frau Dr. Wolter. »Zwei Stunden wird es sicherlich dauern. Kein

Blutverlust zu erwarten. Keine spezifischen Probleme. Antibiotikaprophylaxe läuft.« – »Gutes Gelingen!«

Nun beginnt die Operation. Frau Dr. Wolter bittet die Schwester, den OP-Tisch noch etwas höher zu fahren. »Achtung, Tisch bewegt sich«, meldet die Schwester und betätigt die Hydraulik. Dann setzt die Operateurin das Skalpell an. Ein kleiner, versierter Schnitt. Mehr ist nicht erforderlich, um an die Schädeldecke zu gelangen. Ich verfolge das Geschehen auf dem Monitor und bin ein wenig erleichtert, als sich das flaue Gefühl in meinem Magen bald darauf löst.

Zuerst hebt die Operateurin die Kopfhaut Ihres Patienten. Ein kleines Bett wird in den Schädelknochen gefräst. Mit einem Formstück prüft sie den Sitz des späteren Implantats. Deutlich aufwendiger der nächste Schritt: Mit winzigem Bohrer arbeitet sich Frau Dr. Wolter Millimeter für Millimeter durch den Knochen vor in Richtung Mittelohr. Stetes Piepen der Apparatur, dazu im Wechsel die Geräusche von Bohrer und Absauger. Lange Zeit bohren, absaugen, bohren, absaugen. Schließlich sind die Gehörknöchelchen erreicht. Frau Dr. Wolter atmet durch. Dann zeigt sie mir auf dem Monitor: Hammer, Amboss und Steigbügel.

Das neue Implantat – »Herr Steinicke ist der erste, der das hier in der Klinik bekommt«

Jetzt ein noch feinerer Bohrer. Frau Dr. Wolter ist schon wieder hoch konzentriert. Wieder eine halbe Ewigkeit das feine, durchdringende Geräusch, mit dem sich die Operateurin in kleinsten Schritten den Weg durch den Knochen bahnt; zwischendurch das Zischen des Saugers, der die winzigen Partikel aufnimmt, für klare Sicht auf das Operationsfeld sorgt.

Nun ist Frau Dr. Wolter nur noch einen Millimeter vom runden Fenster entfernt. Um ja nicht zu viel Knochensubstanz auf einmal abzutragen, wird die Geschwindigkeit des Bohrers gedrosselt; statt bislang 40.000 nur noch 10.000 Umdrehungen.

Dann ist es so weit. Auf dem Tisch mit dem Operationsbesteck liegt jetzt Herrn Steinickes Cochlea-Implantat bereit: Cochlear Nucleus Profile Plus, ganze 3,9 Millimeter dünn, ausgelegt für MRT-Untersuchungen bis 3,0 Tesla und mit besten Referenzen für Zuverlässigkeit. »Das wurde gerade erst auf den Markt gebracht«, erklärt mir die Ärztin. »Herr Steinicke ist überhaupt der Erste, der das in unserer Klinik bekommt.«

Kurz darauf wird das Implantat eingesetzt. Der Implantatkörper liegt nun in seinem Bett. Auf dem Monitor ist gut zu sehen, wie die Spitze des Elektrodenträgers Stück für Stück in der Hörschnecke verschwindet. Ich habe mein Smartphone auf den Monitor ausgerichtet und filme den entscheidenden Moment mit. Das Video will ich im Anschluss unbedingt Dr. Steinicke schicken.

Der Audiologe misst jede einzelne der 22 Elektroden: »Alles in Ordnung«

Bald darauf betritt David Nguyen-Dalinger den OP. Der leitende Audiologe der HNO-Klinik misst mit seinen Apparaturen jede einzelne der 22 Elektroden. Erreicht der Impuls tatsächlich das Gehirn? Reagiert es auf den Reiz? Ist der Elektrodenträger demnach richtig platziert? Nach ein paar Minuten ist die Messung schon wieder vorbei: »Alles in Ordnung.«

Die Operationswunde wird gesäubert, die winzige Öffnung für den Elektrodenträger mit zuvor entnommenem Gewebe abgedichtet, schließlich der Schnitt in der Kopfhaut mit Hautkleber verschlossen und eine zweite Schicht Kleber aufgetragen. Keine Fäden, die man später ziehen muss. Ein Kopfverband wird angelegt, der Patient von einem Teil der Apparaturen getrennt und in den Aufwachraum geschoben. Es ist geschafft.

Bald darauf sitze ich mit Frau Dr. Wolter ein paar Türen weiter in einem kleinen Pausenraum. Alle anderen hier tragen gleichfalls grüne OP-Bekleidung. Noch ein Kaffee und die Gelegenheit für ein kurzes Interview mit der Operateurin. Nebenbei tippt sie den OP-Bericht in einen der bereitstehenden Rechner.

Dr. Veronika Wolter: »Das war okay, aber ich hatte es schon einfacher«

»Das war alles okay«, entgegnet Frau Dr. Wolter auf meine Frage, wie denn die Operation aus ihrer Sicht gelaufen ist. »Aber ich hatte es schon einfacher. Es hängt von der Anatomie ab. Manchmal ist der Winkel so, dass man die Schnecke komplett überblicken kann und gar nichts abtragen muss. Hier war es ein kleiner Balanceakt. Der Nerv kam sehr hoch. Wäre er weiter unten gewesen, hätte ich eine bessere Sicht gehabt. So aber lag der Geschmacksnerv direkt darüber. Deswegen musste ich Stück für Stück vorsichtig abtragen. Ich habe den Nerven nicht freigelegt, aber den Überhang ein bisschen weggenommen, bis die Schnecke und die Membran schön zu sehen waren. Dann habe ich wie geplant die Membran mit einer Nadel eröffnet. Mit besserer Sicht wäre es schneller gegangen. Aber lieber etwas länger abtragen und vorsichtig vorarbeiten, als den Nerv freizulegen und eine Lähmung zu riskieren.«

Wie hoch ist das Risiko, bei einer CI-OP einen Nerv zu verletzten? »Den Geschmacksnerven berührt man eigentlich immer ein bisschen«, so meine Gesprächspartnerin. »Das kann unmittelbar nach der OP zu einem Kribbeln oder einem tauben Gefühl auf der Zunge führen, auch wenn der Nerv völlig intakt ist. Aber das gibt sich wieder. Kritischer ist, wenn man den Gesichtsnerv berührt und es zur Lähmung kommt. Wird der Nerv nur oberflächlich gereizt, ist auch das nur vorübergehend. Wird der Nerv hingegen durchtrennt, weil man etwa kein Nervenmonitoring betreibt, ist es gelaufen. Aber Herr Steinicke sollte überhaupt nichts merken, weil sein Nerv im Knochen geschützt blieb.«

Und wie lange wird es dauern, bis Herr Steinicke mit seinem Implantat Sprache versteht? Da will sich Frau Dr. Wolter noch nicht festlegen: »Das tückische an den Implantaten ist, dass es immer etwas dauern kann. Nach drei Monaten sollte er eine Verbesserung spüren. Und in einem Jahr wird es noch mal ganz anders sein. Auf seinem implantierten Ohr konnte er ja gar keine Sprache mehr verstehen, nur noch Töne hören. Mir ist es ehrlich gesagt etwas schleierhaft, wie er damit noch zurechtgekommen ist.«

Erlanger Studie: Je mehr Sprachverstehen vor der OP, desto eher kommen meist die Fortschritte

Eine große Studie der Uni-Klinik Erlangen[23] hat bei 600 Patienten untersucht, wie sich das Sprachverstehen im Zuge der CI-Operation auf dem implantierten Ohr verändert – so die Ärztin. Vor der OP liegt das Sprachverstehen meist zwischen null und 50 Prozent. Je mehr Sprachverstehen es vor der OP gibt, desto schneller kämen laut der Studie die Fortschritte nach der OP. – »Das entspricht auch meiner eigenen Erfahrung als CI-Trägerin«, sagt Veronika Wolter. »Ich verstand vor meiner ersten OP noch 45 Prozent; nach der Erstanpassung hatte ich bereits wieder 40, nach drei Monaten 80 und nach sechs 100. Herr Steinicke hatte hingegen auf dem linken Ohr gar kein Sprachverstehen mehr. Er hat jedoch nicht lange mit diesen null Prozent gelebt. Insofern könnte sein Verlauf so ähnlich sein wie damals bei mir. Aber es hängt auch davon ab, wie er trainiert. Ob er Hörübungen macht und gleich telefoniert, auch wenn ihm das anfangs sicherlich schwerfällt.«

Und man dürfe sich das CI auch nicht nur als ein technisches Gerät vorstellen: »Es gibt keine Studien, die zeigen: Wenn Sie das machen, werden Sie so hören. Hinter dem Hören mit dem CI steht auch ein biotechnologischer Prozess. Das CI ist eben zugleich wie eine Hirnprothese.«

[23] Siehe Hoppe, U., et al. (2019), Maximum preimplantation monosyllabic score as predictor of cochlear implant outcome / Das maximale Einsilberverstehen als Prädiktor für das Sprachverstehen mit Cochleaimplantat, HNO 67 (Suppl 2): 62–68.

Auch was Herr Steinicke am 11. Juni bei der Erstaktivierung seines Soundprozessors hören wird, sei nicht vorhersehbar. »Das ist völlig unterschiedlich. Manch einer hat bereits erstes Zahlenverstehen. Es gibt Patienten, die schon am ersten Tag telefonieren. Ich selbst habe eine Woche dafür gebraucht.«

Was ist mit diesen Filmen auf Youtube? Die, bei denen Patienten bei ihrer Erstaktivierung in Tränen ausbrechen, weil sie mit einem Mal hören können? »Die halte ich ehrlich gesagt für ziemlichen Betrug. Ich kann mich an einen Film erinnern, in dem eine Frau in Tränen ausbrach. Angeblich war sie taub seit ihrer Geburt. So etwas gibt es einfach nicht. Wenn man tatsächlich sehr lange taub war, dann braucht es lange, um sich an das Hören zu gewöhnen. Vorstellen kann ich mir, dass jemand Tränen der Erleichterung vergießt – weil er überhaupt irgendwas hört. Aber Schalter an und dann hört sie wieder – das ist Unsinn. Es dauert, dauert und dauert.«

Dr. Veronika Wolter: »Patienten sagen oft, dass es für sie ein Vorteil ist, dass ich CI-Trägerin bin«

Einen weiteren OP-Termin hat Frau Dr. Wolter heute nicht mehr, dafür morgen wieder einen und übermorgen zwei, alles CI-Patienten. Das Hanseatische Cochlea Implantat Zentrum (HCIZ) ist Anlaufstelle für ganz viele hörgeschädigte Menschen, denen Hörgeräte keine Hilfe mehr bieten. Nicht wenige von ihnen fragen gezielt nach der Ärztin, die selbst CI-implantiert ist.

Inwieweit ist es hilfreich, als CI-Operateurin auch erfahrene CI-Trägerin zu sein? »Es kann gut sein, dass ich noch mehr auf Kleinigkeiten achte als andere«, vermutet Veronika Wolter. »Ich kann zum Beispiel gut nachfühlen, wie ein Brillenbügel über einem CI drücken kann, wenn es nicht optimal platziert wurde. Ebenso achte ich sehr darauf, Strukturen zu erhalten und den Schnitt nicht größer zu setzen als nötig.«

Noch wichtiger seien aber vermutlich die Gespräche mit den Patienten. »Sie sagen oft, dass es für sie ein Vorteil ist, dass ich CI-Trägerin bin. Ich kann meine Erfahrungen als Patientin mit ihnen teilen. Mit meiner Entscheidung für meine CI habe ich mich damals wahnsinnig schwergetan: Vom normalen Hören verabschieden, lebenslang auf Technik angewiesen sein … Alternativ hätte ich ja auch Gebärdensprache lernen und mich in die Gebärdenkultur begeben können. Vor der Entscheidung hatte ich mit allen Fachleuten gesprochen, die verfügbar waren. Ich hatte mich bei den Herstellern informiert. Zu diesem Zeitpunkt war ich Assistentin von Professor Lenarz in Hannover. In der Nachsorge hatte ich jeden Tag zig Patienten vor mir. Man versucht, so viel wie möglich zu erfahren. Wie wird sich das anhören? Werde ich zusätzlich von den Lippen absehen müssen oder ohne das klarkommen? Da waren Ängste, die mich Jahre gekostet haben.«

Der Einzige, der ihr die Angst schließlich nehmen konnte, sei Dr. Markus Pietsch gewesen, so meine Gesprächspartnerin. »Er ist leitender Oberarzt im Helios Klinikum Hildesheim. Und er ist einer der beiden anderen HNO-Chirurgen in Deutschland, die auch CI-Träger sind. Er ist ungefähr mein Alter. Und er sagte mir damals, er würde das CI nicht mehr missen wollen, weil er so gut damit hört. Es war der entscheidende Punkt. Ich habe mir gesagt, wenn er das kann, schaffst du das auch.«

Entscheidung für ein CI: »Nicht die Technik bringt die eigentliche Leistung, sondern das Gehirn«

Einmal abgesehen vom Hörverlust – gibt es eigentlich Patienten, die aus ihrer Sicht für die CI-Versorgung mehr oder weniger geeignet sind? »Bei manchen Patienten weiß ich genau, das wird nichts«, so die Ärztin. »Man redet eine halbe Stunde, und ich merke, es ist ihnen einfach nicht wichtig genug. Das sage ich ihnen dann auch. Doch es gibt auch viele Patienten, die einerseits einen sehr großen

Leidensdruck haben und andererseits diese Ängste nicht loswerden. Ich denke, gerade sie kommen gezielt zu mir. – Angst hat man immer dann, wenn etwas nicht verstanden wird. Also muss man dafür sorgen, dass der andere versteht. Es geht nicht um eine fremde Technik, die man mir einsetzt. Es geht um ein bionisches Ohr, über dessen Hörerfolg ich letztlich mitentscheide. Nicht die Technik bringt die eigentliche Leistung, sondern das Gehirn. Ich denke, das ist mit ein Grund, warum ich hier jetzt so viel zu tun habe.«

Dietmar Steincke – versichert sie mir zum Abschied – sei mit Sicherheit ein absolut geeigneter CI-Patient. »Eigentlich sind Ärzte ja die schlimmsten Patienten«, ergänzt sie lächelnd. »Aber bei ihm ist es anders, sehr angenehm und kooperativ.«

Auf der Fahrt zum Bahnhof dann noch eine Nachricht an Dr. Steincke, der jetzt vielleicht gerade aus der Narkose erwacht. Gute Genesungswünsche und der kleine Film, in dem er sich später ansehen kann, wie der Elektrodenträger in seinem Innenohr verschwindet. Drei Tage darauf kommt seine Antwort, das versprochene Selfie mit Kopfverband und ein kurzer Gruß: »Wir sehen uns am 11. Juni!«

Dienstag, 11. Juni 2019, die Erstanpassung

Am Morgen sitze ich kurz vor neun im Behandlungszimmer von David Nguyen-Dalinger, dem leitenden Audiologen im Hanseatischen CI-Zentrum (HCIZ). Mein dritter Termin im Asklepios Klinikum. Dietmar Steinicke wird sicherlich gleich da sein. Heute ist sein großer Tag: Der Soundprozessor wird zum ersten Mal aktiviert.

Drei Tage dauert eine solche CI-Erstanpassung: Meist gibt es zwei Anpassungen täglich, dazu Trainingseinheiten, Technikschulung, erste Hörerlebnisse in der Cafeteria oder im Park und für den Nachmittag Hörübungen, die der Patient eigenständig absolviert. Jeder

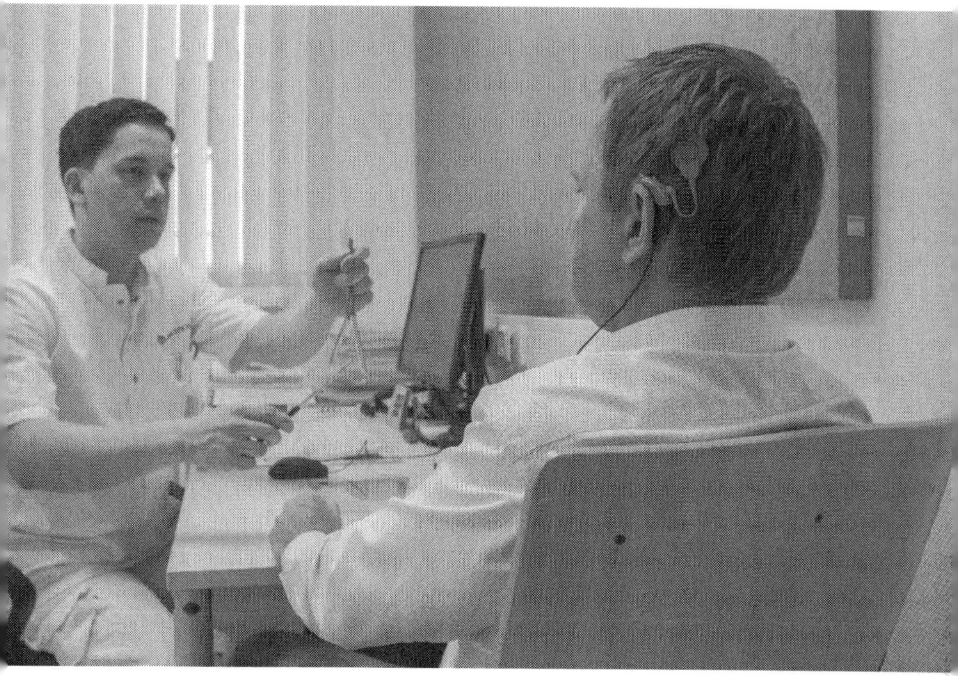

Erstanpassung – Dietmar Steinicke (re.) mit dem Audiologen David Nguyen-Dalinger (li.). Foto: Schaarschmidt

folgende Tag beginnt mit einer Auswertung des vorherigen: Was geht schon gut? Wo muss die Einstellung noch verändert werden?

Häufig erfolgen diese Anpasstage stationär, mitunter aber auch ambulant wie bei Herrn Steinicke, der lieber die tägliche Fahrt zwischen Hamburg und Lübeck in Kauf nimmt. »In der Klinik, in der ich früher war, ging die Erstanpassung sogar fünf Tage«, erzählt mir Herr Nguyen-Dalinger. »Aber nach dem dritten Tag merkte man, dass die Luft so langsam raus war.« Für den Weg ins neue Hören sei dann entscheidender, im eigenen Umfeld weiter zu üben, bis Patient und Audiologe sich nach vier Wochen zum ersten Mal wiedersehen. Zusätzlich empfohlen wird Logopädie. Doch auch wer wie Herr Steinicke täglich im Beruf klarkommen muss, hat dadurch ein gutes Training.

»50 Prozent ist die Einstellung der Technik und die anderen 50 sind Üben und Anwenden«, so mein Gesprächspartner. »Bei Herrn Steinicke mache ich mir da keine Sorgen. Wenn jemand nur zu Hause sitzt, wenig Umgang mit Sprache hat, dann dauert es oft viel länger.« Mittlerweile zeigten die Soundprozessoren ja auch an, wieviel Zeit ihr Träger mit Sprache verbringt. Für den Audiologen sei das eine tolle Hilfe, auch um zu motivieren. Zusätzlich rät David Nguyen-Dalinger seinen Patienten, ihre Fortschritte beim Hören zu dokumentieren, etwa in einem Hörtagebuch.

David Nguyen-Dalinger: »Ich wünsche mir, dass er in den drei Tagen irgendeine Form von Sprachverstehen erreicht«

Welche Erwartungen hat mein Gesprächspartner für die kommenden Tage mit Herrn Steinicke? »Während der OP wird ja nur geguckt, wie das Gehirn auf eine einfache elektrische Stimulation reagiert, ob der Hörnerv anspricht. Doch im Anschluss gab es schon eine erste Probe. Sie lief bei Herrn Steinicke sehr gut, lässt jedoch noch keine Rückschlüsse darauf zu, wie das Gehirn die Signale später verarbeitet. Es ist eben sehr komplex. Ich wünsche mir, dass Herr Steinicke in den drei Tagen irgendeine Form von Sprachverstehen erreicht. Das müssen noch keine Silben oder Wörter sein. Manch einer kann die gleich am Anfang verstehen. Manchmal sind es auch nach drei Tagen nur Zahlwörter. Das Gehirn muss lernen, das Gehörte wieder als Sprache zusammenzusetzen. Und es muss sich gewöhnen – an viele neue Geräusche und Klänge.«

Ein höchst individueller Prozess. Manche Patienten seien sehr darauf aus, dass alles wieder klingt wie früher. »Doch dann klingen die Stimmen fremd oder auch heller. Oder sie verstehen zwar schon ein bisschen, trauen sich aber nicht, einfach mal zu raten.« Hinzu komme oft beruflicher Druck. Man muss möglichst schnell wieder funktionieren, und Vorgesetzten oder Familie sei manchmal nicht klar, dass man zwar wieder hört, aber noch lange nicht alles versteht.

Mitunter müsse man Erwartungshaltungen bremsen. Es gehe eben nicht gleich um Musik oder Fernsehen. Im Fokus steht erst mal das Verstehen von Sprache. Auch die Reaktionen im ersten Moment seien sehr verschieden: »Das reicht von Abwehr bis Erstaunen«, so David Nguyen-Dalinger. »Auch sehr emotionale Momente habe ich schon erlebt – bei Patienten, die ihr Gehör plötzlich auf beiden Ohren verloren hatten. Mit einem Mal sind vertraute Stimmen wieder da. Das ist dann wie ein Schritt zurück ins Leben; etwa die Aussicht, im Job wieder mithalten zu können. Auch Eltern sind oft sehr emotional, wenn ihr Kind erstmals reagiert.«

»Ich bin tiefenentspannt in die Operation« – Dr. Steinickes Bericht über die Wochen seit der OP

Bei Dietmar Steinicke rechnet der Audiologe eher nicht mit einem sehr emotionalen Moment. »Vielleicht wird er überrascht sein. Ich bin selbst gespannt und würde mich freuen, wenn er sich schnell entwickelt und gut im Beruf zurechtkommt.«

Just in diesem Moment steht Herr Steinicke vor der Tür. Wir begrüßen uns. Und er berichtet zuerst von den Wochen seit der OP. Die eigentliche Implantation sei für ihn überhaupt kein Problem gewesen: »Wirklich super. Ich bin tiefenentspannt rein. Die Schwestern meinten noch, anschließend müsse ich zwei Tage liegen; und dann kann ich schon mit Begleitung unter die Dusche. Aber so war es leider nicht.«

Denn Schwindelattacken machten ihm zu schaffen – so heftig, dass er mehrere Tage keinen Schritt allein gehen und nur mit aufrechtem Oberkörper schlafen konnte. Keine schöne Erfahrung, doch Dr. Steinicke kann sie für sich einordnen: »Ich weiß, dass solche Nebenwirkungen nur bei wenigen CI-Patienten auftreten. Auch viel ältere Patienten haben keinerlei Schwierigkeiten. Ich hatte davor nie Probleme mit Schwindel. Karussellfahren mochte ich allerdings schon als Kind nicht. Zum Glück wurde es in den darauffolgenden Wochen immer besser. Inzwischen kann ich wieder Auto fahren. Nur auf ein Fahrrad würde ich noch nicht steigen.«

Der Cochlear-Rucksack: »Heute ist das, was wir den CI-Patienten erklären müssen, viel komplexer als früher«

Nun ist Herr Steinicke gespannt auf das, was ihn heute erwartet. Herr Nguyen-Dalinger sieht sich zuerst die kleine Narbe hinter der Ohrmuschel des Patienten an: »Das ist sehr gut verheilt.« Tatsächlich ist nicht mehr viel zu sehen. Weiter geht es mit dem Rucksack.

Jeder Patient, der mit einem Cochlear-Nucleus-CI versorgt wird, bekommt den prall gefüllten Cochlear-Rucksack. Schachteln und Etuis, Fernbedienung, Zubehör, Akkus, Handbuch … alles wird erst mal nur aus- und dann wieder eingepackt. »Das Zubehör sehen wir uns in den kommenden Tagen an«, erklärt der Audiologe. »Auch das Schwimm-Kit lassen wir erst mal.« Zudem ist sich Herr Steinicke noch nicht sicher, ob er sich beim optionalen Zubehör für den Telefonclip oder für das Minimikrofon entscheiden soll. Wichtig für heute ist die Schachtel mit dem Soundprozessor. Die verbleibt auf dem Tisch.

»Heute ist das, was wir den CI-Patienten erklären müssen, viel komplexer; sie brauchen viel mehr Beratung«, so David Nguyen-Dalinger. »Früher gab es nicht mal eine Fernbedienung; nur einen Drehknopf für die Lautstärke und einen Kippschalter für die Programme. Der Patient musste lediglich die Farbe des Soundprozessors wählen, sich zwischen Akku oder Batterie entscheiden.«

Dietmar Steinicke: »Ihre Stimme klingt wie ein Synthesizer der Neuen Deutschen Welle«

Herr Steinicke hat sich für einen grauen Soundprozessor entschieden. Der wird ihm nun angelegt. Zuerst kommen die Signale noch übers Kabel. Herr Nguyen-Dalinger schaltet die 22 Elektroden frei. Von 150 bis 8.500 Hertz, Schritt für Schritt. Herr Steinicke soll bei jedem Ton sagen, wann er ihn erstmals hört und wann er gut hörbar ist. »Höre ich.« – »Wie laut?« – »Jetzt sehr gut; nicht unangenehm.« – Dann soll Herr Steinicke verschiedene Töne in der Lautstärke abgleichen, dann abklingende Töne hören, dann Tonleitern hören. Und dann der eigentlich spannende Moment: Herr Steinicke legt sein Hörgerät ab. Der Soundprozessor wird zum ersten Mal eingeschaltet, und Herr Nguyen-Dalinger klopft auf den Tisch.

»Wie laut ist das?« – »Leise bis mittel.« Es folgen Klanghölzer (leiser) und Triangel (zu laut). »Hören Sie auch dieses Nachschwingen?« – »Ja.« – Nun Zahlworte: »35.« – »35«, wiederholt Dr. Steinicke. Der Audiologe stellt sich hinter den Rücken seines Patienten. Der soll sich nicht davon irritieren lassen, dass er beim Antworten die eigene Stimme hört. »97.« – »97.« – »25.« – »27.« – »Montag.« – »Montag.« – »Dezember.« – »Dezember.« – »Wir lassen das erst mal«, beendet David Nguyen-Dalinger den Test. – »Aber ich habe Sie verstanden.« – »Ja, das ist bewundernswert«, entgegnet der Audiologe.

Nur die Stimme klinge total robotermäßig, ungefähr wie die Synthesizer der Neuen Deutschen Welle, beschreibt Dr. Steinicke. Als er das Hörgerät wieder aufsetzt, hört er unsere Stimmen parallel. »Auch ihre eigene Stimme werden Sie als innere Stimme und als künstliche Aufnahme hören. Das wird später ein Höreindruck. Die Roboterstimme hören anfangs fast alle. Aber Sie diskriminieren schon Sprache (unterscheiden Sprache von anderen Schallsignalen – Anm. d. Red.). Das ist selten. Erinnern Sie sich? Unser Mindestziel war, dass Sie am Ende der drei Tage Zahlen verstehen.«

Nguyen-Dalinger: »Das CI auch in Ihrer Praxis zu tragen ist das beste Hörtraining für Sie«

Ohne Frage, Herr Steinickes neue Hörerlebnisse sind ermutigend: »Macht es denn jetzt schon Sinn für mich, mit dem Telefonieren anzufangen?« – »Zuerst einmal sollten Sie beim Hörtest Sprache zu etwa 50 Prozent verstehen und bei Ihrer Hörtrainings-App relativ gut abschneiden«, rät ihm der Audiologe. »Dann können Sie es probieren. Dabei spielt natürlich auch eine Rolle, wie die Geräuschkulisse ist und über was Sie sprechen. Gespräche über vertraute Dinge, etwa über berufliche Themen, werden Ihnen leichter fallen als solche, bei denen sie erst mal nicht wissen, was das Thema ist. Wenn Sie probieren, nur über das CI-Ohr zu telefonieren, sollten Sie Gesprächspartner wählen, die Sie gut kennen und die Rücksicht nehmen. Es ist aber auch in Ordnung, wenn sie damit noch Wochen oder auch Monate warten wollen.«

Warten ist eher nicht die Sache von Dietmar Steinicke. Seit drei Wochen war er nicht mehr in der Praxis bei seinen Patienten. In sechs Tagen will er wieder für sie da sein. »Sollte ich am Montag gleich das CI tragen?« – »Das sollten Sie. Es ist das beste Hörtraining, das Sie haben können. Auch wenn es anfangs vielleicht etwas ungewohnt ist. Ihr Vorteil ist, dass Sie die Patientengespräche meist eins zu eins in einem ruhigen Raum führen.« Als Verkäufer in einer Markthalle zum Beispiel hätte er es da deutlich schwerer, so Herr Nguyen-Dalinger.

»Sie werden merken, dass Sie das auch brauchen«, erklärt der Audiologe weiter. »Ihr linkes Hörgerät brachte Ihnen zwar nicht mehr viel für die Sprache, aber es gab Ihnen doch noch etwas Volumen; und das fehlt jetzt. Wenn Sie eine Pause brauchen, können Sie das CI mal für eine Stunde abnehmen. Aber acht Stunden Arbeitszeit sind lang und sie bieten viele Trainingsmöglichkeiten, die Sie zu Hause so gar nicht haben werden. Je öfter Sie Ihr CI tragen, umso gewohnter wird es für Sie sein. Wobei es nicht immer Schritt für Schritt nach vorn geht. Man bleibt auch mal stehen. Zurück geht es eigentlich nicht.«

Erste Sprachtests: nach einer Stunde 80 bis 90 Prozent Zahlenverstehen

Außerdem kann Dr. Steinicke natürlich immer lauter oder leiser stellen. Wie das per Fernbedienung geht, zeigt ihm David Nguyen-Dalinger jetzt. Und er zeigt ihm, wie man Programme einstellt, den

Akku löst, den Soundprozessor an- und ausschaltet … »Alles steht auch in der Anleitung. Sie sollten sich mit alldem gut vertraut machen.« Vor dem Spiegel üben beide gemeinsam das Auf- und Absetzen des Nucleus 7. Fürs Erste stellt der Audiologe zwei Programme ein – ein Grundprogramm und ein lauteres. Und er bereitet die Anbindung des Minimikrofons vor. Das will Herr Steinicke zu Hause erst mal testen, es für sein Training ans Notebook koppeln.

Und die Anbindung ans Mobilgerät? Herr Steinicke hat heute leider noch nicht das iPhone dabei. »Eigentlich nutze ich ja immer ein Android-Smartphone. Aber fürs direkte Streaming bekomme ich das alte iPhone 6 von der Frau eines Freundes. Das ist zwar rosa, aber zum Probieren reicht's.« Dass er das Handy nicht dabeihat, sei gar kein Problem, versichert der Audiologe: »Die Kopplung bekommen Sie allein hin. Das ist eigentlich selbsterklärend. Sie müssen vorher nur die App herunterladen. Und zur Kopplung brauchen Sie eine Internetverbindung, weil da einmal abgeglichen wird.«

Für die letzten Tests der ersten Anpassung wechseln wir in die Hörkabine. Wieder Erstaunliches: Nach knapp einer Stunde erreicht Herr Steinicke mit dem CI ein Zahlenverstehen von 80 bis 90 Prozent. Also wechselt David Nguyen-Dalinger zu Lebensmitteln: Herr Steinicke versteht Wurzel statt Apfel und Öl statt Birne. Aber Käse, Brot, Kartoffel und Erdbeere hat er richtig. Einiges versteht er deutlich, anderes ist mehr geraten. Banane erkennt er gar nicht. »Das ist immer lustig«, meint der Audiologe, »entweder wird erst mal Banane verstanden oder Erdbeere; gleich beides so gut wie nie.«

Erstes Hörtraining mit der Logopädin: »Giraffe, ganz deutlich«
Bald darauf ist Frau Thelen an der Tür, die Logopädin. Fliegender Wechsel in den Nebenraum – erstes Hörtraining. »Sie haben Ihr CI jetzt knapp eine Stunde. Hören Sie denn schon was?«, erkundigt sich Anica Thelen. »Ich verstehe sogar schon was«, entgegnet Herr Steinicke. »Und ich habe schon jetzt das Gefühl, dass mich das CI unterstützt.«

Für das Training nimmt der Patient erneut sein Hörgerät ab. Den Prozessor einschalten und Programme wechseln kann er jetzt schon. Die Logopädin will wissen, ob das Hören anstrengend sei. Herr Steinicke verneint. Außerdem klinge es für ihn jetzt schon weniger technisch als vorhin.

Zu Beginn einstellige Zahlen: Acht ist gleich richtig, aber neun ist drei. »Ganz typisch, neun und drei werden oft verwechselt«, so die Logopädin. Als ich sie etwas frage, macht Herr Steinicke die nächste Entdeckung: Meine Stimme hört sich für ihn jetzt tiefer an als die von Frau Thelen. Die rät ihm, beim Zahlenhören intuitiv zu kombinieren, sollte er nicht alles verstehen. »Sieben«, kombiniert Herr Steinicke. Dann ist er unsicher, weil die Logopädin ihn so fragend anblickt. Er bleibt bei sieben, und sie bestätigt: »Richtig, sieben. Manchmal reagiere ich so, um Sie ein bisschen zu verunsichern.«

Dann stellt Herr Steinicke fest, dass er jetzt gern mit etwas mehr Lautstärke hören würde. Er wechselt ins lautere Programm und trainiert nun Tiere: »Giraffe, ganz deutlich«, meint Herr Steinicke gleich bei der ersten Aufgabe. Dann wird aus dem Wiesel ein Esel und aus Eule Kamel, aber Tiger ist wieder eindeutig. Als er sogar Redewendungen wie »guten Tag« erkennt, scheint die Logopädin tatsächlich beeindruckt zu sein: »Wirklich erstaunlich, dass Sie nach nur anderthalb Stunden schon so viel verstehen.« Überrascht ist aber auch Herr Steinicke: »Wenn ich das Lippenbild noch dazunehme, verstehe ich Sie jetzt schon zu 100 Prozent; und mein Hörgerät ist nach wie vor aus.«

Erste Kopplung mit dem Smartphone: »Tatsächlich selbsterklärend«

Fazit der Logopädin: »Das Zahlenverstehen können wir abhaken. Training mit einzelnen Worten brauchen Sie vorläufig noch, das können Sie mit der CD üben, auf der schon wie im Alltag gesprochen wird, also nicht besonders deutlich. Ansonsten sind wir auf einem sehr guten Weg.« Herr Steinicke soll im zweiten Programm bleiben, das für ihn härter und knackiger klingt. Morgen will Anica Thelen schon ähnlich klingende Wörter üben. Und am Mittwoch geht es zum Training nach draußen.

Wir dürfen jetzt schon an die frische Luft, Pause machen, durchatmen – und weiter Neues entdecken, schon auf den Treppenstufen vor dem Haupteingang. »Ich kann jetzt hören, wie ich die Stufen hinuntergehe«, stellt Herr Steinicke fest. »Bisher konnte ich das nur noch hören, wenn ich kräftig aufgestampft habe.«

Dann will er das CI zumindest schon mal mit seinem Android-Smartphone koppeln. Einzige Herausforderung: eine Ecke finden, in der es das dafür erforderliche Netz gibt. Als wir die gefunden haben, ist der Rest in einer Minute erledigt. »Tatsächlich selbsterklärend«, meint Herr Steinicke. Wir probieren die Soundprozessorsuche im Handy und bekommen ihn angezeigt: links vor dem Haupteingang der Klinik. Dann gehen wir auf einen Kaffee in die Cafeteria, unterhalten uns. Das direkte Streaming vom iPhone will Herr Steinicke gleich morgen testen.

David Nguyen-Dalinger: »Sicherlich profitieren Sie auch von der Fähigkeit, aus dem, was fremd klingt, das Richtige herauszuhören.«

Abschluss des heutigen Programms: die zweite Anpass-Sitzung bei Herrn Nguyen-Dalinger. Der hat sich schon mit der Logopädin abgestimmt: »Wirklich sehr erfreulich, dass sie am ersten Tag schon so viel verstehen«, so der Audiologe. »Das gibt es vielleicht in einem von 100 Fällen. Es liegt sicherlich auch an ihrer Fähigkeit, aus dem, was fremd klingt, die richtigen Dinge herauszuhören. Vielleicht haben Sie da einen Vorteil, weil Sie das regelmäßig üben – etwa mit den Patienten, die nicht so gut Deutsch sprechen.«

Da Herr Steinicke nun bereits das zweite Programm mit dem Lautstärkepuffer nutzt, bekommt er gleich noch mehr Puffer. Ein Hörtest wird gemacht, die Einstellung modifiziert. »Vielleicht haben sich manche Frequenzbereiche schon wieder leicht verändert«, vermutet der Audiologe. Und er erklärt erneut, wie wichtig es ist, das CI immer zu tragen: »So drei bis vier Stunden am Stück. Wenn Sie das anfangs sehr fordert, dann machen Sie mal eine halbe Stunde Pause.«

Abschließend noch mal in die Hörkabine. Doch da klingelt plötzlich ein Handy. Herr Nguyen-Dalinger muss kurz rangehen: »David. … Okay. In 15 Minuten im OP« Als er auflegt, meldet Herr Steinicke die nächste Entdeckung: »Ich habe alles verstanden, was Sie gerade gesagt haben – ohne das Hörgerät. Sie müssen zum OP und Sie haben sich mit Vornamen gemeldet.«

In den verbleibenden Minuten testet Herr Steinicke das Verstehen von leisen Zahlen und Einsilbern: Seil – Seil, Flur – Flur, Ochs – Fuchs. Draht und Hemd versteht er noch nicht, und bei den geflüsterten Einsilbern kommt er auf 15 Prozent. »Das ist aber auch schon verdammt schwer«, ermutigt ihn Herr Nguyen-Dalinger. »Übrigens, Sie verstehen schon jetzt auf der CI-Seite besser als zuvor mit dem Hörgerät.«

Dietmar Steinicke: »Soll ich auch schon Musik hören üben? Was ist mit Fremdsprachen?«

Vier Stunden nach seiner Erstanpassung kann Herr Steinicke sogar meine Stimme von der des Audiologen unterscheiden, auch wenn wir beide für ihn immer noch etwas nach Roboter klingen. Seine Einstellung wird nochmals angeglichen. Und er hat immer noch Fragen: Macht es jetzt schon Sinn, Musik zu hören? Und wie ist es mit Fremdsprachen? Der Audiologe empfiehlt ihm, damit noch zu warten. »Natürlich dürfen Sie mal in Musik reinhören. Es wird nur nicht schön klingen, solange die Stimmen noch so roboterhaft sind.« Und mit Fremdsprachen sollte er erst beginnen, wenn das andere Training nicht mehr ausreicht. »Wenn Sie mit der Hörtraining-App durch sind, sollten Sie erst mal zusammenhängende Texte trainieren, Hörbücher zum Beispiel.«

Um 14:30 Uhr ist Herr Steinickes erster Anpasstag geschafft. Beim Abschied vor dem Haupteingang ist ihm sein heutiger Erfolg anzusehen, aber ausruhen wird er sich auf diesem Erfolg bestimmt nicht: »Vor allem muss ich schnell telefonfähig sein«, erklärt er mir. Und er sucht immer noch nach der besten Stethoskoplösung: In der Praxis könne das Stethoskop über den Rechner laufen. Aber bei Hausbesuchen? Vielleicht doch ein transportables Stethoskop, an dem man das Mini-Mic aufsteckt? Oder eines mit einer App, in der das Gehörte zusätzlich visualisiert wird und bei dem sich das Handy per Bluetooth mit dem Stethoskop verbindet? Aber gibt es bei dem noch einen freien Kanal, um den Sound zum Implantat zu schicken? – Ich bin mir sicher, Dr. Steinicke ist hartnäckig genug, die Lösung zu finden.

Auch heute ist für ihn noch nicht Schluss. Am Abend will Dietmar Steinicke zur Geburtstagsfeier seiner Schwester – für das neue Hören natürlich eine große Herausforderung. Er will das Minimikrofon mitnehmen. Und wir verabreden uns für ein weiteres Treffen in drei Monaten in seiner Arztpraxis. Als ich am Abend zurück bin, erreicht mich noch eine Mail: Nach der Feier hat Dr. Steinicke gleich mit seiner App trainiert. Ein Screenshot mit den Ergebnissen hängt an. »Beste Grüße, bis bald.«

Mittwoch, 28. August 2019, der Besuch in der Praxis

Ein warmer, wolkenloser Tag, an dem ich nach Lübeck reise, um Dr. Dietmar Steinicke drei Monate nach seiner CI-Versorgung zum vierten Mal zu treffen. Und ich bin gespannt. Wie ist ihm die Rückkehr mit dem neuen Hören geglückt? Welche Erfahrungen hat er seitdem gesammelt und welche weiteren Fortschritte gemacht?

Als ich den kleinen Bahnhof von Lübeck-Kücknitz erreiche, wartet Dietmar Steinicke schon mit dem Auto. Er sieht entspannt aus. Aber

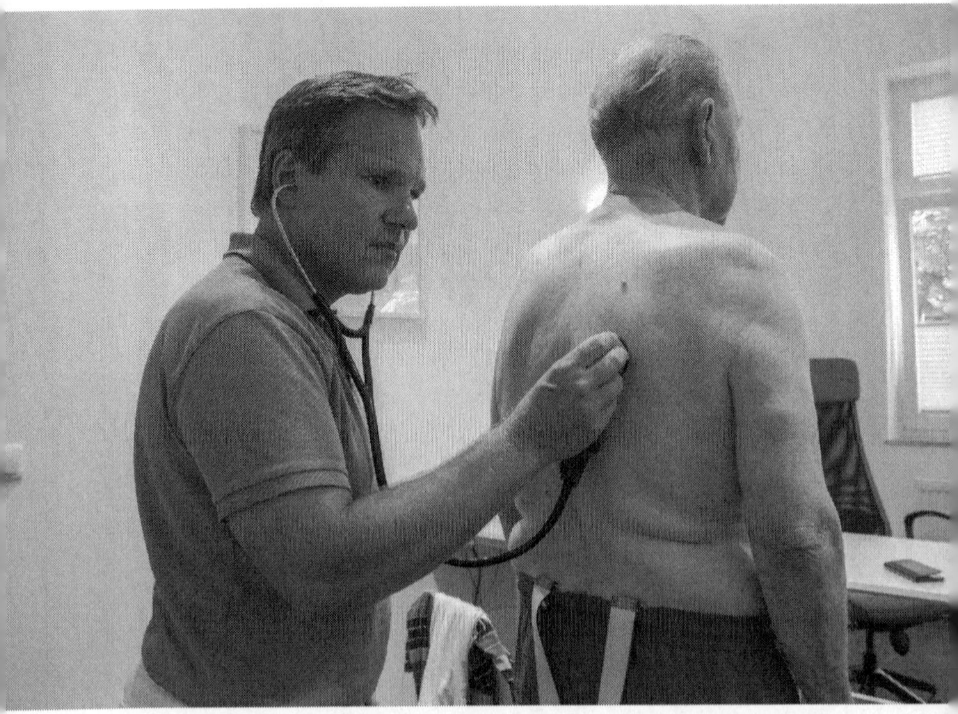

Besuch in der Praxis – Dr. Dietmar Steinicke untersucht seinen Patienten Karl-Heinz Zietz mit dem Stethoskop. Foto: Schaarschmidt

heute ist auch kein normaler Praxistag, sondern Mittwoch. Sprechzeit nur bis 12:30 Uhr. Normalerweise nutzt der Arzt den Mittwochnachmittag, um den »Papierkram« zu erledigen. Heute nimmt er sich Zeit für mich. Er hat sich gut auf unser Treffen vorbereitet. Nach der Fahrt durch den sommerlichen Ortsteil und einem kleinen Rundgang durch die Praxis sitze ich ihm im Behandlungszimmer gegenüber. Er zieht die Notizen vor, die er im Smartphone gemacht hat, um nichts zu vergessen.

Arbeit als Training: »Im Schnitt habe ich täglich zehn Stunden Sprache«

»Nach den drei Tagen für die Erstanpassung hieß es in der Klinik, dass mein Sprachverständnis bereits so gut sei, wie es bei vielen erst nach drei Monaten ist«, beginnt Dietmar Steinicke seinen Bericht. Doch wie war der Wiedereinstieg in den Job? Schließlich hatte das meinen Gesprächspartner bei unseren bisherigen Treffen mehr beschäftigt als alles andere. Genau vier Wochen hatte er für die CI-Versorgung eingeplant: Dienstag bis Donnerstag Anpassung, Montag wieder im Beruf – in einer Praxis mit extrem hohem Patientenaufkommen.

»Wie geplant bin ich am Montag gestartet; ich kam frohen Mutes kurz vor sieben in die Praxis. Nachdem ich vier Wochen nicht da war, war die Praxis natürlich voll. Um acht warteten draußen schon 15 Patienten; 8:30 Uhr ging es los und kurz darauf war der Warteraum komplett voll, auch die Stehplätze, ungefähr 40 Patienten. Darunter viele, die schon länger auf einen Termin warteten. Entsprechend lang waren die Gespräche. Also habe ich bis kurz nach zwei Sprechstunde gemacht, dann die Telefonliste abgearbeitet, dann die Hausbesuche erledigt und nachmittags noch mal Sprechstunde. Es ging von 7:30 Uhr bis 19:30 Uhr.«

Natürlich sei das belastend gewesen, räumt Dr. Steinicke ein. »Aber natürlich war es auch ein gutes Training. Die Cochlear-App misst jede Sekunde, in der ich Sprache ausgesetzt bin, zuhöre oder rede. Ich hatte am ersten Arbeitstag zehn Stunden Sprache. Im Schnitt schaffe ich das seitdem täglich; mittwochs und freitags, wenn die Sprechstunden kürzer sind, komme ich vielleicht auf neun.«

Daneben hat Dr. Steinicke auch noch zu Hause trainiert; vor allem mit den Nachrichten der Deutschen Welle und mit Hörbüchern. »Das mache ich immer noch jeden Abend, immer mit Streaming vom iPhone. Die Nachrichten gehen so fünf Minuten. Es gibt eine Variante, die langsam gesprochen wird, einfach und mit kurzen Sätzen. Das ist vor allem für Menschen bestimmt, die nicht so gut Deutsch sprechen. Für mein Training war diese Variante aber von Anfang an zu einfach. Auch mit Hörbüchern klappte es gleich gut. Nur Hörspiele mit Musik, Dialogen und Geräuschen im Hintergrund sind noch zu schwer.«

Kommunikation mit den Patienten: »In der Praxis klappt die Verständigung zu über 99 Prozent«

Bei David Nguyen-Dalinger, dem leitenden Audiologen der HNO-Klinik, war Herr Steinicke inzwischen einmal zum Nachstellen. In einigen Tagen steht der nächste Nachsorgetermin an. Seinen Anpasser lobt mein Gesprächspartner nach wie vor in den höchsten Tönen: »Er programmiert immer so, dass mir für die kommenden Wochen noch genügend Reserve bleibt. Ganz am Anfang mussten wir die Lautstärke wieder ein bisschen runternehmen, weil sich mein Gehirn schon zu sehr auf links fokussiert hatte, dort jedoch noch nicht genug Sprache ankam. Ich habe Programm 1, mein normales Programm für die Praxis, und ein zusätzliches Programm mit mehr Bums. Ich kann die Lautstärke ja immer noch selbst nachregeln. Nach den ersten zehn Tagen war ich im Programm 1 am Anschlag. Also bin ich dann ins andere Programm gewechselt. Da bin ich aktuell auf acht, demnächst auf neun. Zehn ist das Maximum. Also wird jetzt wieder neu programmiert; noch ein bisschen mehr Höhen und mehr Lautstärke. Außerdem hat Herr Nguyen-Dalinger für meine Hobbys mit viel Fachverstand ein individuelles Hörprogramm eingestellt.«

Seine Fähigkeit, Menschen an ihren Stimmen zu erkennen, habe sich in den drei Monaten immer weiterentwickelt, berichtet Dietmar Steinicke: »Anfangs klangen alle roboterhaft. Aber einige habe ich schon am ersten Tag erkannt. Am Abend nach der Erstanpassung war ich zur Geburtstagsfeier meiner Schwester. Ihre Stimme und die meines Vaters konnte ich erkennen; die Stimme meiner Mutter zu erkennen fällt mir auch nach Monaten noch schwer. Mit meinen Patienten ist es genauso. Viele kenne ich schon seit Jahren. Ich komme um die Ecke und denke: Ich würde nicht drauf wetten, aber das war die Stimme von Herrn Sackwitz; richtig. Einige Stimmen erkenne ich, andere nicht. Ich kann aber nicht feststellen, welche Kriterien dafür entscheidend sind. Es ist auch nicht die Frage, ob Mann oder Frau. Grundsätzlich klingen Stimmen jetzt nicht mehr roboterhaft, vielleicht minimal. Sie klingen dumpfer, kehliger. Mein Audiologe hat mir schon gesagt, dass meine Höhen noch ausbaufähig sind. Aber mit dem Sprachverständnis komme ich sehr gut zurecht. In der Praxis klappt die Verständigung zu über 99 Prozent.«

Wie reagieren die Patienten darauf, dass ihr Arzt jetzt ein Hörimplantat trägt? »Zum Glück habe ich ein tolles Verhältnis zu meinen Patienten. Viele wussten, warum ich so lange nicht da bin. Sie haben sich erkundigt, wie es mir geht, hatten gute Wünsche für mich. Das Feedback war sehr positiv. Einige haben sich auch gewundert: ›Ich dachte, Sie wurden am Ohr operiert. Warum tragen Sie dann immer noch ein Hörgerät?‹ – Meine Zeit ist leider zu knapp, um jedem zu erklären, was ein CI ist. Ich sage dann nur, dass ich trotzdem noch ein Gerät brauche, aber alles gut ist.«

Dietmar Steinicke: »Mit vertrauten Personen telefoniere ich inzwischen nur noch über das CI, immer mit iPhone-Anbindung«

Ist denn wirklich alles gut? Ich erinnere meinen Gesprächspartner daran, dass er doch immer von zwei für ihn entscheidende Anforderungen sprach: einerseits das Telefonieren, das Herrn Steinicke vor allem mit Handy sehr schwerfiel. Und andererseits hatte er doch händeringend nach der passenden Lösung für sein Stethoskop gesucht.

»Beim Handy bin ich ja von Android zum iPhone gewechselt, wegen des direkten Streamings zum Soundprozessor. Dieses Streaming hat eine unglaubliche Qualität. Ich habe relativ fix begonnen, auch über das CI zu telefonieren. Mit vertrauten Leuten – meiner Schwester, meinen Eltern, einem Studienfreund – telefoniere ich inzwischen problemlos nur über das CI, immer mit iPhone-Anbindung. Sogar mit meinem Schwager telefoniere ich so, obwohl er derart nuschelt, dass ihn auch andere oft nicht verstehen. Mit ein paar Nachfragen klappte sogar das.«

Ganz erstaunlich sei außerdem, dass er jetzt mit Freisprechfunktion verstehen könne: »Neulich rief meine Mutter an und meine Tochter wollte auch mit ihr sprechen. Ich stellte auf laut und habe sie komplett verstanden; vor dem CI hätte ich da null verstanden.« Nur mit den Patienten telefoniert Dr. Steinicke vorerst noch über das Hörgeräteohr.

Stethoskoplösung mit App: »Das iPhone streamt mir alles direkt ins CI«

Die Stethoskoplösung, für die sich Dr. Steinicke nach verschiedenen Tests entschieden hat, bekomme ich vorgeführt: Nicht die Variante, bei der das Stethoskop mit dem Mini-Mic gekoppelt wird, sondern eine mit App.

»Das iPhone ist per Bluetooth mit dem Stethoskop gekoppelt und streamt mir alles direkt ins CI«, erläutert der Arzt. »Außerdem sehe ich die Signale visualisiert auf dem Screen. Das funktioniert gut. Wenn ich ein ReSound-Hörgerät hätte, könnte ich die Signale sogar auf beiden Ohren empfangen. So aber höre ich es links. Rechts nutze ich die elektronische Funktion des Stethoskops mit 24-facher Verstärkung. Das hatte ich bisher für beide Ohren – Hörgeräte raus und die Hörer rein.«

Selbst dieses unterschiedliche Hören mit dem Stethoskop hätte für ihn einen Trainingseffekt: »Rechts klingt es wie gewohnt, links ist neu. Ob mir links vielleicht ein bisschen was verloren geht, weiß ich im Moment noch nicht sicher. Aber da habe ich vorläufig rechts noch die Kontrolle. Zudem ist diese Variante sehr kostengünstig, sodass ich mir eine Lösung in jedes Sprechzimmer legen kann und noch eine in die Arzttasche für die Hausbesuche.«

Dietmar Steinicke: »Was ich natürlich super höre, ist das Lachen meiner sieben Monate alten Tochter«

Positives Feedback für sein neues Hören erfährt Dietmar Steinicke nicht nur in seiner Praxis. »Auch die Rückmeldungen meiner Familie sind sehr positiv. Was ich natürlich super höre, ist das Lachen und das Gackern meiner sieben Monate alten Tochter. Das würde ich ohne das CI nicht so hell reinbekommen.«

Dr. Steinicke hat zwei Töchter. Für den gemeinsamen Surfkurs mit seiner Frau, von dem er vor der Versorgung erzählt hat, war leider noch keine Zeit. Er hatte noch nicht mal die Zeit, das Aqua-Kit auszuprobieren. Aber er war mit seiner größeren Tochter im Schwimmbad – mit dem CI und ohne Wasserhülle: »In einem See würde ich das nicht machen, aber bei 1,40 Meter Wassertiefe ist es nicht so riskant. Allerdings hat mir meine Tochter bei ihren Tauchübungen tatsächlich den Soundprozessor runtergerissen. Sie hat ihn noch aufgefangen, wir haben sofort das Batteriefach geöffnet und geföhnt; zum Glück alles gut.«

Und im Juli war Dr. Steinicke einige Tage mit seiner Familie am Bodensee campen: »Wir waren zusammen mit Freunden. Abends haben wir draußen gesessen und uns unterhalten. Als es dunkel wurde, nur noch die Kerze brannte, fehlte mir natürlich das Mundbild. Früher hätte ich da Schwierigkeiten gehabt. Jetzt mit CI klappte es deutlich besser.«

Ein besonderes Erlebnis: »Mit einem Mal war ich ganz auf das CI angewiesen«

Was verstehen Sie denn, wenn Sie ausschließlich mit dem CI hören? Haben Sie das mal getestet? »Anfangs nur zu Hause zum Üben«, erzählt Dr. Steinicke. »Aber letztes Wochenende hatte ich ein besonderes Erlebnis. Ich war mit Familie in Großenbrode auf dem Campingplatz; das ist kurz vor Fehmarn. Freitag früh bin ich noch in die Praxis, wollte am Nachmittag mit dem Wohnmobil vorfahren. Meine Frau und die Kinder sollten am nächsten Tag nachkommen. Schon am Morgen war mein Hörgerät sehr leise. Und als ich in der Praxis ankam, ist es ganz ausgefallen. Ich habe noch mein zweites Hörgerät zu Hause, umprogrammiert für mein rechtes Ohr. Meine Frau wollte es mir am nächsten Tag mitbringen. Aber fürs Erste war ich mit einem Mal ganz auf das CI angewiesen.«

Also machte er die Sprechstunde nur mit CI. »Das ging«, versichert Dr. Steinicke. »Und dann war ich abends auf dem Campingplatz: Strand, Wind und auf einer Bühne gab es eine Zaubershow. Die Stimme des Zauberers kam aus großen Lautsprechern, gut 100 Meter weit weg. Ich habe bestimmt 80 Prozent verstanden, trotz der schlechten Akustik. Anschließend war noch Kino – ›Jim Knopf und Lukas der Lokomotivführer‹. Im Kino habe ich die letzten Jahre überhaupt nichts mehr verstanden. Aber jetzt: ›Und da sagte Herr Ärmel: Guten Morgen, Frau Waas. Und dann sagte Frau Waas: Guten Morgen, Herr Ärmel …‹ – Als würde ich direkt danebenstehen. Wunderbar! Ich habe den Film nicht zu Ende gesehen, weil ich sehr müde war. Aber es klang gut.«

Um mir das mit dem CI zu zeigen, legt Dr. Steinicke auch jetzt sein Hörgerät ab, und er verfolgt unser Gespräch eine Zeit lang nur mit CI: »Auch Sie klingen jetzt etwas kehliger und tiefer als zuvor«, erklärt er mir. »Aber ich verstehe alles – ohne Mundbild. Ganz am Anfang konnte ich ihre Stimme noch nicht mal von der der Logopädin unterscheiden, und alle Stimmen klangen wie Synthesizer. Aber jetzt ist ihre Stimme kein bisschen mechanisch oder blechern. Ich würde mir zutrauen, Sie aus 20 anderen herauszuhören.«

Dietmar Steinicke: »Ich gehe überallhin, aber Situationen mit vielen Nebengeräuschen sind schwierig«

Wo erleben Sie denn noch Grenzen beim Hören? »Eine klare Grenze sind Umgebungsgeräusche. Ich war auf mehreren Partys und Feiern. Ich gehe überallhin, auch wenn es viele Nebengeräusche gibt. Aber das ist bislang grundsätzlich schwierig. Ich nutze die Forward-Focus-Funktion (eine Funktion zur Absenkung störender Geräusche – Anm. d. Red.), und ich würde sagen, dass es in lauter Umgebung tendenziell besser ist als früher. Aber ich würde nicht sagen: Wow!«

Wir werden vom Klopfen an der Tür unterbrochen: ein Patiententermin. Herr und Frau Zietz sind gekommen. Alles abgestimmt;

ich darf auch bei diesem Gespräch dabei sein. Das Ehepaar Zietz wohnt hier in Kücknitz. Karl-Heinz Zietz ist 85. Irmgard Zietz erklärt mir lächelnd, dass sie mir bestimmt nicht verrät, wie alt sie ist. Verheiratet sind die beiden seit 65 Jahren. Seit 55 Jahren kommen sie in diese Praxis.

»Wir waren erst beim Vorvorgänger und dann beim Vorgänger von Dr. Steinicke«, berichten sie mir. »Und wir sind mit allen Ärzten sehr gut ausgekommen. Als Dr. Steinicke anfing, waren wir anfangs skeptisch. Wieder ein vertrauter Arzt weg … Aber wir sind sehr zufrieden.« – »Und wir kommen immer noch fröhlich und werden jetzt auch immer jünger«, ergänzt Frau Zietz scherzend.

Dr. Steinicke hatte mir erzählt, wie wichtig es für ihn sei, sich trotz chronischen Termindrucks immer noch etwas Zeit für Patientengespräche zu nehmen. Auch jetzt ein bisschen Small Talk. Der Arzt erzählt von seinem Urlaub und von der kleinen Tochter, nach der sich Frau Zietz erkundigt. Vom Cochlea-Implantat haben Herr und Frau Zietz bislang noch nie gehört: »Gibt es das denn jetzt ganz neu?«, erkundigen sie sich. »Nein«, erklärt ihnen Dr. Steinicke. »Das gibt es schon 40 Jahre und es ist eine völlig andere Technik als ein Hörgerät. Aber man kann damit Sprache wieder gut verstehen. Und ich bin der erste in ganz Norddeutschland, der die neueste CI-Elektrode bekommen hat. Die wurde nämlich gerade erst für Deutschland zertifiziert.« Das Ehepaar Zietz ist beeindruckt: »Also, wenn wir so was mal brauchen, dann werden wir uns bei Ihnen informieren.«

Ehepaar Irmgard und Karl-Heinz Zietz – gute Beziehungen zum Arzt des Vertrauens

Dann horcht Dr. Steinicke Herrn Zietz mit dem Stethoskop ab. »Das hört sich alles super an«, versichert er seinem Patienten. Alle drei Monate kommt Ehepaar Zietz in die Praxis »wegen der Krankheiten«. »Disease-Management-Programm«, erklärt mir Dr. Steinicke. »Das ist ein Behandlungsprogramm zur Kontrolle chronischer Erkrankungen, für koronare Herzerkrankungen, Diabetes, Asthma …

Vierteljährlich gibt es Untersuchungen. Nach jeder erhält die Krankenkasse von mir einen Bericht: Hat Frau Zietz die Medikamente, die sie benötigt? Wenn nein, warum nicht? So wird sichergestellt, dass ich nichts vergesse oder falsch behandle. Ein paar Tage nach der Untersuchung folgt auf Basis der Laborbefunde immer noch ein Auswertungsgespräch mit dem Patienten.«

Ihre gute Beziehung zum vertrauten Arzt ist dem Ehepaar Zietz sehr wichtig. Und beide sind »ihrem Doktor« sehr dankbar. »Einmal war es ganz schlimm«, erzählt mir Frau Zietz. »Mein Mann konnte kaum noch aufstehen, ist immer hingefallen. Das war so ein Schock, auch weil wir nicht wussten, was es ist.« – »Polymyalgia rheumatica«, erklärt Dr. Steinicke. »Eine entzündlich-rheumatische Erkrankung. Aber das haben wir gleich therapiert und relativ schnell rausbekommen.« – »Ja, das hat sofort angeschlagen«, bestätigt Frau Zietz. »Zum Glück!«

Die beiden müssen wieder los. Und auch für mich wird es Zeit, die Rückreise anzutreten. Herr Steinicke bringt mich noch ein Stück mit dem Auto. Gelegenheit, um ihm die letzten meiner Fragen zu stellen: Wie gut ist das Verstehen beim Fernsehen? Und haben Sie denn nun schon das Musikhören getestet?

Musik übers iPhone: »Ich höre nicht zum Üben, sondern so nebenbei«

»Fernsehen gucke ich eigentlich schon seit vielen Jahren nicht mehr«, so Dr. Steinicke. »Während des Studiums hatte ich einen kleinen Fernseher, nur für die Morgennachrichten. In den zurückliegenden Jahren habe ich hin und wieder zusammen mit meiner Tochter das Kinderprogramm geguckt. Das verstehe ich jetzt auch recht gut – einfach über den Lautsprecher. Neulich habe ich eher durch Zufall einen Beitrag im Gesundheitsmagazin ›Visite‹ verfolgt. Es ging darum, dass Arzneimittel nicht geliefert werden. Ein Problem, mit dem ich leider auch täglich zu tun habe. Den Beitrag habe ich einfach geguckt und alles verstanden. An das CI habe ich in diesem Moment gar nicht gedacht.«

Musik kann Dr. Steinicke mit dem CI nicht nur hören, sie gefällt ihm sogar. »Ich habe begonnen, mit dem iPhone Musik zu hören. Beim Hören mit dem CI klingt die Musik natürlich anders als vorher. Sie ist flach, es fehlt das Volumen. Aber ich höre nicht zum Üben, sondern so nebenbei. Ich mache zum Beispiel Gartenarbeit, habe das Handy in der Tasche und höre Bruce Springsteen. Manche Musikstücke sind mehr Geräusche; doch drei Viertel höre ich mit Genuss. Es lässt sich nicht vorhersagen, ob ein Song passt oder nicht. Das kann auch bei ein und demselben Interpreten unterschiedlich sein.«

Richtig kurios sei das Musikhören über die Boxen des Autoradios: »Das ist eine ideale Kombination. Über das Hörgerät rechts bekomme ich das Volumen. Und mit dem CI links höre ich die Stimme und verstehe sie teilweise auch. Das ist jetzt richtig gut. Vor der CI-Versorgung habe ich die Stimmen manchmal gar nicht mehr gehört – vor allem im Cabrio.«

Wie zum Beweis schaltet Dr. Steinicke sein Autoradio an. Und es läuft tatsächlich Bruce Springsteen. »A thousand miles just to slip this skin …« Als wir uns wenig später verabschieden, ist es schon so ein bisschen wie das Ende eines Weges, den wir gemeinsam gegangen sind.

Donnerstag, 5. Mai 2022, das Wiedersehen

Drei Jahre ist es jetzt her, dass ich Dietmar Steinicke auf seinem Weg zum neuen Hören begleitete. Wie Corona das Leben in der Zwischenzeit auf den Kopf stellen würde, hätte sich 2019 noch niemand vorstellen können. Dafür ist es inzwischen normal, sich zu Zoom-Treffen zu verabreden. Ich freue mich über das Wiedersehen,

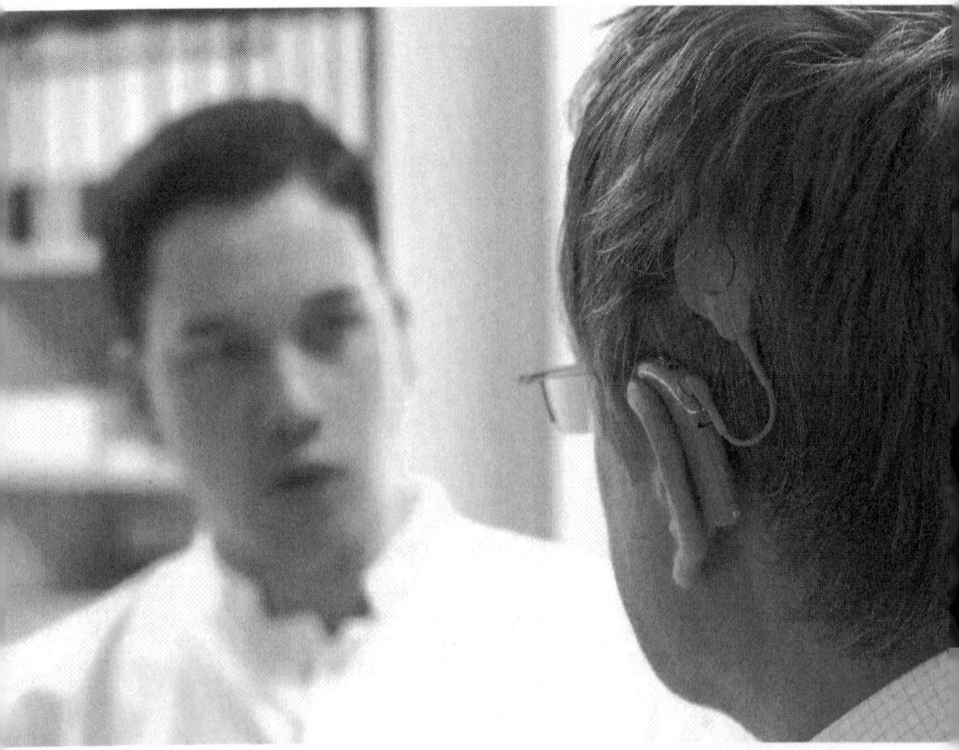

Dr. Dietmar Steinicke bei einem Gespräch mit dem Audiologen. Foto: Schaarschmidt

als Dr. Steinicke pünktlich 18:30 Uhr auf dem Bildschirm erscheint. Etwas müde sieht er aus. Es ist ja auch Donnerstag, da hatte er seit früh morgens Sprechstunde.

Eigentlich sei es ihm gut ergangen, entgegnet er auf meine erste Frage: »Beim Hören mit dem CI gab es ja kaum noch Verbesserungspotenzial. Unter Laborbedingungen war ich schon damals fast bei 100 Prozent. Das ist auch so geblieben, und an gezieltem Hörtraining habe ich keinen Bedarf mehr. Das klingt vielleicht ein bisschen überheblich. Aber der Alltag in meiner Praxis trainiert mich ja weiter – täglich viele Patienten, Gespräche mit Atemschutzmasken und mit Leuten, die nicht so gut Deutsch sprechen … Mit alldem komme ich zurecht.«

Nur der Schwindel sei gelegentlich noch mal gekommen: »Meist ist das nur für 30 Sekunden, aber einmal blieb es auch drei, vier Tage. Und es muss noch von der OP stammen; meine HNO-Ärztin hat nämlich nichts weiter gefunden. Aber in letzter Zeit kam es nicht mehr. Toi, toi, toi!«

»Situationen mit Störlärm sind die einzigen, bei denen ich noch Reserven sehe«

Sein Hören sei super, versichert mir der Arzt auf dem Bildschirm mit erhobenem Daumen: »Hörspiele sind heute auch kein Problem mehr.« Und bei Musik scheint er noch besser geworden zu sein, obwohl es damals schon gut war: »Ich komme auch mit Klassik gut zurecht, höre aber eher andere Musik. Zu Hause trainiere ich jetzt regelmäßig auf dem Homestepper und streame dabei Musik übers iPhone. Das klingt richtig plastisch. Manchmal wundere ich mich über die Wahnsinnsbässe. Und wenn ich das bei Spotify regle, dabei zwischen Klassik- und Rockmodus wechsle, dann kann ich sogar die Veränderung hören. Ich weiß nicht, wie das ein Normalhörender hört. Aber dass ich diese Nuancen wahrnehme, ist schon fantastisch.«

Gestern war Dr. Steinicke nach langer Zeit mal wieder zur Nacheinstellung seines Soundprozessors bei Herrn Nguyen-Dalinger. »In der Einstellung hat sich seit damals kaum was verändert. Anfangs gab er mir ein bisschen mehr Strom für einzelne Elektroden. Die letzten zwei Jahre blieb es konstant. Aber wir haben noch verschiedene Programme probiert; ein Caféprogramm für Situationen mit Störlärm.«

Solche Situationen seien die einzigen, in denen es noch Reserven gebe, so mein Gesprächspartner. Zumindest sei das in seinem subjektiven Erleben so, bei den Tests mit dem Audiologen liege sein Sprachverstehen auch hier im oberen Viertel: »Dass ich in geräuschvollen Situationen Grenzen erlebe, liegt aber auch daran, dass ich nur einseitig ein CI trage. In meinem Alltag sind diese Grenzen jedoch eher unwichtig, weil ich selten in so einem Umfeld bin – schon aufgrund von Corona und auch durch die Familie. Vor zwei Wochen saß ich mit fünf Kollegen bei einer ärztlichen Fortbildung in einer voll besetzten Gaststätte. Ich konnte die Gespräche komplett verfolgen. Vor meiner OP hätte ich das kaum bzw. gar nicht gekonnt.«

Ja, Richtungshören könne er schon, entgegnet Dietmar Steinicke auf meine nächste Frage: »Aber es ist nicht so gut. Wenn zu Hause mal was piept, dann weiß ich, aus welcher Richtung es ungefähr kam. Manchmal muss ich auch fragen. Neulich quietschte das Garagentor. Ich wollte Öl auftragen, hörte jedoch nicht, wo es quietscht. Da half mir meine Tochter.«

Sein rechtes Ohr, auf dem er immer noch das Hörgerät trägt, hätte für ihn inzwischen den Stellenwert, den sein linkes Ohr vor der CI-OP hatte, erklärt Dietmar Steinicke: »Das Hörgeräteohr unterstützt noch etwas, aber ohne das CI könnte ich in meiner Praxis einpacken. Zumal die Verständigung durch die Atemschutzmasken noch deutlich erschwert ist. Mit dem CI ist auch das für mich kein Problem. Ich denke nicht, dass die Hörfähigkeit auf dem Hörgeräteohr in den letzten drei Jahren zurückging. Doch mein Gehirn ist heute voll auf das CI-Ohr fokussiert.«

Extreme Belastungen im Praxisalltag: »Das Bedürfnis, das CI mal abzuschalten, hatte ich tatsächlich noch nie«

Mich interessiert, wie sich die Pandemie auf Dr. Steinickes Arbeitsalltag ausgewirkt hat. »Das war schon eine Wahnsinnsbelastung, so wie für alle Kollegen«, berichtet er. »Vormittags hatten wir normale Sprechstunde, ab 11 Uhr Infektionssprechstunde. Das heißt, dann kamen die Patienten mit Verdacht auf eine Infektion. Wer Symptome hatte, musste vorher anrufen. Es wurde abgeklärt, ob es Corona sein könnte. Diese Patienten wurden separat eingelassen, kamen in einen Extraraum. Ich musste Schutzkleidung anlegen und den Abstrich machen. Die Krankschreibung wurde durchs Fenster gereicht und meine Mitarbeiterinnen haben den Raum gewischt, damit der nächste Infektionspatient kommen konnte. Oft war jedoch der

Warteraum auch nach 11 Uhr noch gut gefüllt. Die normale und die Infektionssprechstunde liefen dann parallel. Für mich hieß das jedes Mal: Schutzkleidung anlegen, den Infektionspatienten behandeln, Schutzkleidung aus, zurück ins Sprechzimmer; immer hin und her.«

Zusätzliche Herausforderung sei dann das Impfen gewesen: »Da hatten wir dienstags bis freitags jeweils so 20 Impfpatienten. Das Impfen selbst war kein Problem, das geht sehr schnell. Aber es gab viele Diskussionen. – ›Wie können Sie mir Moderna anbieten? Ich will Biontech!‹ – Oder es kamen Leute, die noch gar nicht dran waren und mit haarsträubenden Argumenten Priorisierungsscheine verlangten. Solche Situationen gab es täglich mehrmals. Und diese Leute wurde man nicht mehr los. Wobei den Großteil meine Mitarbeiterinnen einstecken mussten. Nur wenn es richtig eskalierte, musste ich eingreifen. Ich war oft fix und alle. Und ich kenne Kollegen, die das Impfen deshalb eingestellt haben. Da erkrankten Mitarbeiterinnen, weil sie das nicht mehr aushielten. Es war eine schlimme Zeit.«

Wie wirkt sich so eine extreme Belastung auf das Hören mit dem CI aus? Gab es Momente, in denen er froh war, mal abschalten zu können und nichts zu hören? »Nein. Dass es solche Momente geben würde, hatte mir damals auch Frau Dr. Wolter gesagt. Aber ich hatte dieses Bedürfnis tatsächlich noch nie. Meine Praxistage beginnen frühmorgens und gehen bis 18:30 Uhr. Nach den Sprechstunden und in den Pausen Telefonate, dazu die Hausbesuche. Ich habe ungefähr elf Stunden Dauerbeschallung. Und wenn ich abends nach Hause komme, bin ich froh, endlich zu Hause zu sein. Aber ich habe auch dann nie den Wunsch, das CI abzunehmen. Das mache ich erst zum Schlafengehen.«

»Tatsächlich habe ich es in drei Jahren nicht einmal geschafft, mit dem CI segeln zu gehen«

Wir wechseln zu Themen, die erfreulicher sind als Corona; zu Dr. Steinickes Kindern zum Beispiel. Seine jüngste Tochter war doch damals gerade erst geboren? »Wenn sie erzählt, verstehe ich sie manchmal nicht«, lächelt Dr. Steinicke auf dem Screen. »Aber das liegt nicht am CI, sondern daran, dass sie eigene Worte erfindet oder Worte absichtlich verdreht. Das ist so eine Eigenart von ihr.«

Leider hat es noch nicht geklappt, mit seiner großen Tochter ins Lübecker Figurentheater zu gehen, so, wie er es sich damals vorgenommen hatte. »Erst kam Corona und im Moment wird das Theater umgebaut. Aber ich hoffe, dass es im Sommer wieder losgeht. Dann gehen wir auf jeden Fall. Und inzwischen kann die Kleine auch schon mit.«

Auch der Surfkurs, den Dr. Steinicke gemeinsam mit seiner Frau absolvieren wollte, steht immer noch aus. »Das war vor allem unserer kleinen Tochter geschuldet. Doch nächste Woche fahren wir mit einer befreundeten Familie nach Eckernförde. Dort macht meine große Tochter einen Segelkurs und meine Frau einen Katamarankurs. Ich bleibe mit unserer kleinen Paula an Land. Tatsächlich habe ich es in drei Jahren nicht einmal geschafft, mit dem CI segeln zu gehen. Aber mit der Großen war ich regelmäßig schwimmen – mit CI. Mit Hörgerät habe ich mich das nie getraut. Aber das CI ist ja robuster, und ich verstehe dann auch supergut. Weil das Wasser flach ist und ich nicht tauche, habe ich oft nicht mal das Schwimm-Kit angelegt; nur eine Schwimmbrille, damit der Soundprozessor nicht abfallen kann.«

Plötzlich nichts mehr hören: »Ich erlebte sehr deutlich, wie stark ich diese Technik brauche«

Nun hakt es mit der Soundübertragung von Dr. Steinickes iPhone. Er hört mich nicht mehr direkt im CI, nur über den Handylautsprecher. Aber das sei kein Problem, versichert er mir. Und er müsse mir noch von einem besonderen Erlebnis berichten.

»Ich bin eigentlich ein entspannter Typ. Ich war zehn Jahre Notarzt; so schnell schockt mich nichts. Aber neulich erlebte ich was, das mich wirklich in Panik versetzte. Ich war bei der Arbeit, die Praxis war voll, und plötzlich hörte ich nichts mehr. Das CI war aus. Ich nahm es ab. Das Spulenkabel war verdreht. Gleich darauf ging das CI wieder. Ich dachte, das muss am Kabel liegen, rief meinen Audiologen an, der mich in meinem Verdacht bestätigte und gleich ein neues Kabel bestellt hat; auch der Hersteller hat sich sofort gekümmert. Doch zwei Tage später fiel das CI wieder aus, wieder in der vollen Praxis. Das neue Kabel war aufgrund einer Verzögerung beim Zoll noch nicht eingetroffen. Ich versuchte, mein Implantat erneut in Gang zu bekommen, aber nichts. Ich habe mich kurz bei den Patienten entschuldigt, bin raus aus der Praxis und habe überlegt, was ich tun kann: ›Herr Nguyen-Dalinger hätte ein Ersatzkabel da. Aber der ist in Hamburg und ich konnte ihn jetzt nicht mal anrufen. Sollte ich die Patienten heute zum Vertretungsarzt schicken? Dann würden sie Fragen stellen, die ich nicht hören würde. Ich erlebte sehr deutlich, wie stark ich diese Technik brauche. Und ich war sehr erleichtert, als das CI dann doch wieder ging. Es ist normal, dass das Spulenkabel mit der Zeit nachlässt. Mechanische Belastung, UV-Licht, Schweiß … Meines hatte drei Jahre gehalten. Seit dem Wechsel des Kabels ist alles wieder in Ordnung. Und mir war leider erst zu spät eingefallen, dass ich noch das Kabel aus meinem Aqua-Kit gehabt hätte; ersatzweise wäre das auch gegangen.«

Telefonate und Stethoskop: »Da nutze ich immer noch die gleichen Lösungen«

»Vor drei Jahren«, erinnere ich Dr. Steinicke, »hatten Sie nach der CI-Versorgung vor allem zwei Herausforderungen zu lösen: das Telefonieren und Ihr Stethoskop. Wie sieht es damit heute aus?« – »Da nutze ich immer noch die gleichen Lösungen«, berichtet er. »Das Telefonieren mit dem iPhone geht super, auch mit den Patienten, auch im Auto. Ich war ja damals von Samsung auf Apple gewechselt; dabei ist es geblieben. Anfang des Jahres habe ich ein neues iPhone gekauft, mit einer super Kamera für schöne Fotos. Und mit meinem Stethoskop komme ich ebenfalls noch gut zurecht. Inzwischen hat die Firma Littmann auch ein Stethoskop mit Streamer herausgebracht. Das werde ich bei Gelegenheit mal testen; aber das ist relativ teuer und ich komme ja auch so klar.«

Dass er TV guckt, ist bei Dr. Steinicke auch weiterhin die Ausnahme: »Hin und wieder schaue ich mit meiner großen Tochter Netflix-Serien. Mein Audiologe hat mir sogar ein Fernsehprogramm programmiert. Damit geht es noch besser, aber ich schalte es nicht unbedingt ein. Eine Ankopplung des CI an den Fernseher brauche ich nicht. Wenn wir mit dem Wohnmobil unterwegs sind, gucken wir die Serien auf dem iPad. Da könnte ich das CI zwar koppeln, doch dann hört meine Tochter nichts mehr. Mit den kleinen iPad-Lautsprechern verstehe ich auch ganz gut.«

»Es ist wirklich ein Segen, dass es das CI gibt. Aber es ist auch viel Arbeit«

»Wenn Sie auf Ihre damalige Versorgung mit dem CI zurückblicken, was hätte anders sein können?« – »Der Schwindel hätte nicht sein müssen«, entgegnet Dr. Steinicke, ohne lange zu überlegen. »Sonst bin ich ja Vorzeigepatient. Ich weiß auch nicht, warum. Schon am ersten Tag Wörter verstehen; besser kann es ja gar nicht laufen. Aber mit dem Schwindel hatte ich auch das andere Extrem. Dafür konnte niemand was. Und ich wusste, dass es bei einem Prozent der Patienten auftreten kann. Wie es sich anfühlt, wusste ich allerdings nicht. Heute weiß ich es, und es würde mich aktuell auch davon abhalten, mich auf dem anderen Ohr gleichfalls versorgen zu lassen. Abgesehen davon wäre eine zweite Implantation organisatorisch schwierig. Ich bin ja inzwischen allein in der Praxis und könnte hier nicht länger als drei Wochen schließen. Außerdem höre ich ja sehr gut. Ein etwas besseres Richtungshören und besseres Hören im Störgeräusch sind mir den Aufwand einer zweiten CI-OP derzeit nicht wert.«

Sich zum damaligen Zeitpunkt für die OP entschieden zu haben sei jedoch im Nachhinein umso mehr ein Glücksgriff gewesen: »Da hatte mich ja mein Compagnon noch vertreten, ehe er aus der

Praxis ausgestiegen ist. Und wenn ich damals gezögert hätte, wäre Corona gekommen. Ohne CI hätte ich die Kommunikation mit den Masken gar nicht meistern können. Zudem gab es wegen der Pandemie zeitweise gar keine CI-Operationen.«

Dr. Steinicke muss leider auf die Uhr schauen. In ein paar Minuten muss er los; er hat noch einen Termin – eine Herzsportgruppe. »Aber eine letzte Frage schaffen wir noch.« Was würde er heute jemandem empfehlen, der sich auch für eine CI-Versorgung entscheidet? »Hörtraining, Hörtraining, Hörtraining«, entgegnet er mir. »Unter Leute gehen, Fernsehen, Hörspiele, die Nachrichten im Deutschlandfunk. Und auf keinen Fall sagen, ich komm mit dem CI nicht zurecht und mache es aus.«

Seine ältere Patientin mit CI, von der er mir damals erzählte, mache es immer noch so: isoliert zu Hause sitzen und wöchentlich einmal mit der Tochter zum Supermarkt fahren. »Sie kommt mit ihrem CI nach wie vor nicht klar. Während ich andere Patienten mit CI habe, die sehr gut klarkommen. Eine junge Frau zum Beispiel arbeitet im Büro; sie telefoniert dort den ganzen Tag. Man muss aktiv sein. Und man muss das Hören wirklich komplett neu lernen. Darauf muss man sich einlassen. Wer denkt, das macht alles der Audiologe … Nein! Der Audiologe schafft die Voraussetzungen. Daraus etwas machen muss man selbst. Und man muss ihm auch Feedback geben. Er weiß nicht, dass die Höhen hart reinkommen, wenn man es ihm nicht sagt. Es ist wirklich ein Segen, dass es das CI gibt. Aber es ist auch viel Arbeit. Und es ist Frustration, wenn es länger dauert. Das muss man wissen.«

Dr. Steinicke sieht wieder auf die Uhr. Er muss jetzt wirklich los. Aber er muss mich unbedingt noch vom Ehepaar Zietz grüßen, das ich damals in seiner Praxis interviewt hatte. Beide sind wohlauf. Und ein Erlebnis, das muss er mir schnell noch erzählen: »Ich war einkaufen und an der Kasse sprach mich eine Dame an: ›Entschuldigen Sie, ist das ein Cochlea-Implantat, was Sie da am Ohr haben?‹ Sie erzählte mir, dass ihre Ärzte ihr auch zu einem CI geraten hätten. Aber sie war unentschlossen. Nachdem wir bezahlt hatten, haben wir uns bestimmt eine halbe Stunde unterhalten. Sie war noch nie jemandem mit CI begegnet und total interessiert und glücklich, dass sie mit mir darüber reden konnte. Ich habe sie sehr ermutigt, den Weg zu gehen, ihr aber auch gesagt, dass es wichtig ist, zu wissen, was das bedeutet. Wir wollten in Kontakt bleiben und uns wiedertreffen, wenn sie später implantiert sein sollte. Aber dann hat sie leider vergessen, meine Visitenkarte mitzunehmen. Ich kann nur hoffen, dass wir uns zufällig wiederfinden. Es würde mich schon interessieren, wie es bei ihr weiterging.«

Anhang

Wie das Cochlea-Implantat (CI) nach Deutschland kam – ein Überblick

Anfang der1960er-Jahre
Professor Dr. Fritz Zöllner und Professor Dr. Wolf-Dieter Keidel unternehmen erste einfache Versuche zur elektrischen Stimulation des Innenohres und veröffentlichen 1963 Vorschläge zur Verwirklichung eines sprachvermittelnden mehrkanaligen Implantats.

Um 1980
In Hannover bildet sich eine kleine, interdisziplinäre Gruppe, der neben Professor Dr. Dr. Ernst Lehnhardt der Neurophysiologe Professor Dr. Otto Detlef Creutzfeldt, der Physiker Professor Dr. Manfred Robert Schroeder sowie der Nachrichtentechniker Professor Dr. Hans Georg Mussmann angehören. Ausgehend vom Ansatz Zöllners und Keidels verständigt man sich über Möglichkeiten zum Bau eines Mehrkanal-Cochlea-Implantats, sieht sich jedoch vor erheblichen Herausforderungen.

Etwa zur gleichen Zeit beginnen einzelne deutsche Mediziner Versorgungen mit einkanaligen, extracochleären Implantaten. Genutzt werden zwei Implantate der Firma 3M, zudem gibt es experimentelle Versorgungen mit weiteren Lösungen (etwa dem Hortmann-Implantat). All diese Lösungen führen jedoch nicht zu offenem Sprachverstehen; für Professor Lehnhardt und den Ingenieur Rolf-Dieter Battmer sind sie daher keine Option. Äußerst fragwürdig sind Implantationen in größerer Zahl, die ohne nachweisbaren Erfolg bereits ab Ende der 70er-Jahre von Professor Dr. Paul Banfai im Marien-Hospital in Düren vorgenommen wurden.

1982/1983
Durch einen Besuch von Michael S. Hirshorn, Mediziner und Repräsentant des jungen australischen Unternehmens Nucleus (später Cochlear) in Hannover erfahren Professor Lehnhardt und Rolf-Dieter Battmer vom Nucleus-Cochlea-Implantat, einer Weiterentwicklung jenes intracochleären Mehrkanal-CIs, mit dem Professor Graeme Clark 1978 erstmals einem spät ertaubten Patienten offenes Sprachverstehen ermöglichte. Nach einem grundsätzlich positiven Urteil Battmers zum vorgestellten Implantat holt Professor Lehnhardt zusätzlich das Urteil von Professor Mussmann ein: Nucleus-Chefkonstrukteur David Money präsentiert die neue Implantatlösung im Institut für Nachrichtentechnik an der TU Hannover; auch die Einschätzung Mussmanns fällt positiv aus.

1984
Um sich ein eigenes Bild von der Leistungsfähigkeit des Nucleus-CI sowie von der Zuverlässigkeit des Herstellers zu machen, reisen Professor Lehnhardt und Rolf-Dieter Battmer im Februar nach Melbourne und Sydney. Sie erhalten vielfältig Einblick, erleben auch mehrere Patienten, die mit dem neuen Implantat hören und offenes Sprachverstehen erreichen. Professor Lehnhardt und Rolf-Dieter Battmer bringt der Besuch erneute Bestätigung. Professor Lehnhardt ist entschlossen, erste spät ertaubte Erwachsene mit dem Implantat zu versorgen. Er kümmert sich auch darum, dass hierfür erforderliche Mittel bereitgestellt werden.

Ab Juni nimmt Professor Lehnhardt die ersten vier Implantationen mit dem Nucleus-Cochlea-Implantat vor. Schnell ist klar, dass die Patienten durch die Versorgung nicht nur hören, sondern auch eine Fähigkeit zum offenen Sprachverstehen erlangen – teilweise in überraschend kurzer Zeit.

1985

Aufgrund der offensichtlichen Therapieerfolge sagen die Krankenkassen zu Beginn des Jahres der Medizinischen Hochschule Hannover (MHH) die Kostenübernahme für weitere Versorgungen mit dem Nucleus-22-Implantat zu. Die Zahl der CI-Versorgungen, die Professor Lehnhardt und sein Team mit Rolf-Dieter Battmer und Roland Laszig nun übernehmen, steigt in den Folgejahren kontinuierlich.

Im selben Jahr wird das Nucleus-22-Implantat von der US-amerikanischen Food and Drug Administration (FDA) für die Versorgung zugelassen und danach serienmäßig eingeführt. Neben sechs Kliniken in Australien und den USA hat die Klinik in Hannover durch die bisher erfolgten CI-Implantationen maßgeblichen Anteil an der Zulassung.

1988

Erstmals versorgt das Team um Professor Lehnhardt Kinder mit einem Nucleus-Cochlea-Implantat. Das erste Kind aus Deutschland ist der vierjährige Tobias Fischer, der nach einer Meningitis ertaubt war. Neben ersten postlingual ertaubten Kindern wird auch ein gehörlos geborenes Mädchen aus Dubai versorgt. In der Folge gibt es harsche Kritik an der CI-Versorgung von Kindern.

1989

Der Pädagoge Dr. Bodo Bertram entwickelt im Auftrag Professor Lehnhardts das erste Reha-Konzept für Kinder mit Cochlea-Implantat. Gemeinsam mit einem kleinen Team beginnt er mit der Betreuung der in Hannover versorgten CI-Kinder in einem eigens angemieteten Haus – der Beginn für das erste Cochlea-Implantat-Zentrum, das spätere CIC »Wilhelm Hirte«, das Dr. Bertram fast zwei Jahrzehnte leitet. Im Zuge der Rehabilitation der Kinder wird sehr bald deutlich, dass das CI auch ihnen – insbesondere auch gehörlos geborenen Kindern – den Zugang zu Hören und Lautsprache eröffnen kann.

Anfang der 1990er-Jahre

Nach und nach bieten weitere Kliniken die Cochlea-Implantat-Versorgung an; frühe Standorte sind etwa Kiel und Magdeburg/Halberstadt. Die CI-Pioniere in Hannover geben hier vielfältig Orientierung und Unterstützung. In Freiburg beginnt die CI-Versorgung mit dem Wechsel von Professor Dr. Laszig 1993. Entscheidend ist, dass alle neuen Standorte den interdisziplinären Ansatz von Hannover übernehmen: Auch hier entstehen CI-Zentren für Rehabilitation und Nachsorge. Medizin, Audiologie und Pädagogik bzw. Rehabilitation gehen Hand in Hand.

Neben dem Nucleus-Implantat können nun auch Mehrkanalimplantate weiterer Hersteller genutzt werden – insbesondere der Firmen MED-EL (gegründet 1990) und Advanced Bionics (gegründet 1993).

1992

Mit dem 13 Monate alten Alexander Bley wird in Hannover erstmals ein deutlich jüngeres Kind mit einem Cochlea-Implantat versorgt und im Anschluss ebenfalls durch das CIC betreut.

1993

Professor Lehnhardt übergibt die Leitung der HNO-Klinik in Hannover an seinen Nachfolger Professor Professor h. c. Dr. Thomas Lenarz. In Hannover werden zu dieser Zeit bereits 60 bis 80 Patienten pro Jahr mit einem Cochlea-Implantat versorgt; bis zu diesem Zeitpunkt ausschließlich mit dem Nucleus-Implantat.

Etwa 1995

Mehrfachbehinderungen waren bislang eine Kontraindikation für eine CI-Versorgung. Doch nun beginnt man in Hannover sowie an weiteren Kliniken auch mit der CI-Rehabilitation von Kindern mit Mehrfachbehinderungen.

Ende der 1990er-Jahre

Galt es lange Zeit als unvereinbar, mit CI und Hörgerät zu hören, setzt sich nun die Erkenntnis durch, dass bimodale Versorgungen mit elektrisch stimuliertem und akustisch verstärktem Hören erhebliche Vorteile bringen können. Etwa zur gleichen Zeit präsentiert Cochlear die ersten Cochlea-Implantate mit elektro-akustischer Stimulation (EAS) zur Ausnutzung von akustischem Restgehör.

Um 2000

Nach der Jahrtausendwende beginnt die Etablierung der beidseitigen Cochlea-Implantat-Versorgung. Zunehmend setzt sich durch, dass Kinder und auch spät ertaubte Erwachsene bei entsprechender Indikation auf beiden Ohren ein Cochlea-Implantat erhalten.

2007

Erstmals wird in Deutschland ein einseitig ertaubter Patient (Single-sided Deafness, SSD) mit einem Cochlea-Implantat versorgt. In einer Studie weist die HNO-Klinik Freiburg nach, dass auch einseitig ertaubte Menschen erheblich vom Cochlea-Implantat profitieren können. In den Folgejahren etabliert sich in Deutschland auch die CI-Therapie von SSD-Patienten.

Presseinformationen aus den Anfangsjahren des CI

Verteiler 1 - 6, 8, 13, 17, 18, 20, 21, 22, 23, 31, 32, 35, 40

MEDIZINISCHE HOCHSCHULE HANNOVER

Pressestelle
Leiterin: Ellen Runge

Pressemitteilung

Konstanty-Gutschow-Straße 8
Postfach 61 01 80
Klinisches Lehrgebäude
3000 Hannover 61 (Kleefeld)
Telefon: (05 11) 5 32-3310/3311/3337
Fernschreiber: 9 22 044

15. August 1984

Cochlea-Implantationen an der Medizinischen Hochschule Hannover (MHH)

Vor sechs Jahren verlor eine junge Frau bei einem schweren Unfall ihr Gehör. Durch Erschütterungen wurde im Innenohr der Bereich zerstört, in dem die mechanische Schallwelle in bioelektrische Signale umgesetzt wird; nicht verletzt wurden die Hörnerven. Dadurch war die Implantation einer Innenohrprothese (Cochlea-Implantation) möglich, einer Operation, mit der völlig ertaubten Menschen so viel an Hörvermögen zurückgegeben werden kann, daß sie der totalen akustischen Isolation entrinnen. Nach dieser Operation sind die Patienten meist spontan imstande, Geräusche wahrzunehmen und zu identifizieren - nach intensivem Training kann auch Sprache als solche wieder erkannt und verstanden werden.

Die Klinik für Hals-, Nasen- und Ohrenheilkunde der MHH unter der Leitung von Professor Dr. Dr. Ernst Lehnhardt ist neben einer Klinik in Düren die einzige in der Bundesrepublik Deutschland, an der Cochlea-Implantate eingesetzt werden.

Es gibt verschiedene Verfahren, ein künstliches Innenohr einzupflanzen. Professor Lehnhardt entschied sich für die von Professor Dr. Graeme Clark an der HNO-Universitätsklinik Melbourne, Australien, entwickelte Methode. Sie bietet seiner Meinung nach die zur Zeit größtmögliche "Freiheit" für die Patienten, aber auch für künftige eigene Forschungsarbeiten. Gemeinsam mit Diplomingenieur Dr. Rolf-Dieter Battmer, Leiter der Abteilung Experimentelle HNO-Heilkunde der MHH, besuchte er Professor Clark. Dr. Battmer

- 2 -

- 2 -

obliegt weitgehend die Auswahl der Patienten, er führt die vorbereitenden Tests durch, paßt nach der Operation die Geräte individuell an und betreut das Hörtraining, die Rehabilitation. In Australien beobachteten der Mediziner Lehnhardt und der Ingenieur Battmer eine Cochlea-Implantation und erlebten an Patienten die eindrucksvollen Erfolge mit einem Gerät, das einer der größten Hersteller von Herzschrittmachern - vom australischen Staat hoch subventioniert - weiterentwickelt hat. Es besteht grundsätzlich aus zwei Teilen.

Ein hinter dem Ohr an einem Bügel getragenes Mikrofon setzt die empfangenen Schallwellen in elektrische Impulse um und gibt sie an ein Gerät von Taschenradiogröße - den Sprachprozessor - weiter. Dort wird der Schall codiert und über eine Spule drahtlos an das eigentliche Implantat, eine etwa fünfmarkstückgroße Spule mit kleinem, aber hochentwickeltem Computer, geleitet. Dieser entschlüsselt die ankommenden Signale und sendet sie über einen Strang hauchfeiner Drähtchen zu den Elektroden in die Cochlea (das Innenohr).

Bei der Operation wird zunächst im Knochen des Schädels hinter dem Ohr ein "Bett" für die Spule mit dem Minicomputer geschaffen. Der knöcherne Warzenfortsatz muß ausgebohrt werden, um am Gesichtsnerv und am Trommelfell vorbei einen Weg zum "runden Fenster" im Mittelohr zu finden, durch das der Operateur dann das Innenohr erreicht. Das runde Fenster darf normalerweise nicht verletzt werden; da es sich hier aber ausschließlich um (erwachsene) Patienten handelt, die ertaubt sind, wird kein Schaden verursacht. Mit der Implantation in das Innenohr sollen die Elektroden möglichst nah an die zu reizenden Nervenfasern herangeführt werden. Von der Spule aus, gut verankert in einem Knochenkanal, wird nun das hauchzarte Drahtbündel von 0,6 mm Durchmesser eingefädelt. Die Elektroden sind als winzige Pünktchen hintereinander auf dessen vorderem Teil angeordnet und werden in die Cochlea hineingeschoben. Das ist Millimeterarbeit, die nur unter dem Mikroskop geleistet werden kann.

Der Eingriff gilt als um so besser gelungen, je mehr Elektroden - an der MHH bis zu 22 - in das Gewinde der Cochlea manipuliert werden. Sie geben dort, wo auch im gesunden Ohr die Umschaltung zwischen Mechanik und Elektrik stattfindet, Stromstöße ab, die den Hörnerv reizen. Welche Elektrode

- 3 -

- 3 -

bei welchen Schallwellen aktiv wird, entscheidet die Programmierung des Gerätes; sie muß sehr individuell für jeden einzelnen Patienten vorgenommen werden. Erst wenn die Funktion aller Elektroden überprüft ist, wenn feststeht, welche der Elektroden hohe, welche tiefe Töne vermittelt, und einige eventuell umgeschaltet sind, wenn auch die Lautstärke der Geräusche für den Patienten gut erträglich ist, wird über ein Computersystem der Sprachprozessor programmiert.

Mit dieser Grundeinstellung ist der Patient sofort in der Lage zu "hören", und das eigentliche Training kann beginnen. Die Patienten müssen neu erlernen, welches Geräusch für sie entsteht, wenn zum Beispiel eine Tür zufällt oder ein Telefon läutet, wie Vokale oder vorgegebene Silben und Wörter klingen. Sie hören auch sich selbst wieder sprechen und lernen daran. Fernziel ist, mit Hilfe der Hörprothese ein möglichst umfangreiches Sprachverständnis zu erreichen. Das ist ein langer Weg, und es gehört viel Motivation dazu, ihn zu gehen.

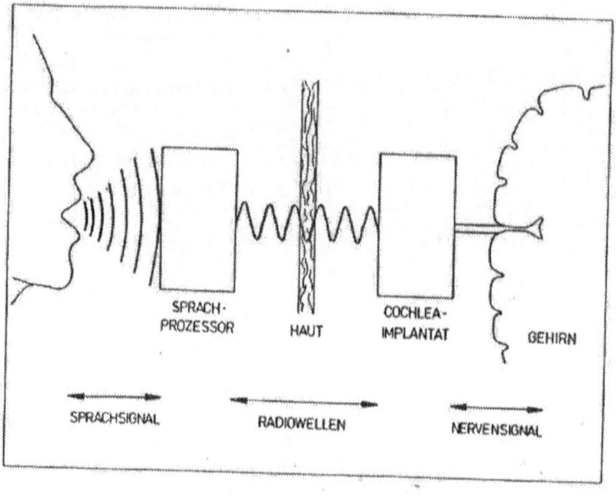

Professor Lehnhardt hofft, in Zusammenarbeit mit der australischen und einer amerikanischen Arbeitsgruppe das Cochlea-Implantat so weiterentwickeln

- 4 -

- 4 -

zu können, daß es eines Tages auch für Kinder und Taubgeborene in Frage kommt. Bis jetzt ist es jedoch nach seinen Worten nicht gelungen, irgendeine finanzielle Unterstützung für weitergehende Forschung zu erhalten.

Drei Wochen sind seit der ersten Cochlea-Implantation an der MHH vergangen. Frau X erkennt schon viele Geräusche. So kann sie die Schwingungen einer Stimmgabel, die an ihr Ohr gehalten wird, nachsingen, wundert sich über das Knistern einer Zeitung und ist fast enttäuscht, wenn sie zwei oder drei von dreißig ihr vorgesprochenen Wörtern nicht identifiziert.

Eine zweite Operation verlief ebenfalls sehr erfolgreich. Es war wieder eine junge Frau, sie ertaubte durch ein ohrgiftiges Medikament. Auch für sie zeigt sich schon nach den ersten Übungen, daß Hoffnung besteht, mit dem künstlichen Innenohr zurechtzukommen.

Cochlea-Implantationen an der Medizinischen Hochschule Hannover (MHH), Pressemitteilung der Medizinischen Hochschule Hannover vom 15. August 1984.

MEDIZINISCHE HOCHSCHULE HANNOVER

Pressestelle

Leitung: Ellen Runge · Christa Kurzrock

Konstanty-Gutschow-Straße 8
Postfach 61 01 80
Klinisches Lehrgebäude
3000 Hannover 61 (Kleefeld)
Telefon (05 11) 532-3310/3311/3337
Fernschreiber: 922044

Pressemitteilung

12. März 1985

Informationen zu einer Pressekonferenz mit Patienten am 14. März 1985

Im Sommer vorigen Jahres wurde an der Klinik für Hals-, Nasen- und Ohrenheilkunde der Medizinischen Hochschule Hannover (MHH) von Professor Dr. Dr. Ernst Lehnhardt die erste Cochlea-Implantation vorgenommen, die Einpflanzung einer Prothese in das Innenohr. Mittlerweile konnte acht Patienten durch einen solchen Eingriff das "Gehör" wiedergegeben werden. Sie waren auf beiden Ohren völlig ertaubt, die Hörnerven jedoch erhalten - und das ist die Voraussetzung für den Eingriff. Bei der Implantation werden 22, auf einem hauchzarten Drahtbündel angeordnete Elektroden in die Cochlea - das schneckenförmige Innenohr - hineingeschoben. Sie reizen die Hörnervenfasern und lösen Höreindrücke aus, die der Patient nach Anpassung des zum Implantat gehörenden Sprachprozessors und intensivem Training verstehen lernt als Signal für bestimmte Geräusche und auch für Sprache.

Es gibt verschiedene Möglichkeiten, ein künstliches Innenohr einzupflanzen; auch die technischen Systeme sind unterschiedlich. Die MHH benutzt das von Professor Graeme Clark in Australien entwickelte Implantat, die Erfolge damit entsprechen den Erwartungen.

Die Methode nach Clark ist neu in der Bundesrepublik. Sie kommt zunächst auch nur für einen relativ kleinen, fest umschriebenen Personenkreis in Frage. Der jedoch muß angesprochen und informiert werden. Bei den heute vorgestellten Patienten handelt es sich um:

Frau Inge Krenz, 42, aus einem Ort in der Nähe von Uelzen. Frau Krenz wurde am 8. August 1984 operiert; sie hatte ihr Gehör zwei Jahre zuvor durch ohrgiftige Medikamente verloren.

- 2 -

\- 2 -

Frau Hanna Stuhr, 34, aus Wischhafen. Operiert am 27. November 1984 nach über zehnjähriger Taubheit. Frau Stuhr war schon als Kind hochgradig schwerhörig. Eine Tonkassette dokumentiert, wie sehr sich ihre Aussprache gebessert hat, seit sie hören kann.

Herr Hans-Peter Berghaus kommt aus dem Ruhrgebiet, er ist 48 Jahre alt und war nach einem Unfall 21 Jahre lang taub. Herr Berghaus wurde am 29. Januar 1985 operiert.

Insgesamt wurden bisher an der MHH acht Cochlea-Implantationen vorgenommen.

Die Patienten bitten darum, daß Sie Ihnen während Ihrer Fragen das Gesicht zuwenden und im Licht stehen, weil sie zur Zeit noch Lippenlesen und Hören kombinieren. Sie können ferner Gesprächen noch nicht folgen, wenn mehrere Personen gleichzeitig sprechen; es muß also sehr diszipliniert eine Frage nach der anderen gestellt werden.

Wir danken für Ihr Verständnis!

Den Patienten assistieren Professor Dr. Dr. Ernst Lehnhardt und Diplomingenieur Dr. Rolf-Dieter Battmer, dem weitgehend die Auswahl der Patienten obliegt und der später das Rehabilitationstraining durchführt.

Informationen zu einer Pressekonferenz mit Patienten am 14. März 1985, Pressemitteilung der Medizinischen Hochschule Hannover vom 12. März 1985.

info 4, 1985

Pressestelle

Sie können wieder hören – Patienten stellen sich vor

Am 14. März 1985 gab es in der HNO-Klinik der Hochschule eine Pressekonferenz, an der Patienten teilnahmen. Sie hatten sich bereit erklärt, mit der Unterstützung von Professor Dr. Dr. Ernst Lehnhardt und Dr. Rolf-Dieter Battmer zu demonstrieren, daß sie nach langer Taubheit wieder hören können. Sie zählen zu den mittlerweile acht MHH-Patienten, denen ein künstliches Innenohr, ein "Cochlea-Implantat" eingepflanzt wurde. Über die erste Operation dieser Art berichteten wir ausführlich im info 9/84.

Professor Lehnhardt erläuterte noch einmal kurz das Prinzip des von ihm verwendeten Implantates: "Es besteht darin, daß wir versuchen, Elektroden an den noch erhaltenen Hörnerven heranzubringen. Die Natur hat uns den großen Vorteil gegeben, daß der Hörnerv in einer Auffaserung beginnt, so daß die einzelnen Fasern mit getrennten Elektroden zu erreichen sind. Allerdings können wir nur eine begrenzte Anzahl verwenden; pro tausend Fasern etwa eine Elektrode. Wir gehen also nicht an den Nervenstamm selbst heran, sondern an seine Auffaserungen. Dorthin kommen wir, indem wir die Elektroden in die Schnecke hineinlegen, das Innenohr ist ja gebildet wie eine Schnecke. Der Weg ist ein wenig schwierig, man muß durch viel Knochen hindurch, aber das ist kein Problem mehr. Das technische Prinzip liegt darin, daß die Sprache durch ein Mikrofon aufgenommen wird, das am Ohr hängt. Sie wird dann durch den sogenannten Sprachprozessor geleitet und aufgeteilt. Diese Sprachanteile werden nun über eine Induktionsspule auf den Mikrocomputer gegeben, der unter die Haut in ein knöchernes Bett einoperiert ist. Durch die Haut hindurch wird also die Information der Sprache und durch die Haut hindurch wird auch die Energie übertragen. Das ist der große Unterschied beispielsweise zum Herzschrittmacher, der keine Energie von außen braucht."

- 5 -

Drei Patienten waren gekommen: Die 42jährige Inge Krenz, sie wurde am 8. August 1984 operiert. Ihr Gehör hatte sie vor zweieinhalb Jahren nach der Einnahme ohrgiftiger Medikamente verloren. Sie hört nach einigem Training mittlerweile so gut, daß sie gern bei Vorlesungen als Demonstrationspatientin zugegen ist oder selbst Vorträge vor Schwerhörigen bzw. Gehörlosen hält, um ihren Leidensgefährten von einst Mut zuzusprechen und sie über die eventuelle Möglichkeit eines Cochlea-Implantates zu informieren.

Die Operation von Hans-Peter Berghaus lag gerade vier Wochen zurück, als er jetzt zusammen mit seiner Frau aus dem Ruhrgebiet anreiste. Er ertaubte vor 21 Jahren durch einen Unfall. Damals wurde ihm gesagt, nichts könne ihm je wieder zum Hören verhelfen, die Hörnerven seien defekt. Ein Irrtum, der erst mit der Entwicklung neuer Untersuchungstechniken aufgeklärt werden konnte. Herr Berghaus schilderte, wie er jetzt hört, denn anders als früher klingt das schon, was der Sprachprozessor übermittelt. Der Vergleich zur Computersprache wird gezogen, zu der künstlichen Stimme von Kehlkopfoperierten. Aber Hans-Peter Berghaus sagt: "Man ist nicht mehr hilflos, ich bin wieder ein freier Mensch."

Seine Frau schildert die Erleichterung und das Glück der ganzen Familie: "Die größte Freude bereitet es meinem Mann, daß er wieder telefonieren kann, Radio hören, im Fernsehen die Stimmen mitbekommt und sie zum größten Teil schon versteht. Neulich hat er sich einen Film mit Elvis Presley angesehen, den er kannte aus der Zeit, als er noch hörte. Das hat ihn so aufgeregt, daß er wie ein kleines Kind herumgesprungen ist und sich nach dem Takt bewegt hat. Es war für mich und die Kinder einfach herrlich, das mitzuerleben."

Als Dritte war Hanna Stuhr aus Wischhafen gekommen. Die 34jährige Mutter von zwei Kindern brachte einen nach der Operation geschriebenen Bericht mit, der so eindrucksvoll das Leben in Taubheit und die Erlösung von verzweifelten Jahren schildert, daß er hier auszugsweise wiedergegeben werden soll.

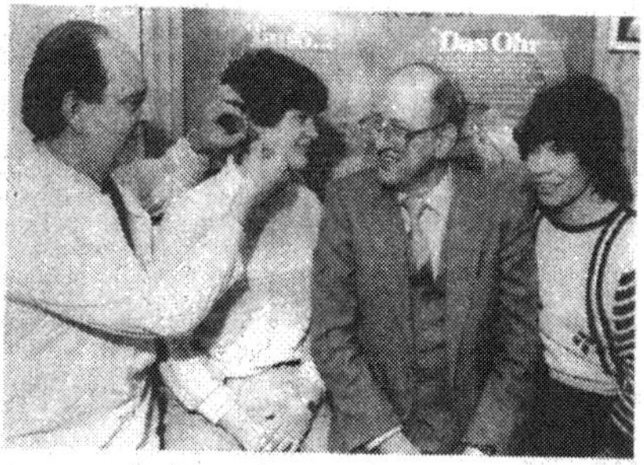

Professor Dr. Dr. Lehnhardt, Hanna Stuhr, Hans-Peter Berghaus, Inge Krenz

Meine Empfindungen vor und nach dem 27. November 1984

1984 war mein schlimmstes, aber auch mein bestes Jahr zugleich.

Fast immer war ich depressiv, kam mit meinem Leben nicht zurecht. Mein Leben, das bedeutet für mich: meine Familie, meine Berufstätigkeit, meine Umwelt und Mitmenschen. Mein Leben war überschattet von der Taubheit. Meine Familie hatte es nicht leicht mit mir. Oft war ich sehr traurig, weil ich nicht so am Leben teilnehmen konnte wie die anderen Menschen. Mein Mann und unsere beiden Töchter haben manches Mal mit mir gelitten, und meine Behinderung hat auch ihr Leben stark beeinflußt. Zusehen und nicht helfen können, das ist bedrückend.

- 6 -

Die Sprache meiner Kinder habe ich nie gehört, ich habe sie nur "gesehen". Der Zusammenhalt und das Einfühlungsvermögen in unserer Familie schien für Außenstehende unerschütterlich. Nur ich selbst machte mir manchmal düstere Zukunftsvisionen.

Als Hausfrau fehlte mir das Gefühl und das Gehör insofern, als ich beispielsweise mit dem Geschirr sehr robust umging. Ich hörte ja kein Klirren, kein Summen oder Poltern. So ging der Staubsauger entzwei, weil ich nicht hörte, daß der Keilriemen längst durchgerissen war, und der Eierkocher hat es auch nicht lange mit mir ausgehalten. Die Tassen und Gläser, die ich zerschlug, gehörten schon zu meinem Alltag.

Auch bei der Arbeit im Büro hatte ich Schwierigkeiten. So bemerkte ich manchmal nicht, wenn eine Kollegin telefonierte, weil ich es nicht gesehen hatte, und sprach einfach dazwischen. Die Bürotätigkeit hat mir aber in den vergangenen Jahren viel Freude gebracht, und sie war für mich ein Weg aus meiner Isolation hin zu den Menschen.

Wir haben einen großen Freundeskreis und suchen gern die Gesellschaft. Bevor wir ausgingen, plagten mich zeitweise so starke Depressionen, daß ich nicht selten vorher eine kleine Beruhigungstablette einnahm. Ich lachte mit, wenn alle lachten - und wußte gar nicht worüber. Mein Mann bemühte sich ständig, mir zu erklären, worum es ging. Spontaneität war bei mir nie möglich. Ich konnte immer erst dann lachen, wenn die anderen schon ausgelacht hatten.

Für meinen Mann war das Problem oft genauso groß wie für mich. Trotz meiner zeitweisen "Maske" erkannte er mein wahres Gesicht, und wenn wir von einer Veranstaltung nach Hause kamen, brach die Welt nicht selten über mir zusammen. Mein Mann hat mich immer wieder beruhigt, und ich verdanke es ihm, daß ich nicht an mir selbst zerbrochen bin.

Vor fremden Menschen hatte ich oft Angst, jedenfalls wenn ich mit ihnen reden wollte oder mußte. Es war mir auch nicht möglich, Menschen, die ich nicht lange kannte, richtig einzuschätzen, weil ich mir mein Urteil fast nur nach dem Äußeren bilden konnte.

Am Vereinsleben in unserem Wohnort konnte ich nicht teilnehmen, obwohl ich es versucht habe. Nach einigen Gymnastikabenden hatte ich den Eindruck, daß die Teilnehmerinnen erstrangig wegen der Geselligkeit und der Kommunikation zum Sport gehen. Wenn ich einer Partnerin zu verstehen gab, daß ich nicht hören konnte, dann bekam ich manchmal die Antwort: Das macht nichts, deswegen kannst du doch trotzdem mitmachen. Ich konnte aber nur mitmachen, wenn sich jemand um mich bemühte und mir die Anweisungen der Leiterin wiedergab. Das war schon sehr viel verlangt. Ich blieb zu Hause.

Als Behinderte, egal um welche Art der Behinderung es sich handelt, kann man nur in der Gemeinschaft bestehen, wenn man selbst die Kraft hat, die Beschwernisse zu übergehen.

Durch Verwandte erfuhr ich gelegentlich, was andere Menschen über mich und meine Taubheit sagten. Mir direkt etwas zu sagen oder mich zu fragen - dazu hatte fast niemand den Mut. Im Zusammenhang mit meiner Ertaubung veränderte sich auch meine Sprache. Viele Menschen hatten inzwischen erhebliche Schwierigkeiten, mich zu verstehen. Das Problem hatte sich verdoppelt.

Trotz aller Widerwärtigkeiten, Depressionen und Aussichtslosigkeiten hatte ich in mir immer noch die Kraft zu kämpfen, zu kämpfen für mich und meine Familie.

Das Schicksal nahm seinen Lauf, als ich im August 1984 einen Bericht über die Cochlea-Operation in Hannover las. Professor Lehnhardt war es, der mein Gehör 1966, als ich sechzehn Jahre alt war, gründlich untersucht hatte. Damals konnte er trotz intensiver Bemühungen weder die Ursache für meine Schwerhörigkeit feststellen, noch eine Heilungsmöglichkeit anbieten. Die Ursache ist bis heute nicht bekannt, weder für die Schwerhörigkeit als Kind, noch für die langsame Ertaubung vor über zehn Jahren.

- 7 -

Am 27. November 1984 wurde mir ein Sprachprozessor implantiert. Meine ganze Hoffnung lag darin.

Seit fast einem Vierteljahr trage ich ihn von morgens bis abends. Am Anfang haben mich viele Geräusche erschreckt, gestört und verunsichert. Da läutete plötzlich der Gong der Haustür! Mein Kopf wollte fast zerspringen. Das Telefonklingeln hatte ich noch nie gehört. Sogar das Wasser, das aus dem Wasserhahn fließt, macht ja ein Geräusch! Bei allem, was ich tue, bin ich heute vorsichtiger. Ich ziehe die Außenjalousien langsam hoch, knalle weder Türen noch Fenster, das Geschirr wird viel sorgfältiger behandelt.

Meine Familie hat es jetzt wesentlich einfacher mit mir. Durch mein gesteigertes Selbstbewußtsein bin ich nun viel ausgeglichener und bedarf nicht mehr so sehr des Trostes wie früher. Wenn wir Vier zusammensitzen, sehe ich sofort denjenigen an, der gerade spricht (weil ich ja auch heute noch auf die Lippen achten muß), und verstehe dann auch gleich, was gesprochen wird.

Etwas anderes ist es, wenn fremde Menschen dabei sind oder die Anzahl der Personen höher ist als sechs. Der Unterhaltung von Personen, die keine ausgeprägten Lippenbewegungen beim Sprechen haben, konnte ich früher schlecht oder gar nicht folgen. Mit Hilfe des Gerätes nehme ich die Laute wahr und verstehe sie.

Die vielen Geräusche, die ich nun wahrnehmen kann, sind mir inzwischen alle wertvoll und hilfreich geworden. Sogar auf das laute Gebrumme des Staubsaugers möchte ich nicht mehr verzichten. Auch die von mir so geliebte Musik ist mit dem Sprachprozessor zu hören, und es gibt noch unendlich vieles, was ich zu hören mir wünsche. Ich gehe in eine hoffnungsvolle Zukunft, die am 27. November 1984 in Hannover begonnen hat.

Pressestelle

ibe

Sie können wieder hören – Patienten stellen sich vor, »info 4« der Pressestelle der Medizinischen Hochschule Hannover von 1985.

MEDIZINISCHE HOCHSCHULE HANNOVER

Pressestelle

Leitung: Ellen Runge · Christa Kurzrock

Konstanty-Gutschow-Straße 8
Postfach 610180
Klinisches Lehrgebäude
D-3000 Hannover 61 (Kleefeld)
Telefon: (0511) 532 - 3310/3311/3337
Fernschreiber: 0922044
Telefax: (0511) 532-3852

Pressemitteilung

Einladung

6. Juni 1988

Zwei wichtige Termine fallen in der Klinik für Hals-Nasen-Ohrenheilkunde (HNO) der Medizinischen Hochschule Hannover (MHH) per Zufall auf einen Tag: Am **14. Juni 1988** wird die Patientin entlassen, die als 100. mit einem "künstlichen Innenohr", einem Cochlear Implant der australischen Firma Nucleus, versorgt wurde. Und am Morgen desselben Tages wird zum ersten Mal bei einem Kind, einem viereinhalbjährigen Jungen, eine Cochlea-Implantation durchgeführt. Vor fünf Monaten ertaubte er nach einer Hirnhautentzündung, die Hörnerven aber blieben (Voraussetzung für den Eingriff!) erhalten. Mit dem Cochlear Implant bekommt der Junge die Chance, wieder so viel zu hören, daß er eine weitgehend normale Sprachentwicklung nehmen kann. Fotos und ein Video von dem Kind vor der Operation versuchen wir bereitzuhalten.

> **Über die Erfahrungen mit 100 Cochlea-Implantationen sowie über die geplante Errichtung eines Zentrums für die Versorgung von Geburt an gehörloser bzw. später ertaubter Kinder mit einem Cochlear Implant der Firma Nucleus wollen wir am Dienstag, dem 14. Juni 1988, um 14.00 Uhr, in der Abteilung Experimentelle HNO-Heilkunde der Hochschule berichten. Treffpunkt: Knoten F, Ebene III.**

Die 100. Patientin, Frau Jutta Müller-Schwarz (Vorsitzende der Selbsthilfegruppe der Hörbehinderten Hannover), wird anwesend sein. Ebenso Frau Inge Krenz, die 1984 als zweite Patientin operiert wurde und inzwischen den Patientenverein "Deutsche Cochlear Implant-Gesellschaft" leitet. Außerdem sind dabei: Professor Dr. Dr. Ernst Lehnhardt, Leiter der HNO-Klinik, Dr. Rolf-Dieter Battmer, der die Patienten vor und nach der Operation betreut, und von der Firma Nucleus Frau Dr. Monika Lange.

Mit 100 Cochlea-Implantationen ist die MHH weltweit das aktivste Zentrum

- 2 -

- 2 -

unter den 16 Kliniken in elf Ländern, die mit dem Nucleus-System arbeiten. Angesichts dieser umfangreichen Erfahrungen und guten Erfolge ist die Zeit gekommen, das bereits vor vier Jahren angekündigte Programm zur Versorgung auch gehörlos geborener Kinder in Angriff zu nehmen.

Weltweit ist das 22-Elektroden-System von Nucleus etwa 100 Kindern implantiert worden. Teilweise waren sie so alt, daß sie vor dem Verlust des Gehörs bereits sprechen konnten - ein Umstand, der das Wiedererlernen und die Weiterentwicklung von Sprache erheblich erleichtert. Aber auch prälingual ertaubte Kinder (die vor dem Spracherwerb das Gehör verloren), profitieren in jedem Fall. Welche erstaunlichen Erfolge möglich sind, werden Videoaufnahmen eines australischen Mädchens vor und nach der Operation zeigen.

Zur Erinnerung an die Operationstechnik und den Aufbau des Nucleus Implants liegt eine schon 1984 veröffentlichte Erläuterung bei.

100 Cochlea-Implantationen an der MHH und erstmalige CI-Versorgung bei einem Kind, Pressemitteilung und Einladung der Medizinischen Hochschule Hannover vom 6. Juni 1988.

MEDIZINISCHE HOCHSCHULE HANNOVER

Pressestelle

Leitung: Ellen Runge * Christa Kurzrock

MHH - Pressestelle Postfach 61 01 80 D-3000 Hannover 61

Konstanty-Gutschow-Straße 8
Postfach 610180
D-3000 Hannover 61(Kleefeld)
Telefon:(0511) 532-3310/3311/3337
Fernschreiber: 0922044
Telefax: (0511) 532-3852

23. November 1989

Sehr geehrte Kolleginnen und Kollegen,

1984 wurde in der Hals-Nasen-Ohrenklinik der Medizinischen Hochschule Hannover (MHH) damit begonnen, völlig ertaubten Menschen, deren Hörnerven jedoch erhalten sind, ein Cochlear-Implant, ein elektronisches Innenohr, einzupflanzen. Allein in der MHH wurden bis zum heutigen Tag 175 Patientinnen und Patienten - darunter viele Kinder - mit dem aus Australien kommenden "Cochlear-Implant" versorgt.

Aus dieser Patientengruppe ging sehr früh eine Selbsthilfeorganisation hervor, die sich mittlerweile als deutsche Cochlear-Implant-Gesellschaft e. V. bundesweit etablierte. Sie legt jetzt mit der "Schnecke" ihr erstes Verbandsheft vor, das wir Ihrer Aufmerksamkeit empfehlen möchten.

In der "Schnecke" finden sich Beiträge - von Laien für Laien geschrieben -, die eindrucksvoll darstellen, was es für einen völlig ertaubten Menschen bedeutet, wieder an der Welt der Hörenden teilnehmen zu können.

Wir wären Ihnen sehr dankbar, wenn Sie auf der Basis dieses Heftes in einem redaktionellen Beitrag auf die Existenz der "Cochlear-Implant-Gesellschaft e. V." hinweisen könnten und damit auch anderen ertaubten Menschen von der Möglichkeit dieser Operation Mitteilung machten.

Mit freundlichen Grüßen

Ellen Runge

(Ellen Runge)

Vorstellung der ersten Ausgabe der Zeitschrift »Schnecke« sowie der Cochlear Implant Gesellschaft e. V. bei Medienvertretern, Anschreiben der Pressestelle der Medizinischen Hochschule Hannover vom 23. November 1989.

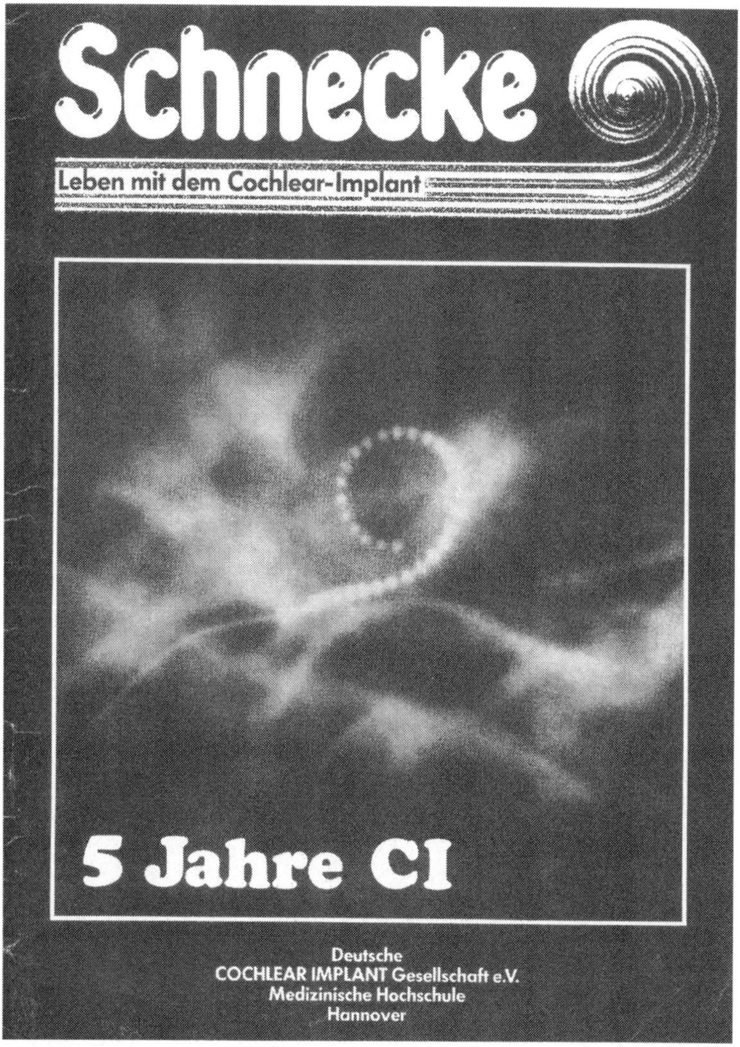

Titelbild der ersten Ausgabe der Zeitschrift »Schnecke« vom November 1989.
Quelle: DCIG/Schnecke

MEDIZINISCHE HOCHSCHULE HANNOVER

Pressestelle

Leitung: Ellen Runge · Christa Kurzrock

Konstanty-Gutschow-Straße 8
Postfach 610180
Klinisches Lehrgebäude
D-3000 Hannover 61 (Kleefeld)
Telefon: (0511) 532 - 3310/3311/3337
Fernschreiber: 0922044
Telefax: (0511) 532-3852

Pressemitteilung

21. September 1990

Liebe Kolleginnen und Kollegen,

Am Montag, dem 24. September 1990 wird das

COCHLEAR IMPLANT CENTRUM HANNOVER (CIC)

im Rahmen eines Empfanges im CIC, Neue-Land-Straße 57, Hannover-Buchholz, eröffnet. Das Einweihungsf e s t mit Kindern und Eltern gibt es wenige Tage später, am Sonntag, dem 30. September 1990, am selben Ort ab 11.00 Uhr.

Die Einladung liegt bei, wir würden uns freuen, Sie dort begrüßen zu dürfen.

Mit freundlichen Grüßen

Ellen Runge

Eröffnung des Cochlear Implant Centrums Hannover (CIC), Pressemitteilung der Medizinischen Hochschule Hannover vom 21. September 1990.

/

MEDIZINISCHE HOCHSCHULE HANNOVER

Pressestelle

Leitung: Ellen Runge • Christa Kurzrock

Konstanty-Gutschow-Straße 8
Postfach 610180
D-3000 Hannover61 (Kleefeld)
Telefon:(0511) 532-3310/3311/3337
Fernschreiber: 0922044
Telefax: (0511) 532-3852

Pressemitteilung

13. November 1991

Workshop über "künstliches Innenohr"

Cochlear Implant, das elektronische Innenohr als Hilfe für Taube, gewinnt mehr und mehr an Popularität. Schon 300 Patienten sind an der Medizinischen Hochschule Hannover (MHH) seit dem Jahre 1984 mit einem Gerät der Firma Nucleus versorgt worden. Die MHH hat damit weltweit die meiste Erfahrung auf diesem interessanten Spezialgebiet.

Sie ist auch führend, was die Implantation bei Kleinkindern angeht, mit der 1988 begonnen wurde. 60 Kinder im Alter von zwei bis fünf Jahren sind inzwischen behandelt worden. Der Schritt, ertaubten und taub geborenen Kleinkindern das Cochlear Implant einzupflanzen, konnte gewagt werden, nachdem ausreichend positive Ergebnisse mit Erwachsenen vorlagen. Das Beispiel Hannover machte Schule. 70 Kliniken in 17 Ländern Europas und des Mittleren Ostens haben sich ebenfalls für diese Behandlungsmethode entschieden. Insgesamt sind bereits 4.000 Patienten, davon mehr als 1.000 Kinder, operiert worden.

Weitere Kliniken werden folgen. Zur Einführung in die spezielle Operationstechnik veranstaltet die Klinik für Hals-, Nasen- und Ohrenheilkunde der MHH am 22. und 23. November 1991 einen Surgical Workshop, an dem 24 HNO-Operateure aus neun Ländern (Frankreich, Spanien, Italien, Schottland, Griechenland, Tunesien, Saudi Arabien, Iran und Deutschland) teilnehmen werden.

- 2 -

- 2 -

In einer Live-Übertragung einer Cochlear-Implant-Operation, durchgeführt vom Leiter der HNO-Klinik der MHH, Professor Dr. Dr. Ernst Lehnhardt, wird der Ablauf des kompletten Eingriffs unter Praxisbedingungen demonstriert. In der Werkstatt der Firma KIND in Burgwedel bei Hannover werden die Ärzte dann an Felsenbeinen unter Anleitung von Professor Lehnhardt und europäischen Kollegen aus Toulouse (Professor Bernard Fraysse), Manchester (Richard Ramsden, FRCS) und Pamplona (Dr. M. Manrique) die einzelnen Schritte der Operation üben. Vorträge von MHH-Mitarbeitern und der australischen Herstellerfima des Gerätes ergänzen das Programm.

Die Ergebnisse mit dem Cochlear Implant sind ermutigend. Von den erwachsenen Ertaubten erreicht etwa die Hälfte offenes Sprachverstehen, das heißt, sie können beispielsweise zum Teil sogar telefonieren. Die nach Meningitis ertaubten Kleinkinder nehmen eine überwältigend positive Entwicklung. Sie lernen wieder hören, die meisten erreichen offenes Sprachverstehen, die oft schon verlorengegangene Sprache wird wieder aktiviert und dem Alter entsprechend weiterentwickelt, ihre Stimme verbessert sich kontinuierlich, bis sie nicht mehr von der eines normalhörenden Kindes zu unterscheiden ist. Einige dieser postmeningitisch ertaubten Kinder sind in der Zwischenzeit in eine Normalschule eingegliedert worden. Selbst bei den taubgeborenen Kindern sind signifikante Fortschritte zu beobachten, wenngleich es hier noch größerer Geduld bedarf.

Interessierte JournalistInnen sind zu dem Workshop herzlich eingeladen. Sie werden gebeten, sich unter der Telefonnummer (0511) 532-2093 oder -2094 anzumelden.

Workshop über »künstliches Innenohr«, Pressemitteilung der Medizinischen Hochschule Hannover vom 13. November 1991.

Medizinische Hochschule Hannover
Klinik und Poliklinik für Hals-Nasen-Ohrenheilkunde
Prof. Dr. Th. Lenarz
D-30623 Hannover

Festveranstaltung

10 Jahre *Cochlear Implant* an der Medizinischen Hochschule Hannover

am Samstag, den 11.06.1994, 10.00 Uhr, Hörsaal G

Vorläufiges Programm

10.00 Uhr	Begrüßung Prof.Dr.Th.Lenarz Prof.Dr.R.Pabst
10.15 Uhr	Cochlear Implantation an der Medizinischen Hochschule Hannover - Ein Rückblick Prof.Dr.Dr.E.Lehnhardt
10.45 Uhr	Cochlear Implant aus der Sicht des Betroffenen Frau Hanna Stuhr
11.00 Uhr	Technische Aspekte des Cochlear Implants gestern und heute PD Dr.R.-D.Battmer
11.15 Uhr	Cochlear Implant bei Kindern - Das CIC Dipl.-Päd.B.Bertram
11.30 Uhr	Cochlear Implant an der MHH: gegenwärtiger Stand und zukünftige Perspektiven Prof.Dr.Th.Lenarz
12.00 Uhr	Buffet im Vorraum des Hörsaals

Ab 14.00 Uhr Generalversammlung der Deutschen Cochlear Implant Gesellschaft, Cochlear Implant Centrum "Wilhelm Hirte" , Gehägestr. 28 - 30, 30655 Hannover

Zehn Jahre Cochlear Implant an der Medizinischen Hochschule Hannover, Programm der Festveranstaltung vom 11. Juni 1994.

MEDIZINISCHE HOCHSCHULE HANNOVER

Pressestelle

Leitung: Christa Möller und Karola Neubert

Pressemitteilung

Konstanty-Gutschow-Straße 8
Gebäude K5, UBF-Bau
30625 Hannover (Kleefeld)
Telefon (0511) 532-3310/3311/3337
Telefax (0511) 532-3852

7. Juli 1995

Taub sein und doch hören können

Seit 1984 "Cochlear Implant" an der Medizinischen Hochschule Hannover (MHH)

Taub sein und doch hören können - eine Operation macht möglich, was zunächst wie ein Wunder erscheint. Exakt 798 taube Patienten - 375 Erwachsene und 423 Kinder - erhielten an der MHH von 1984 bis heute ein "Cochlear Implant", eine "künstliche Hörschnecke", die in das Innenohr eingesetzt wird. An der Klinik für Hals-, Nasen-, Ohrenheilkunde der MHH besteht das in der Welt größte und in vieler Hinsicht führende Cochlear-Implantationszentrum; es wird geleitet von Professor Dr. Thomas Lenarz.

Für eine erfolgreiche Operation muß der Hörnerv zumindest teilweise funktionsfähig sein. Das ist bei den meisten tauben Menschen der Fall; nicht intakt hingegen ist bei ihnen das Innenohr. Dieses zu ersetzen ist die Aufgabe des Implantats. 22 hauchdünne Elektrodendrähtchen übernehmen die Funktion der ausgefallenen Sinneszellen. Sie werden operativ in die Schnecke eingepflanzt und leiten die elektrischen Reize unmittelbar an den Hörnerv. Die Nervenfasern geben sie weiter an das Gehirn, wo sie als Worte oder Geräusche erkannt werden. Gesteuert wird das Gerät von einem außerhalb des Körpers getragenen Sprachprozessor, der die über ein Mikrophon aufgenommene Sprache in die elektrischen Reize umwandelt. Das Gerät ist kleiner als eine Streichholzschachtel, der Eingriff selber kein schwerwiegendes Problem.

Seit 1988 wurde an der MHH die Innenohr-Prothese verstärkt auch bei Kindern eingesetzt. Das Durchschnittsalter liegt bei drei bis vier Jahren; 22 Kinder waren jünger als zwei Jahre. Das - weltweit - jüngste, der kleine Tim, erhielt am heutigen Tag ein solches Implantat; er ist gerade sieben Monate alt.

- 2 -

- Seite 2 -

Alljährlich werden in Deutschland etwa 500 Kinder gehörlos geboren, viele Kinder ertauben in Folge einer Hirnhautentzündung oder anderer Erkrankungen. In zahlreichen Fällen kann die Operation die Welt des Hörens zugänglich machen.

Der Erfolg des Eingriffs hängt wesentlich von der Nachsorge ab. Gerade Patienten, die taub geboren wurden, müssen das Hören und gleichzeitig das Sprechen Schritt für Schritt erlernen. Um eine bestmögliche Nachbehandlung zu gewährleisten, richtete die Klinik für Hals-, Nasen-, Ohrenheilkunde der MHH bereits 1990 für Kinder das Cochlear Implant Center (CIC) ein, eine Reha-Klinik, deren Träger die Stiftung Hannoversche Kinderheilanstalt ist und die durch die Deutsche Cochlear Implant Gesellschaft unterstützt wird. Etwa vier bis sechs Wochen nach der Implantation wird hier mit dem ersten Training begonnen. Gemeinsam mit Mutter oder Vater kommen die Kinder alle paar Monate für jeweils eine halbe Woche in die Einrichtung - oft bis zu drei Jahre nach der Operation.

Taub sein und doch hören können – seit 1984 Cochlear Implant an der Medizinischen Hochschule Hannover (MHH), Pressemitteilung vom 7. Juli 1995.

Über den Autor

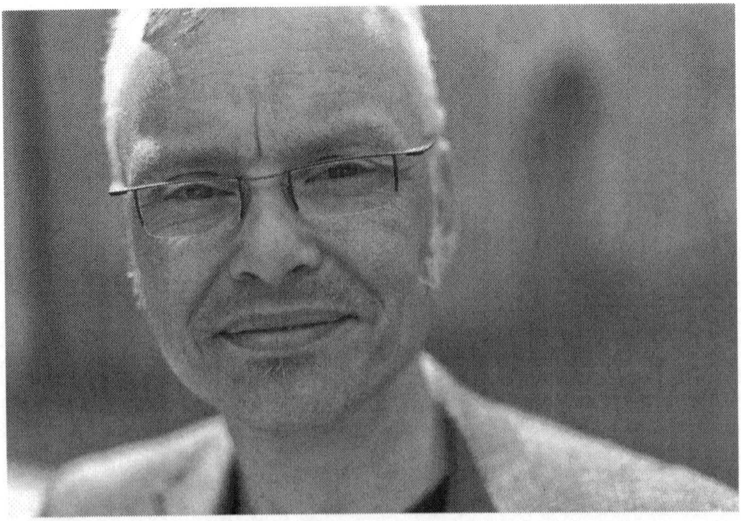

Foto: privat

Martin Schaarschmidt (geboren 1968) ist Kommunikationsberater und Fachjournalist mit langjähriger Spezialisierung auf die Themen Hörtechnik und Hörrehabilitation. Er betreibt ein PR-Büro in Berlin, schreibt für zahlreiche Zeitschriften und Onlinemedien und veröffentlichte mehrere Bücher, unter anderem »Hearing Stories: Geschichten, Gespräche und Gedichte über das Hören« (Innocentia Verlag, 2012 gemeinsam mit Rainer Hüls) und »Alle mal herhören! – Tipps für die Öffentlichkeitsarbeit von Hörakustikern« (Median-Verlag, 2009). Dem Hören mit und ohne Technik widmet sich der Autor zudem auf seinem Blog die-hörgräte.de. Weitere Informationen unter www.martin-schaarschmidt.de.

Printed in Poland
by Amazon Fulfillment
Poland Sp. z o.o., Wrocław

24344066R00260